癫 痫
EPILEPSY

（第2版）
Second Edition

主　编　（美）格雷戈里·D.卡斯奇诺（Gregory D. Cascino）

　　　　（美）约瑟夫·I.西尔文（Joseph I. Sirven）

　　　　（美）威廉·O.塔图姆（William O. Tatum）

主　审　李世绰　周　东　张建国

主　译　康德智　林元相　王　丰

北方联合出版传媒（集团）股份有限公司

辽宁科学技术出版社

Title: Epilepsy, 2nd Edition

by Gregory D. Cascino, Joseph I. Sirven and William O. Tatum, ISBN 9781119431824

Copyright © 2021 John Wiley and Sons Limited

图书在版编目（CIP）数据

癫痫：第2版 /（美）格雷戈里·D. 卡斯奇诺（Gregory D. Cascino），（美）约瑟夫·I. 西尔文（Joseph I. Sirven），（美）威廉·O. 塔图姆（William O. Tatum）主编；康德智，林元相, 王丰主译. -- 沈阳：辽宁科学技术出版社, 2024. 10.

ISBN 978-7-5591-3723-4

Ⅰ. R748

中国国家版本馆CIP数据核字第2024LG9136号

出版发行：辽宁科学技术出版社
　　　　　（地址：沈阳市和平区十一纬路25号　邮编：110003）
印　刷　者：辽宁新华印务有限公司
经　销　者：各地新华书店
幅面尺寸：210mm×285mm
印　张：22
字　数：510千字
出版时间：2024年10月第1版
印刷时间：2024年10月第1次印刷
责任编辑：吴兰兰
封面设计：袁　舒
版式设计：袁　舒
责任校对：黄跃成

书　　号：ISBN 978-7-5591-3723-4
定　　价：388.00元

投稿热线：024-23284363
邮购热线：024-23284502
E-mail:2145249267@qq.com
http://www.lnkj.com.cn

审译者名单

主　审

李世绰　中国抗癫痫协会创始会长　　　　张建国　首都医科大学附属北京天坛医院

周　东　四川大学华西医院

主　译

康德智　福建医科大学附属第一医院　　　王　丰　福建医科大学附属第一医院

林元相　福建医科大学附属第一医院

副主译

陈燕惠　福建医科大学附属协和医院　　　姚培森　福建医科大学附属第一医院

译　者（按照姓氏拼音排序）

陈　越　福建医科大学附属第一医院　　　刘周杰　福建医科大学附属第一医院

陈智利　福建医科大学附属第一医院　　　梅　珍　福建医科大学附属第一医院

洪舒婷　福建医科大学附属第一医院　　　庞　悦　福建医科大学附属第一医院

洪文瑶　福建省立医院　　　　　　　　　苏道庆　济南市中心医院

赖学邈　福建医科大学附属第一医院　　　吴仰宗　龙岩市第二医院

李锦晶　福建医科大学附属第一医院　　　吴梦倩　福建省立医院

林　恒　福建医科大学附属第一医院　　　王华燕　福建医科大学附属第一医院

林　堃　福建省立医院　　　　　　　　　王艮波　广东三九脑科医院

林云清　福建医科大学附属第一医院　　　邢　振　福建医科大学附属第一医院

林玮玮　福建医科大学附属第一医院　　　张元隆　福建医科大学附属第一医院

林　希　福建医科大学附属第一医院　　　赵益晶　福建医科大学附属第一医院

刘鹏辉　福建医科大学附属第一医院

校　对　张翔涛　张晓丹　　　　　　　　　**排　版**　林　恒

主译简介

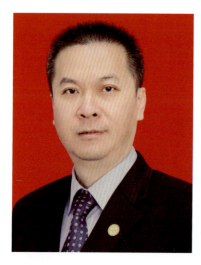

康德智

主任医师，教授，博士生导师，享受国务院政府特殊津贴，福建省科技创新领军人才，福建省级高层次人才（B类）。现任福建医科大学附属第一医院、福建医科大学第一临床医学院院长、党委副书记，福建省神经医学中心主任，福建省脑重大疾病与脑科学研究院院长，福建省神经系统疾病临床医学研究中心主任，福建省神经病学研究所所长，福建省肿瘤精准诊疗重点实验室主任，福建医科大学神经外科研究所所长，福建医科大学附属第一医院临床研究与转化中心主任。主要研究方向为脑血管病、脑肿瘤、功能性脑病基础与临床，脑功能与脑功能修复，微创神经外科技术临床应用，神经外科重症管理。发表论文214篇，其中SCI论文82篇；主编、副主编、参编专著14部，参编国家规划教材9部，共同主译专著4部、参译专著1部；承担国家自然科学基金及各类省部级科研项目19项；获省部级科技进步一等奖1项、二等奖1项、三等奖2项，省医学科技二等奖2项、三等奖1项，获计算机版权专利和发明专利5项。中国医师协会神经外科医师分会副会长，中华医学会神经外科学分会常委、副秘书长、脑血管外科学组组长，国家卫生健康委员会百万减残工程委员会专家委员会副主委，国家卫生健康委员会能力建设和继续教育神经外科学专家委员会副主委，中国医师协会毕业后医学教育神经外科专业委员会常务副主委，中国医疗保健国际交流促进会加速康复外科学分会副主委，中国抗癌协会脑胶质瘤专业委员会副主委，中国脑血管病专科联盟副主席，中华老年医学学会脑血管病分会副会长，世界华人神经外科协会常委，中国抗癫痫协会常务理事，福建省医学会神经外科学分会主任委员，福建省脑血管病专科联盟主席，福建省抗癫痫协会会长，福建省医师协会副会长，福建省医院协会副会长，福建省神经系统疾病质控中心主任。兼任*Chinese Neurosurgical Journal*和《中华神经医学杂志》等7本杂志副主编及*Chinese Medical Journal*和《中华神经外科杂志》等7本杂志编委。

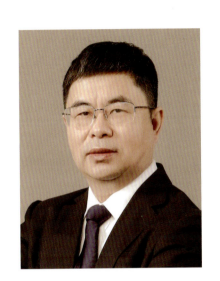

林元相

主任医师，教授，医学博士，博士研究生导师，福建省级高层次人才。福建医科大学附属第一医院神经外科主任、癫痫中心副主任，福建省神经医学中心副主任，福建医科大学神经外科研究所副所长，福建省脑重大疾病与脑科学研究院副院长。中国医师协会周围神经专业委员会常委，中国医师协会神经外科医师分会委员兼脑血管病学组委员，中华医学会神经外科学分会功能学组委员，中国医师协会神经调控专委会常委，中国神经科学学会神经肿瘤分会常委，中国研究型医院学会神经外科学分会常委，中国抗癫痫协会理事、立体定向脑电图和脑定位专业委员会委员、神经调控专业委员会委员、癫痫中心工作委员会委员，中国神经调控联盟理事、福建省分中心常务副主任委员，福建省医学会神经外科学分会副主任委员，福建省抗癫痫协会副会长，福建省癫痫治疗质控中心副主任，福建省医学专家协会理事，福建省脑血管病专科联盟常委兼秘书长。擅长脑及脊髓肿瘤、脑血管病、颅脑损伤、功能性神经外科疾病的诊治，尤其在脑动脉瘤、垂体瘤、脑胶质瘤、难治性癫痫、三叉神经痛、舌咽神经痛、面肌痉挛、帕金森病等微创手术治疗方面有较深造诣。长期聚焦难治性癫痫的临床与基础研究，主持国家级、省部级等各级课题20余项。在国内外杂志上发表论文100余篇。主持、参编专著、行业共识、标准、指南10多部，其中《癫痫灶的手术定位及损伤性癫痫的致痫机制系列研究》获2014年福建省科技进步三等奖（第一完成人），《局灶性皮质发育不良相关难治性癫痫相关基础和手术预后研究》获2017年福建省医学科技二等奖（第一完成人），另有成果获得省部级科技进步奖2项、福建省医学科技奖3项，获得新技术新项目奖15项。任多本杂志编委。

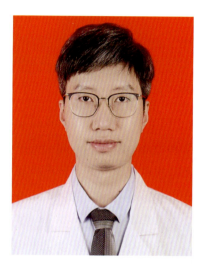

王 丰

福建医科大学附属第一医院神经外科，副主任医师，医学硕士，在读博士，硕士研究生导师。美国哈佛大学医学院附属麻省总医院脑功能个体化差异研究所访问学者。

中国抗癫痫协会青年委员会委员，中国抗癫痫协会谭启富外科专项基金管理委员会委员，中国医师协会周围神经专业委员会委员，福建省脑重大疾病与脑科学研究院功能所副所长，福建省医学会神经外科学分会功能神经外科学组委员兼秘书，福建省抗癫痫协会理事兼秘书，福建省癫痫治疗质量控制中心秘书，福建医科大学附属第一医院癫痫中心秘书。

研究方向为癫痫的临床与基础研究、个体化脑功能网络影像学后处理、神经电生理。工作以来发表论文30余篇，其中SCI核心期刊论文10余篇。目前主持省科技厅、教育厅癫痫课题各1项。参与多项国家自然科学基金和省厅级癫痫临床、基础课题。相关获奖：《癫痫灶的手术定位及损伤性癫痫的致痫机制系列研究》获2014年福建省科技进步三等奖，《局灶性皮质发育不良相关难治性癫痫相关基础和手术预后研究》获2017年福建省医学科技二等奖（第二完成人），《颅内埋藏电极配合适度电刺激技术在癫痫手术功能区定位中的应用》获得2015年度福建医科大学附属第一医院新技术、新项目三等奖（第一完成人），《ROSA机器人引导下外科治疗难治性癫痫》获得2018—2019年度福建医科大学附属第一医院新技术、新项目一等奖（第二完成人），《迷走神经电刺激治疗难治性癫痫》获得2016年度福建医科大学附属第一医院新技术、新项目二等奖（第二完成人）。

专长：功能神经外科（癫痫、帕金森病、运动障碍病、三叉神经痛、面肌抽搐、意识障碍、神经电生理）。

将这本书献给50多年前在梅奥诊所发展现代癫痫外科的Frank W. Sharbrough博士。Frank是脑电图监测技术的先驱，他参与了脑电图、神经影像学和癫痫手术策略的创新。他是梅奥诊所的"杰出临床医师"，深受患者及其家属们的喜爱。他留下的持久遗产是将神经外科、神经放射学和基础研究等多个学科整合起来，用于癫痫患者的护理和管理。Frank用亲身经历告诉我们，一个成功的癫痫中心所固有的基本概念："人才和团队合作的力量"。

译者前言

在呈现这本由梅奥临床癫痫中心的Gregory D. Cascino、Joseph I. Sirven和William O. Tatum教授主编的*Epilepsy*的中文版之际，我们希望通过这段文字，向读者介绍这本书的创作背景、目的和重要性。

癫痫作为全球范围内常见的神经系统疾病，对患者的生理、心理以及生活质量都产生了极大的影响。随着基因、脑电、深部电极刺激和脑机接口等高新技术的研究与发展，癫痫的病因学、诊断方法和治疗手段都在不断地更新迭代。本书作为梅奥临床癫痫中心对于癫痫疾病临床研究和基础研究的归纳总结，从流行病学、诊断评估和共患病以及手术治疗和非手术治疗这些方面来阐述癫痫疾病，是癫痫疾病领域的医生、护士和患者可以信赖的指南。所以我们希望能准确地将这本书翻译给国内的学者和医生们，为国内的癫痫诊疗和研究带来新的规范和标准，从而提高癫痫患者的生活质量。此外，本书的"癫痫之旅"系列章节对于复杂病例的描绘细致而又生动，每一张诊疗流程图都能很好地展现诊疗思路，直观且有效，为未来的诊疗过程提供了一个完整的决策过程，我们希望其能在诊疗中发挥应有的作用。

作为本书的主译，我们深感荣幸能够为中文读者呈现这本关于癫痫的权威之作。在翻译过程中，我们深切地感受到了梅奥临床癫痫中心对于癫痫研究的热情与执着，以及他们对于患者和医学界同人的关心与支持。

在本书的翻译过程中，我们力求保持原著的学术性和实用性以及内容的准确性和前沿性，同时兼顾中文表达的习惯和规范。我们的团队具有丰富的临床经验，为了确保译文的准确性和专业性，对译文进行了多次审校和修改。在此，我们要感谢参与本书翻译和审校的所有人员，正是得益于他们的辛勤付出，才为中文读者提供了一部高质量的癫痫专著。但我们仍不能确定此翻译著作已经完美无缺，希望广大医务工作者在使用过程中与临床相结合，做出最符合病情的决策。

我们期望通过本书的出版，能促进国际医学交流与合作，提高我国癫痫领域的整体诊疗水平。同时，我们希望本书能对患者及其家庭产生积极的影响，帮助他们更好地认识和管理癫痫，提高生活质量。

序

我很高兴得知这本书将在Frank W. Sharbrough博士加入梅奥诊所50周年之际献给他，他当然值得这个荣誉。Frank既是一位杰出的神经学家，也是一位有成就的脑电图学家。20世纪60年代末，他刚加入梅奥诊所，就迅速专注于"梅奥脑电图诊所学派"的理念，成为最杰出、最受爱戴的脑电图教师之一。除此之外，他还努力提高自己的临床技能，特别是在癫痫方面。他在梅奥诊所率先开展的癫痫手术项目，现在已经发展成为美国领先的癫痫手术项目之一。

在罗切斯特学习临床神经生理学的4年里，我有幸成为Frank教授的脑电图课程的学生。他总是耐心地回答我的问题，并带我认识"有趣的"脑电图。此外，将脑电图检查结果与临床实际情况相结合，这正是他研究的价值所在。毫无疑问，Frank的教学对美国乃至全世界脑电图和癫痫的发展产生了巨大的影响，我们当然为他的辛勤付出感到荣幸和感激。

Hans Lüders，MD，PhD
Professor of Neurology
Cleveland Medical Center
OH，USA

前言

这本书代表了梅奥临床癫痫事业在佛罗里达州杰克逊维尔、亚利桑那州菲尼克斯和明尼苏达州罗切斯特的3个综合四级癫痫项目中的团队所做的努力。本专著的作者积极参与梅奥诊所和包括梅奥诊所卫生系统在内的相关机构的患者医疗、临床研究和教育。来自多个学科的学者为本书提供了理论材料，包括儿童和成人癫痫、脑电图、自身免疫神经学、睡眠医学、神经外科学、神经放射学以及致力于癫痫患者医疗和管理的基础研究。为解决医疗服务提供者评估疑似癫痫病患者时所面临的具有挑战性的诊断和治疗问题，可以提供一个现代通用的说明，此书进行了多种尝试。此外，我们的"癫痫之旅"系列章节提供了我们的作者在管理复杂癫痫患者的决策过程中的"缩影"。这类图书的任何目标都是成为一本值得信赖、实用的指南，以提供可靠的信息来源，从而提高癫痫患者的生活质量。我们希望我们已经实现了这个目标！

Gregory D. Cascino

Rochester，MN

Joseph I. Sirven

Jacksonville，FL

Bill Tatum

Jacksonville，FL

2019年7月

编者名单

Angela Bohnen
Department of Neurology
Division of Epilepsy
Mayo Clinic
Phoenix, AZ
USA

Benjamin H. Brinkmann
Departments of Neurology,
    Physiology and Biomedical
    Engineering
Division of Epilepsy
Mayo Clinic
Rochester, MN
USA

Jeffrey W. Britton
Department of Neurology
Division of Epilepsy
Mayo Clinic
Rochester, MN
USA

David B. Burkholder
Department of Neurology
Division of Epilepsy
Mayo Clinic
Rochester, MN
USA

Diego Z. Carvalho
Department of Neurology
Mayo Clinic
Rochester, MN
USA

Gregory D. Cascino
Department of Neurology
Division of Epilepsy
Mayo Clinic
Rochester, MN
USA

Kaisorn L. Chaichana
Department of Neurosurgery
Mayo Clinic
Jacksonville, FL
USA

Sarah Clark
Department of Pharmacy
Mayo Clinic
Rochester, MN
USA

Amy Z. Crepeau
Department of Neurology
Division of Epilepsy
Mayo Clinic
Phoenix, AZ
USA

Omar Danoun
Department of Neurology
Henry Ford Hospital
Detroit, MI
USA

Sara Dawit
Department of Neurology
Division of Epilepsy
Mayo Clinic
Phoenix, AZ
USA

Joseph F. Drazkowski
Department of Neurology
Division of Epilepsy
Mayo Clinic
Phoenix, AZ
USA

Luca Farrugia
Department of Neurology
Mayo Clinic
Phoenix, AZ
USA

Anteneh M. Feyissa
Department of Neurology
Division of Epilepsy
Mayo Clinic
Jacksonville, FL
USA

Anthony L. Fine
Department of Neurology
Divisions of Child and Adolescent
    Neurology and Epilepsy
Mayo Clinic
Rochester, MN
USA

Eoin P. Flanagan
Department of Neurology
Division of Multiple Sclerosis and
    Autoimmune
Mayo Clinic
Rochester, MN
USA

Sanjeet S. Grewal
Department of Neurosurgery
Mayo Clinic
Jacksonville, FL
USA

Nicholas M. Gregg
Department of Neurology
Division of Epilepsy
Mayo Clinic
Rochester, MN
USA

Sara E. Hocker
Department of Neurology
Mayo Clinic
Rochester, MN
USA

Matthew T. Hoerth
Department of Neurology
Division of Epilepsy
Mayo Clinic
Phoenix, AZ
USA

Kiran M. Kanth
Department of Neurology
Division of Epilepsy
Mayo Clinic
Rochester, MN
USA

Jamal F. Khattak
Department of Neurology
Division of Epilepsy
Mayo Clinic
Rochester, MN
USA

Amy L. Kotsenas
Department of Neuroradiology
Mayo Clinic
Rochester, MN
USA

Terrence D. Lagerlund
Department of Neurology
Division of Epilepsy
Mayo Clinic
Rochester, MN
USA

Brian N. Lundstrom
Department of Neurology
Division of Epilepsy
Mayo Clinic
Rochester, MN
USA

Andrew McKeon
Department of Neurology
Division of Multiple Sclerosis and
    Autoimmune
Mayo Clinic
Rochester, MN
USA

Paul M. Magtibay
Department of Surgery
Mayo Clinic
Phoenix, AZ
USA

W. Richard Marsh
Department of Neurosurgery
Mayo Clinic
Rochester, MN
USA

Sarah A. Merrill
Alix School of Medicine
Mayo Clinic
Rochester, MN
USA

Kai J. Miller
Department of Neurosurgery
Mayo Clinic
Rochester, MN
USA

J. Layne Moore
Department of Neurology
Division of Epilepsy
Mayo Clinic Health System
Faribault, MN
USA

Katherine C. Nickels
Department of Neurology
Divisions of Child and Adolescent
    Neurology
Mayo Clinic
Rochester, MN
USA

Katherine Noe
Department of Neurology
Division of Epilepsy
Mayo Clinic
Phoenix, AZ
USA

Eric T. Payne
Divisions of Child and Adolescent
    Neurology
Mayo Clinic
Rochester, MN
USA

Andrew Pines
Department of Neurology
Mayo Clinic
Phoenix, AZ
USA

Sean J. Pittock
Department of Neurology
Division of Multiple Sclerosis and
    Autoimmune
Mayo Clinic
Rochester, MN
USA

Alfredo Quinones-Hinojosa
Department of Neurosurgery
Mayo Clinic
Jacksonville, FL
USA

Kent R. Richter
Alix School of Medicine
Mayo Clinic
Rochester, MN
USA

Anthony L. Ritaccio
Department of Neurology
Division of Epilepsy
Mayo Clinic
Jacksonville, FL
USA

Christian Rosenow
Department of Neurology
Mayo Clinic
Phoenix, AZ
USA

Erik K. St. Louis
Department of Neurology
Mayo Clinic
Rochester, MN
USA

Raj D. Sheth
Department of Neurology
Division of Epilepsy
Mayo Clinic
Jacksonville, FL
USA

Cheolsu Shin
Department of Neurology
Mayo Clinic
Rochester, MN
USA

Joseph I. Sirven
Department of Neurology
Mayo Clinic
Jacksonville, FL
USA

Elson L. So
Department of Neurology
Division of Epilepsy
Mayo Clinic
Rochester, MN
USA

Scott Spritzer
Department of Neurology
Division of Epilepsy
Mayo Clinic Health System
Eau Claire, WI
USA

Gregory Sprout
Science of Health Care Delivery
Arizona State University
Phoenix, AZ
USA

Matt Stead
Department of Neurology
Mayo Clinic
Rochester, MN
USA

William O. Tatum
Department of Neurology
Division of Epilepsy
Mayo Clinic
Jacksonville, FL
USA

Jamie J. Van Gompel
Department of Neurosurgery
Mayo Clinic
Rochester, MN
USA

Robert E. Watson
Department of Neuroradiology
Mayo Clinic
Rochester, MN
USA

Robert E. Wharen Jr.
Department of Neurosurgery
Mayo Clinic
Jacksonville, FL
USA

Korwyn Williams
Division of Neurology
Barrow Neuroscience Institute at
    Phoenix Children's Hospital
Phoenix, AZ
USA

Department of Child Health
University of Arizona College of
    Medicine
Phoenix, AZ
USA

and

Mayo Clinic
Phoenix, AZ
USA

Elaine C. Wirrell
Department of Neurology
Divisions of Child and
    Adolescent Neurology
Mayo Clinic,
Rochester, MN
USA

Lily C. Wong-Kisiel
Department of Neurology
Divisions of Pediatric and
    Adolescent Medicine
Mayo Clinic
Rochester, MN
USA

Gregory A. Worrell
Departments of Neurology,
    Physiology and Biomedical
    Engineering
Division of Epilepsy
Mayo Clinic
Rochester, MN
USA

Richard S. Zimmerman
Department of Neurosurgery
Division of Surgery
Mayo Clinic
Phoenix, AZ
USA

目录

第一部分

癫痫的流行病学、诊断评估和合并症

第1章

导言与流行病学

Joseph I. Sirven, Gregory D. Cascino

（译者：林元相　庞悦）

癫痫的发病率和患病率

癫痫是各年龄组人群中最常见的慢性神经系统疾病之一[1-2]。对癫痫发作患者的评估与治疗是全球医疗管理机构频繁面对的问题。2016年全球有近5000万癫痫患者[1]。世界卫生组织2010年的疾病负担研究根据伤残调整生命年（DALY）将癫痫列为造成第二大负担的神经系统疾病[2]。癫痫可能会对患者的生活质量产生不利影响，原因包括因发作导致的外伤、长时程的癫痫发作、无法就业或上学、治疗引起的不良反应、共患病、社会心理障碍、进展为药物难治性癫痫以及早产死亡率的增加[1-5]。治疗目标包括终止患者癫痫发作，最大限度地减小与治疗相关的副作用，增加患者的社会参与性，使其成为具有生产力的社会成员之一。以下内容将围绕癫痫的流行病学展开讨论。

活动性癫痫是指经临床医生确诊为癫痫且患者正服用抗癫痫药物或每年至少有一次发作的癫痫。其影响着将近300万美国人，且至少3%患者被认为有终身不愈的风险[5]。《发病率和死亡率周报》（2018年4月20日）指出，美国癫痫患者数量从2010年的230万增加到2015年的300万[5]。活动性癫痫的年患病率约1.1%[5]。在美国，超过90%的患者正在服用抗癫痫药物[5]，仅44%的患者达到癫痫发作完全缓解或较前缓解[5]。药物难治性癫痫患者

相较普通人面临着更困难的就业前景、更为受限的社交活动，生活质量明显受到影响，同时还面临着更高的死亡率[1-8]。研究指出，对于这类患者持续的抗癫痫发作药物治疗很难使之达到缓解。即使癫痫发作得到了较好的控制甚至完全无发作，患者的受教育程度及社会性仍相对较差。

据估计，因癫痫而造成的经济损失每年高达约125亿美元，其中17亿美元（1美元≈7.19元人民币）（14%）与医疗费用相关，而108亿美元（86%）由失业情况和收入潜力评估而得[1-3,5]，约25%的患者因健康状况而失业[9]。尽管我们使用了各种方法进行了大量的研究，然而对癫痫和癫痫发生的生物学过程的理解仍十分有限，这与癫痫对社会造成的巨大负担有着根本的关系。无法了解癫痫的基本病理生理学是取得进展的一个关键障碍，因为现有的治疗方法主要针对癫痫的症状而不是病因，因此存在严重缺陷，并且目前尚无预防癫痫的方法，只有治疗癫痫的药物。

癫痫发作的特征是大脑局限或广泛的神经元同步异常放电。急性诱发性发作是指由急性脑损伤或系统性疾病（如头部创伤、卒中或代谢异常）诱发的癫痫发作。在没有急性诱因的情况下出现的癫痫发作，则被视为无诱因发作事件[6]。癫痫或癫痫发作性疾病表现为至少出现过2次无诱因的发作，发作间隔超过24h。仅出现单次癫痫发

作的个体，若再次出现癫痫发作的风险较高，如与原发性脑肿瘤相关，可以按照癫痫进行评估和治疗。反复刻板的发作是癫痫诊断的关键。由于癫痫的诊断是一种临床诊断，并且没有任何一套测试或生物标记物可以确诊癫痫，因此针对癫痫或癫痫的流行病学研究可能充满漏洞。这是因为多线程数据汇总，即病史和诊断测试是进行诊断的基础，并且没有一项可独立作为确诊依据。因此，有必要了解进行流行病学研究的人群，以便推断准确的发病率和流行率数据。

表1.1[7]提供了全球范围内发表的几项基于人群的有关癫痫发生率与流行性的研究。研究表明，癫痫的发生率基本保持在每年每10万人中有30～50人诊断为癫痫，但也有几项研究报道了较高的发病率，即每年每10万人中有60～80人诊断为癫痫[7]。

2017年发表的全球癫痫系统综述和Meta分析对222项研究进行了检查，其中包括655 000例癫痫患者[4]。研究时间包括1985—2013年。结果显示活动性癫痫的患病率为6.38/1000，终生患病率为7.60/1000[4]。癫痫年累积发病率为67.77/100 000，发病率为每年61.44/100 000[4]。癫痫的患病率在年龄组或性别上没有差异。低收入至中等收入国家癫痫的活跃年流行率、终生患病率和癫痫发病率均较高[4]。

美国神经中心为对比癫痫与其他神经系统疾病的发病率，系统地分析了常见神经系统疾病的发病率和患病率[8]。他们的研究结果显示，癫痫是儿童、成人和老年人中发病率最高的疾病之一。经针对癫痫发病率的4项Ⅰ类研究[9,21-23]与6项Ⅱ类研究[13,24-27]计算，年发病率中位数约为46（32～71）/100 000。癫痫的发病率与年龄有关。经研究计算癫痫发病率，儿童与青少年组年发病率中位数超过57（41～65）/100 000[8]。1岁以内的新生儿与60岁以上的老人的癫痫发病率更高[8]。不同性别组癫痫发病率在各研究中未表现出明显差异。

表1.1 世界各地人群的癫痫发病率和患病率研究结果

作者	年份	国家	年龄段	年发病率	患病率
Annegers等	1999[10]	USA	所有	35.5/100 000	—
Beilmann等	1999[4]	Estonia	0～19岁	—	3.6/1000
Karaagac等	1999[11]	Turkey	所有	—	10.2/1000
Jallon	1997[12]	Switzerland	所有	45.6/100 000	—
Camfield等	1996[8]	Canada	<16岁	41/100 000	—
de la Court等	1996[13]	Netherlands	55～95岁	—	9/1000
Mendizabal和Salfsson	1996[14]	Guatemala	所有	—	5.8/1000
Olafsson等	1996[7]	Iceland	所有	47/100 000	—
Aziz等	1994[15]	Pakistan	所有	—	10.1/1000
Snow等	1994[16]	Kenya	所有	—	4/1000
Loiseau等	1990[17]	France	所有	（24～42）/100 000	—
Li等	1985[18]	China	所有	—	4.4/1000
Bharucha等	1988[19]	India	所有	—	4.7/1000
Hauser和Kurland	1975[20]	USA	所有	—	5.4/1000

6项Ⅰ类研究[9,28-32]和7项Ⅱ类研究[10,13,22,27,33-35]针对癫痫的流行病学展开调查。3项针对19岁以下儿童和青少年的Ⅰ类研究[9,29,31]报道患病率中位数为3.9/1000，在包括所有年龄组[22-23,27,34-35]的Ⅱ类研究中，估计中位数为7.1/1000。值得注意的是，癫痫发作和癫痫在全球的发病率和流行率都相当高。

急性症状性癫痫发作的发病率与患病率

急性症状性癫痫发作因其有较明确的诱因诱发发作而区别于癫痫病。可能的病因包括代谢性因素如药物或电解质紊乱、外伤、卒中、肿瘤等。多项研究发布了其发病率。2项广为引用的基于明尼苏达州与罗切斯特州人群的研究公布1970年经年龄校正的发病率为39/100 000[36-37]，发病者约占社区热性惊厥发作病例的40%，此结果也被欧洲相关研究证实。

急性症状性癫痫发作在男性群体中的发病率高于女性。与癫痫病类似，急性症状性癫痫发作在出生后的第一年发病率最高。这可归因于在新生儿和围产期，代谢性、感染性脑病等，急性症状性癫痫发作的相关因素导致其高发病率。在儿童期和成年早期其发病率下降，并在25～34岁达到最低值。发病率在35岁后逐年上升，在75岁以上的人群中达到123/100 000。因此，急性症状性癫痫发作发病率在年龄上呈双峰分布。

急性症状性癫痫发作最常见的原因是代谢性因素。有几种情况可能是癫痫发作的潜在病因或原因。在评估癫痫发作时需要考虑的常见情况包括糖尿病患者中经常报道的低血糖和高血糖。低钠血症、尿毒症和低钙血症也常见于文献报道。突然停用抗发作药物、镇静剂和抗焦虑药物也是癫痫发作的一个主要原因。所有巴比妥酸类药物和苯二氮䓬类药物都有戒断发作的风险。使用降低癫痫发作阈值的药物是导致急性癫痫发作的一个重要原因。服用吩噻嗪、三环类抗抑郁药、茶碱类、安非他酮、新一代喹诺酮类药物和某些止痛药如美培定也可诱发癫痫发作。近几年，麻黄等兴奋剂、常见非处方中草药和减肥药等也被发现与癫痫发作相关。

中枢神经系统（CNS）和全身感染如脑膜炎、肺炎、尿毒症等可诱发癫痫发作。急性脑外伤、脑梗死及出血性脑卒中也是诱发癫痫发作的常见原因。在评估有急性症状性癫痫发作的患者时，要注重考虑所有相关危险因素，其发病率在任何年龄组中都相对较高。

展望流行病学未来：美国的癫痫治疗

美国国家科学院医学研究所2012年3月的报告显示，每26个美国人中就有1人可能在其一生中发生癫痫发作。近1/3患者在发病头1年未就诊，并在之后再次出现癫痫发作。2005年，美国疾病控制和预防中心（CDC）基于19个州的评估报告展开针对美国癫痫和癫痫发作的护理现状的监测工作，并联合行为风险因素监测系统（BRFSS）对癫痫和癫痫发作相关的因素进行分析，以进一步评估美国的医疗保健结构对癫痫病的护理现状。BRFSS是一个针对18岁以上的普通公民，以州为单位，通过随机拨号展开电话调查的系统。该系统主要收集与死亡率和发病率相关的健康风险因素、行为因素和公共卫生干预因素。

该监测系统纳入来自19个州的2207名成年人，有癫痫病史患者占1.65%。其中0.85%仍有活动性癫痫，即有癫痫发作病史，且仍在服用抗发作药或在过去3个月内仍有2次及以上的癫痫发作。另外0.75%患者被认为处于癫痫发作静止期，既往患有癫痫病或有发作性疾病，但未在服用药物且在调查时既往3个月内无癫痫发作。终生癫痫、活动性癫痫、非活动性癫痫患者的患病率在各州之间没有显著性差异。活动性癫痫和非活动性癫痫的患病率在性别、人种或民族间无显著性差异。

然而，美国有癫痫病史和活动性癫痫的成

年人更可能因失业或无法就业而导致健康状况不佳。这些患者年收入最低且会伴有中风或关节炎等病史。经报道，有癫痫病史和活动性癫痫的成年人因健康因素生活质量明显较差，更有可能导致肥胖、行动不便和烟瘾等。报告显示，在近期仍有癫痫发作的诊断为活动性癫痫的成年患者中，16.1%的人未服用癫痫药物，65.1%的人1个月内有2次及以上的癫痫发作。在有癫痫病史的成年人中，近24%的人反映治疗费用是求医的主要障碍，35%的有活动性癫痫的成年患者过去1年内未就诊于神经科或癫痫专科医生。

本研究表明，如上所述以人群为基础，针对发病率和流行率相关研究较为准确。发作性疾病与癫痫病在美国人群中较为常见。此外，CDC的分析显示基于流行病学的研究无法体现疾病带来的重大负担。因此为了更好地进行公共教育，了解癫痫患者护理上的困难、护理所需要的资助以及提高患者的生活质量的方法，需要大量的公共卫生干预措施。

癫痫的危险因素

成人发生癫痫的危险因素已部分被证实，将在癫痫病因相关章节中具体讨论。成人癫痫已知的危险因素包括脑外伤、中枢神经系统感染、梗塞性和出血性卒中、中枢神经系统恶性肿瘤，特别是常生长于大脑皮质的肿瘤如胶质瘤和转移瘤、阿尔茨海默病及其他神经退行性疾病。然而，癫痫与其他疾病（如皮质下白质疾病、脱髓鞘疾病）和某些精神疾病（如抑郁症和精神分裂症）之间的关系尚未得到充分证实。

在癫痫的各个潜在危险因素中，有3个因素值得进一步研究：阿尔茨海默病、脑外伤和脑囊虫病。阿尔茨海默病的病理表现似乎与癫痫发作的潜在易感性增加有关。由于阿尔茨海默病只能通过尸检确诊，因此仅凭病理上的改变很难确定一些患者是否同时患有癫痫。一项研究发现，阿尔茨海默病患者无诱因情况下出现癫痫发作的风险较正常人增加10倍。另一项研究指出，16%可能有阿尔茨海默病的患者在进展为严重痴呆后出现首次癫痫发作。除此之外，一项针对退伍军人的关于老年癫痫的Ⅰ期临床研究发现近11%的患者有神经退行性病变，但是仍需要更多的研究来证实二者之间的关系。

由于脑外伤是一种可预防但仍常见的因素，其在癫痫发生中起到的作用已被证实。脑外伤分为轻度、中度和重度三大类。重度脑外伤是癫痫发作的重要危险因素，该组患者癫痫的发生率与正常人相比，相对风险度（RR）为29∶1。中度脑外伤的患者与正常老年人群相比，RR为4∶1，轻度脑外伤是否为癫痫发作的危险因素尚未明确。

脑囊虫病在发展中国家相对常见，因此更具研究意义。这种感染是通过摄入有猪带绦虫虫卵污染的生猪肉引起的。绦虫易侵犯脑组织，其颅内感染伴随的炎症反应常诱发癫痫。脑囊虫病是发展中国家中最常见的癫痫病因之一，完全可以通过充分煮熟猪肉和保持卫生来预防。鉴于最近的移民潮、全球化以及世界各地间交通的便捷，这种情况在既往无此类疾病的地区也较为常见。重要的是，应进一步了解其可预防性及发生率日益增高的相关规律。

结论

本章阐述了世界上癫痫的发病率和流行率概况。癫痫和急性症状性癫痫发作是常见的疾病，它们可以自发或与其他疾病并发，如脑血管病、神经退行性疾病和脑外伤。这种疾病发病率在年龄上呈双峰分布，但对任何年龄段均有影响。在美国，根据现有的公共卫生证据估计，癫痫或有急性症状性癫痫发作的患者均承受着巨大的社会心理、经济和生活质量上的负担。

参考文献

[1] GBD 2016 Epilepsy Collaborators (2019). Global, regional and national burden of epilepsy, 1990–2016: a systematic analysis for the Global Burden of Disease Study. *Lancet Neurol.* 18: 357–375.

[2] Murray, C.J., Vos, T., Lozano, R. et al. (2012). Disability-adjusted life years (DALYs) for 291 diseases and injuries in 21 regions, 1990–2010: a systematic analysis for the Global Burden of Disease Study 2010. *Lancet* 380: 2197–2223.

[3] England, M.J., Liverman, C.T., Schultz, A.M., and Strawbridge, L.M. (2012). Epilepsy across the spectrum: promoting health and understanding. *Epilepsy Behav.* 25 (2): 266–276.

[4] Fiest, K.M., Sauro, K.M., Wiebe, S. et al. (2017). Prevalence and incidence of epilepsy a systematic review and meta-analysis of international studies. *Neurology* 88: 296–303.

[5] Tian, N., Boring, M., Kobau, R. et al. Active epilepsy and seizure control in adults in United States–2013 and 2015. *Morb. Mortal. Wkly. Rep.* 67 (15): 437–442.

[6] Commission on Epidemiology and Prognosis, International League against Epilepsy (1993). Guidelines for epidemiologic studies on epilepsy. *Epilepsia* 34 (4): 592–596.

[7] Berg, A. (2006). Epidemiologic aspects of epilepsy. In: The *Treatment of Epilepsy*, 4e (eds.E. Wyllie, A. Gupta and D. Lachhwani), 113. Philadelphia, PA: Lippincott, Williams & Wilkins.

[8] Hirtz, D., Thurman, D.J., Gwinn-Hardy, K. et al. (2007). How common are the "common" neurologic disorders? *Neurology* 68 (5): 326–337.

[9] Beilmann, A., Napa, A., Hämarik, M. et al. (1999). Prevalence of childhood epilepsy in Estonia. *Brain Dev.* 21 (3): 166–174.

[10] Verity, C.M., Ross, E.M., and Golding, J. (1992). Epilepsy in the first 10 years of life: findings of the child health and education study. *Br. Med. J.* 305 (6858): 857–861.

[11] Sirven, J., Drazkowski, J., Zimmerman, R. et al. (2003). CAM for epilepsy in Arizona. *Neurology* 61: 576–577.

[12] Kobau, R., Zahran, H., Thurman, D. et al. (2005) Epilepsy Surveillance Among Adults— 19 states. Behavioral Risk Factors Surveillance Risk System. http://www.cdc.gov/mmwr/ preview/ mmwrhtml/ss5706a1.htm (accessed 1 July 2020).

[13] Kurtz, Z., Tookey, P., and Ross, E. (1998). Epilepsy in young people: 23 year follow up of the British national child development study. *Br. Med. J.* 316 (7128): 339–342.

[14] Rowan, A., Ramsay, R.E., Collins, J.F. et al. (2005). New onset geriatric epilepsy: a randomized study of gabapentin, lamotrigine and carbamazepine. *Neurology* 64: 1868–1873.

[15] Salazar, A.M., Jabbari, B., and Vance, S.C. (1985). Epilepsy after penetrating head injury. Clinical correlates; a report of the Vietnam head injury study. *Neurology* 35: 1406–1414.

[16] Nash, T., Del Brutto, O., Butman, J., and Corona, T. (2004). Calcific neurocysticercosis and epileptogenesis. Neurology 62: 1934–1938.

[17] Loiseau, J., Loiseau, P., Duché, B. et al. (1990). A survey of epileptic disorders in Southwest France: seizures in elderly patients. *Ann. Neurol.* 27 (3): 232–237.

[18] Li, S.C., Schoenberg, B.S., Wang, C.C. et al. (1985). Epidemiology of epilepsy in urban areas of the people's Republic of China. *Epilepsia* 26 (5): 391–394.

[19] Bharucha, N.E., Bharucha, E.P., Bharucha, A.E. et al. (1988). Prevalence of epilepsy in the Parsi community of Bombay. *Epilepsia* 29 (2): 111–115.

[20] Hauser, W.A. and Kurland, L.T. (1975). The epidemiology of epilepsy in Rochester, Minnesota, 1935 through 1967. *Epilepsia* 16 (1): 1–66.

[21] Freitag, C.M., May, T.W., Pfäfflin, M. et al. (2001). Incidence of epilepsies and epileptic syndromes in children and adolescents: a population-based prospective study in Germany. *Epilepsia* 42 (8): 979–985.

[22] MacDonald, B.K., Cockerell, O.C., Sander, J.W., and Shorvon, S.D. (2000). The incidence and lifetime prevalence of neurological disorders in a prospective community-based study in the UK. *Brain* 123 (Pt 4): 665–676.

[23] Olafsson, E., Hauser, W.A., Ludvigsson, P., and Gudmundsson, G. (1996). Incidence of epilepsy in rural Iceland: a population-based study. *Epilepsia* 37 (10): 951–955.

[24] Camfield, C.S., Camfield, P.R., Gordon, K. et al. (1996). Incidence of epilepsy in childhood and adolescence: a population-based study in Nova Scotia from 1977 to 1985. *Epilepsia* 37 (1): 19–23.

[25] Rantala, H. and Ingalsuo, H. (1999). Occurrence and outcome of epilepsy in children younger than 2 years. *J. Pediatr.* 135 (6): 761–764.

[26] Hauser, W.A., Annegers, J.F., and Kurland, L.T. (1993). Incidence of epilepsy and unprovoked seizures in Rochester, Minnesota: 1935–1984. *Epilepsia* 34 (3): 453–468.

[27] Holden, E.W., Thanh Nguyen, H., Grossman, E. et al. (2005). Estimating prevalence, incidence, and disease-related mortality for patients with epilepsy in managed care organizations. *Epilepsia* 46 (2): 311–319.

[28] Oun, A., Haldre, S., and Mägi, M. (2003). Prevalence of adult epilepsy in Estonia. *Epilepsy Res.* 52 (3): 233–242.

[29] Eriksson, K.J. and Koivikko, M.J. (1997). Prevalence, classification, and severity of epilepsy and epileptic syndromes in children. *Epilepsia* 38 (12): 1275–1282.

[30] de la Court, A., Breteler, M.M., Meinardi, H. et al. (1996). Prevalence of epilepsy in the elderly: the Rotterdam study. *Epilepsia* 37 (2): 141–147.

[31] Waaler, P.E., Blom, B.H., Skeidsvoll, H., and Mykletun, A. (2000). Prevalence, classification, and severity of epilepsy in children in western Norway. *Epilepsia* 41 (7): 802–810.

[32] Luengo, A., Parra, J., Colás, J. et al. (2001). Prevalence of epilepsy in northeast Madrid. *J. Neurol.* 248 (9): 762–767.

[33] Olafsson, E. and Hauser, W.A. (1999). Prevalence of epilepsy in rural Iceland: a population-based study. *Epilepsia* 40 (11): 1529–1534.

[34] Begley, C.E., Famulari, M., Annegers, J.F. et al. (2000). The cost of epilepsy in the United States: an estimate from population-based clinical and survey data. *Epilepsia* 41 (3): 342–351.

[35] Hauser, W.A., Annegers, J.F., and Kurland, L.T. (1991). Prevalence of epilepsy in Rochester, Minnesota: 1940–1980. *Epilepsia* 32 (4): 429–445.

[36] Annegers, J.F., Hauser, W.A., and Lee, J.R. (1995). Incidence of acute symptomatic seizures in Rochester, Minnesota: 1935–1994. *Epilepsia* 36: 327–333.

[37] Annegers, J.F., Dubinsky, S., Coan, S.P. et al. (1999). The incidence of epilepsy and unprovoked seizures in multiethnic, urban health maintenance organizations. *Epilepsia* 40 (4): 502–506.

第2章

癫痫发作和癫痫分类

Elaine C. Wirrell

（译者：林元相　王丰　庞悦）

引言

癫痫是最常见的神经系统疾病之一。年发病率为33.3/100 000 ~ 82/100 000，在1岁内最高，在青春期和成年早期下降，在老年人中再次上升[1-5]。基于人群的研究发现，儿童癫痫的长期疗效相对较好，近2/3的儿童随访3 ~ 5年无癫痫发作，近一半的儿童达到癫痫发作完全缓解（使用抗癫痫药物后无癫痫发作）[6-10]，但仍有大约20%的儿童癫痫发作难以控制。成人癫痫的预后较差，约30%的病例难以治愈[11]。

癫痫常合并共患病，包括智力低下和学习障碍、精神异常，如注意缺陷多动障碍（ADHD）、孤独症、抑郁和焦虑，以及病理性疾病，包括骨质疏松症、睡眠障碍和肥胖症[12-13]。这些共患病可能对社会交际和生活质量产生负面影响，甚至比持续癫痫发作的影响更大。此外，长时间的癫痫发作，特别是在青春期和青年期，导致死亡率增加，主要是由于癫痫患者的突然意外死亡［癫痫猝死（SUDEP）］[14]。

癫痫并不代表单一的疾病，而是多种疾病和综合征的集合。这些疾病和综合征降低了无诱因癫痫发作的易感性。这些疾病在对特定治疗的反应、与特定共患病的相关性以及长期癫痫发作控制方面存在显著差异。癫痫分类提供了一个框架来帮助我们理清这些有差异的疾病。

为什么分类很重要？

癫痫分类为诊断提供了一个框架。分类的主要目标是改善临床癫痫护理，同时准确的分类对于研究流行病学原因也很重要。

临床特征

根据发作和癫痫类型进行分类，可以确定最可能的病因或综合征类型，并针对这些进行调查。使用这种框架有助于以更具成本效益的方式确定准确的诊断，减少对患者的各项检查。

精确的诊断可以提供治疗建议，在设计研究试验和评估新疗法时至关重要。对某种形式的癫痫有效的药物，可能对其他形式的癫痫无效，甚至加剧癫痫发作，例如，尽管作用于钠离子通道的药物通常对局灶性癫痫有效，但会加剧Dravet综合征和许多类型的遗传性全面性癫痫发作的风险。越来越多的精准治疗是根据特定的病因制定的。当与丙戊酸钠和氯巴占联合使用时，斯利潘托对Dravet综合征具有独特的疗效[15]，患有*SCN2A*脑病的儿童对大剂量苯妥英钠反应良好[16]。某些代谢紊乱有非常有效的治疗方法，这些方法不仅可以改善癫痫发作控制，还可以改善神经认知结果[17]，例如，在*SLC2A1*导致葡萄糖转运蛋白缺乏的儿童中，生酮饮食疗法可以控制癫痫发作并改善发育。局灶性皮质发育不良或内侧颞叶硬化症的患者通常用药物难以治愈，但通过切除手术很有可能控制癫痫发作。自身免疫性癫痫患者对免疫调节治疗反应良好，起效更快，预后更好[18]。

特定的诊断和综合征也会影响预后。许多早发、严重的癫痫与认知能力下降程度相关[19]，部分原因是癫痫性脑病。在某些情况下，及时开始精准治疗可能改善神经认知功能，例如，结节性硬化症儿童早期开始服用氨基己酸[20-21]。特定的病因和综合征（即Lennox-Gastaut综合征、Dravet综合征、皮质发育畸形、内侧颞叶硬化症）可高度预测药物难治，而在其他情况下，癫痫发作通常很容易控制（如儿童良性局灶性癫痫、儿童缺失性癫痫）。最后，许多儿童癫痫是自限性的，即使癫痫发作最初难以控制（如肌阵挛性无张力癫痫），通常到青春期时就已改善（如良性局灶性癫痫、儿童失神性癫痫）。

流行病学

与特定区域或人群中相关的特定表型可能为潜在的病因提供线索，这是有可能发生改变的。许多研究都记录了由各种传染源和毒素引起的新发癫痫疾病群[22-23]。确定这些病因可以使医疗费用用于可能的预防策略，并确保有足够的资源来诊疗特定的患者。

分类方案

神经影像学、基因组技术和分子生物学的重大进展使医者加深了对癫痫和癫痫发病机制的理解。据此，国际抗癫痫联盟（ILAE）在2017年修订了癫痫的分类（图2.1）[24]。该框架建议根据可用的信息和资源在3个层面上诊断癫痫，并在所有层面上扩展纳入病因学和相关共患病概念。对癫痫的诊断往往因脑电图（EEG）、神经影像或其他专门的遗传或代谢研究有限，或在病史有限的情况下，仅能达到1级分类（癫痫类型）。更详细的病史和更有效的诊断检查可以进一步明确诊断分类。

1级分类：癫痫发作类型

在第一级诊断水平，临床医生应确定临床发作是癫痫发作，而不是其他阵发性发作疾患。此外，应确定癫痫发作的类型。发作类型主要根据最近出版的《发作类型操作分类》分为三大类：局灶性起源发作、全面性起源发作和未知起源发作（图2.2）[25]。

局灶性起源发作

癫痫术语"局灶性"已取代了旧术语"部

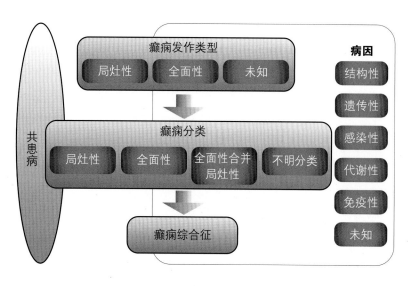

图2.1 ILAE癫痫分类［ILAE classification of the epilepsies: Position paper of the ILAE Commission for Classification and Terminology. Epilepsia 58（4），©2017 John Wiley&Sons.[24]］

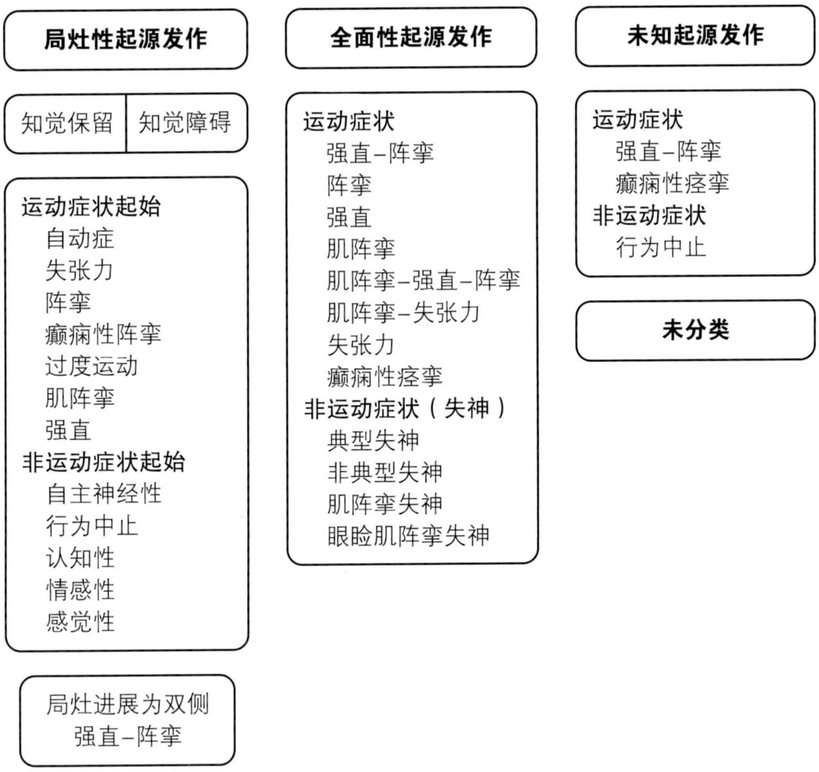

局灶性起源发作	全面性起源发作	未知起源发作
知觉保留　知觉障碍	运动症状 　强直－阵挛 　阵挛 　强直 　肌阵挛 　肌阵挛－强直－阵挛 　肌阵挛－失张力 　失张力 　癫痫性痉挛 非运动症状（失神） 　典型失神 　非典型失神 　肌阵挛失神 　眼睑肌阵挛失神	运动症状 　强直－阵挛 　癫痫性痉挛 非运动症状 　行为中止
运动症状起始 　自动症 　失张力 　阵挛 　癫痫性阵挛 　过度运动 　肌阵挛 　强直 非运动症状起始 　自主神经性 　行为中止 　认知性 　情感性 　感觉性		未分类
局灶进展为双侧 强直－阵挛		

图2.2　癫痫类型的分类［ILAE classification of the epilepsies: Position paper of the ILAE Commission for Classification and Terminology. Epilepsia 58（4），©2017 John Wiley & Sons.[24]］

分"或"定位相关"，指的是起源于局限在单个半球内的癫痫发作，但可能迅速扩散到双侧脑网络。临床症状学常被用来作为癫痫局灶性发作分类的依据，但仅从行为观察定义局灶性发作并不准确，例如，尽管缺乏明确的单侧起源的症状，但以似曾相识感开始，继而出现凝视和意识丧失的癫痫发作症状往往定义为局灶性起源发作。

应尽可能确定局灶性癫痫发作的意识水平。术语"局灶性知觉保留"取代术语"简单部分"，指代意识无受损，即患者在癫痫发作期间可完全感知到自身及其环境。相反，"局灶性知觉障碍"取代了术语"复杂部分"，意味着在癫痫发作的任何阶段意识都会发生改变或受损。

局灶性癫痫发作进一步分为发作起始时伴或不伴运动症状的癫痫发作。理想情况下，最早出现的运动症状或非运动症状可用于进一步确定局灶性发作类型。

术语"局灶进展为双侧强直－阵挛"取代了

"继发性全身性部分发作"，指的是发作于局灶起始，继而传播至双侧半球。

全面性起源发作

全面性起源发作是指发作起始于某点后迅速传播至双侧网络的发作。有时，症状学可能不对称，这就需要区别局灶性起源发作。全面性起源癫痫进一步细分为运动性发作和非运动性（失神）发作。

未知起源发作

如果症状学和检查结果不符合局灶性起源发作或全面性起源发作，则应使用术语"未知起源发作"。其他发作特点应尽可能描述，包括运动性、非运动性、强直－阵挛性、癫痫性痉挛和行为中止等。

通常，属于这一类别的癫痫发作根据进一步的诊断研究或临床数据将被重新划分为局灶性起源发作或全面性起源发作。

2级分类：基于发作类型的癫痫诊断

癫痫类型分为局灶性癫痫、全面性癫痫、全面性合并局灶性癫痫和未知全面性或局灶性起源癫痫。

局灶性癫痫

局灶性癫痫包括单灶性、多灶性起源或单侧半球起源的癫痫。在大多数情况下，发作间期脑电图显示局灶性癫痫样放电，影像学可能显示局灶性结构性病变。

全面性癫痫

全面性癫痫包括多种全面性起源发作类型，通常脑电图显示广泛性棘波放电。全面性癫痫患者通常存在家族史，尽管并不尽一致。对于全面性强直-阵挛发作且脑电图正常的患者，应谨慎将其分类为全面性癫痫。

全面性合并局灶性癫痫

该术语应用于全面性合并局灶性癫痫发作的癫痫。这一类别包括几种癫痫综合征，多为在儿童早期发病的癫痫综合征，如Dravet综合征或Lennox-Gastaut综合征，但也可能与弥漫性结构异常、遗传或代谢等病因相关。

未知全面性或局灶性起源癫痫

该术语用于无法明确确定发作是局灶性还是全面性起源的癫痫发作。这可能发生在对称性全面性强直-阵挛发作或癫痫性痉挛发作的情况下，没有进一步的诊断报告，或者诊断报告没有可用的信息。癫痫发作的起源可能是局灶性的或全面性的，只有在得到发作期的脑电图后才能明确。

3级分类：癫痫综合征

癫痫综合征是一种可通过一系列的临床特征包括发病年龄、发作类型、EEG特征（背景和癫痫样异常）、病因以及其他相关因素（如神经认知异常、神经系统检查异常或影像学改变）明确定义的独特临床综合征。ILAE教育网站"http://epilepsydiagnosis.org"，为癫痫综合征的诊断提供了极好的资料，并包含诊断要点以及特定发作类型的视频和特征性EEG图像。表2.1涵盖了国际抗癫痫联盟目前认可的癫痫综合征。

癫痫综合征通常有特定的病因、治疗方案和预后。某些综合征（如Dravet综合征与*SCN1A*变异）与单一特定病因高度相关，而其他综合征（如West综合征或Lennox-Gastaut综合征）可能由多种遗传性、结构性或代谢性病因引起。儿童癫痫的药物试验越来越多地集中于其对特定综合

表2.1 国际癫痫联盟认可的癫痫综合征

典型发病年龄	癫痫综合征
新生儿期	自限性家族性新生儿癫痫 早期肌阵挛性脑病 大田原综合征
婴儿期	婴儿早期游走性发作癫痫 West综合征 婴儿肌阵挛性癫痫 自限性家族性和非家族性婴儿癫痫 Dravet综合征 非进展性疾病中的肌阵挛性脑病
儿童期	遗传性癫痫伴热性惊厥 Panayiotopoulos综合征 伴有中央颞区棘波的儿童癫痫 常染色体显性遗传夜间额叶癫痫 晚发儿童枕叶癫痫（Gastaut型） 肌阵挛性弛缓性癫痫 Lennox-Gastaut综合征 癫痫性脑病伴持续性棘波和异常波（CSWS） Landau-Kleffner综合征 儿童失神性癫痫 肌阵挛性癫痫
青春期至成年	青少年失神性癫痫 青少年肌阵挛性癫痫 单纯全面性强直-阵挛发作的癫痫 进行性肌阵挛性癫痫 具有听觉特征的常染色体显性癫痫 其他家族性颞叶癫痫
不太具体的年龄关系	家族性局灶性变灶癫痫 反射性癫痫

征的疗效。随机对照试验显示了激素治疗和维加巴林对West综合征[26]的疗效，添加氯巴占、鲁非那胺、托吡酯、拉莫三嗪、非巴马特和大麻二酚对Lennox–Gastaut综合征[27-28]的疗效，以及添加斯利潘托、大麻二酚和芬氟拉明对Dravet综合征[15,28]的疗效。在许多情况下，确诊癫痫综合征可以明确长期癫痫发作和神经认知功能的预后，例如，许多早发的癫痫综合征（如早期肌阵挛性脑病、West综合征、Dravet综合征和Lennox–Gastaut综合征）与终生难治性癫痫、严重认知障碍和死亡率增加相关[29-31]。对于肌阵挛性癫痫、失肌张力癫痫和睡眠中持续性棘波癫痫（CSWS）等，实现早期癫痫控制可能是一项挑战，并且往往早期合并认知障碍，但是远期疗效值得期待[32-33]。在遗传性全面性癫痫中，包括儿童失神性癫痫、青少年失神性癫痫和青少年肌阵挛性癫痫，癫痫发作通常可以得到控制，认知功能预后往往较好，但学习障碍、执行功能障碍和注意力障碍的发生率较高，此外，长期心理社会预后也可能较差[34-35]。最后，在儿童良性局灶性癫痫中，如Panayiotopoulos综合征或伴有中央颞区棘波的儿童癫痫，患儿在癫痫发作活跃期可能存在轻微的神经认知缺陷，但远期可缓解，长期社会预后良好[36-37]。

虽然癫痫综合征在儿童中比在成人中更常见，但只有超过1/4的儿童可确诊癫痫综合征[4]。此外，一些癫痫综合征可能随着时间的推移演变为其他综合征，例如，在严重的早发性癫痫综合征中，约30%随时间演变为其他综合征，其中包括有1/3患儿的West综合征演变为Lennox–Gastaut综合征[38]。此外，还有从Panayiotopoulos综合征到伴有中央颞区棘波的儿童癫痫[39]以及从儿童失神性癫痫到青少年肌阵挛性癫痫[40]的演变的报道。

明确病因

各级诊断中需加以考虑癫痫的病因。神经退行性病变和遗传学方面的研究进展以及对自身抗体在癫痫发病中所起作用的进一步理解，使得对许多癫痫患者的诊断更加准确，或许能为精确的医学治疗方法打开大门，例如，奎尼丁可能用于因KCNT1钾通道基因功能获得性变异导致的、有季节性局灶性癫痫发作的婴儿癫痫综合征，此外还有治疗局灶性皮质发育不良的切除手术。

2017年癫痫分类中最重要的建议之一是取消使用特发性、症状性和隐源性来描述病因。回顾历史，这些术语通常使用不准确，并且症状不尽一致。目前的病因分类包括6类：遗传性病因、结构性病因、代谢性病因、免疫性病因、感染性病因和未知病因。

尽管患者可能有一个统一的病因诊断，但表型变异仍可能有显著差异，这可能受基因修饰和/或环境因素影响，例如，*SCN1A*变异可能与较温和表型如遗传性癫痫伴热性惊厥附加症（GEFS+）相关，或与更严重的表型如Dravet综合征相关。类似地，结节性硬化症综合征导致的癫痫严重程度不等。

如果合适的话，病因应该通过分类的组合来描述，例如，结节性硬化症可以用遗传结构病因学描述，Leigh综合征可以用遗传代谢病因学描述。

特定病因

遗传性病因

当癫痫是基因缺陷直接导致或可能的结果，癫痫发作是该疾病的核心症状时，定义为遗传性病因[24]。

这一类别包括全面性遗传性癫痫（也称为特发性全面性癫痫）的癫痫综合征，如儿童失神性癫痫、青少年失神性癫痫、青少年肌阵挛性癫痫和单纯强直-阵挛发作的癫痫，其中有源自家庭基因组学和双胞胎遗传研究的有力证据。有这些综合征的患者，认知功能通常是正常的，癫痫通常预后良好。

其他遗传性病因可能与智力障碍和癫痫控

制预后不良有关，包括 *CDKL5* 变异、*ARX* 变异、Dravet 综合征、原钙黏着蛋白 19 女性局灶性癫痫和唐氏综合征。早发性癫痫基因检测阳性率非常高，无论是否存在皮质发育畸形[41-42]。

结构性病因

不同的结构性病因与癫痫发病风险显著增加相关。结构性病因可能是先天性的（如皮质发育不良、结节性硬化）或后天性的（如卒中、创伤、感染、免疫相关）。特定的结构性病因与特定的发作类型和自然病程密切相关，如难治性颞叶内侧癫痫发作，单侧颞叶内侧硬化症切除术后癫痫发作完全缓解的可能性很高。

代谢性病因

当患者患有的代谢性疾病与癫痫发病风险显著增加相关时，定义为代谢性病因，如葡萄糖转运蛋白缺乏、肌酸缺乏综合征或线粒体细胞病。其中许多疾病是遗传性的——在这种情况下，应使用"代谢遗传病因学"一词。

免疫性病因

当有临床证据表明癫痫发作是某种免疫疾病的核心症状时，就可认为是免疫性病因。这些通常体现在脑脊液（CSF）的炎性改变或神经影像异常。特异性自身抗体通常可在血清或脑脊液检查中发现。免疫性病因通常与伴有认知、行为或运动障碍的难治性癫痫有关。免疫性病因包括 Rasmussen 脑炎、抗 N-甲基-D-天冬氨酸（NMDA）受体脑炎或电压门控钾通道复合物脑炎。

感染性病因

中枢神经系统感染可导致急性症状性癫痫发作和癫痫，这一病因学类别是全球癫痫最重要的病因之一。如果癫痫是由已知的感染直接引起的，癫痫发作是疾病的核心症状，则应视为感染性病因。该术语不应用于描述急性中枢神经系统感染（如脑膜炎或脑炎）时发生的癫痫发作。特定感染性病因在全球特定地区更为常见，如脑囊虫病、结核病、艾滋病毒、脑疟疾、脑弓形虫病以及寨卡病毒和巨细胞病毒感染等先天性感染。确定特定的感染性病因对采取对应治疗有重要意义。

未知病因

"未知"一词取代了"隐源性"一词，仅仅意味着根本病因的性质目前尚不清楚。影像学正常且无遗传性、代谢性、免疫性或感染性病因病史的癫痫属于这一类别。

共患病

在任何诊断层面上，所有癫痫都可能伴有认知、心理、行为和其他共患病，这可能比癫痫发作对生活质量的影响更为深远。确定病因和确诊综合征有助于预测共病的类型和严重程度，例如，West 综合征可以预测智力障碍和自闭症的风险显著增加，*PCDH19* 变异的女孩也有行为障碍和自闭症的高风险。

许多早发难治性癫痫与严重的认知损害有关。2017 年癫痫分类将认知障碍分为两大类[24]：

癫痫性脑病

"癫痫性脑病"一词用于描述由频繁的癫痫样活动和/或癫痫发作引起的认知和行为损害，超出了所有潜在病因范围。这一概念意味着这种癫痫样活动的控制应该可以改善这种疾病的预后。此类病例包括在用促肾上腺皮质激素（ACTH）治疗的原因不明的 West 综合征患儿，或用大剂量类固醇激素治疗的 Landau-Kleffner 综合征患儿。

发育性脑病

术语"发育性脑病"是指因基因变异导致的神经认知发育迟缓，并且即使在癫痫控制良好的情况下也不会得到改善。

事实上，对于患有严重脑病、频繁癫痫发作和严重脑电异常的幼儿，要清楚地认识到更好地控制癫痫发作可以在多大程度上改善认知能力，是一个非常具有挑战性的问题。

癫痫自然史

良性、恶性和灾难性这3个术语过去曾被用来描述癫痫的自然史，但是，考虑到与各种癫痫类型相关的共患病，这些术语并不精确。这些术语已被更具描述性的术语所取代，如自限性（表示有可能自发缓解的癫痫）、药物反应性（对于那些药物快速控制的患者）和药物耐受性（对于药物难治的患者）。

参考文献

[1] Adelow, C., Andell, E., Amark, P. et al. (2009). Newly diagnosed single unprovoked seizures and epilepsy in Stockholm, *Sweden: first report from the Stockholm Incidence Registry of Epilepsy (SIRE). Epilepsia* 50 (5): 1094–1101.

[2] Camfield, C.S., Camfiel, P.R., Gordon, K. et al. (1996). *Incidence of epilepsy in childhood and adolescence: a population-based study in Nova Scotia from 1977 to 1985. Epilepsia* 37 (1): 19–23.

[3] Freitag, C.M., May, T.W., Pfäfflin, M. et al. (2001). *Incidence of epilepsies and epileptic syndromes in children and adolescents: a population-based prospective study in Germany. Epilepsia* 42 (8): 979–985.

[4] Wirrell, E.C., Grossardt, B.R., Wong-Kisiel, L.C.L. et al. (2011). *Incidence and classification of new-onset epilepsy and epilepsy syndromes in children in Olmsted County, Minnesota from 1980 to 2004: a population-based study. Epilepsy Res.* 95 (1–2): 110–118.

[5] Hauser, W.A., Annegers, J.F., and Kurland, L.T. (1993). *Incidence of epilepsy and unprovoked seizures in Rochester, Minnesota: 1935–1984. Epilepsia* 34 (3): 453–468.

[6] Brorson, L.O. and Wranne, L. (1987). *Long-term prognosis in childhood epilepsy: survival and seizure prognosis. Epilepsia* 28 (4): 324–330.

[7] Camfield, P. and Camfield, C. (2003). *Childhood epilepsy: what is the evidence for what we think and what we do? J. Child Neurol.* 18 (4): 272–287.

[8] Sillanpaa, M. and Schmidt, D. (2006). *Natural history of treated childhood-onset epilepsy: prospective, long-term population-based study. Brain* 129 (Pt 3): 617–624.

[9] Berg, A.T., Rychlik, K., Levy, S.R. et al. (2014). *Complete remission of childhood-onset epilepsy: stability and prediction over two decades. Brain* 137 (Pt 12): 3213–3222.

[10] Wirrell, E.C., Wong-Kisiel, L.C.L., Mandrekar, J. et al. (2013). *What predicts enduring intractability in children who appear medically intractable in the first 2 years after diagnosis? Epilepsia* 54 (6): 1056–1064.

[11] Kwan, P. and Brodie, M.J. (2000). *Early identification of refractory epilepsy. N. Engl. J. Med.* 342 (5): 314–319.

[12] Seidenberg, M., Pulsipher, D.T., and Hermann, B. (2009). *Association of epilepsy and comorbid conditions. Future Neurol.* 4 (5): 663–668.

[13] Tellez-Zenteno, J.F., Patten, S.B., Jetté, N. et al. (2007). *Psychiatric comorbidity in epilepsy: a population-based analysis. Epilepsia* 48 (12): 2336–2344.

[14] Sillanpaa, M. and Shinnar, S. (2013). *SUDEP and other causes of mortality in childhood-onset epilepsy. Epilepsy Behav.* 28 (2): 249–255.

[15] Chiron, C., Marchand, M.C., Tran, A. et al. (2000). *Stiripentol in severe myoclonic epilepsy in infancy: a randomised placebo-controlled syndrome-dedicated trial. STICLO study group. Lancet* 356 (9242): 1638–1642.

[16] Howell, K.B., McMahon, J.M., Carvill, G.L. et al. (2015). *SCN2A encephalopathy: a major cause of epilepsy of infancy with migrating focal seizures. Neurology* 85 (11): 958–966.

[17] Pearl, P.L. (2016). *Amenable treatable severe pediatric epilepsies. Semin. Pediatr. Neurol.* 23 (2): 158–166.

[18] Toledano, M., Britton, J.W., McKeon, A. et al. (2014). *Utility of an immunotherapy trial in evaluating patients with presumed autoimmune epilepsy. Neurology* 82 (18): 1578–1586.

[19] Berg, A.T., Zelko, F.A., Levy, S.R. et al. (2012). *Age at onset of epilepsy, pharmacoresistance, and cognitive outcomes: a prospective cohort study. Neurology* 79 (13): 1384–1391.

[20] Cusmai, R., Moavero, R., Bombardieri, R. et al. (2011). *Long-term neurological outcome in children with early-onset epilepsy associated with tuberous sclerosis. Epilepsy Behav.* 22 (4): 735–739.

[21] Bombardieri, R., Pinci, M., Moavero, R. et al. (2010). *Early control of seizures improves long-term outcome in children with tuberous sclerosis complex. Eur. J. Paediatr. Neurol.* 14 (2): 146–149.

[22] Torres, J.R., Falleiros-Arlant, L.H., Dueñas, L. et al. (2016). *Congenital and perinatal complications of chikungunya fever: a Latin American experience. Int. J. Infect. Dis.* 51: 85–88.

[23] Shrivastava, A., Kumar, A., Thomas, J.D. et al. (2017). *Association of acute toxic encephalopathy with litchi consumption in an outbreak in Muzaffarpur, India, 2014: a case-control study. Lancet Glob. Health* 5 (4): e458–e466.

[24] Scheffer, I.E., Berkovic, S., Capovilla, G. et al. (2017). *ILAE classification of the epilepsies: position paper of the ILAE Commission for Classification and Terminology. Epilepsia* 58 (4): 512–521.

[25] Fisher, R.S., Cross, J.H., French, J.A. et al. (2017). *Operational classification of seizure types by the International League Against Epilepsy: position paper of the ILAE Commission for Classification and Terminology. Epilepsia* 58 (4): 522–530.

[26] O'Callaghan, F.J., Edwards, S.W., Alber, F.D. et al. (2017). *Safety and effectiveness of hormonal treatment versus hormonal treatment with vigabatrin for infantile spasms (ICISS): a randomised, multicentre, open-label trial. Lancet Neurol.* 16 (1): 33–42.

[27] Montouris, G.D., Wheless, J.W., and Glauser, T.A. (2014). *The efficacy and tolerability of pharmacologic treatment options for Lennox-Gastaut syndrome. Epilepsia* 55 (Suppl 4): 10–20.

[28] Devinsky, O., Patel, A.D., Cross, J.H. et al. (2018). *Effect of*

cannabidiol on drop seizures in the Lennox-Gastaut syndrome. *N. Engl. J. Med.* 378 (20): 1888–1897.

[29] Riikonen, R. (1996). *Long-term outcome of West syndrome: a study of adults with a history of infantile spasms. Epilepsia* 37 (4): 367–372.

[30] Genton, P., Velizarova, R., and Dravet, C. (2011). *Dravet syndrome: the long-term outcome. Epilepsia* 52 (Suppl 2): 44–49.

[31] Kim, H.J., Kim, H.D., Lee, J.S. et al. (2015). *Long-term prognosis of patients with Lennox-Gastaut syndrome in recent decades. Epilepsy Res.* 110: 10–19.

[32] Caraballo, R.H., Chamorro, N., Darra, F. et al. (2013). *Epilepsy with myoclonic atonic seizures: an electroclinical study of 69 patients. Pediatr. Neurol.* 48 (5): 355–362.

[33] Van Bogaert, P. (2013). *Epileptic encephalopathy with continuous spike-waves during slow-wave sleep including Landau-Kleffner syndrome. Handb. Clin. Neurol.* 111: 635–640.

[34] Wirrell, E.C., Camfield, C.S., Camfield, P.R. et al. (1997). *Long-term psychosocial outcome in typical absence epilepsy. Sometimes a wolf in sheeps' clothing. Arch. Pediatr. Adolesc. Med.* 151 (2): 152–158.

[35] Baykan, B., Martínez–Juárez, I.E., Altindag, E.A. et al. (2013). *Lifetime prognosis of juvenile myoclonic epilepsy. Epilepsy Behav.* 28 (Suppl 1): S18–S24.

[36] Bouma, P.A., Bovenkerk, A.C., Westendorp, R.G., and Brouwer, O.F. (1997). *The course of benign partial epilepsy of childhood with centrotemporal spikes: a meta-analysis. Neurology* 48 (2): 430–437.

[37] Camfield, C.S. and Camfield, P.R. (2014). *Rolandic epilepsy has little effect on adult life 30 years later: a population-based study. Neurology* 82 (13): 1162–1166.

[38] Camfield, P. and Camfield, C. (2007). *Long-term prognosis for symptomatic (secondarily) generalized epilepsies: a population-based study. Epilepsia* 48 (6): 1128–1132.

[39] Caraballo, R., Cersosimo, R., Medina, C., and Fejerman, N. (2000). *Panayiotopoulos-type benign childhood occipital epilepsy: a prospective study. Neurology* 55 (8): 1096–1100.

[40] Wirrell, E.C., Camfield, C.S., Camfield, P.R. et al. (1996). *Long-term prognosis of typical childhood absence epilepsy: remission or progression to juvenile myoclonic epilepsy. Neurology* 47 (4): 912–918.

[41] Shellhaas, R.A., Wusthoff, C.J., Tsuchida, T.N. et al. (2017). *Profile of neonatal epilepsies: characteristics of a prospective US cohort. Neurology* 89 (9): 893–899.

[42] Berg, A.T., Coryell, J., Saneto, R.P. et al. (2017). *Early-life epilepsies and the emerging role of genetic testing. JAMA Pediatr.* 171 (9): 863–871.

第3章

癫痫的病因学和病理类型

Katherine C. Nickels, Katherine Noe

（译者：王丰　赖学邈）

引言

癫痫分类的标准化，对于在全球范围内研究和治疗癫痫患者的人员之间建立统一的交流语言至关重要。这种交流为癫痫患者的诊断、研究和新疗法的开发提供了非常重要的框架。针对一种病因开发的药物对另一种病因所致的癫痫可能无效，甚至加剧其发作，例如，钠通道拮抗剂——通常用于治疗局灶性癫痫——但会加重Dravet综合征的癫痫发作。此外，应重视针对某些特定病因的精确治疗：由葡萄糖转运蛋白缺乏引起的癫痫对生酮饮食有良好的反应；因结节性硬化症引起癫痫性痉挛的儿童使用氨己烯酸疗效较好；对于由局灶性皮质发育不良（FCD）引起的耐药性癫痫患者，应考虑进行个体化的局灶性切除手术。此外，对癫痫病因的鉴别可以帮助预测对药物治疗的反应。由皮质发育不良、颞叶内侧硬化（MTS）以及*CDKL5*或*SCN2A*变异等遗传性病因引起的癫痫可能更具有耐药性。

根据国际抗癫痫联盟（ILAE）之前的提议，癫痫分为特发性癫痫、症状性癫痫和隐源性癫痫。特发性癫痫被定义为有遗传性病因，发病具有年龄特异性和明确的电临床特征，药物治疗后癫痫的控制和认知改善较好。症状性癫痫是已知或疑似中枢神经系统（CNS）紊乱的结果，并与不

良预后相关。隐源性癫痫为病因不明但症状明确的一类癫痫。症状性和隐源性癫痫的相关临床特征尚不明确[1]。

癫痫的分类必须随着对疾病的认知发展而相应地动态改变，因为之前的定义是不精确的。随着神经成像、基因检测和其他技术的进步，人们发现癫痫潜在病因的能力有所提高。此外，对自身免疫等潜在病因的了解也有所增加。因此，新的分类方案将癫痫的病因分类为遗传性病因、结构性病因、代谢性病因、感染性病因、免疫性病因和未知病因。病因也可以不止列为一类，例如结节性硬化症患者可同时由于遗传性病因和结构性病因而导致癫痫[2]。虽然确定病因有助于明确症状和预后，但不同病因的相关表型有很大的异质性[3]。

应激性癫痫发作

应激性癫痫发作（也称为急性症状性癫痫发作），是由于CNS的急性、活动性损伤引起的，如中毒、代谢性病因、感染和脑外伤等（表3.1）。短暂的应激性损伤后的发作通常发生于急性脑卒中、颅脑创伤或缺氧性脑损伤后1周内，急性中毒或代谢紊乱的24h内，以及活动性中枢神经系统感染期间[4]。

应激性癫痫发作并不少见，约占所有非热性

Epilepsy, Second Edition. Edited by Gregory D. Cascino, Joseph I. Sirven and William O. Tatum.
© 2021 John Wiley & Sons Ltd. Published 2021 by John Wiley & Sons Ltd.

表3.1 急性症状性癫痫发作的原因

代谢性病因
    低血糖或高血糖
    低钠血症或高钠血症
    低血钙症
    尿毒症
中毒
    酒精中毒或戒断反应
    一氧化碳中毒
    毒品（可卡因、安非他命、苯环己哌啶）
    停药反应（巴比妥类、苯二氮䓬类）
    处方药
大脑缺氧
脑外伤
    颅脑创伤/脑震荡
    颅脑手术（围手术期）
脑血管病
    脑出血
    硬膜下血肿
    脑卒中
    可逆性后头部脑病综合征
    脑静脉血栓
中枢神经系统肿瘤（出现症状或围手术期）
中枢神经系统感染

惊厥的40%[5]。它们与癫痫定义中的无诱因发作不同，具有不同的预后和治疗方式。急性症状性癫痫发作后30天内的死亡率约为20%，几乎是首次无诱因发作的9倍[6-7]。老年患者死亡率最高，这个年龄组的死亡率可高达40%[6]。这个结果并不让人意外，因为死亡率是由潜在的病因而不是癫痫发作本身决定的。应激性癫痫发作不太可能复发，除非诱因反复出现（如不稳定型糖尿病患者反复发生严重低血糖）。与有一次无诱因发作的患者相比，诱发发作的患者复发的可能性要低80%[7]。因为复发的可能性不大，所以不建议开始长期的抗癫痫药物治疗。相反，治疗急性症状性癫痫发作的目的是改变或消除潜在的病因。

癫痫的病因分类

遗传性病因

遗传性癫痫是由已知或假定的基因变异直接导致的，癫痫是该疾病的核心症状。遗传学变化可能包括染色体或基因水平的变异、缺失和拷贝数变异（表3.2和表3.3）。基因检测已经取得了重大进展，越来越多的遗传性病因致病的患者正在被确诊。在发育性癫痫性脑病患儿中，有30%~50%遗传性病因已明确[8]。此外，对于某些影像学阴性的癫痫综合征，基因检测被认为是一种更具成本效益的评估方法[9]。

然而，即使潜在的基因变异尚未得到确定，某些癫痫也可以归因为遗传性疾病。常染色体显性遗传的家族史，如常染色体显性遗传性夜间发作的额叶癫痫或具有可变病灶的家族性局灶性癫痫，将被归类为遗传性病因，尽管具体的遗传原因可能未知。此外，一些癫痫综合征已被确定为遗传性病因，如儿童失神性癫痫和青少年肌阵挛性癫痫[2]。

同样也要认识到，已知的基因变异是可变表达的，这导致了一系列相关的表型。SCN1A基因变异的患者可能患有严重的疾病——Dravet综合征，或者出现从单纯热性惊厥到遗传性癫痫伴热性惊厥附加症。此外，遗传性癫痫患者的亲属可能并没有受到影响。这是由于遗传的复杂性，需要多种易感性变体才会出现症状[2]。这也可能是由于遗传嵌合体，所以癫痫的严重程度较轻；或者，可能是只影响精子或卵子的种系变异。最后，遗传性病因并不是指疾病会遗传，同一患者也可能会出现基因的二次变异[2]。

遗传性病因会显著影响治疗方案，从而影响癫痫预后，例如，氨己烯酸是治疗结节性硬化症患者早发性癫痫的首选药物[10]，在这些患者中，早期应用氨己烯酸可能与发育改善有关。在10例癫痫发作后5天内开始服用氨己烯酸的婴儿中，有50%保持了长期的癫痫无发作状态，无患儿表现

表3.2　与癫痫相关的常见染色体异常（www. epilepsydiagnosis. org; accessed December 14, 2018）

染色体异常	临床特点
倒置-重复（等臂双着丝粒）15号染色体	发育迟缓/智力障碍，不同程度的自闭症谱系障碍；与癫痫性痉挛、局灶性癫痫、全面性癫痫有关
Angelman综合征（母系遗传染色体15q11-q13缺失或失活）	严重智力障碍/发育迟缓、睡眠障碍、拍手、共济失调、愉快行为、样貌和发育的一些畸形特征；与全面性强直-阵挛、非典型失神、肌阵挛发作相关
唐氏综合征（21三体综合征）	唐氏综合征、智力残疾/发育迟缓的典型症状；与癫痫性痉挛、局灶性发作、肌阵挛和全面性强直-阵挛发作以及反射（惊吓诱发）发作相关
Miller-Dieker综合征（缺失17p）	无脑回畸形，特殊面容；与癫痫性痉挛、局灶性发作、肌阵挛和全面性强直-阵挛发作相关
环状20号染色体综合征	2/3患有智力障碍和/或行为障碍；几乎没有其他显著特征；与夜间额叶癫痫发作相关，常伴有可怕的视觉幻觉；癫痫发作通常表现为持续的精神错乱状态
Wolf-Hirschhorn综合征（缺失4p）	严重智力障碍，张力减退，明显的面部特征，以及其他先天性异常；伴全面性强-直阵挛或半阵挛发作，发热时加重（表现为丛集性发作或癫痫持续状态），以及癫痫性痉挛、非典型失神发作、局灶性发作

表3.3　可能与癫痫相关的基因异常（www. epilepsydiagnosis. org; accessed December 14, 2018）

基因异常	临床特点
CACNA1A	发作性共济失调、家族性偏瘫型偏头痛、全面性癫痫伴失神发作
CDKL5	早发性癫痫变异型Rett综合征，智力障碍；与早发性癫痫发作有关，特别是癫痫性痉挛；在大田原综合征中也有报道
COL4A1	家族性早期脑卒中，导致"脑穿通畸形"。表现出不同严重程度的表型
DCX	无脑回畸形或皮质下带状异位；智力残疾
DEPDC5	与多灶性家族性局灶性癫痫、家族性颞叶癫痫和常染色体显性遗传性夜间额叶癫痫相关；可与局灶性皮质发育不良相关；表型严重程度可变
FMR1	脆性X染色体综合征；典型的面部特征、智力障碍、自闭症特征
GABRG2	与遗传性/特发性全面性癫痫有关，包括儿童失神性癫痫、遗传性癫痫伴热性惊厥附加症和青少年肌阵挛性癫痫
GRIN2A	儿童癫痫伴中央颞区棘波、不典型儿童期癫痫伴中央颞区棘波、睡眠中持续棘波发作的癫痫性脑病、Landau-Kleffner综合征以及运动性失用
LIS1	仅有无脑回畸形或作为Miller-Dieker综合征的组成部分；严重智力损伤
MECP2	Rett综合征，伴有智力障碍，以及严重新生儿脑病和PPM-X综合征（精神障碍、癫痫、智力障碍和运动障碍/帕金森病）
PCDH19	与Ohtahara综合征、伴热性惊厥附加症的遗传性癫痫和女性特有伴精神发育迟滞癫痫（EFMR）相关；与强直-阵挛、局灶性强直（演变为双侧强直-阵挛）和单一强直发作有关。通常同时出现以上多种表现，并因发热而恶化
SCN1A	不同的表型和相关症状，包括遗传性癫痫伴热性惊厥附加症、Dravet综合征以及婴儿期癫痫伴迁移性局灶性发作和家族性偏瘫型偏头痛
SCN2A	可变表型和相关综合征，包括自限性家族性新生儿-婴儿癫痫、自限性家族性婴儿癫痫、具有迁移性局灶性癫痫发作的婴儿癫痫和大田原综合征
SCL2A1	与GLUT1缺乏和/或阵发性运动诱发运动障碍相关
STXBP1	占所有大田原综合征病例的10%～15%

出严重的精神发育迟滞或自闭症[11]。同样，生酮饮食是治疗GLUT1缺乏综合征的唯一有效方法，并且与神经心理改善有关，特别是对于初发的患者[12]。

确定遗传性病因也有助于避免加重癫痫发作和预后的药物治疗。Dravet综合征是一种严重的早发性癫痫，以反复的长时间发作为特征，并与电压门控钠通道基因*SCN1A*的变异有关，作为钠通道拮抗剂的抗发作药物通常会加剧癫痫发作，应该避免在Dravet综合征患者中使用[13]。最后，了解遗传性病因也有助于确定治疗预后、发作症状学和共患病。在一项婴儿痉挛的前瞻性队列研究中，首次接受适当的药物［促肾上腺皮质激素（ACTH）、口服皮质类固醇、氨己烯酸］治疗的总体有效率为46%[14]。

其中，59%的病因不明且发育正常的患者疗效较好，而有遗传性或结构性病因的患者仅为38%。此外，唐氏综合征和癫痫性痉挛虽然为遗传性病因所致，但治疗有效率与不明病因的患儿相当[15]。

相比之下，由*CDKL5*变异引起的婴儿痉挛（另一种遗传性病因）与更严重的病程有关，而且治疗起来很困难[16]。

结构性病因

结构性病因可能是后天性的，如卒中、创伤或感染；但也可能是由于遗传性病因所致，如结节性硬化症。在由遗传学改变引起的结构异常的情况下，结构变化被认为是引发癫痫的主要原因。如果在神经影像上发现异常且部位与癫痫症状学和脑电图（EEG）结果是一致的，那么这种癫痫归因于结构性异常[2]。

对于有局灶性癫痫症状、脑电图或神经系统异常的患者，应进行结构病因学评估。为了确定癫痫发作的结构性病因，应采取特定的检测方案[2]。磁共振成像（MRI）是最主要的检查方式，也可以使用多种其他检测手段，包括氟脱氧葡萄糖正电子发射计算机断层扫描（FDG-PETCT）和发作期单光子发射计算机断层扫描（SPECT）。FDG-PET可以与MRI共同配准，也可以通过减去发作期SPECT［减去发作期SPECT在MRI上的共同配准区域（SISCOM）］，以提高识别更多隐匿性结构病变的能力[17]。

由于结构性病因导致的癫痫，通常为药物难治性。在一项首次癫痫发作在36个月龄前的儿童的回顾性研究中进行了多因素分析，发现神经影像异常是药物难治性癫痫发作的预测因素（OR 6.48，95%CI 1.96，21.40，$P = 0.002$）[18]。此外，特定的癫痫与结构性病因之间也存在关联，很多药物难治性癫痫患者，治疗方案都是手术切除结构改变的部位[2]。

皮质发育畸形是局灶性癫痫的常见病因，可由遗传性病因（*LIS1*、*DCX*或*DEPDC5*变异）、宫内感染（巨细胞病毒）、代谢紊乱（过氧化物酶体紊乱）或不明原因引起[19]。与皮质发育畸形相关的癫痫涉及兴奋性和抑制性神经递质的失衡以及不同类型细胞之间的相互作用[20]。大脑皮层的局部畸形即为皮灶性皮质发育不良（FCD），根据组织病理学对FCD进一步分类（表3.4）。大多数FCD导致的癫痫发作出现在青少年时期（92.5%出现在16岁前），并且通常从首次发作就具有耐药性。此外，据报道，10%~30%的患者出现癫痫持续状态。通常建议对这一类患者进行全面的术前评估[20]。

颞叶癫痫（TLE）是最常见的局灶性癫痫，尤其是在成人中[22]。约1/3的TLE患者会发展为药物难治性癫痫。当TLE是由MTS引起时，耐药性的发生率是非MTS的2倍[23]。

与MRI阴性的TLE相比，MTS引起的TLE具有更好的手术疗效。Meta分析显示，MRI阴性的TLE患者中，51%的患者术后癫痫发作完全缓解，而伴MTS的TLE患者中这一比例为75%[22]。此外，颞叶脑膨出也可能与TLE有关，而颞叶脑膨出也与药物治疗效果差有关。据报道，85%的患者在切除发

表3.4　局灶性皮质发育不良（FCD）分类[21]

类型	亚型	病理特征
FCD Ⅰ型		皮质分层异常
	Ⅰa	皮质放射状分层异常
	Ⅰb	皮质切线方向分层异常；未能建立皮质的6层切向结构
	Ⅰc	同时具备放射状皮质分层异常和切线方向皮质分层异常
FCD Ⅱ型		皮质分层中断，除第1层外没有可辨认的皮质分层，并有特殊的细胞学异常
	Ⅱa	神经元畸形、增大，胞体、核增大，方向异常
	Ⅱb	畸形神经元和气球样细胞（大细胞体，无尼氏物质，胞质嗜酸性）
FCD Ⅲ型		与病变相关的皮质分层异常
	Ⅲa	与海马硬化相关的FCD
	Ⅲb	与肿瘤相关的FCD（通常为神经节细胞胶质瘤或胚胎发育不良性神经上皮肿瘤）
	Ⅲc	与血管畸形（海绵状血管瘤、动静脉畸形、软脑膜血管畸形、毛细血管扩张和脑膜血管瘤病）相关的FCD
	Ⅲd	与其他早期获得性病变（创伤、缺血、出血、脑炎）相关的FCD

来源：Based on The clinic-pathological spectrum of Focal Cortical Dysplasias: a consensus classification proposed by an ad hoc Task Force of the ILAE Diagnostic Methods Commission. Epilepsia. 2011 Jan; 52(1) 158-174. doi:10.1111/j.1528-1167.2010.02777.x [21].

作起始区后发作缓解或发作频率明显改善[24-25]。因此，鉴别MTS或颞叶脑膨出有助于预测发展为耐药癫痫的可能性，也有助于预测手术疗效。

Rasmussen脑炎是一种进展性疾病，与局灶性癫痫有关，发病年龄可以从婴幼儿到成年，但通常发生在儿童时期。大部分患者有部分性癫痫发作持续状态的经历，也可以表现为其他的癫痫症状。随着时间的推移，会出现包括认知能力下降和偏瘫等功能损害。磁共振成像（MRI）是首选的诊断方式，能显示进行性大脑半球萎缩伴不均匀T2/FLAIR高信号。虽然人们尝试过多种治疗方法，但唯一有效的是手术完全离断患侧大脑半球，术后约80%患者的癫痫缓解[26]。因此，对于局灶性癫痫和进行性神经功能缺损的患者，应考虑使用多序列的MRI。

有痴笑发作的患者应评估是否有下丘脑错构瘤（HH）。痴笑发作为HH特征性表现且两者之间具有明确的相关性。其特征是早发性耐药痴笑发作，其次是多种癫痫症状，严重的行为问题，性早熟，发育迟缓，以及可能导致癫痫性脑病。

然而，目前通过各种技术去除HH，包括切除、切断和MRI引导的激光消融，可使40%～80%的患者癫痫发作缓解[27]。此外，下丘脑错构瘤引起的痴笑发作的患者，由于脑电图提示局灶性癫痫发作活动而接受局灶性皮质切除术的患者，癫痫发作率没有显著降低[28]。因此，无论脑电图结果如何，识别和切除下丘脑错构瘤对于良好的癫痫发作预后是至关重要的。

对于没有定位特征的患者，也可以考虑对结构性病因进行评估。所有出现婴儿痉挛症的婴儿都应接受神经影像学检查以确认是否存在病因，尤其是结节性硬化症，以帮助指导治疗（如应用氨己烯酸与ACTH）[29]。

感染性病因

中枢神经系统感染，无论细菌、病毒、寄生虫还是真菌所致，都可以导致急性症状性癫痫发作以及几个月或几年后出现的感染相关性癫痫。感染相关性癫痫可发生在任何年龄段，根据临床表现、影像学表现、血清学检查、旅行接触史和地方性暴露史，诊断时可以往这个方向考虑。急性感染患者的癫痫发作频率因病情严重程度和感染源而异。据报道，在因急性细菌性或病毒性脑膜炎住院的患者中，急性症状性癫痫发作的发生率为15%~40%[30-31]。单纯疱疹病毒似乎特别容易表现为急性发作，可能反映了该病毒优先累及内侧颞叶结构[32-33]。对细菌性和病毒性脑膜炎和脑炎的患者随访发现，急性早期癫痫发作史是随后癫痫形成与发展的重要预测因素[34]。与脑囊虫病、盘尾丝虫病和疟疾相关的慢性寄生虫感染通常与癫痫有关，该疾病在低收入国家流行，某些地区1/3的癫痫病因为脑囊虫病[35]。认识癫痫的感染性病因不仅对癫痫患者，而且对全球公共卫生都具有重要意义。在世界范围内，感染是可预防癫痫的主要原因[35]。

代谢性病因

先天代谢障碍是癫痫的一种罕见但重要的原因。虽然独立于遗传性和结构性病因进行分类，但事实上，导致癫痫的代谢紊乱通常与结构性异常有关，并且有明确的遗传性病因。在这些情况下，脑部MRI很少能做出诊断，可能是正常的或显示非特异性异常，可能会被误认为其他原因，如缺氧缺血性损伤（胼胝体变薄、白质改变/髓鞘形成延迟等）。识别代谢紊乱在临床上很重要，可以指导特异性治疗（表3.5）。这些情况都较罕见，代谢紊乱的诊断工作通常以临床表现、家族史和影像学表现为依据。

免疫性病因

在过去的10年中，人们越来越认识到自身免疫反应是局灶性癫痫的病因之一。在某种程度上，商用检测的发展和临床思维的拓展促进了这种认识改变，但据推测，患病率也确实有所增加。自身免疫性癫痫的发病率尚未得到确定，在美国的一项癫痫临床研究中，发现20%的新发原因不明的局灶性癫痫患者血清抗体效价升高，强烈提示存在免疫性病因[36]。诊断取决于在特定的临床背景下血清或脑脊液（CSF）中是否存在相关抗体。强烈提示免疫性病因的临床特征包括：对两种或两

表3.5 与癫痫相关的特定先天性代谢障碍

疾病	临床表现与治疗
葡萄糖转运蛋白1型（GLUT-1）缺乏症	出生头几个月的局灶性运动性癫痫发作；早期失神肌阵挛发展为全面性强直-阵挛发作；禁食可能会增加癫痫发作；脑脊液葡萄糖水平低提示诊断；生酮饮食治疗通常是非常有效的
吡哆醇依赖性癫痫	混合发作类型（痉挛、肌阵挛、强直或强直-阵挛；眼球震颤/头部运动）；从子宫到婴儿期发病；相关特征：肌张力过低，眼球运动异常。可能在分娩期间出现胎儿窘迫，导致将缺氧缺血性损伤误认为是癫痫发作的病因；脑部MRI可显示白质改变、脑室内出血、胼胝体发育不良或其他非特异性改变；对典型的AED无效，但对静脉注射吡哆醇反应迅速
甘氨酸脑病（非酮症性高甘氨酸血症）	新生儿或宫内肌阵挛；相关的呃逆、呼吸暂停、自主神经功能障碍、进行性意识障碍；脑脊液与血浆甘氨酸比值升高；脑部MRI可显示髓鞘形成延迟、胼胝体变薄、异常旋转；需要避免丙戊酸钠，有限治疗
脑叶酸缺乏症	4个月左右发作；全面性强直-阵挛和肌阵挛；相关易怒、共济失调、发育迟缓、痉挛性截瘫、运动障碍、视力和听力的进行性损害、头部生长减速；低CSF 5-甲基四氢叶酸水平；脑部MRI：进行性脑萎缩和脱髓鞘；使用叶酸治疗
枫糖尿症	出生后第1周即出现全面性癫痫发作；伴有肌张力障碍、意识障碍、全血细胞减少；大脑MRI表现为内囊后肢、丘脑、皮质脊髓束、小脑白质和脑干双侧弥散受限；饮食治疗

种以上抗发作药耐药的新发局灶性癫痫、癫痫相关进行性脑病、精神症状、自主神经功能障碍和提示病毒性疾病的前驱症状[36]。脑脊液和MRI可能提示炎症改变，特别是颞叶内侧结构，两者也可能是正常的。自身免疫性癫痫往往对常规抗发作药物治疗反应差，但对包括类固醇、血浆置换和静脉注射（Ⅳ）免疫球蛋白在内的免疫抑制剂治疗有反应。

纵观历史，既往超过一半的儿童癫痫和成人癫痫被归类为病因不明的癫痫发作[37-38]。随着时间的推移，检测方式的改进促进了更多的癫痫病例找到了特定的病因，例如，在2012—2015年评估的一组原因不明的早发性癫痫儿童中，结合基因检测确定了26%的病因[39]。同样，如上所述，目前的检测方式已经能够将一些癫痫病例重新分类为自身免疫性病例，而不是特发性/隐匿性病例。

结论

癫痫的病因分类不仅仅是一项学术工作，癫痫患者理所当然会询问癫痫发作的原因和今后反复癫痫发作的风险。对于临床医生来说，诊断评估应该根据不同年龄组和人群中潜在个体化病因进行分析。准确了解癫痫的病因有助于指导治疗决策和明确预后。

参考文献

[1] Commission on Classification and Terminology of the International League Against Epilepsy (1989). Proposal for revised classification of epilepsies and epileptic syndromes. *Epilepsia* 30 (4): 389–399.

[2] Scheffer, I., Berkovic, S., Capovilla, G. et al. (2017). ILAE classification of the epilepsies: position paper of the ILAE Commission for Classification and Terminology. *Epilepsia* 58 (4): 512–521. https://doi.org/10.1111/epi.13709.

[3] Berg, A.T. and Scheffer, I.E. (2011). New concepts in classification of the epilepsies: entering the 21st century. *Epilepsia* 52 (6): 1058–1062.

[4] Beghi, E., Carpio, A., Forsgren, L. et al. (2010). Recommendation for a definition of acute symptomatic seizure. *Epilepsia* 51 (4): 671–675.

[5] Annegers, J.F., Hauser, W.A., Lee, R.J., and Rocca, W.A. (1995). Incidence of acute symptomatic seizures in Rochester, Minnesota: 1935–1984. *Epilepsia* 35: 327–333.

[6] Hesdorffer, D.C. and D'Amelio, M. (2005). Mortality in the first 30 days following incident acute symptomatic seizures. *Epilepsia* 46 (Suppl 1): 43–45.

[7] Hesdorffer, D.C., Benn, E.K., Cascino, G.D., and Hauser, W.A. (2009). Is a first acute symptomatic seizure epilepsy? Mortality and risk for recurrent seizure. *Epilepsia* 50 (5): 1102–1108.

[8] McTague, A., Howell, K.B., Cross, J.H. et al. (2016). The genetic landscape of the epileptic encephalopathies of infancy and childhood. *Lancet Neurol.* 15 (3): 304–316. https://doi.org/10.1016/S1474-4422(15)00250-1.

[9] Wirrell, E.C., Shellhaas, R.A., Joshi, C. et al. (2015). How should children with West syndrome be efficiently and accurately investigated? Results from the National Infantile Spasms Consortium. *Epilepsia* 56 (4): 617–625. https://doi.org/10.1111/epi.12951.

[10] Curatolo, P., Nabbout, R., Lagae, L. et al. (2018). Management of epilepsy associated with tuberous sclerosis complex: updated clinical recommendations. *Eur. J. Paediatr. Neurol.* 22 (5): 738–748. https://doi.org/10.1016/j.ejpn.2018.05.006.

[11] Bombardieri, R., Pinci, M., Moavero, R. et al. (2010). Early control of seizures improves long-term outcome in children with tuberous sclerosis complex. *Eur. J. Paediatr. Neurol.* 14 (2): 146–149. https://doi.org/10.1016/j.ejpn.2009.03.003.

[12] Ramm-Pettersen, A., Stabell, K.E., Nakken, K.O. et al. (2014). Does ketogenic diet improve cognitive function in patients with GLUT1-DS? A 6- to 17-month follow-up study. *Epilepsy Behav.* 39: 111–115. https://doi.org/10.1016/j.yebeh.2014.08.015.

[13] Wirrell, E.C., Laux, L., Jette, N. et al. (2017). Optimizing the diagnosis and management of Dravet syndrome: recommendations from a North American consensus panel. *Pediatr. Neurol.* 68: 18–34. https://doi.org/10.1016/j.pediatrneurol.2017.01.025.

[14] Knupp, K.G., Coryell, J., Nickels, K.C. et al. (2016). Response to treatment in a prospective national infantile spasms cohort. *Ann. Neurol.* 79 (3): 475–484. https://doi.org/10.1002/ana.24594.

[15] Arya, R., Kabra, M., and Gulati, S. (2011). Epilepsy in children with Down síndrome. *Epileptic Disord.* 13 (1): 1–7. https://doi.org/10.1684/epd.2011.0415.

[16] Moseley, B.D., Dhamija, R., Wirrell, E.C. et al. (2012). Historic, clinical, and prognostic features of epileptic encephalopathies caused by CDKL5 mutations. *Pediatr. Neurol.* 46 (2): 101–105. https://doi.org/10.1016/j.pediatrneurol.2011.11.007.

[17] Hauptman, J.S., Salamon, N., and Mathern, G.W. (2012). Neuroimaging in the definition and organization of the epilepsies: we're not there yet. *Epilepsia* 53 (Suppl 2): 22–27. https://doi.org/10.1111/j.1528-1167.2012.03555.x.

[18] Wirrell, E., Wong-Kisiel, L., Mandrekar, J. et al. (2012). Predictors and course of medically intractable epilepsy in young children presenting before 36 months of age: a retrospective, population-based study. *Epilepsia* 53 (9): 1563–1569. https://doi.org/10.1111/j.1528-1167.2012.03562.x.

[19] Guerrini, R. and Dobyns, W.B. (2014). Malformations of cortical development: clinical features and genetic causes. *Lancet Neurol.* 13 (7): 710–726. https://doi.org/10.1016/S1474-4422(14)70040-7.

[20] Wong-Kisiel, L.C., Blauwblomme, T., Ho, M.L. et al. (2018). Challenges in managing epilepsy associated with focal cortical dysplasia in children. *Epilepsy Res.* 145: 1–17.

[21] Blumcke, I., Thom, M., Aronica, E. et al. (2011). The clinic–

pathological spectrum of Focal Cortical Dysplasias: a consensus classification proposed by an ad hoc Task Force of the ILAE Diagnostic Methods Commission. *Epilepsia* 52 (1): 158–174. https://doi. org/10.1111/j.1528–1167.2010.02777.x.

[22] Muhlhofer, W., Tan, Y.–L., Mueller, S.G. et al. (2017). MRI–negative temporal lobe epilepsy – what do we know? *Epilepsia* 58 (5): 727–742. https://doi.org/10.1111/epi.13699.

[23] Bjorke, A.B., Nome, C.G., Falk, R.S. et al. (2018). Evaluation of long–term antiepileptic drug use in patients with temporal lobe epilepsy: assessment of risk factors for drug resistance and polypharmacy. *Seizure* 61: 63–70. https://doi.org/10.1016/j.seizure.2018.07.011.

[24] Panov, F., Li, Y., Chang, E.F. et al. (2016). Epilepsy with temporal encephalocele: characteristics of electrocorticography and surgical outcome. *Epilepsia* 57 (2): e33–e38. https://doi.org/10.1111/epi.13271.

[25] Saavalainen, T., Jutila, L., Mervaala, E. et al. (2015). Temporal anteroinferior encephalocele: an underrecognized etiology of temporal lobe epilepsy? *Neurology* 85 (17): 1467–1474. https://doi.org/10.1212/WNL.0000000000002062.

[26] Varadkar, S. (2014). Rasmussen's encephalitis: clinical features, pathobiology, and treatment advances. *Lancet Neurol.* 13 (2): 195–205. https://doi.org/10.1016/ S1474–4422(13)70260–6.

[27] Wilfong, A.A. and Curry, D.J. (2013). Hypothalamic hamartomas: optimal approach to clinical evaluation and diagnosis. *Epilepsia* 54 (Suppl 9): 109–114. https://doi.org/10.1111/ epi.12454.

[28] Cascino, G.D., Andermann, F., Berkovic, S.F. et al. (1993). Gelastic seizures and hypothalamic hamartomas: evaluation of patients undergoing intracranial EEG monitoring and outcome of surgical treatment. *Neurology* 43 (4): 747–750.

[29] Wilmshurst, J.M., Gaillard, W.D., Vinayan, K.P. et al. (2015). Summary of recommendations for the management of infantile seizures: Task Force Report for the ILAE Commission of Pediatrics. *Epilepsia* 56 (8): 1185–1197. https://doi.org/10.1111/ epi.13057.

[30] Kim, M.A., Park, K.M., Kim, S.E., and Oh, M.K. (2008). Acute symptomatic seizures in CNS infection. *Eur. J. Neurol.* 15: 38–41.

[31] Zoons, E., Weisfelt, M., de Gans, J. et al. (2008). Seizures in adults with bacterial meningitis. *Neurology* 70: 2109–2115.

[32] Hsieh, W.B., Chiu, N.C., Hu, K.C. et al. (2007). Outcome of herpes simplex encephalitis in children. *J. Microbiol. Immunol. Infect.* 40: 34–38.

[33] McGrath, N., Anderson, N.E., Croxson, M.C., and Powell, K.F. (1997). Herpes simplex virus encephalitis treated with acyclovir: diagnosis and long term outcome. *J. Neurol. Neurosurg. Psychiatry* 63: 321–326.

[34] Annegers, J.F., Hauser, W.A., Beghi, E. et al. (1988). The risk of unprovoked seizures after encephalitis and meningitis. *Neurology* 38: 1407–1410.

[35] Thurman, D.J., Begley, C.E., Carpio, A. et al. (2018). The primary prevention of epilepsy: a report of the Prevention Task Force of the International League Against Epilepsy. *Epilepsia* 59 (5): 905–914.

[36] Dubey, D., Algallaf, A., Freeman, M. et al. (2017). Neurological autoantibody prevalence in epilepsy of unknown etiology. *JAMA Neurol.* 74 (4): 397–402.

[37] Hauser, W.A., Annegers, J.F., and Kuland, L.T. (1993). Incidence of epilepsy and unprovoked seizures in Rochester, Minnesota: 1935–1984. *Epilepsia* 34: 453–468.

[38] Olafsson, E., Ludvigsson, P., Gudmundsson, G. et al. (2005). Incidence of unprovoked seizures and epilepsy in Iceland and assessment of the epilepsy syndrome classification: a prospective study. *Lancet Neurol.* 4: 627–634.

[39] Berg, A.T., Coryell, J., Saneto, R.P. et al. (2017). Early–life epilepsies and the emerging role of genetic testing. *JAMA Pediatr.* 171 (9): 863–887.

第4章

癫痫的遗传学

Anthony L. Fine, Lily C. Wong-Kisiel, Raj D. Sheth

（译者：李锦金）

引言

癫痫病因的鉴定在患者的治疗和预后中发挥关键作用。当癫痫是已知或推测遗传缺陷的直接结果且癫痫发作是该疾病的核心症状时，该遗传缺陷可以确定为遗传性病因[1]。越来越多的遗传病因被确定，其中许多与早发性、难治性癫痫和癫痫发作控制预后差高度相关，包括*ARX*、*CDKL5*、*STXBP1*、*SCN8A*和*PCDH19*。其他遗传性病因更为多样，但不一定难以治疗，包括*SCN1A*错义变异、*SCN1B*、*SCN2A*、*DEPDC5*和21三体。这一类别还包括全面性遗传性癫痫综合征（也称为特发性全面性癫痫），例如儿童失神性癫痫、青少年失神性癫痫、青少年肌阵挛性癫痫和单纯强直-阵挛发作的癫痫，其中有来自家族和双胞胎遗传学研究的有力证据。

鉴于分子技术的进步，在癫痫患者中发现有更多的潜在致病变异。需要注意的是，特定的基因变异可能与一种或多种癫痫综合征相关，并且特定的电临床综合征可以继发于许多遗传变异。

通常，具体的基因变化是未知的，而是基于家族史推测为常染色体显性遗传病，具有相同电临床综合征的人群具有相同的遗传基础，或通过分子遗传学鉴定主要影响的新发变异或拷贝数（CNV）变异。越来越多的遗传疾病可能导致精

准治疗，为选择最佳药物或识别加重癫痫发作的治疗提供信息。

基因检测

基因检测对早发癫痫的获益非常高，无论是否伴有潜在的皮层发育畸形（MCD）[2-3]。在一项针对新生儿发作性癫痫的研究中，发现83%的癫痫性脑病和30%的结构性脑畸形有致病变异[3]。同样，接受基因检测的3岁前癫痫发作的儿童中，发现40%有致病变异，且不论发病时间、发作类型或年龄，致病变异率均＞15%。因此，基因评估在早发癫痫中至关重要，应该包括染色体微阵列（CMA）和癫痫基因检测。当怀疑遗传性病因并且先前的检测没有结果时，通常也会考虑全外显子组测序。基因检测的其他适应证包括无法解释的发育迟缓、相关畸形特征、结构性脑异常或其他提示特定遗传性病因的症状，或无法解释的耐药性癫痫。

基因检测有多种选择。检测的选择可能取决于以下几个因素，包括患者表现、癫痫表型、临床情况的激烈和严重程度以及费用。CMA作为初步筛选评估的一部分，包括阵列比较基因组杂交（aCHG）和单核苷酸多态性（SNP）分析，可能会被要求检测引起疾病的CNV。CNV是遗传变

Epilepsy, Second Edition. Edited by Gregory D. Cascino, Joseph I. Sirven and William O. Tatum.

异的来源之一，一些缺失或重复可能致病，并且CNV可能是导致高达10%的儿童癫痫的原因[4]。

核型分析可以识别结构性染色体异常，如低水平嵌合、平衡易位和环状染色体异常，而二代测序（NGS）不能识别这些情况。20号环状染色体综合征就是这样一种疾病，其特征是具有正常发育史的儿童在7～9岁开始出现局灶性癫痫[5]。另一组不能被CMA或全外显子组测序（WES）检测到的遗传疾病是印迹疾病，如Angelman综合征，这需要确定特定基因组区域的甲基化状态[6]。

当进行进一步评估时，可选择更有针对性的基因检测、癫痫基因包或WES。与传统Sanger测序一次检测单个片段相比，NGS可以一次检测数百万个DNA片段。NGS技术最常用于基因检测包和WES，而单基因检测可能会选择Sanger测序。根据不同的情况，单基因检测的成本效益可能较低，因为该过程可能更耗时，但是，在合适的临床情况下可能是首选检测。靶向癫痫基因包根据感兴趣的基因设计，不同的实验室有不同的选择。一些基因检测包仅提供几个基因的有限靶向测序，而其他基因检测包可能包括数百个基因。此外，还有根据临床特征（如肌阵挛性癫痫、新生儿癫痫或癫痫性脑病）分类的基因检测包。当怀疑的诊断和其他潜在病因有表型重叠，单基因检测的获益可能很低时，可以选择基因检测包。WES在临床实践中的使用越来越频繁，当患者的癫痫性脑病没有已知的病因时，这可能是首选的检测方式。WES采用NGS技术筛选大约95%的基因组编码区域[7]。WES的一个优势是可以对患病的儿童和未患病的父母进行"三重"检测，以帮助诊断新发变异，在一项研究中，诊断率提高了31%，而在单例研究中，这一比例为25%[8-9]。在一项针对3个癫痫性脑病队列的研究中，WES三重检测用于在多达12%的先证者中发现可能的致病性新发变异[10]。当采用CMA和WES未发现致病性变异时，随着技术的进步，在未来重复WES分析可能是有用的。

基因型–表型相关性

基因型和癫痫表型之间的关系可能很复杂。表型变异是指与特定基因变异相关的临床表现谱。这种变异可以在具有相同基因变异、不同癫痫综合征或癫痫发作严重程度的单个家族成员中得到证实，这可能是由多种因素造成的，如不完全外显、修饰基因或其他环境因素[11]。一个例子是与钾通道KCNQ2变异相关的新生儿癫痫综合征：良性家族性新生儿癫痫（BFNE）、早期婴儿癫痫性脑病（EIEE/大田原综合征）和KCNQ2脑病。

BNFE是一种常染色体显性遗传性癫痫综合征，其特征是在出生后3～6天内频繁、短暂、不对称的强直性癫痫发作，这些发作是药物反应性和自发缓解的。与BNFE不同的是，患有大田原综合征和KCNQ2脑病的儿童癫痫发作具有耐药性和严重的智力障碍，通常由新发KCNQ2变异所致[12-15]。

另一个例子是编码钠通道的SCN1A基因变异。高达80%的癫痫性脑病Dravet综合征（婴儿严重肌阵挛性癫痫）患儿中可发现有新的SCN1A变异。然而，SCN1A变异也可能出现在表型较轻的遗传性癫痫伴热性惊厥附加症（GEFS+）的儿童中，并且在自闭症和智力障碍的儿童队列中也有相关变异的报告[16-17]。这些例子突出了临床谱中可能与给定基因变异相关的表型变异性。这些例子表明临床的表型变异可能与特定的基因变异有关。

另一方面，遗传异质性是指可以产生相似临床表现的多种可能的遗传变异。这在大田原综合征的电临床表型中得到证实，其特征是脑病、强直性痉挛和脑电图（EEG）上的暴发抑制，这可以在许多遗传性癫痫中看到，包括但不限于KCNQ2、STXBP1、CDKL5和ARX[18]。因此，仔细结合个性化的临床病史、癫痫症状学、EEG结果、治疗反应和遗传诊断之间的关系对于患者的护理至关重要。

癫痫遗传学中的精准医学

精确的基因诊断对于提供治疗建议以及评估新疗法至关重要。根据基因变异，一种非常有效的癫痫药物可能无效，甚至可能加重其他类型的癫痫。虽然钠通道药物通常对局灶性癫痫有效，但它们会加剧Dravet综合征和许多类型的遗传性全面性癫痫。越来越多的基于特定病因的精准疗法被确定。司替戊醇与丙戊酸和氯巴占联合使用时，对Dravet综合征具有独特的疗效[19]，*SCN2A*脑病的儿童对大剂量苯妥英钠反应良好[20]。某些代谢紊乱有非常特殊的治疗方法，这些方法不仅可以改善癫痫发作，还可以改善神经认知[21]。例如，在由*SLC2A1*所致的葡萄糖转运蛋白缺乏症的儿童中，生酮饮食可控制癫痫发作并改善发育。局灶性皮质发育不良（FCD）的患者，如*DEPDC5*相关基因变异的患者，通常在医学上难以治疗，但通过切除手术很可能无癫痫发作。其他精准治疗的例子包括卡马西平对*PRRT2*相关病的靶向治疗、依佐加滨对*KCNQ2*相关病的靶向治疗、奎尼丁对*KCNT1*相关病的靶向治疗以及美金刚对*GRIN2A*相关病的靶向治疗（表4.1）。

特定的遗传性癫痫综合征

神经皮肤疾病

神经皮肤综合征（Phakomatoses）通常与癫痫有关，但程度不同。结节性硬化症（TSC）和Sturge-Weber综合征（SWS）最常与局灶性癫痫相关。癫痫与1型神经纤维瘤病（NF1）的相关性较低，而有癫痫发作的NF1患者患有低级别星形细胞瘤的可能性较大。神经皮肤疾病的共同特征包括出生时出现的相对较小的皮肤损伤，随着时间的推移，这些损伤会变得更加突出。对于患有癫痫症的婴儿，应考虑这些情况，并应使用紫外线对皮肤进行仔细评估。

结节性硬化症（TSC）

TSC是一种可影响大多数器官及系统的神经皮肤疾病。TSC表现出高度的表型异质性，即使在受影响的家庭成员中也是如此，这是由于外显率不同。TSC的患病率约为1/6000活产婴儿[22]。临

表4.1　遗传性癫痫病的靶向治疗

基因	相关综合征/疾病	可能的药物/疗法和避免的药物
KCNQ2，*KCNQ3*	良性家族性新生儿癫痫（BFNE） *KCNQ2*脑病 大田原综合征	卡马西平、奥卡西平、依佐加滨、苯巴比妥、苯妥英钠难治性生酮饮食
SCN1A	Dravet综合征 GEFS+ 热性惊厥 颞叶内侧硬化	避免使用钠通道阻断药物
KCNT1	婴儿癫痫伴游走性局灶性癫痫发作（EIMFS）	应用奎尼丁
mTOR通路 *DEPDC5*	结节性硬化症 局灶性皮质发育不良Ⅱ型 家族性局灶性癫痫伴可变病灶	应用mTOR抑制剂（西罗莫司、依维莫司） 应用氨己烯酸
GRIN2A	癫痫–失语症谱系障碍（CSWS、LKS）	应用美金刚
SCN2A、*SCN8A*（功能获得型变异）	婴儿癫痫伴游走性局灶性癫痫发作（EIMFS）	应用钠通道阻滞剂
CHRNA2，*CHRNB2*，*CHRNA4*	与睡眠相关的过度运动性癫痫	避免苯二氮䓬类药物 应用尼古丁补充剂

床表现取决于患者的年龄、疾病严重程度和受累的器官系统。有时可以在产前做出诊断，如通过超声检查或通过对高危个体的产前基因检测发现皮质结节、室管膜下结节、心脏横纹肌瘤和肾囊肿[23-24]。

大约1/3的TSC患者以常染色体显性模式遗传，其余病例继发于*TSC1*或*TSC2*的散发或者新发变异[25-26]。10%～25%的患者中没有检测到*TSC*变异[27]。*TSC1*位于染色体9q34，而*TSC2*位于16p13.3，分别编码错构瘤蛋白和结节蛋白[28]。这些蛋白是哺乳动物雷帕霉素靶蛋白（mTOR）通路的调节蛋白，其变异导致mTOR通路的抑制丧失和过度活跃[28-29]。

TSC的临床诊断基于满足临床标准，包括主要标准和次要标准（表4.2）[27]。

大约95%的患者会出现皮肤病斑，包括色素减退斑（灰叶斑，通常在出生时出现），或主要见于鼻子和脸颊的血管纤维瘤，通常在青少年时期发展[30-31]。80%～90%的TSC患者脑部可见皮层结节和室管膜下结节（图4.1）[27]。组织病理学上，皮质结节是FCD，并且对应于FCD Ⅱ型。其他发现包括室管膜下巨细胞型星形细胞瘤（SEGA），当位于Monro孔附近时可导致脑脊液（CSF）流动受阻以及白质异常，如径向迁移异常和白质囊肿。其他器官受累可见于肾脏（肾囊

表4.2 结节性硬化症的主要标准和次要标准（2012国际共识标准）[27]

主要标准	次要标准
• 色素缺失斑（≥3个，直径至少5mm）	• "斑驳状"皮肤改变
• 血管纤维瘤（≥3个）或纤维性前额斑块	• 牙釉质小凹坑（>3个）
• 甲周纤维瘤（≥2个）鲨鱼皮样斑	• 口腔内纤维瘤（≥2个）
• 多发性视网膜错构瘤	• 视网膜色素缺失斑
• 皮质结节	• 非肾脏的错构瘤
• 室管膜下结节	• 多发性肾囊肿
• 室管膜下巨细胞星形细胞瘤（SEGA）	
• 心脏横纹肌瘤	
• 淋巴管平滑肌瘤（LAM）	

确诊需满足：2项主要标准或者1项主要标准和2项次要标准；或者*TSC1*或*TSC2*变异的阳性基因检测

肿、肾血管平滑肌脂肪瘤）、肺［淋巴管平滑肌瘤（LAM）］、眼（视网膜错构瘤、视网膜无色性斑块）、口腔（牙釉质凹坑、牙龈纤维瘤）和心脏（心脏横纹肌瘤）[27]。

癫痫发作通常是未确诊TSC的主要症状，85%～96%的TSC患者出现癫痫[32-34]。几乎所有的癫痫发作类型都可见于TSC，包括全面性和局灶性癫痫发作。大多数患者会在出生后几年内出现癫痫。多达1/3的TSC患者会出现癫痫性痉挛，而TSC是癫痫性痉挛最常见的病因之一[32]。大多数有痉

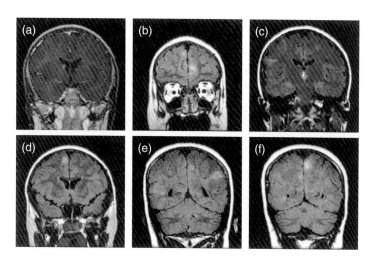

图4.1 一名8岁男童母源遗传性*TSC1*变异。a. 位于Monro孔区域的双侧强化室管膜下结节（箭头）。b～f. 双侧大脑半球皮层下白质中心的T2/FLAIR高信号多发灶，与皮层下/皮层结节一致

挛发作史的患者将继续发展为多种药物难治性癫痫，且通常伴有Lennox-Gastaut综合征表型。大约12%儿童期没有癫痫病史的TSC患者会发展为成人发作癫痫[32]。共患病包括智力障碍、自闭症、情绪和行为障碍，其严重程度通常与癫痫的严重程度有关。

应用氨己烯酸被认为是TSC癫痫性痉挛的一线治疗[35-37]。鉴于TSC中mTOR通路的过度激活，mTOR抑制剂被认为是一种潜在的治疗方法。mTOR抑制剂雷帕霉素（西罗莫司）和依维莫司，可以减轻肾脏和大脑病变，可能降低癫痫发作的频率，特别适用于不适合手术的SEGA[38-39]。在癫痫发作明显的特定患者中，结节切除术可以改善癫痫发作[40-41]。另一种有效的手术选择是迷走神经刺激[42]。

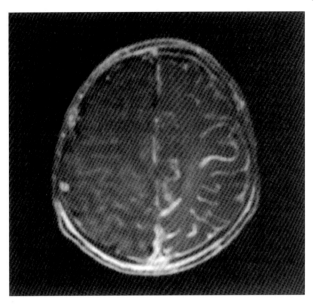

图4.2　2周龄女婴，左V-1分布葡萄酒色斑。MRI对比显示左侧大脑凸面，伴有广泛的软脑膜血管瘤病和融合的软脑膜增强

Sturge-Weber综合征（SWS）

SWS是一种与葡萄酒色斑（面部血管瘤）相关的散发性神经皮肤疾病，好发于三叉神经的眼段，伴有同侧软脑膜血管瘤。已在SWS患者和非综合征型葡萄酒色斑患者中发现GNAQ（鸟嘌呤核苷酸结合蛋白，Q-多肽）的体细胞变异[43]。神经影像学上常见的表现包括软脑膜对比度增强、潜在的白质信号变化和皮质萎缩（图4.2）[44]。不同形式的SWS包括那些没有明确的颅内累及症状，以及那些没有葡萄酒色斑的软脑膜血管瘤。

患有SWS的人患癫痫以及认知和运动障碍的风险增加[45]。已报道的癫痫的预测因素包括双侧港口酒斑、发育静脉异常和脑电图上的局灶性癫痫样异常[46-47]。癫痫发作通常是局灶性的，其定位与软脑膜血管瘤影响的区域相关。SWS的治疗包括应用局灶性抗癫痫药物，如卡马西平和奥卡西平[48]。对于难治性患者，切除或离断手术是一种额外的治疗选择[49-50]。

皮质发育畸形（MCD）

MCD是包含无脑畸形到灰质异位的一组异质性脑发育畸形。该病就诊时的严重程度和年龄差异很大，通常取决于畸形是局灶性的还是弥漫性的。许多弥漫性MCD患者，会出现生命早期癫痫发作和/或全面发育迟缓，但是，更多局灶性MCD（如FCD）的患者可能只会在生命后期出现新发癫痫[51]。通常，癫痫在医学上难以通过药物管理进行治疗。有许多的基因与MCD相关，其中许多基因参与神经元迁移，包括微管运输和稳定、核运输、囊泡运输和融合等过程[52]。MCD的分类方案随着神经影像学和分子遗传学的进步而不断发展。最常用的方案是基于细胞增殖、神经元迁移和皮质组织的发育[52-53]。Guerrini和Dobyns基于成像和遗传通路提出了一个分类系统，将畸形分为巨脑症、FCD、微管蛋白病（无脑畸形）、鹅卵石畸形、多小脑回（PMG）综合征和灰质异位综合征[51,53]。在这些分类方案中，存在基因、通路和MCD类型的重叠，以及一些不容易归入一个类别的MCD（表4.3）。

mTOR通路参与皮质发育的许多方面。mTOR通路的变异与TSC、半侧巨脑症和FCD Ⅱ型中所见的病变有关[53]。这些畸形以及由mTOR通路基

表4.3 遗传性结构性癫痫和影像学表现

MCD类型	亚型	基因	影像学表现
巨脑症	孤立性半侧巨脑症[54-55]	PIK3CA AKT MTOR	局灶性/局部或半球皮质增大。胼胝体增大和深灰色核。 灰白色交界处的模糊
	巨脑畸形-多小脑回-多指-脑积水（MPPH）[56-57]	PIK3R2 AKT3	巨脑畸形伴轴外间隙缩小、多小脑回、胼胝体增大、脑积水和小脑扁桃体异位
	巨脑-毛细血管畸形综合征[57-58]	PIK3CA AKT	与MPPH相似的表现加上面部和身体的血管畸形
局灶性皮质发育不良（FCD）[55-59]	FCD Ⅱa型[60-61]	MTOR DEPDC5 PIK3CA	灰白质模糊 皮质厚度增加
	FCD Ⅱb型[62]	TSC1 MTOR DEPDC5 NPRL3	皮质/脑沟T2高信号，可显示Transmantle征（向脑室延伸）
微管蛋白病（无脑畸形）	微管相关蛋白（MAP）变异[63-64]	LIS1 DCX KIF5C KIF2A DYNC1H1	无脑回畸形/巨脑回畸形/脑回畸形，发育不全/胼胝体发育不全、小脑蚓部小
	微管蛋白变异[65-66]	TUBA1A TUBB2B TUBB3 TUBG1	小头畸形、无脑回畸形、巨脑回畸形、脑回畸形，基底节异常、发育不全/胼胝体发育不全、脑室扩大、脑干不对称、小脑蚓部小
	变异型无脑畸形	ARX DCX RELN VLDR	ARX：无脑畸形、胼胝体发育不全、畸形基底节[67] Reelin：具有前后梯度的无脑畸形，小脑蚓部小[53,68] DCX：皮层下带型异位/双皮质（女性）[69]
鹅卵石畸形[53, 70-71]	糖蛋白病	GPR56 LAMB1 LAMB2 LAMC3 SRD5A3	外观多变，皮质表面凹凸不平（多小脑回）或更光滑的外观（无脑回、巨脑回）
多小脑回（PMG）综合征[72-73]		遗传获得性/出生前	可以孤立或与其他畸形一起。最常见于双侧外侧裂区
灰质异位综合征[74-75]	脑室周围结节性异位（PVNH）	FLNA ARFGEF2	异常位置的灰质信号

因变异引起的其他畸形，通常被称为雷帕霉素靶标通路失调（图4.3）。这包括具有与DEPDC5变异相关的家族性可变灶局灶性癫痫（FFEVF）。这种常染色体显性遗传疾病患者有局灶性癫痫家族史，家庭成员之间的癫痫病灶各不相同[76]。在某些个体中，这似乎是一种无病灶局灶性癫痫，而通常在同一家族的其他个体中，可能与皮质畸形有关，其中最常报道的是脑沟底部发育不良（BOSD）[59]。具有单一或主要癫痫病灶（即TSC中的主要结节）的患者，病灶切除术可以显著改善癫痫发作[40,77]。mTOR通路的变异检测对病变和非病变局灶性癫痫具有重要的潜在治疗意义。

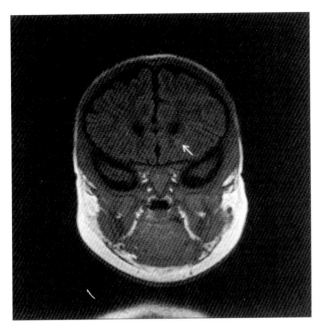

图4.3 患有难治性局灶性癫痫和DEPDC5微缺失的4个月龄女婴。MRI显示左侧眶额叶T2高信号并向左侧侧脑室延伸，与局灶性皮质发育不良（箭头）一致

神经发育障碍

继发于遗传性病因的癫痫儿童和成人中，癫痫发作通常只是潜在遗传疾病的一种症状，而且经常与认知障碍、发育迟缓、行为困难和神经精神疾病并存。在早发性癫痫脑病中，遗传性病因是最常见的[3]。重要的是，要注意发育性脑病和癫痫性脑病之间的区别。如前所述，在某些疾病中，认知问题和癫痫可能是潜在病因的直接结果。在发育性脑病患者中，认知不会随着癫痫发作控制的改善而改善。相反，在癫痫性脑病患者中，智力障碍的程度与癫痫的严重程度相对应，并且随着癫痫发作的改善而改善。在发育性脑病和癫痫性脑病患者中，都可以看到不同程度的神经发育障碍（表4.4）。

进行性肌阵挛性癫痫（PME）

进行性肌阵挛性癫痫（PME）是一组罕见且异质性的癫痫疾病，通常与进行性神经功能恶化相关。这些综合征可由多种遗传性病因引起，发

病年龄、临床特征和预后各不相同。常见的临床特征包括癫痫性和非癫痫性肌阵挛、共济失调、痴呆，并逐渐进展至死亡[101]。肌阵挛通常是多灶性的，并且可以由刺激诱发，其严重程度和预后取决于病因（表4.5）。

家族性局灶性癫痫
常染色体显性睡眠相关过度运动性癫痫（ADSHE）

常染色体显性睡眠相关过度运动性癫痫［过去称为常染色体显性夜间额叶癫痫（NFLE）］是反复发作、通常较短暂、非快速眼动睡眠发作的癫痫，患者具有运动过度或强直/肌张力障碍姿势[121]。目前认为：癫痫发作与睡眠有关，但不仅限在夜间发生；可以有额叶或额叶外发病；癫痫症状可能是复杂的，有时是奇怪的睡眠运动[122-126]。有这种癫痫综合征的患者经常被误诊为睡眠异常，甚至是心因性发作。视频脑电图监测对于这种疾病的分类至关重要。患者20岁前常常出现癫痫发作，并且可能频繁发作。

已报道神经元烟碱型乙酰胆碱受体CHRNA2、CHRNB2和CHRNA4的变异可导致此类癫痫发作[127-133]。除此之外，KCNT1和DEPDC5的变异也与ADSHE相关[134-135]。通常卡马西平、奥卡西平和托吡酯等药物可有效控制癫痫发作[136-138]。然而，对于一些患者，特别是皮质发育不良（携带DEPDC5变异）或其他结构性病因，可能被证明是难治性癫痫，癫痫手术提供了最大的癫痫无发作可能。抗癫痫发作药的选择和患者的反应很重要，过度镇静会恶化ADSHE患者的癫痫发作，尤其是应用苯二氮䓬类药物。在伴有或不伴有已知基因变异的难治性ADSHE病例中，使用尼古丁补充剂（通常以尼古丁贴片的形式）的证据有限[139-141]。

具有听觉特征的常染色体显性局灶性癫痫

具有听觉特征的常染色体显性局灶性癫痫以听觉先兆为特征，包括简单或复杂的幻听、听觉失真或感觉性失语。LGI1（富含亮氨酸胶质瘤失

表4.4 发育性和癫痫性脑病患者中的神经发育障碍

综合征	基因变异	癫痫特点	神经发育异常	具体治疗	特定脑电图的表现
天使综合征[78-80]	母系来源的UBE3A 15q11.2-q13甲基化缺陷（缺失，单亲二倍体，印迹缺陷）	大多数伴有全面性发作和多种发作类型（不典型失神发作，强直、肌阵挛发作，单一阵挛发作）非惊厥癫痫持续状态	严重的发育延迟 严重的语言障碍 步态共济失调 自闭行为 表情愉悦，经常大笑和微笑 睡眠障碍	改善发作（丙戊酸钠，苯巴比妥，氯硝西泮，氯巴占）加重发作（卡马西平，奥卡西平，氨己烯酸）	高波幅δ波（常见锯齿状δ波）节律性θ波
Rett综合征[81-85]	MECP2/Xq28（经典Rett综合征）	常见非癫痫发作 癫痫的严重程度和临床严重程度相关 癫痫通常在生后1年出现，局灶性癫痫和全面性癫痫都常见	女性（经典形式）小头畸形 手部刻板动作 严重发育迟滞 严重的语言障碍 自闭行为 屏气和过度通气	常用药物包括卡马西平、丙戊酸钠、拉莫三嗪（没有证据表明一种药物优于另一种药物）	阶段1：正常或者减慢的后头部优势节律 阶段2：PDR节律进一步减慢 在非快动眼睡眠期出现中央或中央颞区棘波，最常出现在中央或中央颞区 阶段3：中度至重度背景波减慢 阶段4：清醒期多灶性癫痫样放电或广泛性慢波、尖波；睡眠期几乎连续性尖慢性尖慢波放电
唐氏综合征[86-87]	21三体	癫痫性痉挛最常见 全面性癫痫 局灶性癫痫	不同程度的智能障碍 早发痴呆的风险增加	痉挛特异性治疗（促肾上腺皮质激素ACTH，氨己烯酸，强的松），其中ACTH的疗效更佳	无特殊
脆性X综合征[88-89]	FMR1/Xq27.3（CGG三核苷酸重复）	局灶性癫痫最常见 其次是全面性癫痫 EEG的表现和其他儿童癫痫相似，特别是BECTS	通常只有男性受累（女性携带者可有症状）智力缺陷 多动症 FMPR（脆性X智力迟滞蛋白）可致神经元兴奋性增加和癫痫发作风险增加	没有特异性治疗 主要在于更好地控制癫痫的发作	无特殊
CDKL5（细胞周期依赖性激酶样5）[90-92]	CDKL5/Xp22.13	过度运动强直-痉挛 癫痫性痉挛 局灶性癫痫 肌阵挛性癫痫	严重的发育迟滞 视觉障碍 早发性癫痫脑病	难治性癫痫 可能有益的治疗包括应用托吡酯、氨己烯酸和生酮饮食	多灶性癫痫样放电逐渐演变成高度失律或缓和的高度失律

（续表）

综合征	基因变异	癫痫特点	神经发育异常	具体治疗	特定脑电图的表现
ARX（无芒相关同源框蛋白/Xp21.3）[93-94]	ARX/Xp21.3	癫痫性痉挛（通常在6个月前）强直 失张力 肌阵挛 局灶性癫痫	不同变异对应不同的表型，严重的包括皮质发育畸形，生殖器异常，脑积水，运动障碍，早起难治性癫痫/癫痫性脑病 智力缺陷	无特殊治疗 难治性癫痫	多灶性癫痫样放电，广泛性慢波，棘波放电和高度失律
钠离子通道病	SCN1A[95-97]	Dravet综合征/严重婴儿肌阵挛性癫痫 热性惊厥和半侧阵厥性全面性强直-阵挛发作 热性癫痫持续状态 肌阵挛发作 全面性强直-阵挛发作 典型失神发作 强直 失张力 温度诱导导的发作 模式诱导导的发作	早期发育正常伴随技能缺失 生后1年反复热性半身惊厥发作 出现额外的癫痫类型 出现锥体外系运动障碍	一线治疗：丙戊酸钠和氯巴占 二线治疗：司替戊醇、托吡酯、生酮饮食。大麻二酚是有益的 临床试验疗法包括应用芬氟拉明 避免应用钠通道阻滞剂（卡马西平、奥卡西平、拉莫三嗪、苯妥英钠）	随着时间的推移，脑电图表现为多灶性癫痫样放电和广泛性棘波、多棘波放电，可见光敏感性和模型型敏感性
	SCN2A[20,98]	婴儿恶性游走性局灶性癫痫 大田原综合征（早期婴儿癫痫综合征）癫痫性痉挛 良性新生儿/婴儿癫痫	早发性癫痫 严重的智力障碍 运动障碍 轴向失张力 四肢痉挛	功能获得性变异对钠通道阻滞剂反应良好	爆发抑制模式 多灶性癫痫样放电和多灶性发作 缓和的高度失律
原钙黏蛋白-19[99-100]	PCDH19/Xq22	热性和非热性全面性强直-阵挛发作 热性和非热性癫痫持续状态 局灶性发作 不典型失神发作（较SCN1A少见）肌阵挛发作（较SCN1A少见）	女性具有类似Dravet综合征的表情 早期正常发育，通常在第一年左右出现癫痫发作和退化 热性和温度诱导导性癫痫 自闭症样表现	与Dravet综合征使用药物类似（丙戊酸钠、氯巴占、司替戊醇）	广泛背景减慢 局灶性弥漫性癫痫样异常 光敏性 发作性放电可以从一侧半球迁移到另一个半球

表4.5 进行性肌阵挛性癫痫

进行性肌阵挛性癫痫	发病年龄	临床表现和癫痫发作	脑电图表现	病因学术研究	预后
Unverricht-Lundborg病[102-104]	6~15岁	刺激敏感性肌阵挛 全面性强直-阵挛发作 失神发作 共济失调 震颤、构音障碍和痴呆	早期EEG可表现出遗传性全面性癫痫 后期弥漫性背景减慢伴高波幅全面性痫波和异常放电 光敏性	CSTB（胱抑素B）基因变异（21q22.3）	缓慢进展，成年后病情逐渐稳定
Lafora病[105-109]	12~17岁	早起神经系统检查正常，逐渐出现进展性痴呆 可见枕叶癫痫伴随幻觉和短暂失明	早期EEG可表现出遗传性全面性癫痫 后期弥漫性背景减慢伴全面性痫波和异常放电，逐渐演变成6~12Hz 光敏性表现为易被低频闪光刺激诱发	EPM2A（磷酸酶）基因，6q24 NHLRC1/EPM2B（malin），6q22	通常在发病后10年死亡
神经元蜡样脂褐质沉积病（NCL）[101,110-111]	幼儿后期：2~5岁	语言迟滞通常先于其他症状出现 多种癫痫类型，包括肌阵挛性癫痫 共济失调 失明	背景混乱伴广泛性放电 低频光刺激可诱发枕区痫波	TPP1（三肽基肽酶1），11p15 血清或白细胞酶缺陷	通常在诊断后5年死亡
	成人（Kufs）：儿童至青春期	痴呆，共济失调，锥体外系症状	广泛性痫波 光敏性	常染色体隐性或显性遗传	多样
唾液酸贮积症[112-114]	Ⅰ型：青春期至成年	樱桃红斑肌阵挛性癫痫综合征 意图和行为视觉损伤 逐渐视觉损伤，全面性发作和共济失调	低波幅快活动和弥漫性背景减慢 大量肌阵挛与出现在肌电之前的10~20Hz成串正向癫波相关	α-神经氨酸酶缺乏，6p21.3	多样
	Ⅱ型：新生儿至成年	面容粗糙，角膜混浊，肝肿大，骨骼发育不良，肌阵挛		N-乙酰神经氨酸酶和β-半乳糖苷酶缺乏，20号染色体	多样
肌阵挛性癫痫伴破碎样红纤维（MERRF）[115-117]	多变	全面性发作，肌阵挛，肌病，共济失调，神经病变，痴呆 听力下降，身材矮小，神经病变	广泛性痫波放电，背景变慢	肌肉活检可见破碎红纤维 母系遗传线粒体DNA变异8344A→G	多样
齿状核红核苍白球路易体萎缩症（DRPLA）[118-120]	多变：儿童至成年（依据CAG重复数）	早发性肌阵挛，共济失调，癫痫，痴呆	广泛性痫波和棘慢波 光敏性	12p13.31 DRPLA基因CAG重复	多样

活蛋白1）的变异已在患有这种局灶性癫痫综合征的家庭中报道[142-144]。此外，还报告了RLN、SCN1A和DEPDC5的变异[145-148]。据报道，LGI1变异外显率为50%～85%，总体外显率为76%。癫痫的听觉特征定位于外侧颞叶，脑电图示颞区局灶性癫痫样异常。少数患者可以通过抗癫痫治疗达到癫痫发作缓解，自发缓解罕见。然而，许多人需要终身服用抗癫痫药物，并且可能无法达到完全缓解。对难治性癫痫患者进行手术切除是一种潜在的治疗选择。与持续癫痫发作相关的因素包括发病年龄早（10岁之前）、复杂的幻听和头皮EEG的局灶性异常[148]。

GRIN2A和CSWS/Landau-Kleffner综合征

与GRIN2A相关的疾病从无癫痫发作的轻度语言障碍到癫痫性脑病。GRIN2A编码NMDA（n-甲基d-天冬氨酸）谷氨酸受体的NR2A亚基，位于染色体16p13.2[149]。NR2A亚基在多个皮层和皮层下表达，是大脑发育和突触可塑性所必需的[150]。GRIN2A的变异以常染色体显性方式遗传。然而，GRIN2A的变异存在表型变异性和不完全外显，这可能解释了广泛临床谱[151-153]。

GRIN2A癫痫谱中较良性的是中央颞区棘波的儿童癫痫。患儿发育正常；然而，可能会出现言语和语言困难[154]。GRIN2A谱系病中更严重的是慢波睡眠Landau-Kleffner综合征（LKS）和慢波睡眠持续棘波（CSWS）的癫痫性脑病。这些疾病都可引起不同程度的儿童发育倒退，与CSWS更为全面的倒退相比，LKS主要表现为获得性听觉失认症。局灶性癫痫在CSWS中很常见，而临床癫痫发作可能仅见于70%的LKS儿童。在这些疾病患者中可观察到睡眠中癫痫性电持续状态（ESES），癫痫样放电的激活占据了大部分慢波睡眠。ESES在GRIN2A癫痫谱的其他疾病中也有报道[149-155]。据报道，高达20%的LKS和CSWS患者存在GRIN2A变异，是癫痫-失语症谱系障碍的单基因病因[156]。

结论

随着我们对癫痫遗传学认识的不断加深，以及遗传技术的快速进步，癫痫遗传学领域将继续发展。随着更多的致病基因变异被发现，以前的特发性癫痫将继续经历命名的变化。

参考文献

[1] Berg, A.T., Berkovic, S.F., Brodie, M.J. et al. (2010). Revised terminology and concepts for organization of seizures and epilepsies: report of the ILAE Commission on Classification and Terminology, 2005–2009. *Epilepsia* 51 (4): 676–685.

[2] Berg, A.T., Coryell, J., Saneto, R.P. et al. (2017). Early-life epilepsies and the emerging role of genetic testing. *JAMA Pediatr.* 171 (9): 863–871.

[3] Shellhaas, R.A., Wusthoff, C.J., Tsuchida, T.N. et al. (2017). Profile of neonatal epilepsies: characteristics of a prospective US cohort. *Neurology* 89 (9): 893–899.

[4] Mefford, H.C., Yendle, S.C., Hsu, C. et al. (2011). Rare copy number variants are an important cause of epileptic encephalopathies. *Ann. Neurol.* 70 (6): 974–985.

[5] Daber, R.D., Conlin, L.K., Leonard, L.D. et al. (2012). Ring chromosome 20. *Eur. J. Med. Genet.* 55 (5): 381–387.

[6] Hochstenbach, R., Binsbergen, E.V., Schuring-Blom, H. et al. (2018). A survey of undetected, clinically relevant chromosome abnormalities when replacing postnatal karyotyping by whole genome sequencing. *Eur. J. Med. Genet.* 62 (9): 103543.

[7] Sawyer, S.L., Hartley, T., Dyment, D.A. et al. (2016). Utility of whole-exome sequencing for those near the end of the diagnostic odyssey: time to address gaps in care. *Clin. Genet.* 89 (3): 275–284.

[8] Lee, H., Deignan, J.L., Dorrani, N. et al. (2014). Clinical exome sequencing for genetic identification of rare Mendelian disorders. *JAMA* 312 (18): 1880–1887.

[9] Yang, Y., Muzny, D.M., Reid, J.G. et al. (2013). Clinical whole-exome sequencing for the diagnosis of mendelian disorders. *N. Engl. J. Med.* 369 (16): 1502–1511.

[10] EuroEPINOMICS-RES Consortium, Epilepsy Phenome/Genome Project, and Epi4K Consortium (2014). De novo mutations in synaptic transmission genes including DNM1 cause epileptic encephalopathies. *Am. J. Hum. Genet.* 95 (4): 360–370.

[11] Afawi, Z., Oliver, K.L., Kivity, S. et al. (2016). Multiplex families with epilepsy: success of clinical and molecular genetic characterization. *Neurology* 86 (8): 713–722.

[12] Kato, M., Yamagata, T., Kubota, M. et al. (2013). Clinical spectrum of early onset epileptic encephalopathies caused by KCNQ2 mutation. *Epilepsia* 54 (7): 1282–1287.

[13] Weckhuysen, S., Mandelstam, S., Suls, A. et al. (2012). KCNQ2 encephalopathy: emerging phenotype of a neonatal epileptic encephalopathy. *Ann. Neurol.* 71 (1): 15–25.

[14] Millichap, J.J., Park, K.L., Tsuchida, T. et al. (2016). KCNQ2 encephalopathy: features, mutational hot spots, and ezogabine treatment of 11 patients. *Neurol. Genet.* 2 (5): e96.

[15] Allen, N.M., Mannion, M., Conroy, J. et al. (2014). The variable phenotypes of KCNQ- related epilepsy. *Epilepsia* 55 (9): e99–e105.

[16] Scheffer, I.E., Zhang, Y.-H., Jansen, F.E., and Dibbens, L. (2009). Dravet syndrome or genetic (generalized) epilepsy with febrile seizures plus? *Brain Dev.* 31 (5): 394–400.

[17] D'Gama, A.M., Pochareddy, S., Li, M. et al. (2015). Targeted DNA sequencing from autism spectrum disorder brains implicates multiple genetic mechanisms. *Neuron* 88 (5): 910–917.

[18] Pavone, P., Spalice, A., Polizzi, A. et al. (2012). Ohtahara syndrome with emphasis on recent genetic discovery. *Brain Dev.* 34 (6): 459–468.

[19] Chiron, C., Marchand, M.C., Tran, A. et al. (2000). Stiripentol in severe myoclonic epilepsy in infancy: a randomised placebo-controlled syndrome-dedicated trial. STICLO study group. *Lancet* 356 (9242): 1638–1642.

[20] Howell, K.B., McMahon, J.M., Carvill, G.L. et al. (2015). SCN2A encephalopathy: a major cause of epilepsy of infancy with migrating focal seizures. *Neurology* 85 (11): 958–966.

[21] Pearl, P.L. (2016). Amenable treatable severe pediatric epilepsies. Semin. *Pediatr. Neurol.* 23 (2): 158–166.

[22] Osborne, J.P., Fryer, A., and Webb, D. (1991). Epidemiology of tuberous sclerosis. *Ann. N.Y. Acad. Sci.* 615: 125–127.

[23] Milunsky, A., Ito, M., Maher, T.A. et al. (2009). Prenatal molecular diagnosis of tuberous sclerosis complex. *Am. J. Obstet. Gynecol.* 200 (3): 321.e1–321.e6.

[24] Dragoumi, P., O'Callaghan, F., and Zafeiriou, D.I. (2018). Diagnosis of tuberous sclerosis complex in the fetus. *Eur. J. Paediatr. Neurol.* 22 (6): 1027–1034.

[25] van Slegtenhorst, M., de Hoogt, R., Hermans, C. et al. (1997). Identification of the tuberous sclerosis gene TSC1 on chromosome 9q34. *Science* 277 (5327): 805–808.

[26] European Chromosome 16 Tuberous Sclerosis Consortium (1993). Identification and characterization of the tuberous sclerosis gene on chromosome 16. *Cell* 75 (7): 1305–1315.

[27] Northrup, H., Krueger, D.A., and International Tuberous Sclerosis Complex Consensus Group (2013). Tuberous sclerosis complex diagnostic criteria update: recommendations of the 2012 International Tuberous Sclerosis Complex Consensus Conference. *Pediatr. Neurol.* 49 (4): 243–254.

[28] Napolioni, V. and Curatolo, P. (2008). Genetics and molecular biology of tuberous sclerosis complex. *Curr. Genomics* 9 (7): 475–487.

[29] Curatolo, P., Bombardieri, R., and Jozwiak, S. (2008). Tuberous sclerosis. *Lancet* 372 (9639): 657–668.

[30] Teng, J.M., Cowen, E.W., Wataya-Kaneda, M. et al. (2014). Dermatologic and dental aspects of the 2012 International Tuberous Sclerosis Complex Consensus Statements. *JAMA Dermatol.* 150 (10): 1095–1101.

[31] Davis, P.E., Filip-Dhima, R., Sideridis, G. et al. (2017). Presentation and diagnosis of tuberous sclerosis complex in infants. *Pediatrics* 140 (6): e20164040.

[32] Chu-Shore, C.J., Major, P., Camposano, S. et al. (2010). The natural history of epilepsy in tuberous sclerosis complex. *Epilepsia* 51 (7): 1236–1241.

[33] Devlin, L.A., Shepherd, C.H., Crawford, H., and Morrison, P.J. (2006). Tuberous sclerosis complex: clinical features, diagnosis, and prevalence within Northern Ireland. *Dev. Med. Child Neurol.* 48 (6): 495–499.

[34] Jozwiak, S., Schwarts, R.A., Janninger, C.K., and Bielicka-Cymerman, J. (2000). Usefulness of diagnostic criteria of tuberous sclerosis complex in pediatric patients. *J. Child Neurol.* 15 (10): 652–659.

[35] Thiele, E.A. (2004). Managing epilepsy in tuberous sclerosis complex. *J. Child Neurol.* 19 (9): 680–686.

[36] Hancock, E. and Osborne, J.P. (1999). Vigabatrin in the treatment of infantile spasms in tuberous sclerosis: literature review. *J. Child Neurol.* 14 (2): 71–74.

[37] Thiele, E.A. (2010). Managing and understanding epilepsy in tuberous sclerosis complex. *Epilepsia* 51 (Suppl 1): 90–91.

[38] Krueger, D.A., Care, M.M., Holland, K. et al. (2010). Everolimus for subependymal giant-cell astrocytomas in tuberous sclerosis. *N. Engl. J. Med.* 363 (19): 1801–1811.

[39] Krueger, D.A., Wilfong, A.A., Holland-Bouley, K. et al. (2013). Everolimus treatment of refractory epilepsy in tuberous sclerosis complex. *Ann. Neurol.* 74 (5): 679–687.

[40] Jansen, F.E., van Huffelen, A.C., Algra, A., and van Nieuwenhuizen, O. (2007). Epilepsy surgery in tuberous sclerosis: a systematic review. *Epilepsia* 48 (8): 1477–1484.

[41] Koh, S., Jayakar, P., Dunoyer, C. et al. (2000). Epilepsy surgery in children with tuberous sclerosis complex: presurgical evaluation and outcome. *Epilepsia* 41 (9): 1206–1213.

[42] Elliott, R.E., Carlson, C., Kalhorn, S.P. et al. (2009). Refractory epilepsy in tuberous sclerosis: vagus nerve stimulation with or without subsequent resective surgery. *Epilepsy Behav.* 16 (3): 454–460.

[43] Shirley, M.D., Tang, H., Gallione, C.J. et al. (2013). Sturge-Weber syndrome and port-wine stains caused by somatic mutation in GNAQ. *N. Engl. J. Med.* 368 (21): 1971–1979.

[44] Pinto, A.L., Chen, L., Friedman, R. et al. (2016). Sturge-Weber syndrome: brain magnetic resonance imaging and neuropathology findings. *Pediatr. Neurol.* 58: 25–30.

[45] Luat, A.F., Behen, M.E., Chugani, H.T., and Juhász, C. (2018). Cognitive and motor outcomes in children with unilateral Sturge-Weber syndrome: effect of age at seizure onset and side of brain involvement. *Epilepsy Behav.* 80: 202–207.

[46] Bar, C., Kaminska, A., and Nabbout, R. (2018). Spikes might precede seizures and predict epilepsy in children with Sturge-Weber syndrome: a pilot study. *Epilepsy Res.* 143: 75–78.

[47] Kaseka, M.L., Bitton, J.Y., Décarie, J.-C. et al. (2016). Predictive factors for epilepsy in pediatric patients with Sturge-Weber syndrome. *Pediatr. Neurol.* 64: 52–58.

[48] Kaplan, E.H., Kossoff, E.H., Bachur, C.D. et al. (2016). Anticonvulsant efficacy in Sturge- Weber syndrome. *Pediatr. Neurol.* 58: 31–36.

[49] Sugano, H., Nakanishi, H., Nakajima, M. et al. (2014). Posterior quadrant disconnection surgery for Sturge-Weber syndrome. *Epilepsia* 55 (5): 683–689.

[50] Maton, B., Krsek, P., Jayakar, P. et al. (2010). Medically intractable epilepsy in Sturge- Weber syndrome is associated with cortical malformation: implications for surgical therapy. *Epilepsia* 51 (2): 257–267.

[51] Guerrini, R. and Dobyns, W.B. (2014). Malformations of cortical development: clinical features and genetic causes. *Lancet Neurol.* 13 (7): 710–726.

[52] Barkovich, A.J., Guerrini, R., Kuzniecky, R.I. et al. (2012). A developmental and genetic classification for malformations of cortical development: update 2012. *Brain* 135 (Pt 5): 1348–1369.

[53] Barkovich, A.J., Dobyns, W.B., and Guerrini, R. (2015). Malformations of cortical development and epilepsy. Cold Spring Harbor Perspect. *Med.* 5 (5): a022392.

[54] Lee, J.H., Huynh, M., Silhavy, J.L. et al. (2012). De novo somatic mutations in components of the PI3K-AKT3-mTOR pathway

cause hemimegalencephaly. *Nat. Genet.* 44 (8): 941–945.

[55] Mirzaa, G.M., Campbell, C.D., Solovieff, N. et al. (2016). Association of MTOR mutations with developmental brain disorders, including megalencephaly, focal cortical dysplasia, and pigmentary mosaicism. *JAMA Neurol.* 73 (7): 836–845.

[56] Mirzaa, G., Dodge, N.N., Glass, I. et al. (2004). Megalencephaly and perisylvian polymicrogyria with postaxial polydactyly and hydrocephalus: a rare brain malformation syndrome associated with mental retardation and seizures. *Neuropediatrics* 35 (6): 353–359.

[57] Riviere, J.B., Mirzaa, G.M., O'Roak, B.J. et al. (2012). De novo germline and postzygotic mutations in AKT3, PIK3R2 and PIK3CA cause a spectrum of related megalencephaly syndromes. *Nat. Genet.* 44 (8): 934–940.

[58] Mirzaa, G.M., Conway, R.L., Gripp, K.W. et al. (2012). Megalencephaly-capillary malformation (MCAP) and megalencephaly-polydactyly-polymicrogyria-hydrocephalus (MPPH) syndromes: two closely related disorders of brain overgrowth and abnormal brain and body morphogenesis. Am. *J. Med. Genet. A* 158A (2): 269–291.

[59] Scheffer, I.E., Heron, S.E., Regan, B.M. et al. (2014). Mutations in mammalian target of rapamycin regulator DEPDC5 cause focal epilepsy with brain malformations. *Ann. Neurol.* 75 (5): 782–787.

[60] Sim, J.C., Scerri, T., Fanjul-Fernández, M. et al. (2016). Familial cortical dysplasia caused by mutation in the mammalian target of rapamycin regulator NPRL3. *Ann. Neurol.* 79 (1): 132–137.

[61] Poduri, A., Evrony, G.D., Cai, X., and Walsh, C.A. (2013). Somatic mutation, genomic variation, and neurological disease. *Science* 341 (6141): 1237758.

[62] D'Gama, A.M., Geng, Y., Couto, J.A. et al. (2015). Mammalian target of rapamycin pathway mutations cause hemimegalencephaly and focal cortical dysplasia. *Ann. Neurol.* 77 (4): 720–725.

[63] Bahi-Buisson, N., Poirier, K., Fourniol, F. et al. (2014). The wide spectrum of tubulinopathies: what are the key features for the diagnosis? *Brain* 137 (Pt 6): 1676–1700.

[64] Mutch, C.A., Poduri, A., Sahin, M. et al. (2016). Disorders of microtubule function in neurons: imaging correlates. *Am. J. Neuroradiol.* 37 (3): 528–535.

[65] Poirier, K., Lebrun, N., Broix, L. et al. (2013). Mutations in TUBG1, DYNC1H1, KIF5C and KIF2A cause malformations of cortical development and microcephaly. *Nat. Genet.* 45 (6): 639–647.

[66] Romaniello, R., Arrigoni, F., Fry, A.E. et al. (2018). Tubulin genes and malformations of cortical development. *Eur. J. Med. Genet.* 61 (12): 744–754.

[67] Kato, M., Das, S., Petras, K. et al. (2004). Mutations of ARX are associated with striking pleiotropy and consistent genotype-phenotype correlation. *Hum. Mutat.* 23 (2): 147–159.

[68] Hong, S.E., Shugart, Y.Y., Huang, D.T. et al. (2000). Autosomal recessive lissencephaly with cerebellar hypoplasia is associated with human RELN mutations. *Nat. Genet.* 26 (1): 93–96.

[69] Gleeson, J.G., Allen, K.M., Fox, J.W. et al. (1998). Doublecortin, a brain-specific gene mutated in human X-linked lissencephaly and double cortex syndrome, encodes a putative signaling protein. *Cell* 92 (1): 63–72.

[70] Bahi-Buisson, N., Poirier, K., Boddaert, N. et al. (2010). GPR56-related bilateral frontoparietal polymicrogyria: further evidence for an overlap with the cobblestone complex. *Brain* 133 (11): 3194–3209.

[71] Devisme, L., Bouchet, C., Gonzalès, M. et al. (2012). Cobblestone lissencephaly: neuropathological subtypes and correlations with genes of dystroglycanopathies. *Brain* 135 (Pt 2): 469–482.

[72] Leventer, R.J., Jansen, A., Pilz, D.T. et al. (2010). Clinical and imaging heterogeneity of polymicrogyria: a study of 328 patients. *Brain* 133 (Pt 5): 1415–1427.

[73] Dobyns, W.B., Mirzaa, G., Christian, S.L. et al. (2008). Consistent chromosome abnormalities identify novel polymicrogyria loci in 1p36.3, 2p16.1-p23.1, 4q21.21-q22.1, 6q26-q27, and 21q2. *Am. J. Med. Genet. A* 146A (13): 1637–1654.

[74] Parrini, E., Ramazzotti, A., Dobyns, W.B. et al. (2006). Periventricular heterotopia: phenotypic heterogeneity and correlation with Filamin A mutations. *Brain* 129 (Pt 7): 1892–1906.

[75] Guerrini, R., Mei, S., Sisodiya, S. et al. (2004). Germline and mosaic mutations of FLN1 in men with periventricular heterotopia. *Neurology* 63 (1): 51–56.

[76] Dibbens, L.M., de Vries, B., Donatello, S. et al. (2013). Mutations in DEPDC5 cause familial focal epilepsy with variable foci. *Nat. Genet.* 45 (5): 546–551.

[77] Lachhwani, D.K., Pestana, E., Gupta, A. et al. (2005). Identification of candidates for epilepsy surgery in patients with tuberous sclerosis. *Neurology* 64 (9): 1651–1654.

[78] Valente, K.D., Koiffmann, C.P., Fridman, C. et al. (2006). Epilepsy in patients with angelman syndrome caused by deletion of the chromosome 15q11-13. *Arch. Neurol.* 63 (1): 122–128.

[79] Thibert, R.L., Conant, K.D., Braun, E.K. et al. (2009). Epilepsy in Angelman syndrome: a questionnaire-based assessment of the natural history and current treatment options. *Epilepsia* 50 (11): 2369–2376.

[80] Thibert, R.L., Larson, A.M., Hsieh, D.T. et al. (2013). Neurologic manifestations of Angelman syndrome. *Pediatr. Neurol.* 48 (4): 271–279.

[81] Moser, S.J., Weber, P., and Lutschg, J. (2007). Rett syndrome: clinical and electrophysiologic aspects. *Pediatr. Neurol.* 36 (2): 95–100.

[82] Dolce, A., Ben-Zeev, B., Naidu, S., and Kossoff, E.H. (2013). Rett syndrome and epilepsy: an update for child neurologists. *Pediatr. Neurol.* 48 (5): 337–345.

[83] Glaze, D.G. (2005). Neurophysiology of Rett syndrome. *J. Child Neurol.* 20 (9): 740–746.

[84] Glaze, D.G., Percy, A.K., Skinner, S. et al. (2010). Epilepsy and the natural history of Rett syndrome. *Neurology* 74 (11): 909–912.

[85] Tarquinio, D.C., Hou, W., Berg, A. et al. (2017). Longitudinal course of epilepsy in Rett syndrome and related disorders. *Brain* 140 (2): 306–318.

[86] Goldberg-Stern, H., Strawsberg, R.H., Patterson, B. et al. (2001). Seizure frequency and characteristics in children with Down syndrome. *Brain Dev.* 23 (6): 375–378.

[87] Verrotti, A., Cusmai, R., Nicita, F. et al. (2013). Electroclinical features and long-term outcome of cryptogenic epilepsy in children with Down syndrome. *J. Pediatr.* 163 (6): 1754–1758.

[88] Berry-Kravis, E. (2002). Epilepsy in fragile X syndrome. Dev. Med. *Child Neurol.* 44 (11): 724–728.

[89] Musumeci, S.A., Hagerman, R.J., Ferri, R. et al. (1999). Epilepsy and EEG findings in males with fragile X syndrome. *Epilepsia* 40 (8): 1092–1099.

[90] Fehr, S., Wilson, M., Downs, J. et al. (2013). The CDKL5 disorder is an independent clinical entity associated with early-onset encephalopathy. *Eur. J. Hum. Genet.* 21 (3): 266–273.

[91] Klein, K.M., Yendle, S.C., Harvey, A.S. et al. (2011). A distinctive seizure type in patients with CDKL5 mutations: hypermotor-tonic-spasms sequence. *Neurology* 76 (16): 1436–1438.

[92] Moseley, B.D., Dhamija, R., Wirrell, E.C., and Nickels, K.C. (2012). Historic, clinical, and prognostic features of epileptic encephalopathies caused by CDKL5 mutations. *Pediatr. Neurol.* 46 (2): 101–105.

[93] Mirzaa, G.M., Paciorkowski, A.R., Marsh, E.D. et al. (2013). CDKL5 and ARX mutations in males with early-onset epilepsy. *Pediatr. Neurol.* 48 (5): 367–377.

[94] Stromme, P., Mangelsdorf, M.E., Scheffer, I.E., and Gécz, J. (2002). Infantile spasms, dystonia, and other X-linked phenotypes caused by mutations in Aristaless related homeobox gene, *ARX. Brain Dev.* 24 (5): 266–268.

[95] Akiyama, M., Kobayashi, K., Yoshinaga, H., and Ohtsuka, Y. (2010). A long-term follow-up study of Dravet syndrome up to adulthood. *Epilepsia* 51 (6): 1043–1052.

[96] Wallace, A., Wirrell, E., and Kenney-Jung, D.L. (2016). Pharmacotherapy for Dravet syndrome. *Paediatr. Drugs* 18 (3): 197–208.

[97] Devinsky, O., Cross, J.H., Wright, S. et al. (2017). Trial of cannabidiol for drug-resistant seizures in the Dravet syndrome. *N. Engl. J. Med.* 376 (21): 2011–2020.

[98] Wolff, M., Johannesen, K.M., Hedrich, U.B.S. et al. (2017). Genetic and phenotypic heterogeneity suggest therapeutic implications in SCN2A-related disorders. *Brain* 140 (5): 1316–1336.

[99] Chemaly, N., Losito, E., Pinard, J.M. et al. (2018). Early and long-term electroclinical features of patients with epilepsy and PCDH19 mutation. *Epileptic Disord.* 20 (6): 457–467.

[100] Trivisano, M., Pietrafusa, N., Terracciano, A. et al. (2018). Defining the electroclinical phenotype and outcome of PCDH19-related epilepsy: a multicenter study. *Epilepsia* 59 (12): 2260–2271.

[101] Shahwan, A., Farrell, M., and Delanty, N. (2005). Progressive myoclonic epilepsies: a review of genetic and therapeutic aspects. *Lancet Neurol.* 4 (4): 239–248.

[102] Lehesjoki, A.E., Koskiniemi, M., Sistonen, P. et al. (1991). Localization of a gene for progressive myoclonus epilepsy to chromosome 21q22. *Proc. Natl. Acad. Sci. U.S.A.* 88 (9): 3696–3699.

[103] Kalviainen, R., Khyuppenen, J., Koskenkorva, P. et al. (2008). Clinical picture of EPM1- Unverricht-Lundborg disease. *Epilepsia* 49 (4): 549–556.

[104] Berkovic, S.F., So, N.K., and Andermann, F. (1991). Progressive myoclonus epilepsies: clinical and neurophysiological diagnosis. *J. Clin. Neurophysiol.* 8 (3): 261–274.

[105] Chan, E.M., Bulman, D.E., Paterson, A.D. et al. (2003). Genetic mapping of a new Lafora progressive myoclonus epilepsy locus (EPM2B) on 6p22. *J. Med. Genet.* 40 (9): 671–675.

[106] Chan, E.M., Young, E.J., Ianzano, L. et al. (2003). Mutations in NHLRC1 cause progressive myoclonus epilepsy. *Nat. Genet.* 35 (2): 125–127.

[107] Minassian, B.A., Lee, J.R., Herbrick, J.A. et al. (1998). Mutations in a gene encoding a novel protein tyrosine phosphatase cause progressive myoclonus epilepsy. *Nat. Genet.* 20 (2): 171–174.

[108] Minassian, B.A. (2001). Lafora's disease: towards a clinical, pathologic, and molecular synthesis. *Pediatr. Neurol.* 25 (1): 21–29.

[109] Yen, C., Beydoun, A., and Drury, I. (1991). Longitudinal EEG studies in a kindred with Lafora disease. *Epilepsia* 32 (6): 895–899.

[110] Gardiner, R.M. (2002). Clinical features and molecular genetic basis of the neuronal ceroid lipofuscinoses. *Adv. Neurol.* 89: 211–215.

[111] Williams, R.E., Aberg, L., Autti, T. et al. (2006). Diagnosis of the neuronal ceroid lipofuscinoses: an update. *Biochim. Biophys. Acta* 1762 (10): 865–872.

[112] Engel, J. Jr., Rapin, I., and Giblin, D.R. (1977). Electrophysiological studies in two patients with cherry red spot-myoclonus syndrome. *Epilepsia* 18 (1): 73–87.

[113] Rapin, I., Goldfischer, S., Katzman, R. et al. (1978). The cherry-red spot-myoclonus syndrome. *Ann. Neurol.* 3 (3): 234–242.

[114] Pshezhetsky, A.V., Richard, C., Michaud, L. et al. (1997). Cloning, expression and chromosomal mapping of human lysosomal sialidase and characterization of mutations in sialidosis. *Nat. Genet.* 15 (3): 316–320.

[115] Bindoff, L.A. and Engelsen, B.A. (2012). Mitochondrial diseases and epilepsy. *Epilepsia* 53 (Suppl 4): 92–97.

[116] Berkovic, S.F., Carpenter, S., Evans, A. et al. (1989). Myoclonus epilepsy and ragged-red fibres (MERRF). 1. A clinical, pathological, biochemical, magnetic resonance spectrographic and positron emission tomographic study. *Brain* 112 (Pt 5): 1231–1260.

[117] So, N., Berkovic, S., Andermann, F. et al. (1989). Myoclonus epilepsy and ragged-red fibres (MERRF). 2. Electrophysiological studies and comparison with other progressive myoclonus epilepsies. *Brain* 112 (Pt 5): 1261–1276.

[118] Naito, H. and Oyanagi, S. (1982). Familial myoclonus epilepsy and choreoathetosis: hereditary dentatorubral-pallidoluysian atrophy. *Neurology* 32 (8): 798–807.

[119] Koide, R., Ikeuchi, T., Onodera, O. et al. (1994). Unstable expansion of CAG repeat in hereditary dentatorubral-pallidoluysian atrophy (DRPLA). Nat. Genet. 6 (1): 9–13.

[120] Nagafuchi, S., Yanagisawa, H., Sato, K. et al. (1994). Dentatorubral and pallidoluysian atrophy expansion of an unstable CAG trinucleotide on chromosome 12p. *Nat. Genet.* 6 (1): 14–18.

[121] Tinuper, P., Bisulli, F., Cross, J.H. et al. (2016). Definition and diagnostic criteria of sleep-related hypermotor epilepsy. *Neurology* 86 (19): 1834–1842.

[122] Gibbs, S.A., Proserpio, P., Francione, S. et al. (2019). Clinical features of sleep-related hypermotor epilepsy in relation to the seizure-onset zone: a review of 135 surgically treated cases. *Epilepsia* 60 (4): 707–717.

[123] Gibbs, S.A., Proserpio, P., Fracione, S. et al. (2018). Seizure duration and latency of hypermotor manifestations distinguish frontal from extrafrontal onset in sleep-related hypermotor epilepsy. *Epilepsia* 59 (9): e130–e134.

[124] Proserpio, P., Cossu, M., Fracione, S. et al. (2011). Insular-opercular seizures manifesting with sleep-related paroxysmal motor behaviors: a stereo-EEG study. *Epilepsia* 52 (10): 1781–1791.

[125] Rheims, S., Ryvlin, P., Scherer, C. et al. (2008). Analysis of clinical patterns and underlying epileptogenic zones of hypermotor seizures. *Epilepsia* 49 (12): 2030–2040.

[126] Ryvlin, P., Minotti, L., Demarquay, G. et al. (2006). Nocturnal hypermotor seizures, suggesting frontal lobe epilepsy, can originate in the insula. *Epilepsia* 47 (4): 755–765.

[127] Steinlein, O.K., Stoodt, J., Mulley, J. et al. (2000). Independent occurrence of the CHRNA4 Ser248Phe mutation in a Norwegian family with nocturnal frontal lobe epilepsy. *Epilepsia* 41 (5): 529–535.

[128] Phillips, H.A., Favre, I., Kirkpatrick, M. et al. (2001). CHRNB2

is the second acetylcholine receptor subunit associated with autosomal dominant nocturnal frontal lobe epilepsy. *Am. J. Hum. Genet.* 68 (1): 225–231.

[129] Phillips, H.A., Scheffer, I.E., Berkovic, S.F. et al. (1995). Localization of a gene for autosomal dominant nocturnal frontal lobe epilepsy to chromosome 20q 13.2. *Nat. Genet.* 10 (1): 117–118.

[130] Phillips, H.A., Scheffer, I.E., Crossland, K.M. et al. (1998). Autosomal dominant nocturnal frontal-lobe epilepsy: genetic heterogeneity and evidence for a second locus at 15q24. *Am. J. Hum. Genet.* 63 (4): 1108–1116.

[131] Steinlein, O.K., Mulley, J.C., Propping, P. et al. (1995). A missense mutation in the neuronal nicotinic acetylcholine receptor alpha 4 subunit is associated with autosomal dominant nocturnal frontal lobe epilepsy. *Nat. Genet.* 11 (2): 201–203.

[132] Conti, V., Aracri, P., Chiti, L. et al. (2015). Nocturnal frontal lobe epilepsy with paroxysmal arousals due to CHRNA2 loss of function. *Neurology* 84 (15): 1520–1528.

[133] Diaz-Otero, F., Quesada, M., Morales-Corraliza, J. et al. (2008). Autosomal dominant nocturnal frontal lobe epilepsy with a mutation in the CHRNB2 gene. *Epilepsia* 49 (3): 516–520.

[134] Heron, S.E., Smith, K.R., Bahlo, M. et al. (2012). Missense mutations in the sodium-gated potassium channel gene KCNT1 cause severe autosomal dominant nocturnal frontal lobe epilepsy. *Nat. Genet.* 44 (11): 1188–1190.

[135] Ferri, L., Bisulli, F., Mai, R. et al. (2017). A stereo EEG study in a patient with sleep- related hypermotor epilepsy due to DEPDC5 mutation. *Seizure* 53: 51–54.

[136] Romigi, A., Marciani, M.G., Placidi, F. et al. (2008). Oxcarbazepine in nocturnal frontal- lobe epilepsy: a further interesting report. *Pediatr. Neurol.* 39 (4): 298; author reply 298.

[137] Raju, G.P., Sarco, D.P., Poduri, A. et al. (2007). Oxcarbazepine in children with nocturnal frontal-lobe epilepsy. *Pediatr. Neurol.* 37 (5): 345–349.

[138] Oldani, A., Manconi, M., Zucconi, M. et al. (2006). Topiramate treatment for nocturnal frontal lobe epilepsy. *Seizure* 15 (8): 649–652.

[139] Willoughby, J.O., Pope, K.J., and Eaton, V. (2003). Nicotine as an antiepileptic agent in ADNFLE: an N-of-one study. *Epilepsia* 44 (9): 1238–1240.

[140] Brodtkorb, E. and Picard, F. (2006). Tobacco habits modulate autosomal dominant nocturnal frontal lobe epilepsy. *Epilepsy Behav.* 9 (3): 515–520.

[141] Zerem, A., Nishri, D., Yosef, Y. et al. (2013). Resolution of epileptic encephalopathy following treatment with transdermal nicotine. *Epilepsia* 54 (1): e13–e15.

[142] Ottman, R., Winawer, M.R., Kalachikov, S. et al. (2004). LGI1 mutations in autosomal dominant partial epilepsy with auditory features. *Neurology* 62 (7): 1120–1126.

[143] Berkovic, S.F., Izzillo, P., McMahon, J.M. et al. (2004). LGI1 mutations in temporal lobe epilepsies. *Neurology* 62 (7): 1115–1119.

[144] Kalachikov, S., Evgrafov, O., Ross, B. et al. (2002). Mutations in LGI1 cause autosomal- dominant partial epilepsy with auditory features. *Nat. Genet.* 30 (3): 335–341.

[145] Bisulli, F., Licchetta, L., Baldassari, S. et al. (2019). SCN1A mutations in focal epilepsy with auditory features: widening the spectrum of GEFS plus. E*pileptic Disord.* 21 (2): 185–191.

[146] Bisulli, F., Licchetta, L., Baldassari, S. et al. (2016). DEPDC5 mutations in epilepsy with auditory features. *Epilepsia* 57 (2): 335.

[147] Pippucci, T., Licchetta, L., Baldassari, S. et al. (2015). Epilepsy with auditory features: a heterogeneous clinico-molecular disease. *Neurol. Genet.* 1 (1): e5.

[148] Bisulli, F., Menghi, V., Vignatelli, L. et al. (2018). Epilepsy with auditory features: long-term outcome and predictors of terminal remission. *Epilepsia* 59 (4): 834–843.

[149] Reutlinger, C., Helbig, I., Gawelczyk, B. et al. (2010). Deletions in 16p13 including GRIN2A in patients with intellectual disability, various dysmorphic features, and seizure disorders of the rolandic region. *Epilepsia* 51 (9): 1870–1873.

[150] Bar-Shira, O., Maor, R., and Chechik, G. (2015). Gene expression switching of receptor subunits in human brain development. PLoS Comput. *Biol.* 11 (12): e1004559.

[151] Lal, D., Steinbrücker, S., Schubert, J. et al. (2015). Investigation of GRIN2A in common epilepsy phenotypes. *Epilepsy Res.* 115: 95–99.

[152] Carvill, G.L., Regan, B.M., Yendle, S.C. et al. (2013). GRIN2A mutations cause epilepsy- aphasia spectrum disorders. *Nat. Genet.* 45 (9): 1073–1076.

[153] Lemke, J.R., Lal, D., Reinthaler, E.M. et al. (2013). Mutations in GRIN2A cause idiopathic focal epilepsy with rolandic spikes. *Nat. Genet.* 45 (9): 1067–1072.

[154] Lillywhite, L.M., Saling, M.M., Harvey, A.S. et al. (2009). Neuropsychological and functional MRI studies provide converging evidence of anterior language dysfunction in BECTS. *Epilepsia* 50 (10): 2276–2284.

[155] Endele, S., Rosenberger, G., Geider, K. et al. (2010). Mutations in GRIN2A and GRIN2B encoding regulatory subunits of NMDA receptors cause variable neurodevelopmental phenotypes. *Nat. Genet.* 42 (11): 1021–1026.

[156] Lesca, G., Rudolf, G., Bruneau, N. et al. (2013). GRIN2A mutations in acquired epileptic aphasia and related childhood focal epilepsies and encephalopathies with speech and language dysfunction. *Nat. Genet.* 45 (9): 1061–1066.

第5章

癫痫的负担

J. Layne Moore, Amy Z. Crepeau, Gregory D. Cascino
（译者：王丰　赖学遨）

引言

　　使患者癫痫发作完全缓解是治疗癫痫患者（PWE）的首要目标，因为癫痫发作控制情况与生活质量、发病率和死亡率密切相关。对于癫痫患者而言，成功的治疗会给社会、职业和心理功能带来有益的影响[1]。病患建立和维持社会关系的能力明显下降[2]。同时，必须考虑其他会增加癫痫的负担的因素。这些因素包括抑郁和焦虑、记忆问题、社会歧视、残疾、就业限制、行为风险因素和抗癫痫药物副作用，所有这些都增加了癫痫的负担。临床医生还必须认识到，除了癫痫发作，癫痫患者还需要重视日常生活的其他方面。

心理社会因素

　　癫痫对心理社会健康有重大影响。学习困难的PWE报告分值较高[3-4]。癫痫发作控制不好的人也容易有更强烈的被外界控制感[5]。在一项针对癫痫患者的情绪和日常生活的研究中，发现"健康"对照组表现得积极而灵活，专注于各种可能性，并能计划好如何处理负面情绪。"功能障碍"组是被动的，以消极的方式对待癫痫。他们害怕暴露于公众，倾向于关注遇到的障碍和负面情绪[6]。其他研究人员也认识到患者的自卑心理并不是不可避免的，他们发现由于潜在诊断和情绪

方面的因素，导致癫痫患者之间存在个体差异[7]。

　　了解癫痫患者的社会环境是至关重要的。研究发现，应对机制和家庭背景是癫痫患者情绪健康和人际适应能力的重要预测因素[8]。一项研究癫痫对家庭的影响的综述发现，癫痫会引起耻辱感、压力、精神问题和婚姻困难、自尊心差和社交活动受限[9]。过度保护、缺乏刺激、缺乏自尊和孤立以及抑郁和焦虑，都是健康生活方式的重大障碍[10]。

　　在DSM-Ⅳ（《诊断与统计手册：精神障碍-Ⅳ》）的轴Ⅳ上发现的许多心理和环境应激源并不局限于原发性精神疾病，这与癫痫文献中反复报道的情况一致。这些问题包括与主要支持群体有关的问题、与社会环境有关的问题、教育问题、职业问题、住房问题、经济问题和获得医疗服务的问题[11]。Lopez和Snyder（2003）在其著作《积极心理学评估》中建议扩大DSM-Ⅳ系统中的轴Ⅳ，以反映心理社会和环境资源。其中包括与主要支持群体的关爱和培养、联系和同情心、充满幽默感的互动、可获得的教育机会和支持、有意义的工作和职业满意度以及自我效能感、具有促进健康发展要素的安全住房，充足的财政资源，以满足基本需求和其他需求，并获得高质量和可靠的医疗服务[11]。

　　积极心理学的方法与Bandura的自我效能感理

Epilepsy, Second Edition. Edited by Gregory D. Cascino, Joseph I. Sirven and William O. Tatum.
© 2021 John Wiley & Sons Ltd. Published 2021 by John Wiley & Sons Ltd.

论是一致的，即设定目标和监控成功将有助于提高客户的自我效能感[12]。自我效能感的提高可以帮助癫痫患者解决他们的心理社会问题[13]。自我效能感方法可以减少残疾，增加情绪幸福感[14]。心理和社会心理干预也可以提高一个人的生活质量[15]。较差的生活质量会导致更多地利用医疗资源，如门诊就诊、急诊室就诊和住院等[16]。在一项研究中，90%的生活质量差异可以由疾病严重程度、癫痫自我效能、社会支持和心理控制源的综合作用来解释[17]。

心理困扰

抑郁和焦虑与较低的健康相关生活质量密切相关[18]，在癫痫患者中尤为如此。2005年加州健康访谈调查（CHIS）发现，癫痫患者比许多其他慢性病患者更容易患抑郁症和焦虑症[19]。

对2010年国家健康访谈调查的分析显示，患有活动性癫痫的受访者比没有癫痫的受访者有更严重的心理困扰：分别为12.8%和3.2%。受访者还报告说，与没有癫痫的人相比，与心理困扰相关的感觉（"很多地"）干扰了他们的生活：这种比例为24.3%和11.3%[20]。在芬兰进行的一项为期30年的纵向研究中，发现儿童期癫痫发作对教育、就业、婚姻和生育有长期不利影响。即使多年来癫痫患者无癫痫发作且无药物治疗，这种负面影响仍然存在[21-22]。

耻辱感

Goffman将耻辱描述为"一种令人深恶痛绝的属性"。PWE试图隐瞒他们的诊断以保持积极的社会认同感[23-24]。耻辱既是感觉到的，也是表现出来的。感觉耻辱可以被描述为一个人的尴尬和羞耻感[25-26]。对癫痫患者来说，感觉到耻辱似乎代表了更重要的意义[27]。感觉到耻辱会导致癫痫患者畏惧社交。癫痫样事件中的耻辱评分与前3个月的社交活动频率呈负相关[28]。

认知效应

有证据表明，癫痫患者的记忆问题可能会被医疗服务提供者低估[29]。大约20%的成人活动性癫痫患者存在认知障碍[20]，尤其是颞叶癫痫患者，随着疾病地慢性进展和年龄的增加，认知障碍会变得更严重。与对照组相比，慢性颞叶癫痫患者的脑体积已经显示出异常[30-31]。一项前瞻性研究从年龄和性别上观察了慢性颞叶癫痫患者，与健康对照组相匹配，患者的差异认知得分在测试的16项神经心理指标中的13项的得分显著低于对照组[30]。心理社会问题对癫痫患者有显著影响，但如果不刻意关注，在常规门诊就诊过程中可能表现得不明显。医学访谈通常是为了避免心理和社会问题而进行的数据收集活动[32]。患者的治疗受到医生知识和态度的影响。医生和患者之间沟通不畅的情况经常被报道[33]。研究发现，医生平均会在面谈的前18s内打断患者[34]，而且他们经常忽视重大的心理社会问题[35]。在治疗癫痫患者和定期随访时应牢记这些因素。

行为危险因素

吸烟

先前公布的2003年和2005年CHIS数据发现，有癫痫病史的人吸烟率明显更高[36-37]。这些比例在行为危险因素监测系统增加的数据中得到了证实[38]。吸烟是一个重要的问题，因为研究表明吸烟与冠心病、癌症和中风有直接联系，这3种疾病是美国最主要的三大死亡原因[39-40]。戒烟对健康有立竿见影的好处，而且越早戒烟好处越大。35岁前戒烟的人的预期寿命与从不吸烟的人相似[41]。医疗保健从业者应该加紧努力，让癫痫患者参与到戒烟的临床实践中来。

早在Claudius Galen时期就有人认为癫痫患者应该避免睡眠不足[42]，与对照组相比，癫痫患者相对来说比较容易疲倦[43]。癫痫患者更易于困倦可能有几个原因，包括癫痫发作本身、昼夜节律的改变和抗癫痫药物的镇静作用[44]。癫痫患者的觉醒次数多，睡眠结构差[45]。癫痫患者更有可能患有其他可能导致睡眠剥夺的合并症，包括阻塞性睡眠呼吸暂停综合征和发作性睡病[46]。

健康与残疾

较差的生活质量与更多地利用医疗资源有关，包括门诊就诊、急诊室就诊和住院的次数[16]。在一项研究中，90%的生活质量差异可以由疾病严重程度、癫痫自我效能、社会支持和心理控制源的综合作用来解释[17]。

认识癫痫患者中的共病情况有助于选择癫痫患者的治疗方法，也有助于确定改善癫痫患者总体生活质量的未来目标。Gaitatzis及其同事在研究癫痫共病的文章[47]中报告了英国癫痫患者疾病患病率的巨大差异。此后，美国陆续报道了较小规模的研究数据。在2003年的CHIS中，与非癫痫人群相比，有癫痫病史的人群中许多疾病的患病率要高得多：如2型糖尿病（1.7%）、哮喘（2.0%）、高血压（1.5%）、心脏病（2.4%）、脑卒中（4.4%）和癌症（1.7%）。在2005年的CHIS中，有癫痫病史的人的许多疾病的患病率继续显著升高：2型糖尿病（1.4%）、哮喘（1.7%）、高血脂（1.3%）、心脏病（1.6%）、脑卒中（4.3%）、关节炎（1.7%）和癌症（1.4%）。2003年和2005年CHIS的结果支持英国先前一项关于糖尿病（1.6%）、哮喘（1.3%）、癌症（1.1%）、心脏病（1.3%）和各种原因导致的卒中（7.5%）的研究中共病患病率的增加[47]。根据2003年和2005年CHIS数据，有癫痫病史的人比没有癫痫病史的人承担更大的共病负担，尤其是心血管相关疾病。疾病控制中心（CDC）在2005年对美国19个州的癫痫患者的分析中也发现了类似的结果[38]。

发病率

与普通人群相比，癫痫患者过早死亡的风险更大，这是多因素造成的。来自英国的几项纵向研究发现，与年龄和性别匹配的无癫痫对照组相比，新诊断的癫痫患者的死亡率增加了30%～42%[48-49]。那些未经药物控制的癫痫患者的预期死亡人数翻了一番[50]。死亡患者主要是由于脑血管疾病、癌症和呼吸系统疾病[48-50]。虽然这些死亡原因在没有癫痫的人群中也很常见，但癫痫患者的死亡率明显更高，这表明癫痫有独立的危险因素。

癫痫与预期寿命的缩短有关[51]。癫痫患者的死亡率是普通人群的2～3倍[52]。死亡可能是长期癫痫发作直接造成的，也可能是受伤间接造成的。意外伤害如溺水在癫痫患者中更为常见。其他危险因素包括脑肿瘤、脑血管意外、创伤性脑损伤以及不明原因的癫痫猝死（SUDEP）[51]。全面性癫痫患者在诊断后的前10年内死亡率（SMR）显著增加1.9倍，但此后仅略有增加。继发于产后神经损伤的癫痫患者，在诊断后的前10年内死亡风险增加3倍，10年后死亡风险增加2倍。慢性癫痫患者的死亡率过高，这不能归因于上述机制，许多死亡意外发生在良性环境中[53]。癫痫猝死（SUDEP）是指癫痫患者在有或无癫痫发作证据（不包括癫痫持续状态）的情况下发生的突发意外、非创伤性和非溺水性死亡。SUDEP者占癫痫患者死亡人数的5%～30%[54-55]。儿童患者中SUDEP的发病率为每年1/4500。每年患有癫痫的成年人中SUDEP的发病率为1/1000[56]。SUDEP最重要的危险因素是频繁的全面性强直-阵挛发作。每年有3次或3次以上全面性强直-阵挛发作的人患SUDEP的风险增加15倍。对于经常全面性强直-阵挛癫痫发作的人来说，这种增加的风险转化为每1000例患者中每年就有18人死亡的绝对风险[56]。SUDEP的固有危险因素是男性、全面性强直-阵挛发作史、首次发作年龄较小、癫痫持续时间较长、症状性病因和相关的学习障碍。在SUDEP发生前的几个月内，癫痫发作频率可能会增加。大多数SUDEP发生在夜间，缺乏夜间监测是SUDEP

的一个危险因素[51]。

来自癫痫监测单元的证据表明，全面性强直-阵挛发作始终是SUDEP的诱发事件，并且是SUDEP的致病途径[57]。另据报道，有少量癫痫诱发的心律失常导致SUDEP[58-59]。发作后脑电图（EEG）抑制与缺乏唤醒能力和反应迟钝有关。当患者最有可能死于SUDEP时，夜间发作的EEG后抑制往往最为严重[60]。

确定在什么情况下应向患者和家属告知SUDEP的风险是一个挑战。美国神经病学学会实践指南建议，患者应被告知如果癫痫发作完全缓解，特别是全面性强直-阵挛发作不再发生，与SUDEP风险降低密切相关。该建议认为，除了讨论SUDEP发生的风险外，还应该强调SUDEP更大概率不会发生，让患者及其家人得到一些安慰[56]。

经济成本

癫痫的总经济成本既反映了医疗成本，也反映了未充分就业和失业的成本。在美国，与癫痫相关的直接费用估计为每年8412～11 354美元，对于那些患有药物难治性癫痫或相关合并症的人来说，费用更高[61]。癫痫的发病率随着年龄的增长而增加。随着人口老龄化，老年癫痫患者数量增加，成本进一步增加。据估计，老年癫痫患者的医疗费用是无癫痫老年人的2倍[62]。

成本上升并不是美国独有的。欧洲的一项研究估计，2004年治疗癫痫的直接成本为28亿欧元（1欧元≈7.81元人民币），其中门诊治疗占总直接成本中的13亿欧元。每个个体PWE的总成本波动范围很广，为2000～11 500欧元，收入和医疗支出较高的国家的个人成本较高[63]。患者的自付费用因居住国、临床环境和保险覆盖范围的不同而有很大差异。在美国，没有保险的患者被发现在急诊护理和购买处方药方面自掏腰包的费用最高。在尼日利亚、科特迪瓦和印度，自付费用占家庭收入的比例很高，所以导致不能坚持用药[64]。与全世界的国家成本相比，发展中国家的

负担比富裕国家更大，药品成本和诊断工作在直接成本中占很大比例。间接成本与癫痫所致生产力降低对发展中国家经济的影响有关[65]。

癫痫费用的增加不仅影响到癫痫患者，也影响到主要照顾者。配偶照顾者对病假的使用率更高，医疗成本也更高，估计直接成本为4231～7217美元，间接成本为912～1192美元。在那些接受综合治疗的癫痫患者的照顾者中，病假的使用率和费用更高[66]。

就业

失业和就业不足是癫痫患者间接成本增加和生活质量下降的主要原因。在美国，癫痫对社会的经济影响估计为每年108亿美元，其中85%的成本与间接就业成本相关[67]。癫痫还与较高的失业率和较低的家庭收入有关[68-69]。癫痫控制不良和癫痫发作年龄早与较低的就业率相关[70-71]。

工作中的歧视是癫痫患者真正关心的问题。在爱尔兰和澳大利亚对患有癫痫的年轻人进行的调查发现，大约50%的受访者认为他们在申请工作时受到歧视[72-73]。《美国残疾人法案》的制定是为了帮助患有疾病的个人在寻求和维持就业方面获得保护。必须修订并适用于癫痫患者的项目包括说话、思考、集中注意力和学习。这些限制可能与癫痫发作或治疗有关。最高法院的一项意见指出，残疾必须是"永久性的或长期性的"，必须"阻碍或严重限制个人从事对大多数人的日常生活至关重要的活动"[74]。这项法律只适用于雇员人数在15人或以上的企业和政府机构。工作住宿网络提供了PWE所需的住宿示例：https://askjan.org/disabilities/Epilepsy-Seizure-Disorder.cfm.

虽然大多数癫痫患者都可以安全地完成许多工作，但由于风险过高，就业受到了限制。联邦交通部对癫痫患者获得商业驾驶执照（CDL）的能力有具体的规定。驾驶毛重超过24 000lb（1lb≈0.45kg）的机动车需要商业驾驶执照，一般来说，癫痫和自闭症患者无法获得商业驾驶执

照。联邦航空管理局对商业飞行员执照进行严格的医学审查。一般来说，被诊断为癫痫的患者或自闭症治疗期间的患者禁止获得商业飞行员执照。其他职业没有明确的指导方针，但需要考虑安全问题。在涉及重型机械或高空作业时，必须考虑癫痫发作可能造成的伤害。在癫痫患者因癫痫发作或药物副作用而无法维持就业的情况下，社会保障管理条例规定了具体的保险范围。为了获得相关补偿，个体必须：①在连续3个月内每周至少有一次引起认知障碍的发作；②在连续3个月内每月至少有一次全面性强直-阵挛发作；③如果发作频率较低，应在身体机能、在工作活动中使用信息、人际交往、集中注意力或在工作环境中保持适当的行为和健康方面有"明显"的限制（http://www.ssa.gov/disability/professionals/bluebook/11.00-Neurological-Adult.htm.）。

驾驶

在癫痫患者的日常生活中，驾驶能力一直与生活质量指标相关，而驾驶权利的丧失与不良情绪相关[75]。在美国，驾驶限制因州而异，医生报告要求也是如此。这些五花八门的法规导致人们建议美国在癫痫患者驾驶限制方面采取一致的法律[76]。由于担心患者不能可靠地自我报告癫痫发作，一些州已经实施了以医生报告为准的驾驶相关法律。人们担心强制性根据医师报告的法规可能会导致癫痫患者对医师隐瞒癫痫发作频率，使医患关系恶化。与此同时，癫痫患者自我报告的比例很低。一项研究发现，只有27%的患者提供自我报告给相关机构[77]，尽管这可能是由于医生咨询不一致所致[78]，目前仍然很难确定不遵守规定开车的癫痫患者的患病率。巴西的一项研究发现，尽管有当地法规，但是男性、意识没有改变的局灶性癫痫发作、18岁后才出现癫痫发作和单一药物疗法与继续驾驶有关[79]。在未控制的癫痫患者中，另一项研究将男性、婚姻状况、就业和较少的抗癫痫药物确定为尽管接受了咨询仍继续

驾驶的风险因素[80]。

为了防止与癫痫发作有关的汽车事故，已经制定了相关法规。尽管对法规进行了严格的审查，但与癫痫发作相关的事故的真实数量一直很难确定。一项循证的、系统的研究试图确定癫痫患者中的车祸发生率，但没有足够的数据来确定与普通人群相比的风险[81]。瑞典的一项基于人群的研究指出，与普通人群相比，PWE患者发生车祸的风险增加了30%，尽管死亡率没有显著差异[82]。可能对防止车祸起到保护作用的因素包括接受癫痫手术，与癫痫发作不相关的车祸很少，常规服用抗癫痫发作药物和较长的无癫痫发作[83]。理想的癫痫发作完全缓解间隔尚不清楚。在一项回顾性的自我报告研究中，6个月的癫痫发作完全缓解后发生车祸的风险降低了85%，缓解12个月时降低了93%[84]。然而，在审查了亚利桑那州的实际事故报告后，当无癫痫发作的间隔从12个月减少到3个月时，与癫痫发作相关的车祸并没有明显增加[74]。

在许多社区，驾驶权利对于一个人保持自主性和一定程度的自由至关重要。驾车的风险需要与生活质量仔细权衡。重要的是，要始终向患者提供有关当地法规和治疗决定的咨询，目的是使癫痫发作完全缓解，从而提高安全性和生活质量。

抗癫痫药物（AED）的治疗影响

癫痫治疗的目标是在没有明显药物副作用的情况下实现癫痫发作完全缓解。不幸的是，药物副作用是一个持续存在的问题，在一些患者中，短期或长期副作用无法克服。

药物副作用通常取决于个人药物选择和剂量。一般来说，即使是首次选择用于新发癫痫发作的药物，也可能出现副作用。早期癫痫和单次发作多中心试验（MESS）是在英国进行的一项首次癫痫发作的治疗试验，该试验将抗癫痫药物的早期和延迟治疗与抑郁、焦虑、失衡、疲劳、头

痛以及记忆力和注意力困难的发生率增加联系在一起[85]。

使用AED长期治疗有发生迟发副反应的风险，尤其是骨密度降低。高风险与苯二氮䓬类、卡马西平、扑米酮、苯巴比妥和丙戊酸钠有关。在治疗的前5年内，骨密度可能发生变化[86]。维生素D缺乏或其代谢障碍也可能在癫痫患者骨密度降低中起作用。虽然由于缺乏肝酶诱导，认为较新的抗癫痫药物可能相对安全，但其风险尚不清楚[87]。

结论

癫痫治疗的首要目标是完全控制癫痫发作，而不产生明显的副作用。实现这些目标可以提高患者独立性，提高生活质量和延长生存时间。然而，即使有了最佳的癫痫控制，癫痫患者仍在与额外的负担作斗争，作为医生必须考虑到这一点，以便为其提供尽可能好的治疗。

参考文献

[1] Sander, J.W. (2005). Ultimate success in epilepsy – the patient's perspective. *Eur. J. Neurol.* 12 (Suppl 4): 3–11.

[2] House, J.S., Landis, K.R., and Umberson, D. (1988). Social relationships and health. *Science* 241 (4865): 540–545.

[3] DeVellis, R.F. (1977). Learned helplessness in institutions. *Ment. Retard.* 15 (5): 10–13.

[4] Rosenbaum, M. and Palmon, N. (1984). Helplessness and resourcefulness in coping with epilepsy. *J. Consult. Clin. Psychol.* 52 (2): 244–253.

[5] Gehlert, S. (1994). Perceptions of control in adults with epilepsy. *Epilepsia* 35 (1): 81–88.

[6] Raty, L.K., Soderfeldt, B.A., and Wilde Larsson, B.M. (2007). Daily life in epilepsy: patients' experiences described by emotions. *Epilepsy Behav.* 10 (3): 389–396.

[7] Collings, J.A. (1995). Life fulfillment in an epilepsy sample from the United States. *Soc. Sci. Med.* 40 (11): 1579–1584.

[8] Mirnics, Z., Békés, J., Rózsa, S., and Halász, P. (2001). Adjustment and coping in epilepsy. *Seizure* 10 (3): 181–187.

[9] Ellis, N., Upton, D., and Thompson, P. (2000). Epilepsy and the family: a review of current literature. *Seizure* 9 (1): 22–30.

[10] Dubow, J.S. and Kelly, J.P. (2003). Epilepsy in sports and recreation. *Sports Med.* 33 (7): 499–516.

[11] Lopez, S.J. and Snyder, C.R. (2003). *Positive Psychological Assessment: A Handbook of Models and Measures*, 1e. Washington, DC: American Psychological Association. xvii, 495 p.

[12] Karwoski, L.G., Garratt, G.M., and Ilardi, S. (2006). On the integration of cognitive- behavioral therapy of depression and positive psychology. *J. Cognit. Psychother.* 20 (2): 159–170.

[13] DiIorio, C., Shafer, P.O., Letz, R. et al. (2006). Behavioral, social, and affective factors associated with self-efficacy for self-management among people with epilepsy. *Epilepsy Behav.* 9 (1): 158–163.

[14] Pramuka, M., Hendrickson, R., Zinski, A. et al. (2007). A psychosocial self-management program for epilepsy: a randomized pilot study in adults. *Epilepsy Behav.* 11 (4): 533–545.

[15] Hermann, B.P. (1993). Developing a model of quality of life in epilepsy: the contribution of neuropsychology. *Epilepsia* 34 (Suppl 4): S14–S21.

[16] Bautista, R.E., Glen, E.T., Wludyka, P.S., and Shetty, N.K. (2008). Factors associated with utilization of healthcare resources among epilepsy patients. *Epilepsy Res.* 79 (2–3): 120–129.

[17] Amir, M., Roziner, I., Knoll, A. et al. (1999). Self-efficacy and social support as mediators in the relation between disease severity and quality of life in patients with epilepsy. *Epilepsia* 40 (2): 216–224.

[18] Prisnie, J.C., Sajobi, T.T., Wang, M. et al. (2018). Effects of depression and anxiety on quality of life in five common neurological disorders. *Gen. Hosp. Psychiatry* 52: 58–63.

[19] Layne Moore, J., Elliott, J.O., Lu, B. et al. (2009). Serious psychological distress among persons with epilepsy based on the 2005 California Health Interview Survey. *Epilepsia* 50 (5): 1077–1084.

[20] Kobau, R., Cui, W., Kadima, N. et al. (2014). Tracking psychosocial health in adults with epilepsy – estimates from the 2010 National Health Interview Survey. *Epilepsy Behav.* 41: 66–73.

[21] Jalava, M., Sillanpää, M., Camfield, C., and Camfield, P. (1997). Social adjustment and competence 35 years after onset of childhood epilepsy: a prospective controlled study. *Epilepsia* 38 (6): 708–715.

[22] Sillanpaa, M., Jalava, M., Kaleva, O., and Shinnar, S. (1998). Long-term prognosis of seizures with onset in childhood. *N. Engl. J. Med.* 338 (24): 1715–1722.

[23] Goffman, E. (1963). *Stigma: Notes on the Management of Spoiled Identity*. Englewood Cliffs, NJ: Prentic-Hall.

[24] Schneider, J.W. and Conrad, P. (1981). Medical and sociological typologies: the case of epilepsy. *Soc. Sci. Med. A* 15 (3 Pt 1): 211–219.

[25] Scambler, G. and Hopkins, A. (1990). Generating a model of epileptic stigma: the role of qualitative analysis. *Soc. Sci. Med.* 30 (11): 1187–1194.

[26] Scambler, G. (1989). The experience of illness. In: *Epilepsy* (eds. R.N. Fitzpatrick and P.K. Stanton), 134. London: Routledge.

[27] Jacoby, A. (2002). Stigma, epilepsy, and quality of life. *Epilepsy Behav.* 3 (6S2): 10–20.

[28] Taylor, J., Baker, G.A., and Jacoby, A. (2011). Levels of epilepsy stigma in an incident population and associated factors. *Epilepsy Behav.* 21 (3): 255–260.

[29] McAuley, J.W., Elliott, J.O., Patankar, S. et al. (2010). Comparing patients' and practitioners' views on epilepsy concerns: a call to address memory concerns. *Epilepsy Behav.* 19 (4): 580–583.

[30] Hermann, B.P., Seidenberg, M., Dow, C. et al. (2006). Cognitive prognosis in chronic temporal lobe epilepsy. *Ann. Neurol.* 60 (1): 80–87.

[31] Oyegbile, T.O., Bhattacharya, A., Seidenberg, M. et al. (2006). Quantitative MRI biomarkers of cognitive morbidity in temporal lobe epilepsy. *Epilepsia* 47 (1): 143–152.

[32] Brody, D.S. (1980). Physician recognition of behavioral, psychological, and social aspects of medical care. *Arch. Intern. Med.* 140 (10): 1286–1289.

[33] Mason, C., Fenton, G.W., and Jamieson, M. (1990). Teaching medical students about epilepsy. *Epilepsia* 31 (1): 95–100.

[34] Beckman, H.B. and Frankel, R.M. (1984). The effect of physician behavior on the collection of data. *Arch. Intern. Med.* 101 (5): 692–696.

[35] Cohen-Cole, S.A., Boker, J., Bird, J. et al. (1982). Psychiatric education for primary care: a pilot study of needs of residents. *J. Med. Educ.* 57 (12): 931–936.

[36] Kobau, R., Zahran, H., Grant, D. et al. (2007). Prevalence of active epilepsy and health- related quality of life among adults with self-reported epilepsy in California: California Health Interview Survey, 2003. *Epilepsia* 48 (10): 1904–1913.

[37] Elliott, J.O., Lu, B., Moore, J.L. et al. (2008). Exercise, diet, health behaviors, and risk factors among persons with epilepsy based on the California Health Interview Survey, 2005. *Epilepsy Behav.* 13 (2): 307–315.

[38] Kobau, R., Zahran, H., Thurman, D.J. et al. (2008). Epilepsy surveillance among adults – 19 States, Behavioral Risk Factor Surveillance System, 2005. Morb. Mortal. *Wkly. Rep. Surveill. Summ.* 57 (6): 1–20.

[39] Stewart, S.L., Cardinez, C.J., Richardson, L.C. et al. (2008). Surveillance for cancers associated with tobacco use – United States, 1999-2004. Morb. Mortal. *Wkly. Rep. Surveill. Summ.* 57 (8): 1–33.

[40] Rosamond, W., Flegal, K., Friday, G. et al. (2007). Heart disease and stroke statistics – 2007 update: a report from the American Heart Association Statistics Committee and Stroke Statistics Subcommittee. *Circulation* 115 (5): e69–e171.

[41] Centers for Disease Control and Prevention (2007). State-specific prevalence of cigarette smoking among adults and quitting among persons aged 18-35 years – United States, 2006. *Morb. Mortal. Wkly. Rep.* 56 (38): 993–996.

[42] Temkin, O. (1971). *The Falling Sickness; A History of Epilepsy from the Greeks to the Beginnings of Modern Neurology*, 2e. Baltimore: Johns Hopkins Press. xv, 467 p.

[43] de Weerd, A., de Haas, S., Otte, A. et al. (2004). Subjective sleep disturbance in patients with partial epilepsy: a questionnaire-based study on prevalence and impact on quality of life. *Epilepsia* 45 (11): 1397–1404.

[44] Kothare, S.V. and Kaleyias, J. (2010). Sleep and epilepsy in children and adolescents. *Sleep Med.* 11 (7): 674–685.

[45] Touchon, J., Baldy-Moulinier, M., Billiard, M. et al. (1991). Sleep organization and epilepsy. *Epilepsy Res. Suppl.* 2: 73–81.

[46] Malow, B.A., Levy, K., Maturen, K. et al. (2000). Obstructive sleep apnea is common in medically refractory epilepsy patients. *Neurology* 55 (7): 1002–1007.

[47] Gaitatzis, A., Carroll, K., Majeed, A., and Sander, J.W. (2004). The epidemiology of the comorbidity of epilepsy in the general population. *Epilepsia* 45 (12): 1613–1622.

[48] Mohanraj, R., Norrie, J., Stephen, L.J. et al. (2006). Mortality in adults with newly diagnosed and chronic epilepsy: a retrospective comparative study. *Lancet Neurol.* 5 (6): 481–487.

[49] Lhatoo, S.D., Johnson, A.L., Goodridge, D.M. et al. (2001). Mortality in epilepsy in the first 11 to 14 years after diagnosis: multivariate analysis of a long-term, prospective, population-based cohort. *Ann. Neurol.* 49 (3): 336–344.

[50] Morgan, C.L. and Kerr, M.P. (2002). Epilepsy and mortality: a record linkage study in a U.K. population. *Epilepsia* 43 (10): 1251–1255.

[51] Jones, L.A. and Thomas, R.H. (2017). Sudden death in epilepsy: insights from the last 25 years. *Seizure* 44: 232–236.

[52] Hauser, W.A., Annegers, J.F., and Elveback, L.R. (1980). Mortality in patients with epilepsy. *Epilepsia* 21 (4): 399–412.

[53] Nashef, L. and Brown, S. (1996). Epilepsy and sudden death. *Lancet* 348 (9038): 1324–1325.

[54] Nashef, L. and Shorvon, S.D. (1997). Mortality in epilepsy. *Epilepsia* 38 (10): 1059–1061.

[55] Nilsson, L., Farahmand, B.Y., Persson, P.G. et al. (1999). Risk factors for sudden unexpected death in epilepsy: a case-control study. *Lancet* 353 (9156): 888–893.

[56] Harden, C., Tomson, T., Gloss, D. et al. (2017). Practice guideline summary: sudden unexpected death in epilepsy incidence rates and risk factors: report of the Guideline Development, Dissemination, and Implementation Subcommittee of the American Academy of Neurology and the American Epilepsy Society. *Epilepsy Curr.* 17 (3): 180–187.

[57] Ryvlin, P., Nashef, L., Lhatoo, S.D. et al. (2013). Incidence and mechanisms of cardiorespiratory arrests in epilepsy monitoring units (MORTEMUS): a retrospective study. *Lancet Neurol.* 12 (10): 966–977.

[58] Jeppesen, J., Fuglsang-Frederiksen, A., Brugada, R. et al. (2014). Heart rate variability analysis indicates preictal parasympathetic overdrive preceding seizure-induced cardiac dysrhythmias leading to sudden unexpected death in a patient with epilepsy. *Epilepsia* 55 (7): e67–e71.

[59] Dasheiff, R.M. and Dickinson, L.J. (1986). Sudden unexpected death of epileptic patient due to cardiac arrhythmia after seizure. *Arch. Neurol.* 43 (2): 194–196.

[60] Peng, W., Danison, J.L., and Seyal, M. (2017). Postictal generalized EEG suppression and respiratory dysfunction following generalized tonic-clonic seizures in sleep and wakefulness. *Epilepsia* 58 (8): 1409–1414.

[61] Begley, C.E. and Durgin, T.L. (2015). The direct cost of epilepsy in the United States: a systematic review of estimates. *Epilepsia* 56 (9): 1376–1387.

[62] Lekoubou, A., Bishu, K.G., and Ovbiagele, B. (2018). Health care expenditures among elderly patients with epilepsy in the United States. *Epilepsia* 59 (7): 1433–1443.

[63] Pugliatti, M., Beghi, E., Forsgren, L. et al. (2007). Estimating the cost of epilepsy in Europe: a review with economic modeling. *Epilepsia* 48 (12): 2224–2233.

[64] Allers, K., Essue, B.M., Hackett, M.L. et al. (2015). The economic impact of epilepsy: a systematic review. *BMC Neurol.* 15: 245.

[65] Strzelczyk, A., Reese, J.P., Dodel, R. et al. (2008). Cost of epilepsy: a systematic review. *PharmacoEconomics* 26 (6): 463–476.

[66] Brook, R.A., Rajagopalan, K., and Smeeding, J.E. (2018). Healthcare costs and absenteeism among caregivers of adults with partial-onset seizures: analysis of claims from an employer database. *Am. Health Drug Benefits* 11 (8): 396–403.

[67] Begley, C.E., Annegers, J.F., Lairson, D.R. et al. (1999). Methodological issues in estimating the cost of epilepsy. *Epilepsy Res.* 33 (1): 39–55.

[68] Korchounov, A., Tabatadze, T., Spivak, D. et al. (2012). Epilepsy-related employment prevalence and retirement incidence in the German working population: 1994-2009. *Epilepsy Behav.* 23 (2): 162–167.

[69] Fisher, R.S., Vickrey, B.G., Gibson, P. et al. (2000). The impact of epilepsy from the patient's perspective I. Descriptions and subjective perceptions. *Epilepsy Res.* 41 (1): 39–51.

[70] Salgado, P.C. and Souza, E.A. (2002). Impact of epilepsy at work: evaluation of quality of life. *Arq. Neuro-Psiquiatr.* 60 (2-B): 442–445.

[71] Chaplin, J.E., Wester, A., and Tomson, T. (1998). Factors associated with the employment problems of people with established epilepsy. *Seizure* 7 (4): 299–303.

[72] Carroll, D. (1992). Employment among young people with epilepsy. *Seizure* 1 (2): 127–131.

[73] Walker, E.R., Bamps, Y., Burdett, A. et al. (2012). Social support for self-management behaviors among people with epilepsy: a content analysis of the WebEase program. *Epilepsy Behav.* 23 (3): 285–290.

[74] Drazkowski, J.F., Fisher, R.S., Sirven, J.I. et al. (2003). Seizure-related motor vehicle crashes in Arizona before and after reducing the driving restriction from 12 to 3 months. *Mayo Clin. Proc.* 78 (7): 819–825.

[75] Tatum, W.O., Worley, A.V., and Selenica, M.L. (2012). Disobedience and driving in patients with epilepsy. *Epilepsy Behav.* 23 (1): 30–35.

[76] Krumholz, A. (2003). To drive or not to drive: the 3-month seizure-free interval for people with epilepsy. *Mayo Clin. Proc.* 78 (7): 817–818.

[77] Taylor, J., Chadwick, D.W., and Johnson, T. (1995). Accident experience and notification rates in people with recent seizures, epilepsy or undiagnosed episodes of loss of consciousness. *QJM Int. J. Med.* 88 (10): 733–740.

[78] Shareef, Y.S., Mckinnon, J.H., Gauthier, S.M. et al. (2009). Counseling for driving restrictions in epilepsy and other causes of temporary impairment of consciousness: how are we doing? *Epilepsy Behav.* 14 (3): 550–552.

[79] Bicalho, M.A., Sukys-Claudino, L., Guarnieri, R. et al. (2012). Socio-demographic and clinical characteristics of Brazilian patients with epilepsy who drive and their association with traffic accidents. *Epilepsy Behav.* 24 (2): 216–220.

[80] No, Y.J., Lee, S.-J., Park, H.-K. et al. (2011). Factors contributing to driving by people with uncontrolled seizures. *Seizure* 20 (6): 491–493.

[81] Naik, P.A., Fleming, M.E., Bhatia, P. et al. (2015). Do drivers with epilepsy have higher rates of motor vehicle accidents than those without epilepsy? *Epilepsy Behav.* 47: 111–114.

[82] Sundelin, H.E.K., Chang, Z., Larsson, H. et al. (2018). Epilepsy, antiepileptic drugs, and serious transport accidents: a nationwide cohort study. *Neurology* 90 (13): e1111–e1118.

[83] Classen, S., Crizzle, A.M., Winter, S.M. et al. (2012). Evidence-based review on epilepsy and driving. *Epilepsy Behav.* 23 (2): 103–112.

[84] Krauss, G.L., Krumholz, A., Carter, R.C. et al. (1999). Risk factors for seizure-related motor vehicle crashes in patients with epilepsy. *Neurology* 52 (7): 1324–1329.

[85] Marson, A., Jacoby, A., Johnson, A. et al. (2005). Immediate versus deferred antiepileptic drug treatment for early epilepsy and single seizures: a randomised controlled trial. *Lancet* 365 (9476): 2007–2013.

[86] Nakken, K.O. and Tauboll, E. (2010). Bone loss associated with use of antiepileptic drugs. *Expert Opin. Drug Saf.* 9 (4): 561–571.

[87] Dussault, P.M. and Lazzari, A.A. (2017). Epilepsy and osteoporosis risk. Curr. Opin. Endocrinol., *Diabetes Obes.* 24 (6): 395–401.

第6章

脑电图和癫痫

Anteneh M. Feyissa, Gregory A. Worrell, Terrence D. Lagerlund

（译者：梅珍　王丰　林云清）

引言

　　尽管结构和功能神经影像技术在空间分辨率方面取得了巨大进展，但脑电图（EEG）提供了皮质功能数据最佳的时间分辨率，仍然是诊断和治疗癫痫的重要工具。获得已知癫痫患者脑电图的主要目的是区别癫痫发作是局灶性的还是全面性的，以及是否属于特定的癫痫综合征[1]。了解发作间期和发作期脑电图模式的生理学基础也有助于了解不同类型癫痫的病理生理学和治疗方法。此外，脑电图有助于鉴别可能误诊为癫痫发作的疾病。表6.1总结了脑电图在癫痫诊治中的作用。

　　脑电图记录了头皮电极的电位。这些电位主要是大脑皮层中垂直方向的大量锥体神经元产生的兴奋性突触后电位（EPSP）和抑制性突触后电位（IPSP）之和[3]。考虑到脑电图电极直径（10mm）比单个神经元（20μm）大几个数量级，在头皮处检测脑电信号需要至少6cm² 皮层区域的约108个神经元的联合同步电活动[3]。脑磁图（MEG），是脑电图的一项相关技术，利用传感器捕捉大脑产生的磁场，通过显示大脑磁偶极子的活动为脑电图提供补充信息。

　　尽管自20世纪20年代Hans Berger "发现"脑电图以来，脑电图记录的基本概念一直没有改变，但数字计算机技术的进步使脑电图记录、查看和

表6.1　脑电图在癫痫中的作用

癫痫的诊断
发作性神经系统事件（发作）的鉴别诊断
局灶性和全面性癫痫发作的区别（分类）
癫痫综合征的诊断与预后预测
光敏性（诱发因素）的识别
难治性癫痫综合征的识别
癫痫的管理
评估无诱因发作后复发的风险
抗癫痫治疗的选择
停药后癫痫复发的可能性
识别可通过手术治疗的癫痫
判断停药后癫痫复发的概率
术后停药后癫痫复发的预测
认知功能下降的调查
非惊厥状态的检测及癫痫发作的定量分析

分析的方式得到了巨大的改进[4]。在大多数诊所和医院，数字化脑电图系统已经取代了老式脑电图系统。这些进展包括将频带扩展到经典Berger频带（1～25Hz）之外（表6.2）。此外，随着电生理源成像（ESI）技术的发展也取得了进展，该技术结合了高密度脑电图记录（76个电极）、真实的头部模型和其他神经影像模式[5]。本章将回顾脑电图及相关技术（MEG和ESI）的基础，讨论这些技术

表6.2 脑电图频谱的带宽和频率及其意义

节律	频率/Hz	生理性的（正常）	病理性的
超慢（直流漂移）	0 ~ 0.5	出汗伪差	发作间期和发作期的变化
δ	0.5 ~ 4	第二阶段和慢波睡眠	严重弥漫性或局灶性脑病；颞叶新皮层癫痫发作模式
		过度换气	
θ	4 ~ 8	思睡期	轻度至中度弥漫性或局灶性脑病；发作模式伴近中颞叶癫痫发作；θ昏迷
		良性变异（RTTD，门状棘波）	
		正向枕区尖波（睡眠）	
α	8 ~ 13	后头部优势节律	颞叶和颞叶以外癫痫发作的发作节律；α昏迷
		Mu节律	
β	13 ~ 30	嗜睡和浅睡眠期	中断节律；强直性发作相关的发作期节律；全面性阵发性快速活动，如Lennox-Gastaut综合征
		药物治疗效果（苯二氮䓬类）	
γ	30 ~ 80	自发运动	癫痫发作节律（多见于颅内电极记录）
		任务相关（语言和运动）	
高频振荡（HFO）	> 80	认知处理	当伴随尖波和棘波时，可定位致痫区
涟波	80 ~ 250	情景记忆整合	发作起始区
快涟波	250 ~ 500	感觉信息的获取	脑肿瘤（可能）

在癫痫评估和治疗中的应用，并为如何使用脑电图为提供适当的治疗选择提供框架。

记录的类型和技术

脑电图监测可以对常规（短程）或长期住院患者及门诊患者进行。常规脑电图有助于确定癫痫的诊断，而长程视频脑电图（Video-EEG）在临床评估和常规脑电图后仍有诊断困难的患者中具有重要作用[6]。

常规头皮脑电图

用于评估癫痫的常规脑电图应包括清醒期和睡眠期。总记录时长一般为20 ~ 40min，但若要充分评估是否存在发作间期癫痫样放电（IED），则需要更长的记录时间。该指南由美国临床神经生理学协会制定，适用于所有记录。电极应按国际10-20系统标准放置，一般情况下覆盖率是足够的[7]。有时，前颞区和颞下区，通常是颞叶癫痫（TLE）中发生IED的部位，可补充加密电极[8]。一些癫痫中心使用蝶骨电极来补充国际10-20系统的不足[9]。现有数据表明，常规的20min脑电图显示癫痫样异常的患者只占30% ~ 55%，重复20min记录可使发现率最高提高到77%[10]。使用额外的前颞区和颞下区头皮电极记录IED可提高灵敏度，但蝶骨电极的优势并不明显[11]。

长程视频脑电图监测

长程视频脑电图是长时间记录脑电图并伴期间行为观察的手段，已成为评估癫痫患者和偶发性神经功能紊乱患者的重要技术。长程监测的持续时间从几小时到几周不等，取决于监测的原因和癫痫发作或感兴趣的临床事件的发生频率。长程监测可在医院环境中进行，如癫痫监测室

（EMU）或重症监护室（ICU）。EMU提供了在安全环境下获得高质量视频和脑电图记录的机会。此外，EMU的工作人员亦能处理患者教育问题及患者和家属的任何心理社会需要。长程视频脑电图也可以使用便携式供电、具有视频功能的可移动脑电图记录系统进行。动态记录仪对患者正常活动的干扰最小。当其他类型的长程脑电图监测不太可能捕捉到感兴趣的临床事件时，这种方法可以发挥优势。该技术已被证明具有极好的诊断效果，使其成为住院患者检测的经济有效的替代方案。它的优势还在于可以在患者家中进行，从而提供更自然的环境[12]。可穿戴式脑电图正被开发为未来的可移动脑电图设备，从目前可用的体积庞大、记录时间有限的设备发展为只存在于头部的小型设备，一次可以记录几天、几周或几个月的脑电图。这种小型化的装置可以长期监测罕见的癫痫发作，并大大提高用户对脑机接口系统的接受度[13]。

记录方法

在传统的头皮脑电图中，记录是通过与导电凝胶或电极膏连接的电极放置在头皮上获取

的。美国临床神经生理学协会建议使用至少21个电极[7]。每个电极位置用字母和数值表示。字母代表电极位置位于大脑的哪个脑叶上（如F：额叶；T：颞叶；P：顶叶或后颞叶；O：枕叶；A：耳）。奇数电极位于头部左侧，偶数电极位于头部右侧，数字越大表示距离中线越远；"Z"标记的位置位于中线。新的电极技术，包括不需要凝胶的干电极帽模型，正在进行测试，以减少在急性神经系统疾病下获得脑电图的延迟，不再需要训练有素的脑电图技术人员来放置电极[14]。

近年来，各种的新技术已经使记录头皮的电极数量达到256个（图6.1）。这种技术称为高密度脑电图，当结合使用复杂的推断图像生成器的计算工具时，提高了空间分辨率[5]。这些强大的病灶源定位方法可以与结构磁共振成像（MRI）和发作性单光子发射计算机断层扫描（SPECT）等非侵入性方法相结合来精准定位[15]。与标准头皮脑电图类似，这些方法可能会受到伪影的影响。因此，在选择无伪差的头皮脑电图记录进行分析时，必须非常小心。此外，这些方法需要一个颅内电生成病灶和头皮电极之间组织的电特性模型（一个"所谓的"体积导体模型）。因此，当使用的体

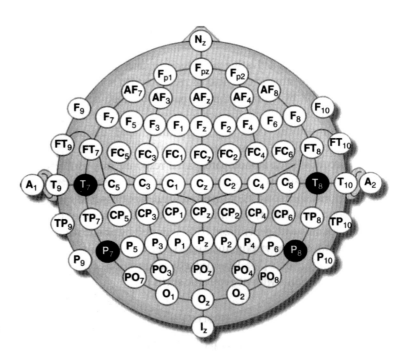

图6.1 改进的10-10系统组合命名法，扩展了下链的前后电极

积导体模型不准确时，通过病灶源分析，假定的发电源可能被错误地定位（如当患者有先前手术造成的颅骨缺损时）。相比之下，MEG的病灶源分析受伪影和体积导体模型不准确性的影响要比ESI小得多[16]。

诱发试验

通常在标准脑电图中进行诱发试验，常用的方法有过度通气、间断闪光刺激（IPS）和睡眠剥夺[17-18]。在EMU里可以尝试停用抗癫痫药物（AED）和使用患者特定的诱发方法。当怀疑是癫痫发作时，大多数脑电图室会进行睡眠剥夺脑电图（每晚只睡4h）。过度通气为每分钟18～24次，持续2～3min的深呼吸。标准IPS的程序包括在距离患者头部20～30cm处放置一个闪光灯，患者闭上双眼。每个刺激序列持续4～10s，每个刺激频率之间至少间隔4s以及闪光刺激频率为1～30Hz[18-19]。

研究表明，诱发试验在提高脑电图对识别IED的敏感度方面有重要意义，例如，在脑电图记录之前要求患者睡眠剥夺，可将癫痫患者识别IED的敏感度提高30%～70%[20]。在失神发作和复杂部分性发作的患者中，过度通气可激活IED甚至发作[21]。广泛性IED也可以在闪光刺激时发生，可能会比闪光刺激时间长一到几秒。这种光阵发性反应可能演变为临床发作（光惊厥反应）。该反应要与光肌源性反应区分开，光肌源性反应由光刺激引起的肌源性和叠加的眼动伪差组成，光肌源性反应持续时间通常不会比光刺激更久。70%～77%的由光刺激诱发出广泛性IED的患者可诊断为癫痫[22]。此外，刺激试验和暗示也可诱发非癫痫样事件患者的典型发作[23]。然而，在非癫痫发作患者中使用刺激试验存在伦理问题[24]。

伪差

虽然有确保记录的最低标准的指导准则，但伪差经常干扰解读者准确识别正常节律和病理脑电图模式的能力[25]。伪差可缘自内部和外部因素[26]，它们经常在宽频率范围内干扰记录。内部源性伪差包括生理活动［如心电图（ECG）、头皮肌电图（EMG）、眼电图（EOG）］等来源的伪差，外源性伪差包括附近的电子设备、置入的医疗设备、记录设备、电极和移动电缆等来源的伪差[26]。有些伪差是局灶出现的，而有些则是弥散性出现的。表6.3提供了对不同类型的伪差及其来源的总结。

表6.3　不同类型的伪差及其来源

外源性伪差（非生理性的）	内源性伪差（生理性的）
外部干扰	**运动**
电子干扰	头或身体（震颤、抽搐、肌阵挛等）
60Hz的环境电噪声	**眼**
电话铃声	瞬目
置入式设备	睡眠中的快速眼动（REM）
神经调节器［如迷走神经刺激（VNS）］	外直肌棘波
心脏起搏器	慢/游动眼球运动
ICU设备（如静脉滴注、呼吸机、泵）	眼颤或眼球震颤
静电活动（如衣服、牙齿修复材料）	头皮动脉（脉搏伪差）
电磁干扰	
记录系统故障	**生物电势**
电极位移或运动	肌肉
电极接触的突然变化（"爆破伪差"）	头皮肌电图
阻抗失配	咀嚼
铅线或电缆	光肌源性的
地线接触不良	舌头（舌动伪差）
盐桥	上腭（腭肌阵挛）
光电伪差	心脏（心电图伪差）
	汗腺（出汗伪差）
	视网膜（视网膜电流图）

发作间期脑电图

癫痫患者发作间期的脑电图表现可正常或异常。发作间期异常的脑电图表现包括非癫痫样异常（如慢化）和IED。癫痫患者可能表现为广泛性或局灶性慢波背景，但最支持癫痫诊断的是IED的激活[27-29]。在脑电图中记录的IED常见类型为棘波、多棘波、尖波和棘慢复合波，它们既可以是局灶性的也可以是广泛性的[23,30]。IED几乎都是负性波。颞区间断性δ活动节律（TIRDA），通常与前颞叶棘波或尖波有关（图6.2），是颞叶近中结构的癫痫发生的标志[31]。表6.4总结了IED表现的特征。

由于IED具有很高的敏感性和特异性，且IED定位与癫痫发作的定位高度相关，因此可将IED解释为致痫病灶的电生理特征。发表的回顾性研究表明，在临床诊断为癫痫的患者中，最初的脑电图显示有IED，占29%~55%[32-34]。敏感性和特异性取决于一些因素，如年龄、时间（癫痫发作后即刻更敏感）、记录时间、包括诱发试验的记录程序（过度通气、闪光刺激）、存在抑制IED的ASD（如丙戊酸和苯二氮䓬类）以及皮质偶极发生器的方位和电极数量。当进行一次或多次脑电图检查时，至少一次脑电图出现IED的患者比例为80%~90%[35-37]。IED在内侧TLE中常见，在额叶内侧癫痫中少见[34,38]。起始脑电图和随访脑电图对癫痫不经常发作的患者的灵敏度较低。在一项研究中，在一次癫痫发作的患者中，只有12%的人在第一次脑电图中显示了IED，在第二次脑电图中有14%的人显示了IED，两次脑电图后的累积灵敏度为26%[34]。一般来说，包括EMU研究在内的长程视频脑电图在检测IED方面比常规脑电图有更大的灵敏度。

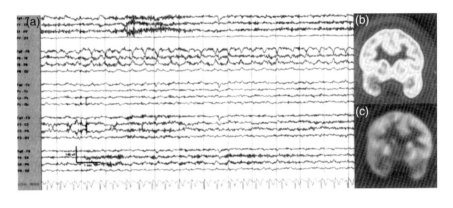

图6.2　a. 纵向双极导联的脑电图显示右侧频繁的TIRDA。同一患者彩色（b）和非彩色（c）编码的脑PET显示右侧颞叶区域代谢减退（资料来源：图6.2b和6.2c由Joseph Sirven提供）

表6.4　发作间期棘波和尖波的判定标准

阵发性，与背景活动有明显区别

在几毫秒内发生极性突变

持续时间<200ms：尖波为70~200ms，棘波为20~70ms

波形不对称，上升支陡峭，下降支稍缓慢，降至基线以下加深

生理场（见于附近≥两个带有电压梯度的电极）

典型的负相

紧跟的慢波

出现在与异常区域相关的位置（如局灶性慢波）

在慢波睡眠中持续存在（与良性变异相比）

资料来源：修改自Pillai and Sperling, 2006. Epilepsia 47(Suppl.1): 14-22[27]

局灶性发作间期癫痫样放电

大脑两侧额叶、颞叶、顶叶或枕叶均可发生局灶性IED，但颞叶IED最为常见，并与TLE相关。在这些病例中，对TLE患者进行癫痫手术，与手术切除一致的IED（即手术切除侧同侧的单侧颞前或颞内侧IED）的手术效果优于双颞或颞外IED。头皮脑电图记录到额叶、顶叶和枕叶癫痫通常IED发生率较低[39]。表6.5总结了局灶性癫痫发作间期和发作期的脑电图表现。图6.3和图6.4举列了局灶性IED。

表6.5 局灶性癫痫发作间期和发作期脑电图表现

发作间期脑电图		发作期脑电图
颞叶癫痫		
颞叶内侧癫痫	颞前或基底区IED，双侧IED（30%）	颞下区有规律的5~9Hz节律放电
颞叶新皮质癫痫	IED分布广泛（常延伸至矢状旁区）	颞区和/或额中央区不规律2~5Hz放电
额叶癫痫		
额叶内侧面癫痫	经常阴性	常伴肌肉或运动伪差的非同侧化或伪泛化
额叶外侧癫痫	中线区或双侧IED振幅不对称	同侧化伴/不伴误导性定位于同侧颞叶
顶叶癫痫	非偏侧性/非局灶性（大多数）；顶中央区IED（10%~15%）	10%局限于顶叶，30%伴双侧同步；错误定位于颞叶
枕叶癫痫	IED局限于枕叶（<20%）；误导性定位于同侧颞叶或同步或双侧IED	枕叶节律性放电（10%~20%）；快速传播至对侧枕叶或错误定位于同侧颞叶

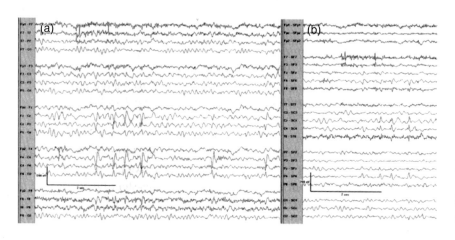

图6.3 双极（a）和Laplacian（b）导联的脑电图显示局灶性非运动（感觉）癫痫发作患者出现右顶中央区（C4/P4）的棘波和尖波

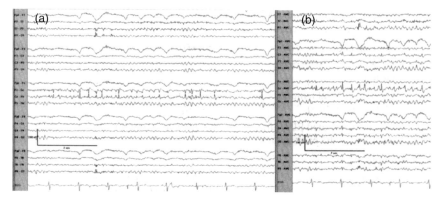

图6.4 纵联（a）和平均参考（b）导联脑电图表现为左下肢抽动的局灶运动性耐药性癫痫患者近中央区有多发性棘波

全面性发作间期癫痫样放电

全面性癫痫常出现棘波节律〔包括3Hz的棘波、棘慢波（SSW）、不典型棘慢波和多棘波〕和阵发性快活动。此外，广泛性IED的区域性放电常见于原发性全面性癫痫[40-41]。在原发性全面性癫痫中，这些散发性放电在双额区通常是最大的，有时左侧振幅较高，有时右侧振幅较高（图6.5）。只要这些局灶性出现的IED有类似全面性放电的形态特征且在某一部位或某一半球没有绝对优势，将它们归类为全面性放电的局灶性表现是合理的，而不能断定患者有局灶性或原发性全面性癫痫发作[42]。

发作间期癫痫样放电的临床应用

从选择适合的治疗方案的角度来看，最重要的是区别局灶性癫痫和全面性癫痫。例如，众所周知，青少年肌阵挛性癫痫（JME）通常对丙戊酸钠或左乙拉西坦治疗有效。此外，对特定癫痫综合征的诊断可能对判断预后很重要。局灶性IED最常见于局灶性（部位相关）癫痫，广泛性IED通常见于原发性全面性癫痫。但是，有两种相对常见的情况使这种区分具有挑战性。偶尔局灶性癫痫在继发双侧同步（SBS）的现象时出现广泛性IED[43]。另一方面，原发性全面性癫痫的广泛性IED在一个区域（如在双额区）的振幅可能更高，有时可能是非对称的，在一个半球的振幅更高[44]。此外，在一个特定的棘波或尖波放电中，一个半球的头皮的负性峰值与另一个半球相比可能存在时间延迟（图6.6）。在原发性全面性癫痫中，一些放电峰值可能更早出现在左侧，而另一些放电峰值可能更早出现在右侧。因此，为了可靠地诊断SBS，必须证明广泛性放电始终从特定区域开始再扩散到对侧半球，或表现出与另一侧半球相比具有一致的时间滞后（通常＞200ms）[44]。有时在扩大的时间范围内检查IED可能有助于找到这类证据（图6.6）。无SBS的起病区发生局灶性放电也是有帮助的。

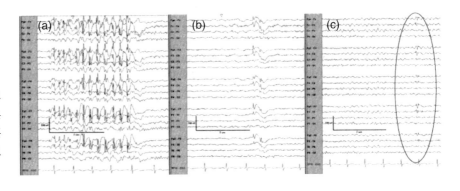

图6.5 一名原发性全面性癫痫患者的脑电图。纵联显示广泛性非典型棘慢波放电（a），双额区为甚（b），以及阵发性广泛区域放电（c）

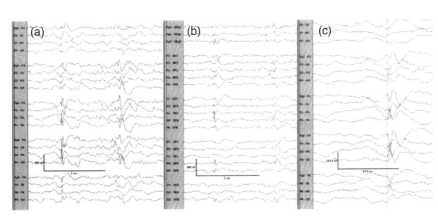

图6.6 一例35岁耐药性癫痫患者的脑电图追溯。a. 双极导联示广泛性放电，右半球最甚。使用Laplacian导联（b）和扩展时间尺度（c）对同一放电进行了回顾，发现放电在C4处最甚，并在右矢状旁处有时间的超前（垂直线）

尽管同时记录发作性脑电图和相关的发作性行为为癫痫的诊断提供了最有说服力的证据，但在常规脑电图记录中这种同时记录很少实现。因此，在大多数情况下癫痫仍然是一种临床诊断。还应注意的是，IED是皮质激惹区标记物，可能与发作区或致痫区（EZ）不一致[45]。有研究发现在一些单灶性癫痫患者中存在多灶性IED。在内侧TLE患者中，高达2/3的患者在睡眠时出现双侧IED[46]。值得注意的是，在0%~5.3%的非癫痫患者的脑电图中也可以看到IED[47]。在正常个体中最常见的IED包括中央-颞区棘波、广泛性棘慢波放电和光阵发性放电[27]。然而，某些脑电图模式几乎总是提示相关的临床癫痫发作，包括高度失律和1~2Hz广泛性棘慢波复合体[27]。最后，通常需要10~20cm的皮质区域来生成头皮可识别的IED[3]；因此，没有IED并不能排除癫痫，而且通常情况下，激活一小片皮层的局灶性癫痫发作并没有脑电图标记物。在一项对已证实患有癫痫的患者研究中，20%的患者在平均5天的长时间记录中没有出现IED[48]。

癫痫发作期的脑电图表现

术前对发作间期和发作期头皮脑电图、临床和神经影像学等数据的评估是定位EZ的基础。然而，与发作间期脑电图异常相比，发作期脑电图对术前定位EZ更为重要。

局灶性癫痫

Bersole和Pacia详细研究了起源于颞叶的局灶性癫痫[49]。他们回顾了93例TLE患者的391份发作期头皮脑电图，并最终通过颅内监测定位。他们确定了7种颞叶癫痫的模式，并提出，在许多情况下头皮记录的癫痫发作可以用来确定癫痫是起源于颞叶内侧还是颞叶新皮层（表6.6，图6.7）。相比之下，颞叶外癫痫患者的头皮脑电图中癫痫发作区定位可能具有挑战性[50]，包括大面积致痫区、发

表6.6　颞叶癫痫发作模式

癫痫发作类型	发作起源节律	可能起源部位
1A	≥5s的5~9Hz有规律的颞下区节律	海马
1B	≥5s的5~9Hz有规律的顶区节律	海马
1C	1B型癫痫，接着是1A型	海马
2A	短暂的周期性2~5Hz无规律或有规律的颞区和/或额中央区节律	颞叶新皮层
2B	2A型癫痫，接着是1A型	颞叶新皮层
2C	2A或2B型癫痫发作前有不规则或重复的尖波或慢波	颞叶新皮层
3	背景非单侧或弥漫性失律	颞叶新皮层

作放电的快速传播以及局灶性或全面性衰减的存在等多种因素。局部β频率放电的存在已被证明与来自背外侧的局灶性癫痫发作（图6.8）相关，并且有良好的手术结果[51]。利用发作期脑电图对额叶癫痫发作的定位通常具有挑战性，因为新皮质癫痫发作可迅速扩散，并可被显著的肌肉伪差所掩盖，10~20电极阵列的空间分辨率对于包括额叶内侧皮层在内的癫痫发生区来说是并不理想的[38]。

全面性癫痫

全面性癫痫的定义为全脑区同时发生的发作，虽然在某些区域放电的幅度可能是最大的。在全面性放电中有时会出现左右幅度不对称[44]。然而，多次癫痫发作记录一致显示明显的不对称或最大振幅局限于部分区域提示有局灶性癫痫的可能。常见的全面性发作的模式包括3Hz棘慢波发作（图6.9）、非典型棘慢波或慢棘慢波放电、阵发性快活动、全面性重复性尖波、全面性节律性慢波和电压减低（背景节律的突然全面性减弱）。通常，一种癫痫包括这些发作形式中的一种向另一种形式演变，例如，在Lennox-Gastaut综合征中，癫痫发作可能从电压减低演变为阵发性快活动，再演变为不典型或慢尖慢波放电。表6.7总结了全面性癫痫发作间期和发作期的脑电图。

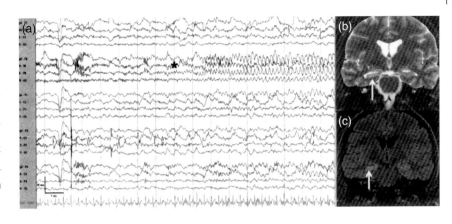

图6.7 脑电图纵联显示节律性的右中颞区 θ 放电（Ebersole 1A型模式）。a.*：提示23岁颞叶癫痫患者右颞内侧起源。MRI冠状T2序列（b）和FLAIR序列（c）显示T2高信号和右中颞区萎缩（箭头），提示右中颞区硬化（MTS）（资料来源：图6.7b和6.7c由Joseph Sirven 提供）

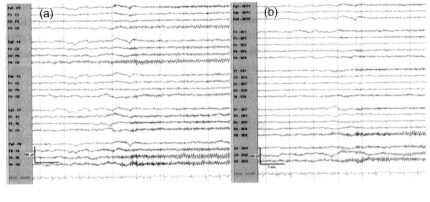

图6.8 一名30岁耐药性局灶性女性癫痫患者的EEG双极（a）和Laplacian（b）导联示右枕 β 节律癫痫样放电。患者在这次癫痫发作期间出现了复杂的视幻觉

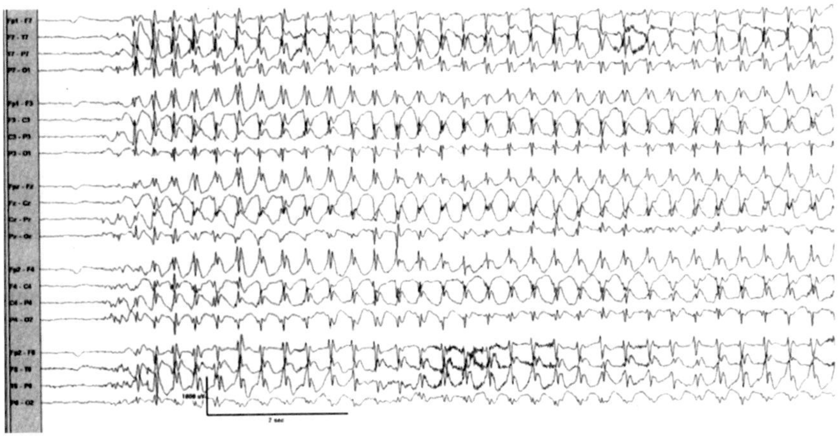

图6.9 一个典型失神发作的9岁男孩的双极导联的脑电图显示广泛性3Hz棘慢波放电

表6.7 成人全面性癫痫的脑电图特征

	脑电图表现
特发性GE综合征	
失神性癫痫	广泛性3Hz棘慢波放电；通常重复性成串放电；背景正常；会诱发IED和伴有过度通气的发作
不典型失神	广泛性1.5～2.5Hz棘慢波放电；IED可能不对称，其局灶性特征会发生变化
青少年肌阵挛性癫痫	广泛性4～6Hz多棘慢波放电；背景正常；利用闪光刺激很常诱发IED；可见更典型的2.5～3Hz的棘慢波放电；IED可能不对称，其局灶性特征会发生变化
Lennox-Gastaut综合征	广泛性＜2.5Hz尖慢波放电；广泛性背景减慢和阵发性快活动；常是多灶性棘波与尖波
进行性肌阵挛性癫痫	广泛性多灶性棘波、多棘波和尖波；背景随着疾病进展而进行性减慢；在某些情况下，光诱发出IED；部分有光阵发性反应

（续表）

非GE综合征	
全面性强直-阵挛性癫痫	发作起始期有短暂的低电压去同步化，伴或不伴有叠加的广泛性快波；然后是有节奏的慢活动和广泛性的快波（类似多棘慢波）；阵挛期之后电压完全抑制
阵挛-强直-阵挛性癫痫	强直和阵挛期与上述相似，肌阵挛发作时出现弥漫性10～16Hz棘波；脑电图中高电压快棘波被等电位图中断
肌阵挛发作	10～15Hz伴/不伴慢波的高波幅棘波
惊厥性癫痫	广泛性阵发性快活动（10～25Hz）之前或之后的广泛性棘波和慢波放电
非惊厥性癫痫	
不典型失神	慢棘慢波（SSW）作为基线或更多的超同步SSW活动
失张力发作	快速高波幅棘波及伴随电压减少的慢波活动

脑电图起源定位与癫痫

从脑电图中定位异常活动（如IED）的最终目标是基于给定的头皮电位分布找到颅内放电起源。虽然传统的视频脑电图足以区分癫痫的类型，但它不能用于识别需要更高的精度的EZ。为了解决这一问题，人们开发了整合脑电图时空变量的ESI技术。ESI直接估计头皮记录到电场的大脑放电源，通过解决正向和反向问题，可以更精确地确定潜在的起源[52]。

正向问题

正向问题是指从已知的脑电活动源分布位置中找到头皮EEG电位的分布。正向问题是通过为头部模型指定一组条件（隔室、表面、电导率）来解决的。常用的头部模型类型包括：①均质球体模型，假设头部是一个完美的球体，具有均匀的导电性；②三层同心球模型，假设头部由代表大脑的内球壳、代表颅骨的中间球壳、代表头皮组织的外球壳组成，这3个区域各有特定的电导率；③有限元模型，该技术利用磁共振成像（MRI）将大脑、颅骨和头皮组织分割成数千个小区域或元素，每个小区域或元素根据组织类型不同都有特定的电导率。一般来说，对于一个指定位置、方向和大小的脑电活动源，可以计算出头皮电位信号。因此，正向求解是唯一的[5]。

反向问题

反向问题指的是通过给定表面电位信号来识别脑内电活动源的过程。正向问题有唯一解，反向问题没有唯一解；有无数套不同的脑内电活动源可以产生任何给定的头皮脑电图活动[5]。为了解决这个问题，必须对脑内电活动源的数量和大致位置作出一些基于生理学的假设。大多数解决反向问题的方法都集中于寻找一个势场与记录数据最匹配的单个偶极子发生器的位置、方向和强度。这是通过最小二乘最小化算法完成的，该算法改变偶极子坐标和方向，以使头部每个电极位置的预测电势和实际电势之间的差的平方和最小化[53-54]。单偶极子发生器的假设对于小的电活动源是最有用的，例如某些诱发电位峰或某些癫痫棘波的电活动源。然而，许多电活动源并不小，涉及广泛的皮层区域。在这种情况下，可以应用更高级的偶极子模型，如时空多偶极子模型。这种技术包括在给定的时间间隔内固定多个偶极子的位置和方向，并使用整个时间间隔的数据来计算最小二乘法单元。

最近，有人提出低分辨率电磁层析成像（LORETA或sLORETA）等分布式起源模型来求解反向问题[55]。这利用了一个分布的偶极子源网格，与单偶极子模型相比，偶极子源比记录电极多得多。由于线性源方法降低了复杂性，现在也普遍使用真实的、患者特定的、基于MRI的头部和大脑模型[56-57]。在这些模型中，偶极子源被限制在皮质灰质内。利用源定位方法，现在可以将脑电图的时间分辨率与其他成像方式（如MRI和SPECT）的空间分辨率相结合。这些影像模式的整合显示出为临床定位致痫灶的前景[15,58]。

考虑到具有高通道（高达256个）的脑电图系统的低成本和商业可用性，ESI已被证实是一种非常有价值的癫痫术前评估工具（病例6.1）。

病例6.1

患者表现为难治性局灶性意识障碍癫痫，最初表现为高频喊叫伴听力障碍，随后出现咂嘴、向左扭头、意识丧失，有时伴发全面性强直-阵挛发作。患者的脑部磁共振成像（MRI）和正电子发射计算机断层扫描（PETCT）结果均为阴性。功能MRI显示左半球语言优势。在视频脑电图监测中，对80s的癫痫发作期间行23s的发作期SPECT注射，但与MRI融合的发作期-发作间期SPECT减影图像没有明确定位癫痫起源灶。该发作的sLORETA显示在右侧后上颞区和顶区电流密度最大（图6.10）。随后，对患者行开颅术，在右侧额顶颞叶放置网状电极，同时在右侧颞叶放置深部电极、右侧颞叶和额极放置条状电极。在右侧颞叶新皮层后部有大量的癫痫发作记录。电刺激颞横回上的网状电极重现了听觉先兆，这是她癫痫发作的典型先兆表现。随后她接受了从颞极向后延伸80mm的右颞叶切除术，同时进行了海马杏仁核切除术。术后1年患者无癫痫发作或先兆（Engle I级预后）。

脑磁图、起源定位和癫痫

脑磁图（MEG）是一种无创功能性神经影像工具，用于测量脑电活动在头皮表面产生的磁场[16]。这些磁场非常小，通常在飞特斯拉至皮特斯拉范围内（$10^{-15} \sim 10^{-12}$T）。它们是由一个磁力梯度仪探测到的，磁力梯度仪与一种特殊类型的极其敏感的放大器相连，这种放大器是必须用液氦冷却的超导量子干涉仪（SQUID）。为了消除与电力设备、电线和地球磁场相关的大磁场引起的噪声信号，需要专门的磁屏蔽室。基于这些原因，MEG是一个非常昂贵的工具。脑磁图的另一个缺点是不能用于捕捉和定位癫痫发生灶所需的长程记录，因为受试者的头部在整个记录期间必须保持固定[16]。由于电流源产生的磁场总是沿着电流线上的一个切线方向，因此脑磁图对大脑皮层的径向电流不敏感，只对切向电流敏感，而脑电图对两者都敏感。因此在进行病灶源分析实践中，脑磁图常常与同时进行的脑电图相结合。

MEG对颅内源定位的准确性并不受限于容积导体模型的拖尾效应，尤其是低电导性颅骨，

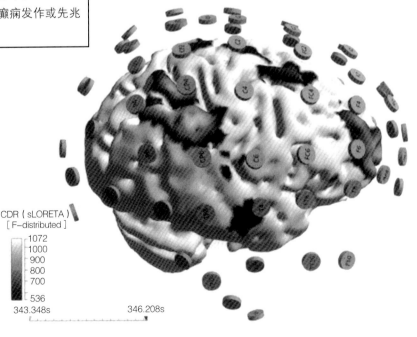

CDR（sLORETA）
[F-distributed]

1072
1000
900
800
700

536

343.348s   346.208s

图6.10 一名MRI和PETCT均为阴性的耐药癫痫患者伴有起始尖锐叫声和听力障碍的局灶性意识障碍癫痫发作时，ESI（sLORETA）显示右后颞上区和顶区电流密度最大

在脑电图上发生的电位，因为所有起源和磁场探测器之间的组织对磁场来说都是透明的。因此，当对MEG数据进行源定位算法时，一个简单的均质球体容积导体模型通常足以获得偶极子源的精确定位[59]。除了记录自发的脑磁图外，还可以记录对视觉、听觉和体感刺激的诱发磁场，这些也可以通过偶极子定位算法来确定视觉、听觉和体感皮层区域的位置。这可以作为肿瘤或血管畸形患者的手术计划过程的一部分，在这些患者中，感觉皮层区域可能明显偏离其通常或预期的位置。脑磁图还可确定大脑语言（接受和表达）的语言优势，并与颈内动脉异戊巴比妥试验高度一致[60]。此外，新的脑磁图分析可能有助于阐明局灶性和全面性癫痫的皮质动力学和功能连接的改变，并识别可能在癫痫手术评估中发挥作用的异常区域网络[60]。

从癫痫患者的MEG记录中定位癫痫灶最常用的是单电流偶极子模型（SCM）[61]。训练有素的脑磁图学家通过目检偶极子簇从SCM结果中提取两项重要信息：紧密性（空间紧凑性）和方向[62]。MEG已被用于难治性局灶性癫痫的切除手术前的癫痫病灶定位[63-64]。MEG还可增加非冗余信息来指导颅内电极的置入部位[65]，从而改变了手术治疗和医疗管理[66-67]。

结论

脑电图仍然是确认或排除癫痫诊断的决定性检测。它有助于对潜在的癫痫综合征进行分类，从而指导治疗选择。尽管常规脑电图和影像学检查对确定癫痫综合征至关重要，但在常规脑电图无法明确诊断或药物难治性癫痫患者接受手术治疗的情况下，有必要进行视频脑电图监测。辅以MEG和ESI数据的脑电图技术，有助于术前评估的患者的致痫皮质定位。技术的持续进步，包括可穿戴式EEG和使用人工智能（AI）的脑电图数据分析，将继续提高脑电图在癫痫患者中的评估价值。

参考文献

[1] Fisher, R.S., Cross, J.H., D'Souza, C. et al. (2017). Instruction manual for the ILAE 2017 operational classification of seizure types. *Epilepsia* 58: 531–542.

[2] Smith, S.J. (2005). EEG in neurological conditions other than epilepsy: when does it help, what does it add? J. Neurol. Neurosurg. *Psychiatry* 76 (Suppl 2): ii8–ii12.

[3] Olejniczak, P. (2006). Neurophysiologic basis of EEG. *J. Clin. Neurophysiol.* 23: 186–189.

[4] Berger, H. (1929). Über das Elektrenkephalogramm des Menschen. *Arch. Psychiatr. Nervenkrankh.* 87: 527–570.

[5] Kaiboriboon, K., Lüders, H.O., Hamaneh, M. et al. (2012). EEG source imaging in epilepsy – practicalities and pitfalls. *Nat. Rev. Neurol.* 8: 498–507.

[6] Benbadis, S.R., O'Neill, E., Tatum, W.O., and Heriaud, L. (2004). Outcome of prolonged video-EEG monitoring at a typical referral epilepsy center. *Epilepsia* 45: 1150–1153.

[7] Sinha, S.R., Sullivan, L., Sabau, D. et al. (2016). American Clinical Neurophysiology Society Guideline 1: minimum technical requirements for performing clinical electroencephalography. *J. Clin. Neurophysiol.* 33: 303–307.

[8] Sharbrough, F.W. (1990). Electrical fields and recording techniques. In: *Current Practice of Clinical Electroencephalography*, 2e (eds. D.D. Daly and T.A. Pedley), 29–49. New York: Raven Press.

[9] Goodin, D.S., Aminoff, M.J., and Laxer, K.D. (1990). Detection of epileptiform activity by different noninvasive EEG methods in complex partial epilepsy. *Ann. Neurol.* 27: 330–334.

[10] Faulkner, H.J., Arima, H., and Mohamed, A. (2012). Latency to first interictal epileptiform discharge in epilepsy with outpatient ambulatory EEG. *Clin. Neurophysiol.* 123: 1732–1735.

[11] Marks, D.A., Katz, A., Booke, J. et al. (1992). Comparison and correlation of surface and sphenoidal electrodes with simultaneous intracranial recording: an interictal study. Electroencephalogr. *Clin. Neurophysiol.* 82: 23–29.

[12] Kandler, R., Ponnusamy, A., and Wragg, C. (2017). Video ambulatory EEG: a good alternative to inpatient video telemetry? *Seizure* 47: 66–70.

[13] Casson, A., Yates, D., Smith, S. et al. (2010). Wearable electroencephalography. What is it, why is it needed, and what does it entail? *IEEE Eng. Med. Biol. Mag.* 29: 44–56.

[14] Muraja-Murro, A., Mervaala, E., Westeren-Punnonen, S. et al. (2015). Forehead EEG electrode set versus full-head scalp EEG in 100 patients with altered mental state. *Epilepsy Behav.* 49: 245–249.

[15] Worrell, G.A., Lagerlund, T.D., Sharbrough, F.W. et al. (2000). Localization of the epileptic focus by low-resolution electromagnetic tomography in patients with a lesion demonstrated by MRI. *Brain Topogr.* 12: 273–282.

[16] Barkley, G.L. and Baumgartner, C. (2003). MEG and EEG in epilepsy. *J. Clin. Neurophysiol.* 20: 163–178.

[17] Rubboli, G., Parra, J., Seri, S. et al. (2004). EEG diagnostic procedures and special investigations in the assessment of photosensitivity. *Epilepsia* 45 (Suppl 1): 35–39.

[18] Kasteleijn-Nolst Trenité, D., Rubboli, G., Hirsch, E. et al. (2012). Methodology of photic stimulation revisited: updated European algorithm for visual stimulation in the EEG laboratory. *Epilepsia* 53: 16–24.

[19] Fisher, R.S., Harding, G., Erba, G. et al. (2005). Photic- and pattern-induced seizures: a review for the Epilepsy Foundation of America Working Group. *Epilepsia* 46: 1426–1441.

[20] Ellingson, R.J., Wilken, K., and Bennett, D.R. (1984). Efficacy of sleep deprivation as an activation procedure in epilepsy patients. *J. Clin. Neurophysiol.* 1: 83–101.

[21] Miley, C.E. and Forster, F.M. (1977). Activation of partial complex seizures by hyperventilation. **Arch. Neurol.** 34: 371–373.

[22] Walter, W.G., Dovey, V.J., and Shipton, H. (1946). Analysis of the electrical response of the human cortex to photic stimulation. *Nature* 158: 540–541.

[23] Benbadis, S.R. (2001). Provocative techniques should be used for the diagnosis of psychogenic nonepileptic seizures. *Arch. Neurol.* 58: 2063–2065.

[24] Gates, J.R. (2001). Provocative testing should not be used for nonepileptic seizures. *Arch. Neurol.* 58: 2065–2066.

[25] Acharya, J.N., Hani, A.J., Thirumala, P.D., and Tsuchida, T.N. (2016). American Clinical Neurophysiology Society Guideline 3: a proposal for standard montages to be used in clinical EEG. *J. Clin. Neurophysiol.* 33: 312–316.

[26] Tatum, W.O. (2013). Artifact-related epilepsy. *Neurology* 80: S12–S25.

[27] Pillai, J. and Sperling, M.R. (2006). Interictal EEG and the diagnosis of epilepsy. *Epilepsia* 47 (Suppl 1): 14–22.

[28] Seneviratne, U., Hepworth, G., Cook, M., and D'Souza, W. (2016). Atypical EEG abnormalities in genetic generalized epilepsies. *Clin. Neurophysiol.* 127: 214–220.

[29] Baldin, E., Hauser, W.A., Buchhalter, J.R. et al. (2014). Yield of epileptiform electroencephalogram abnormalities in incident unprovoked seizures: a population-based study. *Epilepsia* 55: 1389–1398.

[30] Westmoreland, B.F. (1996). Epileptiform electroencephalographic patterns. *Mayo Clin. Proc.* 71: 501–511.

[31] Di Gennaro, G., Quarato, P.P., Onorati, P. et al. (2003). Localizing significance of temporal intermittent rhythmic delta activity (TIRDA) in drug-resistant focal epilepsy. *Clin. Neurophysiol.* 114: 70–78.

[32] King, M.A., Newton, M.R., Jackson, G.D. et al. (1998). Epileptology of the first-seizure presentation: a clinical, electroencephalographic, and magnetic resonance imaging study of 300 consecutive patients. *Lancet* 352: 1007–1011.

[33] Kim, L.G., Johnson, T.L., Marson, A.G. et al. (2006). Prediction of risk of seizure recurrence after a single seizure and early epilepsy: further results from the MESS trial. *Lancet Neurol.* 5: 317–322.

[34] van Donselaar, C.A., Schimsheimer, R.J., Geerts, A.T., and Declerck, A.C. (1992). Value of the electroencephalogram in adult patients with untreated idiopathic first seizures. *Arch. Neurol.* 49: 231–237.

[35] Goodin, D.S. and Aminoff, M.J. (1984). Does the interictal EEG have a role in the diagnosis of epilepsy? *Lancet* 1: 837–839.

[36] Marsan, C.A. and Zivin, L.S. (1970). Factors related to the occurrence of typical paroxysmal abnormalities in the EEG records of epileptic patients. *Epilepsia* 11: 361–381.

[37] Salinsky, M., Kanter, R., and Dasheiff, R.M. (1987). Effectiveness of multiple EEGs in supporting the diagnosis of epilepsy: an operational curve. *Epilepsia* 28: 331–334.

[38] Feyissa, A.M., Britton, J.W., Van Gompel, J. et al. (2017). High density scalp EEG in frontal lobe epilepsy. *Epilepsy Res.* 129: 157–161.

[39] Verma, A. and Radtke, R. (2006). EEG of partial seizures. *J. Clin. Neurophysiol.* 23: 333–339.

[40] Kobayashi, K., Ohtsuka, Y., Oka, E. et al. (1992). Primary and secondary bilateral synchrony in epilepsy: differentiation by estimation of interhemispheric small time differences during short spike-wave activity. Electroencephalogr. *Clin. Neurophysiol.* 83: 93–103.

[41] Lombroso, C.T. (1997). Consistent EEG focalities detected in subjects with primary generalized epilepsies monitored for two decades. *Epilepsia* 38: 797–812.

[42] Linane, A., Lagrange, A.H., Fu, C., and Abou-Khalil, B. (2016). Generalized onset seizures with focal evolution (GOFE) – a unique seizure type in the setting of generalized epilepsy. *Epilepsy Behav.* 54: 20–29.

[43] Tinuper, P., Cerullo, A., Riva, R. et al. (1995). Clinical and EEG features of partial epilepsy with secondary bilateral synchrony. *J. Epilepsy* 8: 210–214.

[44] Leutmezer, F., Lurger, S., and Baumgartner, C. (2002). Focal features in patients with idiopathic generalized epilepsy. *Epilepsy Res.* 50: 293–300.

[45] de Curtis, M. and Avanzini, G. (2001). Interictal spikes in focal epileptogenesis. *Prog. Neurobiol.* 63: 541–567.

[46] Ergene, E., Shih, J.J., Blum, D.E., and So, N.K. (2000). Frequency of bitemporal independent interictal epileptiform discharges in temporal lobe epilepsy. Epilepsia 41: 213–218.

[47] So, E.L. (2010). Interictal epileptiform discharges in persons without a history of seizures: what do they mean? *J. Clin. Neurophysiol.* 27: 229–238.

[48] Werhahn, K.J., Hartl, E., Hamann, K. et al. (2015). Latency of interictal epileptiform discharges in long-term EEG recordings in epilepsy patients. *Seizure* 29: 20–25.

[49] Ebersole, J.S. and Pacia, S.V. (1996). Localization of temporal lobe foci by ictal EEG patterns. *Epilepsia* 37: 386–383.

[50] Kutsy, R.L. (1999). Focal extratemporal epilepsy: clinical features, EEG patterns, and surgical approach. *J. Neurol. Sci.* 166: 1–15.

[51] Worrell, G.A., So, E.L., Kazemi, J. et al. (2002). Focal ictal beta discharge on scalp EEG predicts excellent outcome of frontal lobe epilepsy surgery. *Epilepsia* 43: 277–282.

[52] Hallez, H., Vanrumste, B., Grech, R. et al. (2007). Review on solving the forward problem in EEG source analysis. *J. NeuroEng. Rehabil.* 4: 46.

[53] Salu, Y., Cohen, L.G., Rose, D. et al. (1990). An improved method for localizing electric brain dipoles. *IEEE Trans. Biomed. Eng.* 37: 699–705.

[54] Thickbroom, G.W., Davies, H.D., Carroll, W.M., and Mastaglia, F.L. (1986). Averaging, spatio-temporal mapping and dipole modelling of focal epileptic spikes. Electroencephalogr. *Clin. Neurophysiol.* 64: 274–277.

[55] Pascual-Marqui, R.D., Michel, C.M., and Lehmann, D. (1994). Low resolution electromagnetic tomography: a new method for localizing electrical activity in the brain. Int. *J. Psychophysiol.* 18: 49–65.

[56] Ebersole, J.S. (1999). Non-invasive pre-surgical evaluation with EEG/MEG source analysis. Electroencephalogr. *Clin. Neurophysiol.* 50: 167–174.

[57] Phillips, C., Rugg, M.D., and Friston, K.J. (2002). Anatomically informed basis functions for EEG source localization: combining functional and anatomical constraints. *NeuroImage* 16: 678–695.

[58] Ding, L., Worrell, G.A., Lagerlund, T.D., and He, B. (2007). Ictal source analysis: localization and imaging of causal interactions in humans. *NeuroImage* 34: 575–586.

[59] Hari, R. (1994). Comment: MEG in the study of epilepsy. *Acta Neurol. Scand. Suppl.* 152: 89–90.

[60] Hamandi, K., Routley, B.C., Koelewijn, L., and Singh, K.D.

(2016). Non-invasive brain mapping in epilepsy: applications from magnetoencephalography. *J. Neurosci. Methods* 15 (260). 283–291.

[61] Bagić, A.I., Knowlton, R.C., Rose, D.F. et al. (2011). American Clinical Magnetoencephalography Society Clinical Practice Guideline 1: recording and analysis of spontaneous cerebral activity. *J. Clin. Neurophysiol.* 28: 348–354.

[62] Salayev, K.A., Nakasato, N., Ishitobi, M. et al. (2006). Spike orientation may predict epileptogenic side across cerebral sulci containing the estimated equivalent dipole. *Clin. Neurophysiol.* 117: 1836–1843.

[63] Knowlton, R.C., Elgavish, R., Howell, J. et al. (2006). Magnetic source imaging versus intracranial electroencephalogram in epilepsy surgery: a prospective study. *Ann. Neurol.* 59. 835–842.

[64] Murakami, H., Wang, Z.I., Marashly, A. et al. (2016). Correlating magnetoencephalography to stereo-electroencephalography in patients undergoing epilepsy surgery. *Brain* 139: 2935–2947.

[65] Agirre-Arrizubieta, Z., Thai, N.J., Valentín, A. et al. (2014). The value of magnetoencephalography to guide electrode implantation in epilepsy. *Brain Topogr.* 27: 197–207.

[66] Sutherling, W.W., Mamelak, A.N., Thyerlei, D. et al. (2008). Influence of magnetic source imaging for planning intracranial EEG in epilepsy. *Neurology* 23: 990–996.

[67] Ito, T., Otsubo, H., Shiraishi, H. et al. (2015). Advantageous information provided by magnetoencephalography for patients with neocortical epilepsy. *Brain Dev.* 37: 237–242.

第7章

癫痫的神经影像学

Benjamin H. Brinmann, Elson L. So, Robert E. Watson and Amy L. Kotsenas

（译者：邢振　赵益晶　陈越）

引言

　　神经影像学检查是癫痫病因诊断和预后评估的重要方法，并且在确定癫痫发作类型、选择治疗药物方面也具有重要作用。例如，出现影像学上可见的局灶性病变，提示可能是部分性癫痫，需要使用抗部分性癫痫的药物，当影像学上无局灶性病变的证据，可能需要考虑原发性全面性癫痫，此时，就不应当使用抗部分性癫痫的药物，而应该考虑使用原发性全面性癫痫的药物。影像学检查对癫痫外科中确定潜在的致痫性病灶也是至关重要的。不论颞叶还是非颞叶癫痫外科手术，对比非病灶切除术，病灶切除术对癫痫的控制效果更好。

　　神经影像学领域的每一种技术都在不断进步。本章的目的是介绍和讨论这些进展在癫痫管理中的最佳应用方式。

计算机断层扫描（CT）

　　CT检查发现致痫性病灶的敏感性和特异性低于磁共振成像（MRI）。但是在急诊抽搐发作评估方面，尤其是对于急性发作的患者和危重患者，是不可缺少的。与MRI不同，在美国的大多数医疗机构中都可以进行急诊CT检查，并且CT检查的费用比MRI低。另外，CT检查的时间也比MRI短，这使得诸如幼儿患者或精神功能障碍的成年患者等，这类不能耐受MRI检查的患者，使用CT检查代替MRI检查是可行的。然而，MRI是比CT更优的选择，因为与CT相比，MRI在发现病灶和确定病灶位置方面更有优势。因此，如无禁忌证，可以考虑在镇静或麻醉的情况下进行MRI检查。

　　急诊情况下，CT对颅内出血有很高的敏感性，但可能会漏诊少量出血或早期非出血性梗死[1]。一般情况下，CT可检出致痫性钙化灶、囊肿和脑室畸形等病变。但是，CT对神经元移行障碍性病变、海马硬化、小的脑肿瘤和血管畸形的检出能力非常有限。对于某些在癫痫患者中已经查明的其他脑部异常，如白质变性和轻微的部分或者全脑萎缩，CT也常常无法检出。另外，脑膜的异常一般通过CT检查也无法检出。此外，为评估癫痫发作的病理生理学，往往需要获取病灶背景和周围脑结构的图像，用于构建致痫性病灶和脑结构之间的精确联系，在此情形中，CT检查的图像便无法使用。CT检查由于上述的局限性一般可以用MRI来替代。美国神经病学学会在癫痫临床实践中的质量控制标准之一，就是审查脑部CT或MRI，其中MRI是首选[2]。

Epilepsy, Second Edition. Edited by Gregory D. Cascino, Joseph I. Sirven and William O. Tatum.
© 2021 John Wiley & Sons Ltd. Published 2021 by John Wiley & Sons Ltd.

磁共振成像（MRI）

对于药物难治性局灶性或部位相关性癫痫患者，MRI仍然是最具敏感性和特异性的结构性影像学检查，可用于筛选合适的癫痫患者进行癫痫外科手术，制订电生理监测计划，指导随后的手术切除或微创治疗，如激光热消融，并在术后确认病灶是否切除或毁损。

在MRI提示结构性病变的患者中，有约70%的患者在手术后实现了无发作。相反，在MRI阴性的患者中，手术后无发作率下降到46%。上述无发作率在成人或儿童癫痫，颞叶或非颞叶癫痫中的报道是相似的[3]。

MRI的敏感性和特异性取决于病变类型、读片MRI医生的经验和可疑致痫区定位的准确性。此外，成像技术因素也起着关键作用。场强的增高可以提高MRI图像的分辨率，3.0T MRI通常比1.5T MRI更适合用于癫痫评估，7T MRI现在也开始进入临床使用（下文会进一步讨论）。

癫痫成像方案需要特别设置，这对于病灶的检出至关重要[4]。具体的成像序列参数取决于MRI扫描仪的品牌和型号。然而，一般的建议需要进行高分辨率的薄层扫描。斜冠状位扫描或高分辨率的T2相三维重建和流体衰减反转恢复（FLAIR）序列和T1相容积扫描也是必不可少的。三维各向同性序列可以在任意平面上进行重建，具有较高的面内和面外空间分辨率[5]。三维序列对于较新的自动体积测量技术也是必要的，如颞叶内侧硬化症患者海马或杏仁核的测量[6]（图7.1）。除非已知或疑似脑肿瘤的患者，或者在平扫中考虑脑肿瘤的患者，否则一般不静脉注射（IV）对比剂。另外，自身免疫性癫痫的患者也需要考虑进行增强扫描。增强强化和弥散受限可能对这些患者的预后有影响[7]。

双反转恢复（DIR）序列，使用两个连续的180°射频脉冲，首先使脑脊液（CSF）的信号饱和（类似于传统的FLAIR序列），然后第二个脉冲使白质的信号饱和以提高灰质的成像，改善灰白质交界处、白质内部和脑室表面异常情况的成像[8]。该序列可以作为其他序列的补充，如磁化准备快速梯度回波成像（MPRAGE），用于识别局灶性皮质发育不良、结节性硬化症的皮质小结节和异位灰质[9-11]（图7.2）。有报道认为，在颞叶癫痫患者中，DIR也可用于确定功能极性[12]。

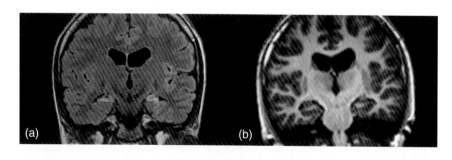

图7.1　16岁男性癫痫患者，10个月龄起病。冠状位FLAIR（a）和高分辨率T1加权（b）MRI显示双侧颞叶内侧的高信号和体积萎缩，符合双侧颞叶内侧硬化表现

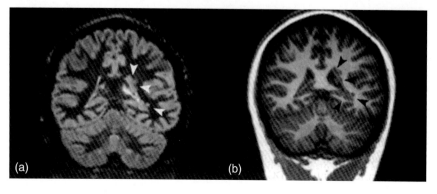

图7.2　52岁男性癫痫患者，37岁时以部分性癫痫起病。DIR序列（a）与高分辨率T1加权的MPRAGE序列（b）互补，显示出广泛的脑室周围结节性异位

T2*梯度回波序列（GRE）或磁敏感加权成像（SWI）对钙化或血色素引起的局部磁场均匀性改变的敏感性较高，可以提高对钙化病变或血管畸形的检出率。GRE和SWI序列可能尤其适用于对发展中国家的患者进行检查，这些国家的癫痫患者中，脑囊虫病和脑结核病很常见[13]。

对于癫痫患者，MRI最好由具有癫痫诊断经验的影像科医生报告。影像学结果需要结合病史、发病特征和脑电生理检查结果来综合阐述，并在颅内电生理监测或手术前进行复查[14]。

置入式设备MRI检查的安全性评估

自1997年迷走神经刺激（VNS）被批准用于难治性的局灶性癫痫以来，接受刺激器置入的患者需要进行MRI检查的情况变得很常见。虽然置入VNS设备的患者在1.5T下进行成像通常是安全的，但对这些患者进行MRI的安全性依然有特殊的考虑。在成像之前，VNS设备应关闭，输出电流设置为0mA。在成像过程中，必须使用发射/接收（T/R）线圈，并应遵循推荐的比吸收率（SAR）限制。检查结束后，应对设备进行测试并重新程控至检查前的设置[15-16]。据报道，在限制条件下，使用特定的MRI扫描仪和头圈对置入VNS设备的患者成像是安全的[17]。

7T MRI

在本文成稿时，7T MRI正逐渐出现在临床中。这是因为7T成像具有更高的信噪比（SNR）、对比度-噪声比（CNR）和更高的空间分辨率，可以增强对小病灶的检出，改善病灶特征的识别，提高诊断的信心[18-20]（图7.3）。7T MRI技术限制仍然存在，包括较高的SAR限制了密集射频序列的应用，以及磁场不均匀性的提高可能导致颅底成像伪影和图像失真[20]。此外，许多医疗植入物尚未在7T条件下进行测试。最后，7T MRI成本高，目前在美国只有个别中心能够使用。因此，7T MRI依旧只是可供选择的手段。

正电子发射断层扫描（PET）

正电子发射断层扫描（PET）主要用于难治性癫痫患者执行病灶切除术的术区定位。用于临床的放射性配体是脱氧-2［^{18}F］氟脱氧葡萄糖（^{18}FDG）。由于^{18}FDG受体在脑的分布时间约为45min至1h，而局灶性癫痫发作通常只持续几分钟，因此FDG-PET图像多是发作间期成像。潜在的致痫灶在发作间期对葡萄糖的摄取减少，因此，与大脑其他部位相比，致痫灶会出现"低代

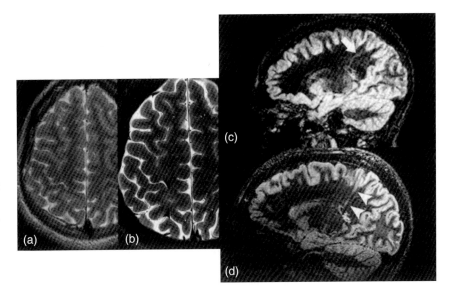

图7.3 一名18岁女性顽固性局灶性癫痫患者，2岁时起病，之前所有的影像学检查结果均为阴性。3T的T2加权轴位（a）成像没有显示病灶，而3T的DIR矢状位（b）成像显示右侧中央后回的白质可疑异常。7T的T2加权轴位（c）和DIR矢状位（d）成像发现了局灶性皮质发育不良

谢"的表现，摄取减低（图7.4）。如果在注射^{18}FDG后和摄取期间发生了癫痫发作，那么潜在致痫灶会出现少见的、^{18}FDG摄取增加的"高代谢"图像。

发作间期FDG-PET成像显示，约70%的颞叶癫痫患者有明显的代谢减低。通过对^{18}FDG摄取程度的定量评估，可以提高检出率。^{18}FDG摄取减低的病灶与脑电图（EEG）检出的病灶的一致性高达90%。当一侧颞叶病灶的摄取量比另一侧减少至少15%时，也可提示减低侧是癫痫病灶[21]。

当发现致痫性病灶，并且与临床特征或脑电图结果一致时，FDG-PET的价值有限。在这种情况下，进一步的FDG-PET检查可能无助于病灶定位。另一方面，MRI阴性的癫痫患者可以通过FDG-PET检查来与临床特征或EEG结果做比对。FDG-PET检查发现的病灶可以用于指导颅内电极置入或病灶切除。早期的研究显示，在MRI阴性癫痫患者中使用FDG-PET检查指导临床诊疗，结果令人失望，仅在9%的非颞叶癫痫和56%的颞叶癫痫患者中检出病灶[22]。而后续的研究发现，可以在多达90%的MRI阴性的颞叶癫痫患者[23]和85%的MRI阴性的额叶癫痫患者中检出低代谢灶[24]。在MRI阴性的颞叶癫痫患者中检出FDG-PET病灶，是该部分患者癫痫手术预后的有利指标。当临床特征和脑电图结果一致时，接受颞叶切除术的上述患者术后2年内无癫痫发作率达76%，与之相比，颞叶内侧硬化的患者这一比例只有71%[25]。如果异常的FDG-PET病灶与临床特征和EEG结果不一致，预后会较差[26]。然而，需要注意的是，低代谢FDG-PET病灶可能延伸到致痫区之外，即颞叶癫痫的低代谢病灶可能延伸到顶叶或额叶。

统计参数图（SPM）分析FDG-PET影像后处理结果，并与MRI比对，可以更精确地定位异常的低代谢缺损区。MRI阴性颞叶癫痫患者的FDG-PET低代谢缺损区位于颞叶下外侧区，而伴有海马硬化的颞叶癫痫患者的代谢缺损区则位于颞叶下内侧区[27]。与MRI结合的FDG-PET图像（FDG-PET/MRI）有助于发现在磁共振成像上无法发现的颞外IIb型皮质发育不良病灶[28]。切除病灶后，87%的患者可以实现无癫痫发作。一家机构回顾性研究了FDG-PET/MRI对癫痫手术的影响，结果显示，FDG-PET/MRI检查使得癫痫手术的患者数量增加了18%，并且，只有2%的患者需要置入颅内电极，而在使用FDG-PET/MRI之前，这一比例为21%[29]。

FDG-PET在婴幼儿MRI阴性癫痫定位方面也很有价值，婴幼儿癫痫常表现为全面性癫痫，发作间期EEG显示全面性或多灶性发作。例如，婴儿痉挛中存在异常的FDG-PET病灶可以指导进一步的癫痫手术决策，切除病灶后痉挛消失的可能性很大[30]。虽然［^{11}C］甲基-L-色氨酸（一种合成5-羟色胺的放射性示踪剂）在临床上的应用有

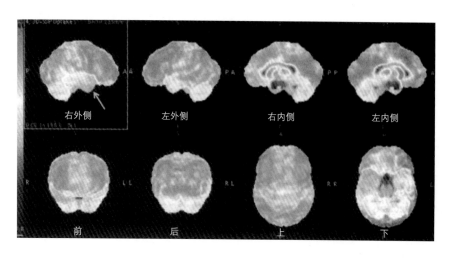

右外侧　　左外侧　　右内侧　　左内侧

前　　后　　上　　下

图7.4　一位22岁难治性癫痫患者，病史3年，发作形式为全面性强直-阵挛发作和复杂部分性发作，FDG-PET与MRI融合成像显示右颞叶摄取减少，3T MRI（癫痫成像方案）没有发现潜在的致痫性病灶。视频脑电图记录提示右颞叶起源的异常发作。在进行了右颞叶-杏仁核-海马切除术后，该患者已经6年没有再发作，已停用抗癫痫药物

限，但有报道称它有助于在结节性硬化症患者颅内多发结节中确定临床相关的致痫结节[31]。

单光子发射计算机断层扫描（SPECT）

与脑的其他部位相比，致痫灶在发作间期出现明显的血流减少，而在发作期出现血流增加。基于这一现象，可使用灌注单光子发射计算机断层扫描（SPECT）放射性配体，如^{99m}Tc-HMPAO（六甲基丙二胺肟）或^{99m}Tc-ECD（双半胱乙酯）来检测出现上述灌注改变的病灶，以定位致痫灶。然而，发作间期SPECT研究的敏感性和特异性都很低。另一方面，发作期SPECT对发现癫痫发作引起的局灶性灌注异常非常有用。这是基于脑对^{99m}Tc-HMPAO和^{99m}Tc-ECD的摄取大多在约1min内完成。这个摄取时间与大多数局灶性发作的时间相近，特别是局灶性认知障碍性发作，但SPECT放射性配体必须在发作开始后及时注射，否则，可能出现漏诊或者误诊，因为此时灌注改变的区域在发作传播的部位，而不是发作起源部位。在发作后期或发作后的SPECT注射可能会产生一个灌注减少的区域，其灌注不足的程度比发作间期更严重。因此，发作后SPECT图像仍具有癫痫定位的作用，但不如发作期SPECT高灌注区的图像可靠[32]。

发作期SPECT数据必须与发作间期SPECT数据进行比较，后者是在患者处于非癫痫状态时注射放射性配体得到的，因此发作期和发作间期结果之间的灌注差异可归因于癫痫发作的影响。如果两个结果之间的灌注差异在程度上和位置上都很大，则这种差异可以很容易识别。然而，通过计算机从发作期数据中减去发作间期的SPECT数据，并将所产生的差异与患者的MRI图像进行配准（发作期SPECT减影与MRI融合成像术；SISCOM），已经取代了视觉对比法[33]。SISCOM在88%的患者中检测到了高灌注病灶，而视觉对比法只有39%。在测量者中，SISCOM也比视觉对比具有更好的一致性（84%和42%）。当高灌注SISCOM病灶存在

并包括在手术切除范围内时，63%的患者获得了良好的癫痫控制，而当病灶不存在或不在切除范围内时，只有20%的患者获得了良好的癫痫控制。

SISCOM也可用于检测灌注减低的病灶，这通常是在发作后期或发作结束后注射放射性配体时出现的。研究发现，低灌注SPECT分析有助于提高高灌注SPECT的价值。通过评估每项SPECT研究的高灌注和低灌注改变结果[34]，发现在灶性和非灶性的颞叶外癫痫患者中，与不存在SISCOM病灶或病灶未被切除的患者相比，存在SISCOM病灶并且病灶被切除的患者，其术后癫痫发作控制率更高。SISCOM对评估与皮质发育不良或多灶性病变相关的药物难治性癫痫也很有价值。在上述描述的情形下，SISCOM可能有助于定位癫痫患者惯常发作的优势病灶。

在任意两次SPECT成像中，对区域血流的预期生理变化做减影，使SPECT减影技术取得了进展。把发作期和发作间期数据之间的差异与正常对照组数据进行统计学比较，这些正常对照组数据源自一群非癫痫受试者，该群受试者每人都进行了两次的SPECT成像。MRI融合发作期SPECT图像分析（STATISCOM）和基于SPM分析的发作期-发作间期SPECT图像分析（ISAS）是两种类似的SPM-SPECT技术，已被证明均优于SISCOM（图7.5）[35]。STATISCOM与SISCOM相比，盲法研究下，评估人员之间的一致性更好（κ值分别为0.81和0.36）。在对颞叶内侧癫痫和颞叶新皮层外侧癫痫的区分中，STATISCOM方法的正确率为68%，而SISCOM方法只有24%（$P = 0.02$）。当STATISCOM能够定位致痫灶在颞叶内侧或颞叶新皮层外侧时，手术后的癫痫控制率为81%；而当STATISCOM不能够在颞叶内实现亚区定位时，手术后的癫痫控制率较低，为53%（$P = 0.03$）。在MRI阴性的颞叶癫痫中，STATISCOM的检出率也优于SISCOM。接受STATISCOM方案患者中的71%，其定位与切除部位一致，而这一比例在接受SISCOM方案的患者中只有38%[36]。在非局灶性颞

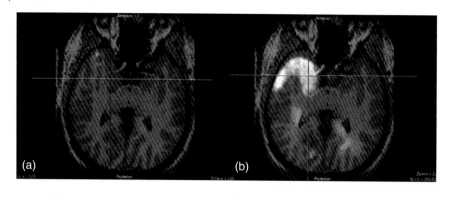

图7.5　a. SISCOM对发作和发作间期SPECT数据的分析，未发现患者右颞叶癫痫病灶的灌注变化。b. STATISCOM对同一SPECT数据的分析显示右颞叶有明显的高灌注病灶[78]

外癫痫患者中，STATISCOM识别的病灶与切除部位的吻合率为73%，而SISCOM为52%。

　　SPECT用于定位癫痫发作起始区的优点是，它是除癫痫发作的视频脑电图记录之外的唯一的发作诊断测试。SPECT设备和放射性配体在许多机构中已经普及。尽管如此，SPECT用于癫痫评估有一些后勤方面的挑战。患者必须接受视频脑电图监护，医生必须有经验和资格尽快识别临床或脑电发作，以便尽早注射放射性配体。进行注射的工作人员必须被批准或有资格管理放射性配体剂。为了提高在癫痫发作期间成功注射的可能性，注射和随后扫描的时间窗口应大于大多数实验室或办公室的日常工作时间，即上午8∶00至下午5∶00。

功能磁共振成像（fMRI）

　　功能磁共振成像（fMRI）能够识别脑随时间、空间、代谢变化发生的信号改变，在癫痫患者评估中具有重要作用。在执行特定的语言、运动和记忆任务时，与执行这些任务相关的脑区，其新陈代谢率和能量需求将增加。这种需求的增加最初与局部缺氧有关，这引起了基于毛细血管前括约肌松弛反应的血流动力学变化和随后局部血流量和血氧水平的升高，这种升高与氧合血红蛋白数量的相对增加和脱氧血红蛋白数量的相对减少有关。当血红蛋白被充分氧合时，呈逆磁性，信号与周围的脑组织相似。与之相反，脱氧血红蛋白呈顺磁性，这种差异是血氧水平依赖性（BOLD）对比的基础。GREMRI脉冲序列和相关的T2*对比在临床上常用的1.5T和3T场强下特别适合进行fMRI的BOLD成像。

　　在fMRI图像采集过程中，通过"区组设计"交替刺激患者或让患者执行任务，通过比较"激活/开启"阶段和"失活/关闭"阶段的信号变化，从而实现不同BOLD信号的解剖定位。通过这种方式，可以计算出两种状态之间特定脑区的平均信号差异。应用各种统计阈值可以识别特定解剖位置的体素显示BOLD激活差异的概率，这种差异是由非特异性噪声和低量级BOLD信号差异引起的。由于各种模式导致相对微妙的BOLD信号差异，患者的运动会对fMRI成像质量产生重大的不利影响，因此，患者的配合是至关重要的，一般来说，要尽量使成像组分之间的头部运动在任何方向上都＜1mm。

　　功能磁共振成像模式已发展到可以对执行语言、运动和记忆功能的脑区进行定位。在癫痫患者的检查中，确定语言功能优势侧（左侧、双侧、右侧）是必须的。既往的实践中，确定语言功能优势侧主要是通过有创的导管血管造影为基础的颈动脉内异戊巴比妥试验（Wada试验）来确定的。有数据显示[37-39]，80%～90%的患者在3个主要的语言任务中，fMRI和Wada试验的结果是十分一致的：言语流畅性、动词生成和语义决定。最近针对fMRI在癫痫患者术前评估中的应用指南[39]显示，强有力的证据支持fMRI作为颈动脉内异戊巴比妥试验的替代方案，以确定颞叶内侧癫痫、颞叶癫痫和非颞叶癫痫患者的语言功能优势侧。没有足够的证据支持，在颞叶新皮层癫痫患者或合并颞叶肿瘤患者中，fMRI优于颈动脉内异戊巴比妥试验。fMRI被认为可以预测前颞叶切除术后的语言功能障碍。

现有证据支持在颞叶内侧癫痫患者中，使用fMRI与颈动脉内异戊巴比妥试验进行记忆功能评估，但现有证据不足以支持在其他类型的癫痫中推广上述方法。关于言语记忆功能的fMRI研究表明：对优势半球的识别可以预测与切除相关的言语记忆功能下降[37-39]。关于非语言记忆功能（视空间功能，脸部、场景识别功能），fMRI可以预测颞叶切除术患者的预后。

为进一步确定发作起始区，目前试图同时记录fMRI和EEG数据（EEG/fMRI）[38,40]。对于fMRI的分析，是将癫痫样放电时的BOLD激活与不激活的数据进行比较。有趣的是，癫痫样放电的血流动力学反应可能与放电幅值没有直接相关，可能与相应的波形特征和形态有关，包括是否出现慢波[38,41-42]。一些研究表明，Ⅱ期颅内或头皮脑电监测得到的癫痫样放电定位与EEG/fMRI激活之间存在良好的相关性[38]。An和他的同事的一项研究发现，在难治性颞外癫痫患者中，EEG/fMRI有助于对发作起始区定位，并与手术切除的预后相关，同时表明了切除与放电相关的BOLD激活区域与手术效果呈正相关[43]。

EEG/fMRI研究的另一方面，是与静息态磁共振下的癫痫患者脑功能网络的研究有关。这些研究发现，除了致痫灶局部的BOLD变化外，相对较远的皮质和皮质下部位也有变化，支持空间分布式网络参与癫痫样放电产生的观点[38]。上述研究有助于加深我们对于癫痫神经网络及治疗模式潜在机制的理解。

图像后处理

除了图像采集方法的进步外，在采集图像后的处理方面的研究，也推动了癫痫临床诊断和治疗能力的进步。随着计算力的提高和普及，以及计算周期成本的下降，图像后处理在神经影像学中的应用变得更加普遍，特别是在癫痫疾病的临床实践中。计算力的提高支持更加自动化和更复杂的算法的发展，从而提高了图像后处理的应用。

近年来，通过对同一或不同模式在不同方向获得的图像进行空间对齐的算法已经很普遍，这些算法通过实现跨模式和连续模式内的定性和定量比较，推动了图像后处理的临床应用。这类算法可通过多种商业和开源软件包被广泛使用，也可嵌入到任务导向的应用软件包中，例如立体定向导航软件。有大量的文献验证了这些算法在广泛应用中的准确性[44-47]。基于体素强度的图像配准算法比基于表面或边缘的图像配准算法更加准确。当在高质量、无伪影的图像上运行现有的算法时，可在MRI-CT图像融合中实现中位配准精度<2mm，在MRI-FDG-PET图像融合中实现精度<4mm。然而，尽管这些算法已经成熟，但在实际应用中，尤其是在存在噪声或图像采集伪影的情况下，配准错误很常见，严格的质量控制措施在临床实践中是必不可少的[48]。同样，非刚性图像配准算法目前已广泛应用，并能进行受试者之间的比较和统计分析，可将多个受试者的图像非刚性地配准到一个共同的立体定向图集上[49-50]。

图像处理方法通过对已经获得的临床图像进行算法操作，能够从癫痫的临床影像学研究中提取信息。自20世纪90年代以来，海马体积分析在海马萎缩的识别和量化方面发挥了作用（海马萎缩是颞叶内侧硬化的一个指标），主要是通过在断层图像上进行人工追踪[51-53]。最近，已有自动化算法被开发出来[54]，并被FDA批准[6,55]，用于基于图集自动识别海马和其他脑解剖学结构的边界，从而确定T1加权临床图像的体积，减少了上述测量对操作者的要求。这些算法也促进了对大量大脑深部和皮质结构的容积分析，使人们能够更广泛地探索癫痫患者的大脑容积变化[56-57]。现有算法在有解剖学变异或手术后改变的情况下经常失误，但通过扩大参考图集的新算法有希望提高结果的稳定性和准确性[58]。

形态学后处理已显示出在高分辨率T1加权MRI中检测微小的局灶性皮质发育不良（图7.6）和结节或带状灰质异位的优势[59-61]。形态测量分析与基于体素的形态测量不同，形态测量分析旨在突出单个MRI图像中基于形状的异常特征，而基于体素的形态测量是一种评估图像组之间，基于形状统计学差异的方法[62]。虽然目前有多种形式的MRI形态测量分析，但目前的方法通常是将患者的灰质与正常人的结果进行比较，提供结构异常的线索，并对其进行评估，以确定上述异常是患者致痫病灶的可能性。临床中使用的主要方法是形态分析程序（MAP），最初由Huppertz等提出[63]。结合神经影像学专家的视觉审查，这种方法在一批经组织学证实的FCD病例中识别了82%的FCD Ⅱa型病变和92%的FCD Ⅱb型病变（图7.7）[59,61]。

患者图像和正常对照图像之间的图像后处理比较，也被用于功能成像研究中。将发作-发作间期99mTc SPECT图像与正常对照受试者的99mTc图像进行统计比较（即STATISCOM和ISAS，如上所述），提高了SPECT成像对致痫灶的检出率。F-18FDG-PET成像的SPM在研究中很常见，并广泛应用于临床癫痫诊疗[64-65]。这些方法对提高功能成像研究的敏感性和特异性非常有帮助。

最近在医学图像后处理方面的努力，促进了机器学习的方法在影像解释和病理鉴定中的应用[66-69]。监督学习的方法需要专家标记的数据集，通过识别图像中的特征或特性及其对应病理改变之间是否存在相关性来训练算法，有望推动目前的图像后处理技术超越传统的、基于规则的图像后处理算法。支持向量机（SVM）分类器已被成功用于颞叶癫痫患者和正常对照组人群的特征识别[67,69]。大多数机器学习方法需要识别特定的图像特征，为分类算法提供训练和验证数据[70]。然而，深度、递归卷积神经网络（CNN）方法可

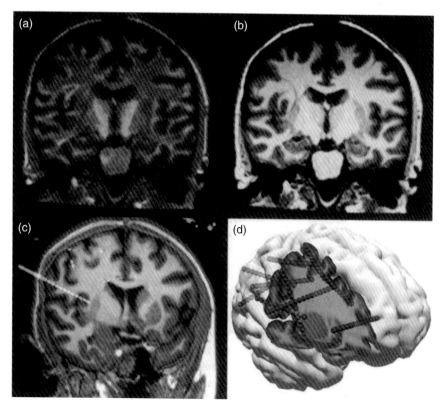

图7.6 一位29岁的女性，慢性药物难治性癫痫患者，发作时头皮脑电图显示右侧中央区周围放电。高分辨率T1加权MRI（a）的形态处理（Junction，Panela）显示额叶岛盖部（b）可疑异常。通过立体定向脑电图对该区域进行监测（c、d），发现患者的癫痫发作起源于上述可疑的异常区域附近

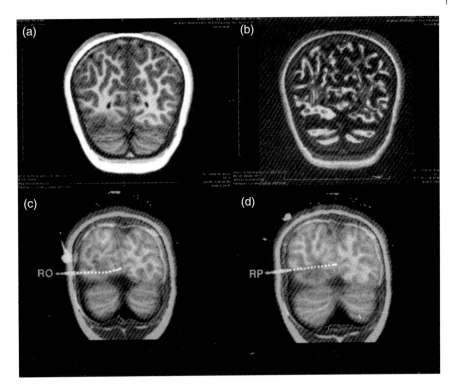

图7.7 多模态图像配准和融合实现了结构和生理的对应。一名8岁男童癫痫合并视野缺损。高分辨率T1加权MRI（a）和MAP结合（b）显示枕叶右下部灰白质边界模糊（顶部）。F-^{18}FDG-PET检查显示上述位置代谢减低。通过立体定向脑电图监测，该区域被确认为癫痫发作的起源部位，MRI、PET和置入电极的CT图像融合（c、d）证实电生理、代谢和结构特征之间的一致性

以在图像任务中实现端到端的学习，避免了需要提供明确的图像特征[71]，并可能提供比其他可用方法更高的准确性。用于图像处理任务的CNN方法，包括分割[72]、配准[73]和病理组织识别[74-75]正在迅速发展，并可能很快便能够应用于临床。

结论

在几乎所有类型癫痫管理中，影像学是不可或缺的。然而，选择哪种检查方式必须仔细考虑，考虑内容包括最大限度地节约成本、便利与否以及对健康的影响。先进的成像技术对复杂的癫痫疾病具有重要意义，但在观察和解释影像学数据和图像时，基于计算产生的结果必须与医学知识和临床经验相结合[76]。

在癫痫手术评估时，影像学检查结果应始终结合患者的病史和其他检查结果来解释。影像学不应该是确定发作区的唯一因素。当多种检查的结果或不同检查方式的结果有较高的一致性时，接受癫痫手术的患者有较大的可能控制癫痫发作[77]。

参考文献

[1] Harden, C., Huff, J., Schwartz, T. et al. (2007). Neuroimaging in the emergency patient presenting with seizure (an evidence-based review). Report of the Therapeutics and Technology Assessment Subcommittee of the American Academy of Neurology. *Neurology* 69: 1772–1780.

[2] Fountain, N., Van Ness, P., Swain-Eng, R. et al. (2011). Quality improvement in neurology: AAN epilepsy quality measures. *Neurology* 76: 94–99.

[3] Téllez-Zenteno, J.F., Ronquillo, L.H., Moien-Afshari, F., and Wiebe, S. (2010). Surgical outcomes in lesional and non-lesional epilepsy: a systematic review and meta-analysis. *Epilepsy Res.* 89 (2): 310–318. https://doi.org/10.1016/j.eplepsyres.2010.02.007.

[4] Martinez-Rios, C., McAndrews, M.P., Logan, W. et al. (2016). MRI in the evaluation of localization-related epilepsy. J. *Magn. Reson. Imaging* 44 (1): 12–22. https://doi. org/10.1002/jmri.25269.

[5] Pouwels, P.J.W., Kuijer, J.P.A., Mugler, J.P. et al. (2006). Human gray matter: feasibility of single-slab 3D double inversion-recovery high-spatial-resolution MR imaging. *Radiology* 241 (3): 873–879. https://doi.org/10.1148/radiol.2413051182.

[6] Azab, M., Carone, M., Ying, S., and Yousem, D. (2015). Mesial temporal sclerosis: accuracy of NeuroQuant versus neuroradiologist. *Am. J. Neuroradiol.* 36 (8): 1400–1406.

[7] Kotsenas, A.L., Watson, R.E., Pittock, S.J. et al. (2014). MRI findings in autoimmune voltage-gated potassium channel complex encephalitis with seizures: one potential etiology for mesial temporal sclerosis. *AJNR Am. J. Neuroradiol.* 35 (1): 84–89. Epub 2013/07/23. doi: https://doi.org/10.3174/ajnr.A3633. PubMed PMID: 23868165.

[8] Boulby, P.A., Symms, M.R., and Barker, G.J. (2004). Optimized

interleaved whole-brain 3D double inversion recovery (DIR) sequence for imaging the neocortex. *Magn. Reson. Med.* 51 (6): 1181–1186. https://doi.org/10.1002/mrm.20088.

[9] Battaglia, G., Chiapparini, L., Franceschetti, S. et al. (2006). Periventricular nodular heterotopia: classification, epileptic history, and genesis of epileptic discharges. *Epilepsia* 47 (1): 86–97. https://doi.org/10.1111/j.1528-1167.2006.00374.x.

[10] Cotton, F., Rambaud, L., and Hermier, M. (2006). Dual inversion recovery MRI helps identifying cortical tubers in tuberous sclerosis. *Epilepsia* 47 (6): 1072–1073. https://doi.org/10.1111/j.1528-1167.2006.00529.x.

[11] Wong-Kisiel, L.C., Britton, J.W., Witte, R.J. et al. (2016). Double inversion recovery magnetic resonance imaging in identifying focal cortical dysplasia. *Pediatr. Neurol.* 61: 87–93. https://doi.org/10.1016/j.pediatrneurol.2016.04.013.

[12] Morimoto, E., Okada, T., Kanagaki, M. et al. (2013). Evaluation of focus laterality in temporal lobe epilepsy: a quantitative study comparing double inversion-recovery MR imaging at 3T with FDG-PET. *Epilepsia* 54 (12): 2174–2183. https://doi.org/10.1111/ epi.12396.

[13] Saini, J., Kesavadas, C., Thomas, B. et al. (2009). Susceptibility weighted imaging in the diagnostic evaluation of patients with intractable epilepsy. *Epilepsia* 50 (6): 1462–1473. https://doi.org/10.1111/j.1528-1167.2008.01882.x.

[14] Kenney, D.L., Kelly-Williams, K.M., Krecke, K.N. et al. (2016). Usefulness of repeat review of head magnetic resonance images during presurgical epilepsy conferences. *Epilepsy Res.* 126: 106–108. https://doi.org/10.1016/j.eplepsyres.2016.06.005.

[15] Benbadis, S.R., Nyhenhuis, J., Tatum Iv, W.O. et al. (2001). MRI of the brain is safe in patients implanted with the vagus nerve stimulator. *Seizure* 10 (7): 512–515. https://doi.org/10.1053/seiz.2001.0540.

[16] VNSTherapy (2017). (Worldwide) MRI with the VNS Therapy System. Houston, Texas:Cyberonic Inc.

[17] Gorny, K.R., Bernstein, M.A., and Watson, R.E. (2010). 3 tesla MRI of patients with a vagus nerve stimulator: initial experience using a T/R head coil under controlled conditions. *J. Magn. Reson. Imaging* 31 (2): 475–481. https://doi.org/10.1002/jmri.22037.

[18] Breyer, T., Wanke, I., Maderwald, S. et al. (2010). Imaging of patients with hippocampal sclerosis at 7 tesla: initial results. *Acad. Radiol.* 17 (4): 421–426. https://doi.org/10.1016/j.acra.2009.10.013.

[19] De Ciantis, A., Barba, C., Tassi, L. et al. (2016). 7T MRI in focal epilepsy with unrevealing conventional field strength imaging. *Epilepsia* 57 (3): 445–454. https://doi.org/10.1111/ epi.13313.

[20] Obusez, E.C., Lowe, M., Oh, S.-H. et al. (2018). 7T MR of intracranial pathology: preliminary observations and comparisons to 3T and 1.5T. *NeuroImage* 168: 459–476. https://doi.org/10.1016/j.neuroimage.2016.11.030.

[21] Theodore, W., Sato, S., Kufta, C. et al. (1997). FDG-positron emission tomography and invasive EEG: seizure focus detection and surgical outcome. *Epilepsia* 38: 81–86.

[22] Spencer, S. (1994). Relative contributions of MRI, SPECT, and PET imaging in epilepsy. *Epilepsia* 35 (Suppl 6): S72–S89.

[23] Carne, R., O'Brien, T., Kilpatrick, C. et al. (2004). MRI-negative PET-positive temporal lobe epilepsy: a distinct surgically remediable syndrome. *Brain* 127: 2276–2285.

[24] da Silva, E., Chugani, D., Muzik, O., and Chugani, H. (1997). Identification of frontal lobe epileptic foci in children using positron emission tomography. *Epilepsia* 38: 1198–1208.

[25] Pinto-Khoury, C., Sperling, M., Skidmore, C. et al. (2012). Surgical outcome in PET positive, MRI-negative patients with temporal lobe epilepsy. *Epilepsia* 53 (2): 342–348.

[26] Immonen, A., Jutila, L., Muraja-Murro, A. et al. (2010). Long-term epilepsy surgery outcomes in patients with MRI-negative temporal lobe epilepsy. *Epilepsia* 51: 2260–2269.

[27] Carne, R., Cook, M., MacGreggor, L. et al. (2006). "Magnetic resonance imaging negative positron emission tomography positive" temporal lobe epilepsy: FDG-PET pattern differs from mesial temporal lobe epilepsy. *Mol. Imaging Biol.* 9: 32–42.

[28] Chassoux, F., Rodrigo, S., Semah, F. et al. (2010). FDG-PET improves surgical outcome in negative MRI Taylor-type focal cortical dysplasia. *Neurology* 75: 2168–2175.

[29] Salamon, N., Kung, J., Shaw, S.J. et al. (2008). FDG-PET/MRI coregistration improves detection of cortical dysplasia in patients with epilepsy. *Neurology* 71 (20): 1594–1601. https://doi.org/10.1212/01.wnl.0000334752.41807.2f. PubMed PMID: 19001249; PMCID: PMC2676967.

[30] Chugani, H., Shields, W., Shewmon, D. et al. (1990). Infantile spasms: I. PET identifies focal cortical dysgenesis in cryptogenic cases for surgical treatment. *Ann. Neurol.* 24: 406–413.

[31] Chugani, D., Chugani, H., Muzik, O. et al. (1999). Imaging epileptogenic tubers in children with tuberous sclerosis complex using a-[11C]methyl-L-tryptophan positron emission tomography. *Ann. Neurol.* 44: 858–866.

[32] Newton, M., Berkovic, S., Austin, M. et al. (1992). Postictal switch in blood flow distribution and temporal lobe seizures. *J. Neurol. Neurosurg. Psychiatry* 55: 891–894.

[33] O'Brien, T., So, E., Mullan, B. et al. (1998). Subtraction ictal SPECT co-registered to MRI improves clinical usefulness of SPECT in localizing the surgical seizure focus. *Neurology* 50 (2): 445–454.

[34] O'Brien, T., So, E., Mullan, B. et al. (1999). Subtraction SPECT co-registered to MRI improves postictal SPECT localization of seizure foci. *Neurology* 52: 137–146.

[35] Kazemi, N.J., Worrell, G.A., Stead, S.M. et al. (2010). Ictal SPECT statistical parametric mapping in temporal lobe epilepsy surgery. *Neurology* 74 (1): 70–76. Epub 2009/12/30. doi:https://doi.org/10.1212/WNL.0b013e3181c7da20. PubMed PMID: 20038775; PMCID: PMC3462472.

[36] Sulc, V., Stykel, S., Hanson, D. et al. (2014). Statistical SPECT processing in MRI-negative epilepsy surgery. *Neurology* 82: 932–939.

[37] Binder, J.R., Sabsevitz, D.S., Swanson, S.J. et al. (2008). Use of preoperative functional MRI to predict verbal memory decline after temporal lobe epilepsy surgery. *Epilepsia* 49 (8): 1377–1394. Epub 2008/04/26. doi: https://doi.org/10.1111/j.1528-1167.2008.01625.x. PubMed PMID: 18435753; PMCID: PMC2943848.

[38] Middlebrooks, E.H., Ver Hoef, L., and Szaflarski, J.P. (2017). Neuroimaging in epilepsy. *Curr. Neurol. Neurosci. Rep.* 17 (4): 32. Epub 2017/03/23. doi: https://doi.org/10.1007/ s11910-017-0746-x. PubMed PMID: 28324301.

[39] Szaflarski, J.P., Gloss, D., Binder, J.R. et al. (2017). Practice guideline summary: use of fMRI in the presurgical evaluation of patients with epilepsy: report of the guideline development, dissemination, and Implementation Subcommittee of the American Academy of neurology. *Neurology* 88 (4): 395–402. Epub 2017/01/13. doi: https://doi.org/10.1212/ WNL.0000000000003532. PubMed PMID: 28077494; PMCID: PMC5272968.

[40] Huster, R.J., Debener, S., Eichele, T., and Herrmann, C.S. (2012). Methods for simultaneous EEG-fMRI: an introductory

review. *J. Neurosci.* 32 (18): 6053–6060. Epub 2012/05/04. doi: https://doi.org/10.1523/JNEUROSCI.0447-12.2012. PubMed PMID: 22553012.

[41] Bénar, C.-G., Gross, D.W., Wang, Y. et al. (2002). The BOLD response to interictal epileptiform discharges. *NeuroImage* 17 (3): 1182–1192.

[42] Kobayashi, E., Bagshaw, A.P., Grova, C. et al. (2006). Negative BOLD responses to epileptic spikes. *Hum. Brain Mapp.* 27 (6): 488–497.

[43] An, D., Fahoum, F., Hall, J. et al. (2013). Electroencephalography/ functional magnetic resonance imaging responses help predict surgical outcome in focal epilepsy. *Epilepsia* 54 (12): 2184–2194. Epub 2013/12/07. doi: https://doi.org/10.1111/epi.12434. PubMed PMID: 24304438; PMCID: PMC4498907.

[44] Ken, S., Di Gennaro, G., Giulietti, G. et al. (2007). Quantitative evaluation for brain CT/ MRI coregistration based on maximization of mutual information in patients with focal epilepsy investigated with subdural electrodes. *Magn. Reson. Imaging* 25 (6): 883–888. https://doi.org/10.1016/ j.mri.2007.02.003. PubMed PMID: 17442518.

[45] Brinkmann, B.H., O'Brien, T.J., Aharon, S. et al. (1999). Quantitative and clinical analysis of SPECT image registration for epilepsy studies. *J. Nucl. Med.* 40 (7): 1098–1105. PubMed PMID: 10405126.

[46] Veninga, T., Huisman, H., van der Maazen, R.W., and Huizenga, H. (2004). Clinical validation of the normalized mutual information method for registration of CT and MR images in radiotherapy of brain tumors. *J. Appl. Clin. Med. Phys.* 5 (3): 66–79.

[47] West, J., Fitzpatrick, J.M., Wang, M.Y. et al. (1997). Comparison and evaluation of retrospective intermodality brain image registration techniques. *J. Comput. Assist. Tomogr.* 21 (4): 554–568.

[48] Viergever, M.A., Maintz, J.A., Klein, S. et al. (2016). *A Survey of Medical Image Registration–Under Review*. Elsevier.

[49] Woods, R.P., Grafton, S.T., Holmes, C.J. et al. (1998). Automated image registration:I. general methods and intrasubject, intramodality validation. *J. Comput. Assist. Tomogr.* 22 (1): 139–152.

[50] Ashburner, J. (2007). A fast diffeomorphic image registration algorithm. *NeuroImage* 38 (1): 95–113.

[51] Cook, M., Fish, D., Shorvon, S. et al. (1992). Hippocampal volumetric and morphometric studies in frontal and temporal lobe epilepsy. *Brain* 115 (4): 1001–1015.

[52] Jack, C.R. (1994). MRI-based hippocampal volume measurements in epilepsy. *Epilepsia* 35: S21–S29.

[53] Cendes, F., Andermann, F., Gloor, P. et al. (1993). Lopes-Cendes I. MRI volumetric measurement of amygdala and hippocampus in temporal lobe epilepsy. *Neurology* 43 (4): 719.

[54] Fischl, B. (2012). FreeSurfer. *NeuroImage* 62 (2): 774–781.

[55] Ross, D.E., Ochs, A.L., Seabaugh, J.M. et al. (2013). Man versus machine: comparison of radiologists' interpretations and NeuroQuant® volumetric analyses of brain MRIs in patients with traumatic brain injury. *J. Neuropsychiatry Clin. Neurosci.* 25 (1): 32–39.

[56] Bouilleret, V., Semah, F., Chassoux, F. et al. (2008). Basal ganglia involvement in temporal lobe epilepsy a functional and morphologic study. *Neurology* 70 (3): 177–184.

[57] Natsume, J., Bernasconi, N., Andermann, F., and Bernasconi, A. (2003). MRI volumetry of the thalamus in temporal, extratemporal, and idiopathic generalized epilepsy. *Neurology* 60 (8): 1296–1300.

[58] Iglesias, J.E. and Sabuncu, M.R. (2015). Multi-atlas segmentation of biomedical images: a survey. *Med. Image Anal.* 24 (1): 205–219.

[59] Wagner, J., Weber, B., Urbach, H. et al. (2011). Morphometric MRI analysis improves detection of focal cortical dysplasia type II. *Brain* 134 (10): 2844–2854.

[60] Hong, S.-J., Kim, H., Schrader, D. et al. (2014). Automated detection of cortical dysplasia type II in MRI-negative epilepsy. *Neurology* 83 (1): 48–55.

[61] Wong-Kisiel, L.C., Quiroga, D.F.T., Kenney-Jung, D.L. et al. (2018). Morphometric analysis on T1-weighted MRI complements visual MRI review in focal cortical dysplasia. *Epilepsy Res.* 140: 184–191.

[62] Keller, S.S. and Roberts, N. (2008). Voxel-based morphometry of temporal lobe epilepsy: an introduction and review of the literature. *Epilepsia* 49 (5): 741–757.

[63] Huppertz, H.-J., Grimm, C., Fauser, S. et al. (2005). Enhanced visualization of blurred gray–white matter junctions in focal cortical dysplasia by voxel-based 3D MRI analysis. *Epilepsy Res.* 67 (1–2): 35–50.

[64] Kim, Y.K., Lee, D.S., Lee, S.K. et al. (2002). 18F-FDG PET in localization of frontal lobe epilepsy: comparison of visual and SPM analysis. *J. Nucl. Med.* 43 (9): 1167–1174.

[65] Mayoral, M., Marti-Fuster, B., Carreno, M. et al. (2016). Seizure-onset zone localization by statistical parametric mapping in visually normal (18) F-FDG PET studies. *Epilepsia* 57 (8): 1236–1244. https://doi.org/10.1111/epi.13427. PubMed PMID: 27286896.

[66] Cole, J.H., Poudel, R.P., Tsagkrasoulis, D. et al. (2017). Predicting brain age with deep learning from raw imaging data results in a reliable and heritable biomarker. *NeuroImage* 163: 115–124.

[67] Focke, N.K., Yogarajah, M., Symms, M.R. et al. (2012). Automated MR image classification in temporal lobe epilepsy. *NeuroImage* 59 (1): 356–362.

[68] Litjens, G., Kooi, T., Bejnordi, B.E. et al. (2017). A survey on deep learning in medical image analysis. *Med. Image Anal.* 42: 60–88.

[69] Rudie, J.D., Colby, J.B., and Salamon, N. (2015). Machine learning classification of mesial temporal sclerosis in epilepsy patients. *Epilepsy Res.* 117: 63–69.

[70] Gao, X., Chu, C., Li, Y. et al. (2015). The method and efficacy of support vector machine classifiers based on texture features and multi-resolution histogram from 18F-FDG PET-CT images for the evaluation of mediastinal lymph nodes in patients with lung cancer. *Eur. J. Radiol.* 84 (2): 312–317.

[71] Krizhevsky, A.S.I., Hinton, G.E., and Sutskever, I. (2012). Imagenet classification with deep convolutional neural networks. *Adv. Neural Inform. Process. Syst.*: 1097–1105.

[72] Moeskops, P., Viergever, M.A., Mendrik, A.M. et al. (2016). Automatic segmentation of MR brain images with a convolutional neural network. *IEEE Trans. Med. Imaging* 35 (5): 1252–1261.

[73] Yang, X., Kwitt, R., Styner, M., and Quicksilver, N.M. (2017). Fast predictive image registration–a deep learning approach. *NeuroImage* 158: 378–396.

[74] Dou, Q., Chen, H., Yu, L. et al. (2016). Automatic detection of cerebral microbleeds from MR images via 3D convolutional neural networks. *IEEE Trans. Med. Imaging* 35 (5): 1182–1195.

[75] Havaei, M., Davy, A., Warde-Farley, D. et al. (2017). Brain tumor segmentation with deep neural networks. *Med. Image Anal.* 35: 18–31.

[76] Von Oertzen, J., Urbach, H., Jungbluth, S. et al. (2002). Standard magnetic resonance imaging is inadequate for patients with refractory focal epilepsy. *J. Neurol. Neurosurg. Pyschiatry* 73: 643–647.

[77] Lee, S.K., Lee, S.Y., Kim, K.-K. et al. (2005). Surgical outcome and prognostic factors of cryptogenic neocortical epilepsy. *Ann.*

Neurol. 58 (4): 525–532. PubMed PMID: 16034372.

[78] So, E., O'Brien, T., and Brinkmann, B. (2015). Advanced SPECT image processing in MRI-negative refractory focal epilepsy. In: *MRI-Negative Epilepsy Evaluation and Management* (eds. E. So and P. Ryvlin), 38–46. Cambridge, UK: Cambridge University Press.

第8章

非癫痫性阵发性事件的评估

Sara Dawit, Joseph F. Drazkowski

（译者：姚培森　陈智利）

引言

准确诊断反复发作的意识改变原因对患者、家庭成员和社会具有重要意义。本章将涵盖有可能是成年人癫痫发作的痫性活动。诊断反复发作的意识改变是一个挑战，特别是这类事件常常是不规律的、突发突止的、无规则的。由于此类事件的不确定性时常不能在有限的时间范围内监控或捕获典型事件。癫痫样事件也将会对生活其他的领域产生影响，包括不佳的工作表现（尤其是对于具有潜在危险的工作）、社交环境、娱乐活动和驾驶[1]。受影响的社交状况包括学校表现、获得保险福利以及与其他家庭成员、老师和同学之间的交流[2-3]。表8.1概述了暂时性神经事件的鉴别诊断，其中包括可能被误认为是癫痫或癫痫样事件的常见诱因。

详细的病史和体格检查仍然是诊断该病的关键条件。医疗保健提供者仔细记录事件的每一时刻的历史，往往会得出最终的诊断结果。然而，从作为事件一部分的意识改变的患者那里获得准确病史的能力通常是不完整的。对详知这些事件的人也应询问，但他们通常不是受过医学训练的观察员。所讨论的事件通常是戏剧化的，而且往往表述复杂，导致证人缺乏相应的发作时细节。观察事件的人通常会因为他们的同事、朋友或爱人屈服于这种戏剧性事件而感到恐惧和情绪激动。病史和体格检查由适当的医学测试直接评估补充。根据具体主诉的性质可允许采取更有针对性的方法。通常，尽管在门诊评估期间尽了最大努力，如下文所述，癫痫样事件在很长一段时间内仍然是一个谜。

当诊断发作性神经事件不明确时，入住癫痫监测单元（EMU）（连续视频脑电图监测单元）仍然是确定最终诊断的关键手段。人们经常争辩认为，所讨论的事件数量可能不足以证明入住癫痫监测单元（EMU）的成本和社会不便是合理的。然而，正如Blum等[4]在一篇论文中所指出的那样，有该疾病的患者所报告的事件数量通常具有误导性，并且通常被低估。报告不足主要是由于通常与这些事件、睡眠引起的未被注意的事件或微妙的事件相关的记忆损害。如本研究所述，漏报率可能为50%或更高，通常取决于致痫灶所在的大脑半球所引起的癫痫样事件。在Blum等的研究中，近75%的癫痫患者并不总是意识到自己的癫痫发作，只有26%的癫痫患者始终意识到自己的癫痫发作，包括复杂部分性和继发性全面性事件，30%的患者从未意识到任何癫痫发作。癫痫发作的自我报告不可靠，报告最低基线发作频率的患者未识别发作的比例最高[4]。

在我们的癫痫监测单元（EMU）中，与类

Epilepsy, Second Edition. Edited by Gregory D. Cascino, Joseph I. Sirven and William O. Tatum.

表8.1 癫痫样事件的常见鉴别诊断

晕厥

自主神经障碍

短暂性脑缺血发作（大脑前部、椎基底动脉）

短暂性全面遗忘

低血糖

低血压/低血容量

前庭疾病

睡眠障碍（即猝倒）

癫痫发作

精神疾病

非癫痫发作

似意识障碍相关的其他情况也很难被患者回忆起来。还值得注意的是，当一个人评估有癫痫样事件的患者时，入住癫痫监测单元通常有助于对大多数患者进行诊断，但也会对最终诊断产生影响。在门诊通常可对癫痫发作进行诊断，在大约25%的病例中可能存在误诊，如生理性癫痫发作的非癫痫性发作[5]。相反，当一个人被认为患有假性癫痫或心因性非癫痫性发作（PNES）时，他们最终有25%的时间去证明是另一种诊断。尽管入住癫痫监测单元（EMU）的患者代表了一类经过严格挑选的难以诊断的人群，包括那些经过治疗无效的患者。做出正确的诊断或修改诊断对所有相关人员都是有意义的，尤其是当癫痫发作影响患者的生活质量时。在本章中，我们将探讨病因不明的痫性事件的鉴别诊断，研究癫痫发作和癫痫的个体潜在类似患者，并提供一些临床线索，以帮助临床医生做出最终的正确诊断。

晕厥

病史对晕厥的诊断有重要意义。晕厥可以像癫痫一样可以是十分剧烈的发作，临床表现为突然出现的意识改变，随后失去平衡倒地，从而导致受试者摔倒在地板上或瘫倒在椅子上。详细的

病史采集通常有助于做出诊断，有时足以得出正确结论[6]。表8.2概述了一些可能导致晕厥发作的诱因。晕厥有许多亚型，本文无法对所有亚型均进行详细的说明，但如果是心血管因素导致的晕厥，患者在1年内的死亡率极高，可达30%[7-8]。目前晕厥仍然是急诊科住院的一个非常常见的原因，大约3%的住院患者是由于晕厥事件而在急诊室就诊的[9]。患者的年龄可能有助于确定患者患有何种类型的晕厥，因为年轻人的晕厥与血管迷走神经病因更相关。由外部刺激引起的血压快速下降就是一个例子。老年患者往往有更多的与心律失常相关的晕厥[7,10]。但老年人可能只有部分症状或非典型特征，这些症状或特征可能让患者感到困惑和难以描述。在临床上，曾经见到一名心律失常患者，时常感到心悸，随后几乎晕厥，但实际上无意识不清；其他症状如感觉不稳定可能与晕厥前症状有关[7,10]。有时，这些非特异性症状在鉴别诊断中很容易模仿其他潜在病因，包括癫痫发作。

不幸的是，晕厥很容易被误认为是癫痫发作，因为与异常运动有关的晕厥比例相当高。当大脑灌注减少时，可以观察到惊厥性或抽搐性肌肉活动，被称为"惊厥性晕厥"[11-12]。未经训练的目击者会描述在与意识丧失相关的事件中四肢

表8.2 可诱发晕厥事件的病史特征

由疼痛引起的事件

既往冠状动脉疾病所致急性心肌梗死史或记录的心律失常史

受试者在事件开始时的位置（如与所有事件一起站立）
由身体功能（如排便或排尿）触发的事件

由特定情况触发的事件，如进食后（餐后）或理发通过运动或运动触发的事件

非常短的持续时间（秒与分钟）

事件发生前有心悸病史，恢复迅速，意识几乎没有改变

在事件发生之前，无论是温热、恶心还是出汗，都会延长先兆或先兆症状

由皮肤苍白的目击者观察到的一次虚弱的摔倒

和面部肌肉的震颤或抽搐，可能导致诊断为惊厥性癫痫而不是晕厥[13]。在晕厥事件期间甚至可以看到舌头咬伤和尿失禁。晕厥具有潜在的重要意义，特别是当与先前存在的疾病共存时。晕厥引起的突然跌倒可能导致头部受伤、骨折或其他创伤性损伤，这可能对老年人造成相当大的伤害。仔细的每个时刻病史询问和重点检查通常即可诊断。在事件发生期间，如果能获得即刻的血压、心率和血糖测量值可能非常有帮助，以帮助确定事件的病因。即使设备随时可用，事件期间也不太可能立即测量生命体征。通常，直到几分钟后护理人员到达，才进行可靠的评估，此时患者的生理机能可能正常。晕厥事件通常相当罕见，并且持续时间通常很短，因此在事件发生期间可靠地记录生理数据的机会很少。

直立性低血压测量阳性是发作间期体格检查的要素，有助于晕厥的病因诊断。心脏听诊和脉搏检查不齐也可以对诊断提供帮助。关于主动脉瓣狭窄相关的体格检查（心脏杂音或充血性心力衰竭的临床表现）在评估过程中也可能很重要。另一个经常忽视的因素是多药的使用，许多老年患者服用多种可能导致晕厥的药物，特别是降压药及具有扩血管作用的药物。在心血管内科门诊，颈动脉超敏反应是时常考虑到的问题之一，由于颈动脉窦区域的动脉粥样硬化性疾病，老年人时常发生颈动脉超敏反应。当按摩颈动脉时，如在剃须或其他颈部操作期间，容易诱发超敏反应。这被定义为收缩压下降至少50mmHg（1mmHg=133.322Pa）的血管抑制剂类型或伴有持续超过3s的心搏停止的心脏抑制反应。也有患者同时患有血管加压性和心脏抑制性晕厥。由于血管收缩反应不足引起的平衡紊乱，无论是由于药物治疗、脱水还是由于自主神经病变引起的迟钝反应，均可能是这种情况的一部分，应该积极寻找诱因，特别是在老年患者中[7]。

晕厥的检查应包括12导联心电图（ECG），相对便宜而且若有阳性结果，可作为一个有效的评估手段。心动过缓、传导阻滞和QT间期延长可能是在这个简单的床边检查中发现的临床特征。超声心动图有助于诊断与心脏相关的结构问题，这些问题可能导致短暂的意识改变。瓣膜性心脏病，尤其是主动脉疾病，可以通过超声心动图很容易地识别出来。该测试通常也会发现导致心脏流出量减少的原因，如心肌病或心包积液。倾斜试验应该经常被考虑，特别是如果有任何发作本身可能具有它们的位置成分，即它们仅在患者坐着或站立时发生。倾斜台对直立变化相当敏感。床边颈动脉按摩过去一直被使用，对诊断颈动脉过敏综合征很敏感，通常由我们的心血管内科医师来执行此程序。对于那些偶尔发生的晕厥和晕厥之间间隔时间较长的患者，需要进行长期心电图监测[14]。就初步评估而言，长期监测是基础，也许是24h监测。但是，这些事件通常不会每天发生。事件监视器或置入式循环记录器可能对罕见事件更敏感和特异。可以进行动态血压监测，并且如果在监测期间（通常为24h）存在相当不稳定的血压，则可以提供线索。如果心律失常被怀疑为恶性肿瘤，住院监测可能会更安全、更明智，以避免任何猝死的可能性，尽管这基本上是一个判断。

短暂性脑缺血事件

短暂性脑缺血发作（TIA）的定义正在从血管病因导致的24h可逆性神经功能缺损的旧定义转变为持续数分钟到数小时的较短的新定义。这种变化的部分原因是可用的溶栓剂的出现，这些溶栓剂可以通过早期干预将中风的破坏性影响降至最低。这些基本上可逆的事件的持续时间变短，跨越了可在鉴别诊断中考虑癫痫发作的区域。癫痫发作通常持续数分钟而不是数小时，通常有与血管事件相关的阳性症状和阴性症状。长时间的发作后障碍很容易被误认为持续数小时的缺血事件。为了本讨论的目的，中风本身通常可以分为前循环中风和后循环中风。前循环中风通常不会导致意识丧失，但可能会产生短暂的失语症，对非医务工作者来说，这可能被误认为是意识受损的局灶性癫痫发作。不同的是，中风或TIA的患者通常出现功能缺失，而癫痫发作产生所谓的"积极现象"：中枢神经系统（CNS）功能增强，如自动症，感觉异常，先兆，或视觉变化[15]。阳性和阴性症状之间的这种区别有助于区分癫痫发作和TIA。肢体不自主晃动TIA是一种会使人在两种诊断之间产生混淆的病症。该事件被认为是一种局灶性功能障碍，原因是运动区附近的局灶性血液供应不足，导致受损的灌注区域出现异常运动[16]。通常，这种异常运动本质上是有节奏的和姿势性的。

后循环中风中发生的血管事件可能导致意识改变，但当这种情况发生时，这些事件与脑干功能障碍相关的体征或症状有关，如眩晕、复视、面部无力、构音障碍、语言障碍或其他类似症状，这些症状可能为诊断提供线索。与局灶性发作相比，短暂性脑缺血发作的病程通常较长，但短暂的意识丧失被描述为由于椎基底动脉供血不足。应该记住的是，曾发生过中风的患者日后发生癫痫的可能性更高，9%的中风患者在9个月时发生癫痫发作[17]。

脑干中风[18]中描述了类似抽搐的运动，以及即将发生的基底动脉闭塞的最初表现[19]。癫痫发作作为中风疾病的最初表现极为罕见，当它发生时，这种表现通常发生在前循环中风的情况下。然而，意识到这一表现很重要，应立即对基底动脉血栓形成和急性脑干缺血进行紧急调查[18-19]。

暂时性全面失忆症（TGA）

TGA事件通常出现在生命的第7个10年，平均年龄为61~67岁。这些疾病发生在中年患者身上，通常是那些正在旅行的人，或者如果他们正在经历情绪压力、体力劳动和温度变化的话。这种疾病的特征是逆行性失忆症，没有持续到24h的局部症状或体征。患者保持清醒，不会失去自知力，但通常会失去对地点和时间的定位感。TGA突然发生在认知正常的人身上，他在事件发生前看起来非常健康。典型的TGA发作持续时间不到24h，大多数持续时间为1~8h。在发作期间，患者会报告困惑和迷失方向，通常会一遍又一遍地重复同一个问题，即使答案刚刚提供给他们，但由于无法编码新信息，患者只是忘记了答案。尽管存在这些持续的认知缺陷，受损害者仍然能够进行典型的日常生活活动。一旦发作停止，在受影响期间发生的事件就没有记忆。这些事件的病因尚不明确，但磁共振成像（MRI）中海马可逆性受累的报道已被注意到[20]。通常，在这些事件期间，一般体检和生命体征保持正常。神经体格检查正常，无局灶性神经功能障碍，没有虚弱、感觉变化或共济失调。在这些事件中完成的紧急脑电图（EEG）是正常的。大多数TGA事件不是复发性的，复发的概率＜25%[15,21-22]。TGA复发的病例症状可能与局灶性癫痫相混淆。Hodges和Warlow制定了临床综合征的标准[23-24]。表8.3概述了有利于TGA诊断的线索。目前，尚无明确的预防措施或治疗TGA的报道。已经假设了一些潜在的机制，如动脉缺血和静脉充血[23]。

Arena等于2018年的一项研究中，对221例TGA患者进行了为期25年的研究，发现TGA发作不会增加随后发生脑血管事件、癫痫发作和认知损害的长期风险[25]。当其他潜在原因的检查结果为阴性时，应简单地告知TGA患者复发风险相对较低，并确保这通常与其他严重疾病无关。

运动障碍

常见的运动障碍，如帕金森病、原发性震颤和舞蹈病等，通常是持续出现的，较癫痫发生持续时间更长，因此通常不会出现明显的诊断困境。可能被误诊为癫痫发作的典型运动障碍本质

表8.3 Hodges和Warlow制定的TGA诊断标准

发作必须有目击者
发作期间必须有明确的顺行性遗忘
认知障碍仅限于遗忘
无意识模糊或缺乏自知力
无局部神经症状/体征
无后遗症
疾病发作在24h内缓解
近期无颅脑损伤或癫痫发作

上是偶发性的。典型运动障碍的持续性使其与癫痫相对容易区分。一种可能模仿癫痫发作的病症是面肌痉挛。当面肌痉挛时，异常运动的持续时间往往延长，因此有可能被误认为是不丧失意识的局灶性癫痫发作。与典型的无意识的局灶性发作相比，面肌痉挛的强度往往有所不同，并且可能在更长的时间内出现起伏。面肌痉挛通常持续几秒钟到几分钟，通常以一种定型的方式演变和消失。根据癫痫病灶的位置，在局灶性发作期间获得的EEG可能会或可能不会显示异常[26-27]，特别是在发作灶远离头皮电极时；并且如果没有发现EEG相关性，则可能会做出错误的诊断。偶尔，非皮质病因的肌阵挛同样可能类似癫痫发作，其短暂的肌肉活动在标准测试中也没有EEG相关性。临床-电生理学研究有助于区分非癫痫性肌阵挛和癫痫[28]。

睡眠障碍

在记录了正确的病史后，通常更容易从癫痫样事件中辨别出睡眠障碍。然而，有时由于信息不完整或表现不典型，就医者可能被误认为是癫痫发作。白天过度嗜睡是大多数睡眠障碍的主要症状，使用Epworth睡眠量表对患者进行筛查可能有助于提供短暂发作性事件的线索。但应注意，嗜睡症具有白天过度嗜睡的特征，但嗜睡症的特征之一可能包括猝倒。对于非临床工作者来说，猝倒可能会误认为癫痫发作，因为人通常会发生与情绪相关的缺乏肌肉控制而摔倒在地。情感触发因素之间的联系通常被认为是功能性的，但一旦联系建立起来就很明显了。猝倒极为罕见，不在鉴别诊断中考虑。通过获取睡眠研究并在多导睡眠图上记录发作性睡病的典型特征来做出诊断[29]，包括多次睡眠潜伏期测试，包括5次小睡中的至少2次证明在15min内开始快速眼动（REM）睡眠。

另一种可能与癫痫发作相混淆的睡眠障碍是嗜睡，特别是特发性快速眼动睡眠行为障碍（iRBD）。这种情况的特点是强烈的梦境和失去快速眼动无力。在这些疾病中确实会发生伤害，除非有目击者，否则患者可能会报告不知道伤害是如何发生的。攻击过程中发生的运动活动可能相当剧烈，看起来很暴力[30]。历史上有助于将其与癫痫区别开来的一个有用特征是癫痫发作通常是刻板的，而REM动作行为在症状学上可能略有不同，并且可能更复杂。REM睡眠行为障碍最常见于50岁以上的人群，已成为路易型α-突触核蛋白病的重要预测因子：帕金森病、路易体痴呆、多系统萎缩或单纯自主神经功能衰竭[31]。其他常见的有可能被误认为癫痫的嗜睡症包括夜猫子、梦游症、夜惊和混乱性觉醒。对这些相对罕见的病症进行诊断是非常令人满意的，这些病症约占典型睡眠中心就诊人数的15%[32]。夜惊通常发生在儿童身上，由慢波睡眠引起。该人看起来很害怕，在活动期间通常无法得到安慰。患者无法回忆该事件，该事件包括自发的哭喊、尖叫和缺乏反应。事件发生后，患者通常会回到睡眠状态，持续几分钟左右。睡眠中的发声并不常见，但在额叶癫痫中有典型的描述。通常，噩梦是患者自我报告的，发生在REM睡眠期间。患者在醒来后很快就回忆起噩梦中发生的事情，抱怨噩梦。与夜惊不同的是，患者在事件发生时通常很容易被惊醒。

夜间遗尿症有时被混淆为伴尿失禁的夜间癫痫发作[33]。遗尿症发生在非快速眼动睡眠期间，并且通常被认为是正常的，直到大约4岁。梦游症或梦游有可能被混淆为癫痫发作。这些事件通常缘自慢波睡眠，发生在多达15%的儿童和0.7%的成人上[34-35]。它们最常发生在10～15岁的青少年中。在朋友或家人发现的梦游事件中，患者通常很容易被引导回到床上，而没有回忆起该事件。它与路易体痴呆有关。

心因性非癫痫发作（PNES）

PNES是中青年癫痫患者最常见的鉴别诊断之一。这些事件是自发发生的，是不可预测的，通常与意识的改变有关。它们的表现可能与癫痫发作（ES）非常相似，通常持续时间差不多。医疗保健者应询问患者儿童或成人时期有无受虐史。严重的身体、情感或性虐待与PNES的发生有关。除了有外伤史外，与ES患者相比，生活质量较差的PNES患者的抑郁、焦虑和躯体化障碍共患水平也更高[36]。患者可能报告PNES事件是由急性应激状态引发的[37]。典型的抗癫痫药物通常不能有效治疗这种情况，因此，它与难治性癫痫容易混淆[38]。仔细描述每一个事件是很重要的，例如，通常由工作中的压力或与配偶打架的情绪反应引发的事件与典型的癫痫发作并不一致。发作间期脑电图通常正常，即使是那些在睡眠剥夺条件下通过激活程序获得的脑电图。不幸的是，许多脑电图被过度解释，导致错误的癫痫诊断[39-40]。PNES诊断的标志是发作期的正常EEG[41]。事件通常可以在动态EEG期间记录，或者更优选地在EMU中的视频EEG监控期间记录[42]。

PNES的诊断最有可能发生在意识改变而脑电图上没有生理变化的的人身上。这些事件的持续时间可能为病因提供线索。心因性癫痫发作可能会在几分钟到几小时之间波动，而不会消失，而典型的癫痫发作持续1～2min，然后消失。事件

的快速发生和快速停止以及发作后的快速重新定位也有利于PNES的诊断。该诊断有时可能具有挑战性，因为据估计，美国5%～20%的EMU患者同时患有癫痫发作和PNES[43-45]。许多最终被诊断为PNES的患者也同时患有人格或心理障碍[46]。多年来，许多人试图将PNES的病史或身体症状线索与潜在诊断联系起来。PNES和难治性ES对抗癫痫药物（AED）治疗均无反应[47]。事件期间的某些观察结果，如骨盆前倾、非同步节律运动、左右头部运动、后弓形（角弓反张姿势）、发作性口吃和假性睡眠，都被描述为与PNES相关[48-50]。不幸的是，尽管某些体征和症状与PNES有较高的相关性[51-52]，但它们都不是百分之百可靠的，通常需要通过观察或在测试期间捕捉事件来确认[53]。慢性疼痛（如纤维肌痛）或在癫痫专科门诊或候诊室癫痫发作的共病史与PNES相关[54]。事件开始时的闭眼也与PNES有关[55]。将PNES误诊为癫痫发作会导致不必要的持续治疗等后果。在不确定的情况下，做出诊断的"金标准"仍然是允许EMU进行视频监控连续脑电图。EMU安全性的主题已经被关注，一篇文章证实癫痫患者的评估过程相对安全[56]。据估计，误诊的代价在一生中是巨大的[57]。同样，如果正确诊断PNES，那住院和门诊卫生服务的费用将会降低。

与癫痫相关的自身免疫性神经疾病

癫痫与神经系统自身免疫之间存在联系。目前，对自身免疫性癫痫的重新认识改变了对新发癫痫的评估和管理，尤其是对难治性癫痫的评估和管理。15%～20%的特发性癫痫归因于可能的自身免疫性病因[60-61]。癫痫发作是自身免疫综合征的常见表现，如边缘性脑炎和多灶性副肿瘤等疾病[62-63]。

在免疫介导的神经系统疾病时代，辨别自身免疫性脑炎及癫痫的亚急性表现非常重要。神经自身抗体应提高临床医生对免疫介导或副肿瘤病

因的怀疑指数。这些抗体中的一些已经指导了靶向肿瘤检查。副肿瘤边缘性脑炎中的自身抗体包括抗N-甲基-d-天冬氨酸（NMDA）受体的抗体，这与畸胎瘤有关。抗Ma和抗Ta蛋白与睾丸癌相关，抗神经核抗体1型（ANA-1或抗Hu）和塌陷反应中介蛋白5（CRMP-5）最常与小细胞肺癌相关[62]。电压门控钾通道（VGKC）复合物、谷氨酸脱羧酶65（GAD65）抗体、γ-氨基丁酸B、24和α-氨基-3-羟基-5-甲基-4-异噁唑丙酸（AMPA）受体已在边缘性脑炎和特发性难治性癫痫患者中报道[62-74]。大多数实验室要么对单一抗原进行有针对性的测试，要么对一些潜在的致病抗体进行全局筛查[62]。包括脑MRI、视频监控EEG和神经心理学检查在内的研究有助于提供神经损伤的客观测量和预后信息。

鉴于亚急性表现，这些情况可能难以诊断。根据临床表现的时机不同，在自身免疫性疾病中脑脊液（CSF）不总是异常的，因而，即使脑脊液结果正常也需考虑自身免疫性原因[62]。例如，NMDA受体抗体相关性脑炎可出现在疾病的兴奋期和早期，患者伴有严重失眠和神经精神行为事件，随后出现癫痫发作和中枢性通气不足[62]，临床表型始于躁动症、精神病、紧张症，以及随后的口面和"钢琴演奏"运动障碍、癫痫发作、健忘症、木僵和中枢通气不足[62]。尽管最初在患有畸胎瘤的女性中有描述，但NMDA受体抗体相关性脑炎是第二种最常见的自身免疫性脑炎[62]。该疾病已在所有年龄组中发现，约40%的患者被发现患有肿瘤，主要是畸胎瘤[62,75]。诊断并积极寻找自身免疫性病因是重要的，因为它影响临床决策（使用免疫疗法和抗癫痫药物）和癫痫结局。最近，已经建立了预测模型以帮助诊断和治疗自身免疫性癫痫。一项前瞻性研究将癫痫抗体患病率（APE）评分作为模型，根据患者的初始神经系统评估和临床表现预测这些抗体的存在[60-61]。APE评分得到验证，发现APE评分≥4分对预测神经特异性抗体阳性的敏感性为97.7%，特异性为77.9%[61]。在表现为亚急性脑病或神经精神病事件的患者中对难治性癫痫发作的自身免疫基础保持关注是重要的，因为免疫疗法可以减缓甚至逆转致痫过程。

结论

对伴有神经系统症状和体征的阵发性短暂事件患者有时会感到困惑。这些事件的评估过程应该是具有多样性的，并且要以有效的方式进行诊断。随着社会在医疗保健服务中的成本和质量问题上的努力，做出正确诊断和治疗变得至关重要。仔细的病史记录仍然是评估过程的基石。不幸的是，在诸如此类具有间歇性症状且事件描述常常不够理想的情况下，医疗保健提供者在得出正确的诊断方面经常面临挑战。考虑到这一点，需要坚持解决问题，当治疗无效或事件发生变化时，应该退一步，考虑替代诊断并重新评估情况。

参考文献

[1] Drazkowski, J.F. (2003). Management of the social consequences of seizures. *Mayo Clin. Proc.* 78 (5): 641–649.

[2] Fisher, R.S., Vickrey, B.G., Gibson, P. et al. (2000). The impact of epilepsy from the patient's perspective I. Descriptions and subjective perceptions. *Epilepsy Res.* 41 (1): 39–51.

[3] Gilliam, F. (2003). The impact of epilepsy on subjective health status. Curr. Neurol. *Neurosci. Rep.* 3 (4): 357–362.

[4] Blum, D.E., Eskola, J., Bortz, J.J., and Fisher, R.S. (1996). Patient awareness of seizures. *Neurology* 47 (1): 260–264.

[5] Drazkowski, J.F. and Neiman, E.S. (2009). Electroencephalography and evoked potential studies. In: *Clinical Adult Neurology*, 3e (eds. J. Corey-Bloom and R.B. David), 15–33. New York, NY: Demos Medical.

[6] Strickberger, S.A., Benson, D.W., Biaggioni, I. et al. (2006). AHA/ACCF scientific statement on the evaluation of syncope: from the American Heart Association councils on clinical cardiology, cardiovascular nursing, cardiovascular disease in the Young, and stroke; the quality of care and outcomes research interdisciplinary working group; and the American College of Cardiology Foundation: in collaboration with the Heart Rhythm Society: endorsed by the American autonomic society. *Circulation* 113 (2): 316–327.

[7] Kapoor, W.N., Karpf, M., Wieand, S. et al. (1983). A prospective evaluation and follow-up of patients with syncope. *N. Engl. J. Med.* 309 (4): 197–204.

[8] Soteriades, E.S., Evans, J.C., Larson, M.G. et al. (2002). Incidence and prognosis of syncope. *N. Engl. J. Med.* 347 (12): 878–885.

[9] Kapoor, W.N. (1990). Evaluation and outcome of patients with syncope. *Medicine* 69 (3): 160–175.

[10] Graf, D., Schlaepfer, J., Gollut, E. et al. (2008). Predictive models of syncope causes in an outpatient clinic. *Int. J. Cardiol.* 123 (3): 249–256.

[11] Aminoff, M.J., Scheinman, M.M., Griffin, J.C., and Herre, J.M. (1988). Electrocerebral accompaniments of syncope associated with malignant ventricular arrhythmias. *Ann. Intern. Med.* 108 (6): 791–796.

[12] Zaidi, A., Clough, P., Cooper, P. et al. (2000). Misdiagnosis of epilepsy: many seizure-like attacks have a cardiovascular cause. *J. Am. Coll. Cardiol.* 36 (1): 181–184.

[13] Lin, J.T., Ziegler, D.K., Lai, C.W., and Bayer, W. (1982). Convulsive syncope in blood donors. *Ann. Neurol.* 11 (5): 525–528.

[14] Brignole, M., Menozzi, C., Maggi, R. et al. (2005). The usage and diagnostic yield of the implantable loop-recorder in detection of the mechanism of syncope and in guiding effective antiarrhythmic therapy in older people. *Europace* 7 (3): 273–279.

[15] Krumholz, A. (1994). Cerebrovascular imitators of epilepsy. In: *Imitators of Epilepsy* (ed. R.S. Fisher), 109–123. New York, NY: Demos Publications.

[16] Tatemichi, T.K., Young, W.L., Prohovnik, I. et al. (1990). Perfusion insufficiency in limb-shaking transient ischemic attacks. *Stroke* 21 (2): 341–347.

[17] Bladin, C.F., Alexandrov, A.V., Bellavance, A. et al. (2000). Seizures after stroke: a prospective multicenter study. *Arch. Neurol.* 57 (11): 1617–1622.

[18] Saposnik, G. and Caplan, L.R. (2001). Convulsive-like Movements in Brainstem Stroke. *Arch. Neurol.* 58 (4): 654–657. https://doi.org/10.1001/archneur.58.4.654, https://jamanetwork.com/journals/jamaneurology/fullarticle/779039.

[19] Conte, W.L., Gill, C.E., and Biller, J. (2017). Top of the basilar syndrome presenting with convulsions. *JAMA Neurol.* 74 (2): 248–249. https://doi.org/10.1001/jamaneurol.2016.3449,https://jamanetwork.com/journals/jamaneurology/fullarticle/2593849.

[20] Bartsch, T., Alfke, K., Stingele, R. et al. (2006). Selective affection of hippocampal CA-1 neurons in patients with transient global amnesia without long-term sequelae. *Brain* 129 (Pt 11): 2874–2884.

[21] Miller, J.W., Petersen, R.C., Metter, E.J. et al. (1987). Transient global amnesia: clinical characteristics and prognosis. *Neurology* 37 (5): 733–737.

[22] Rowan, J.A. (2000). Diagnosis of non-epileptic seizures. In: *Non-Epileptic Seizures*, 2e (eds. J.R. Gates and A.J. Rowan), 15–29. Boston, MA: Butterworth-Heinemann.

[23] Spiegel, D.R., Smith, J., Wade, R.R. et al. (2017). Transient global amnesia: current perspectives. *Neuropsychiatr. Dis. Treat.* 13: 2691–2703. http://doi.org/10.2147/NDT. S130710.

[24] Hodges, J.R. and Warlow, C.P. (1990 Oct). Syndromes of transient amnesia: towards a classification. A study of 153 cases. J. Neurol. Neurosurg. *Psychiatry* 53 (10): 834–843.

[25] Arena, J.E., Brown, R.D., Mandrekar, J., and Rabinstein, A.A. (2017). Long-term outcome in patients with transient global amnesia: a population-based study. *Mayo Clin. Proc.* 92 (3): 399–405. http://doi.org/10.1016/j.mayocp.2016.11.015.

[26] Devinsky, O., Sato, S., Kufta, C.V. et al. (1989). Electroencephalographic studies of simple partial seizures with subdural electrode recordings. *Neurology* 39 (4): 527–533.

[27] Drazkowski, J.F. (2009). Epileptiform activity. In: *Clinical Neurophysiology* (eds. J.R. Daube and D.I. Rubin), 137–150. New York, NY: Oxford University Press.

[28] Evidente, V.G.H. and Caviness, J.N. (2009). Movement-related cortical potentials and event-related potentials. In: *Clinical Neurophysiology* (eds. J.R. Daube and D.I. Rubin), 229–234. New York, NY: Oxford University Press.

[29] Coleman, R.M., Roffwarg, H.P., Kennedy, S.J. et al. (1982). Sleep-wake disorders based on a polysomnographic diagnosis. A national cooperative study. *J. Am. Med. Assoc.* 247 (7): 997–1003.

[30] Schenck, C.H. and Mahowald, M.W. (1991). Injurious sleep behavior disorders (parasomnias) affecting patients on intensive care units. *Intensive Care Med.* 17 (4): 219–224.

[31] Shprecher, D.R., Adler, C.H., Zhang, N. et al. (2018). Predicting alpha-synuclein pathology by REM sleep behaviour disorder diagnosis. *Parkinsonism & Related Disorders* 55: 92–96.

[32] Schenck, C.H., Bundlie, S.R., Ettinger, M.G., and Mahowald, M.W. (1986). Chronic behavioral disorders of human REM sleep: a new category of parasomnia. *Sleep* 9 (2): 293–308.

[33] Oppel, W.C., Harper, P.A., and Rider, R.V. (1968). The age of attaining bladder control. *Pediatrics* 42 (4): 614–626.

[34] Kavey, N.B., Whyte, J., Resor, S.R. Jr., and Gidro-Frank, S. (1990). Somnambulism in adults. *Neurology* 40 (5): 749–752.

[35] Maselli, R.A., Rosenberg, R.S., and Spire, J.P. (1988). Episodic nocturnal wanderings in nonepileptic young patients. *Sleep* 11 (2): 156–161.

[36] Wolf, L.D., Hentz, J.G., Ziemba, K.S. et al. (2015). Quality of life in psychogenic nonepileptic seizures and epilepsy: the role of somatization and alexithymia. *Epilepsy Behav.* 43: 81–88.

[37] Fargo, J.D., Schefft, B.K., Szaflarski, J.P. et al. (2004). Accuracy of self-reported neuropsychological functioning in individuals with epileptic or psychogenic nonepileptic seizures. *Epilepsy Behav.* 5 (2): 143–150.

[38] Gates, J.R. (1998). Diagnosis and treatment of nonepileptic seizures. In: Psychiatric Comorbidity in Epilepsy: *Basic Mechanisms, Diagnosis, and Treatment* (eds. P.S. Mc Connell and P.J. Snyder), 187–204. Washington, DC: Psychiatric Press.

[39] Benbadis, S.R. and Tatum, W.O. (2003). Overinterpetation of EEGs and misdiagnosis of epilepsy. *J. Clin. Neurophysiol.* 20 (1): 42–44.

[40] Cuthill, F.M. and Espie, C.A. (2005). Sensitivity and specificity of procedures for the differential diagnosis of epileptic and nonepileptic seizures: a systematic review. *Seizure* 14 (5): 293–303.

[41] Benbadis, S.R., Siegrist, K., Tatum, W.O. et al. (2004). Short-term outpatient EEG video with induction in the diagnosis of psychogenic seizures. *Neurology* 63 (9): 1728–1730.

[42] Buchhalter, J.R. (2009). Ambulatory electroencephalography. In: *Clinical Neurophysiology*, 3e (eds. J.R. Daube and D.I. Rubin), 187–192. New York, NY: Oxford University Press.

[43] Benbadis, S.R., Agrawal, V., and Tatum, W.O. (2001). How many patients with psychogenic nonepileptic seizures also have epilepsy? *Neurology* 57 (5): 915–917.

[44] Buchanan, N. and Snars, J. (1993). Pseudoseizures (nonepileptic attack disorder)—clinical management and outcome in 50 patients. *Seizure* 2 (2): 141–146.

[45] Martin, R., Burneo, J.G., Prasad, A. et al. (2003). Frequency of epilepsy in patients with psychogenic seizures monitored by video-EEG. *Neurology* 61 (12): 1791–1792.

[46] Cragar, D.E., Berry, D.T., Schmitt, F.A., and Fakhoury, T.A. (2005). Cluster analysis of normal personality traits in patients

with psychogenic nonepileptic seizures. *Epilepsy Behav.* 6 (4): 593–600.

[47] Davis, B.J. (2004). Predicting nonepileptic seizures utilizing seizure frequency, EEG, and response to medication. *Eur. Neurol.* 51 (3): 153–156.

[48] Benbadis, S.R., Lancman, M.E., King, L.M., and Swanson, S.J. (1996). Preictal pseudosleep: a new finding in psychogenic seizures. *Neurology* 47 (1): 63–67.

[49] Burneo, J.G., Martin, R., Powell, T. et al. (2003). Teddy bears: an observational finding in patients with nonepileptic events. *Neurology* 61 (5): 714–715.

[50] Vossler, D.G., Haltiner, A.M., Schepp, S.K. et al. (2004). Ictal stuttering: a sign suggestive of psychogenic nonepileptic seizures. *Neurology* 63 (3): 516–519.

[51] Gates, J.R., Ramani, V., Whalen, S., and Loewenson, R. (1985). Ictal characteristics of pseudoseizures. *Arch. Neurol.* 42 (12): 1183–1187.

[52] Geyer, J.D., Payne, T.A., and Drury, I. (2000). The value of pelvic thrusting in the diagnosis of seizures and pseudoseizures. *Neurology* 54 (1): 227–229.

[53] Hoerth, M.T., Wellik, K.E., Demaerschalk, B.M. et al. (2008). Clinical predictors of psychogenic nonepileptic seizures: a critically appraised topic. *Neurologist* 14 (4): 266–270.

[54] Benbadis, S.R. (2005). A spell in the epilepsy clinic and a history of "chronic pain" or "fibromyalgia" independently predict a diagnosis of psychogenic seizures. *Epilepsy Behav.* 6 (2): 264–265.

[55] Chung, S.S., Gerber, P., and Kirlin, K.A. (2006). Ictal eye closure is a reliable indicator for psychogenic nonepileptic seizures. *Neurology* 66 (11): 1730–1731.

[56] Noe, K.H. and Drazkowski, J.F. (2009). Safety of long-term video-electroencephalographic monitoring for evaluation of epilepsy. *Mayo Clin. Proc.* 84 (6): 495–500.

[57] Martin, R., Bell, B., Hermann, B., and Mennemeyer, S. (2003). Nonepileptic seizures and their costs: the role of neuropsychology. In: *Clinical Neuropsychology and Cost Outcome Research: A Beginning* (ed. G.P. Prigatano), 235–258. New York, NY: Psychology Press.

[58] Lesser, R.P. (2003). Treatment and outcome of psychogenic nonepileptic seizures. *Epilepsy Curr./Am. Epilepsy Soc.* 3 (6): 198–200.

[59] Walczak, T.S., Papacostas, S., Williams, D.T. et al. (1995). Outcome after diagnosis of psychogenic nonepileptic seizures. *Epilepsia* 36 (11): 1131–1137.

[60] Dubey, D., Alqallaf, A., Hays, R. et al. (2017). Neurological autoantibody prevalence in epilepsy of unknown etiology. *JAMA Neurol.* 74: 397–402.

[61] Dubey, D., Singh, J., Britton, J.W. et al. (2017). Predictive models in the diagnosis and treatment of autoimmune epilepsy. *Epilepsia* 58 (7): 1181–1189.

[62] Tobin, W.O. et al. CONTINUUM: lifelong learning in neurology. *Neurol. Syst. Dis.* 23 (3, 2017): 627–653. https://doi. org/10.1212/CON.0000000000000487, https://www.ncbi.nlm. nih.gov/pubmed/28570322.

[63] Drazkowski, J., Hoerth, M., Tapsell, L. et al. (2014). Auto-antibodies and seizures: clinical and EEG findings. *Neurodiagn J.* 54 (1): 36–47. https://www.ncbi.nlm.nih.gov/ pubmed/24783749.

[64] Quek, A.M.L., Britton, J.W., McKeon, A. et al. (2012). Autoimmune epilepsy: clinical characteristics and response to immunotherapy. *Arch. Neurol.* 69 (5): 582–593. http://doi. org/10.1001/archneurol.2011.2985.

[65] Vincent, A., Buckley, C., Schott, J.M. et al. (2004). Potassium channel antibody-associated encephalopathy: a potentially immunotherapy-responsive form of limbic encephalitis. *Brain* 127 (pt 3): 701–712.

[66] Thieben, M.J., Lennon, V.A., Boeve, B.F. et al. (2004). Potentially reversible autoimmune limbic encephalitis with neuronal potassium channel antibody. *Neurology* 62 (7): 1177–1182.

[67] Pittock, S.J., Yoshikawa, H., Ahlskog, J.E. et al. (2006). Glutamic acid decarboxylase auto-immunity with brainstem, extrapyramidal, and spinal cord dysfunction. *Mayo Clin. Proc.* 81 (9): 1207–1214.

[68] Saiz, A., Blanco, Y., Sabater, L. et al. (2008). Spectrum of neurological syndromes associated with glutamic acid decarboxylase antibodies: diagnostic clues for this association. *Brain* 131 (pt 10): 2553–2563.

[69] Peltola, J., Kulmala, P., Isojarvi, J. et al. (2000). Autoantibodies to glutamic acid decarboxylase in patients with therapy-resistant epilepsy. *Neurology* 55 (1): 46–50. [PubMed: 10891904].

[70] Barajas, R.F., Collins, D.E., Cha, S., and Geschwind, M.D. (2010). Adult-onset drug- refractory seizure disorder associated with anti-voltage-gated potassium-channel antibody. *Epilepsia* 51 (3): 473–477.

[71] Irani, S.R., Michell, A.W., Lang, B. et al. (2011). Faciobrachial dystonic seizures precede Lgi1 antibody limbic encephalitis. *Ann. Neurol.* 69 (5): 892–900. [PubMed: 21416487].

[72] Irani, S.R., Buckley, C., Vincent, A. et al. (2008). Immunotherapy-responsive seizure-like episodes with potassium channel antibodies. *Neurology* 71 (20): 1647–1648. [PubMed: 18815385].

[73] Majoie, H.J., de Baets, M., Renier, W. et al. (2006). Antibodies to voltage-gated potassium and calcium channels in epilepsy. *Epilepsy Res.* 71 (2–3): 135–141. [PubMed: 16870397].

[74] Liimatainen, S., Peltola, M., Sabater, L. et al. (2010). Clinical significance of glutamic acid decarboxylase antibodies in patients with epilepsy. *Epilepsia* 51 (5): 760–767. [PubMed: 19817821].

[75] Titulaer, M.J., McCracken, L., Gabilondo, I. et al. (2013). Treatment and prognostic factors for long-term outcome in patients with anti-NMDA receptor encephalitis: an observational cohort study. *Lancet Neurol.* 12 (2): 157–165. https://doi. org/10.1016/S1474-4422(12)70310-1.

第9章

睡眠、睡眠障碍和癫痫

Diego Z. Carvalho, J. Layne Moore, Erik K. St. Louis
（译者：姚培森　陈智利）

引言

睡眠是大脑和整体健康的支柱。更重要的是，睡眠在癫痫的激活和抑制中起着关键作用，并且可能有助于癫痫发生以及难治性癫痫的发展。患者可能主要在睡眠期间发作，癫痫样放电可能仅在睡眠期间激活，不仅白天而且夜间发作都会因睡眠剥夺而加剧。一些睡眠障碍会使癫痫发作更加频繁或类癫痫样发作。某些癫痫综合征与睡眠状态密切相关，很难区分非癫痫性夜间活动与睡眠相关的癫痫发作，因为睡眠障碍和睡眠相关的运动障碍与夜间癫痫有几个重叠的特征。睡眠和癫痫具有双向关系，其中睡眠常常选择性地激活发作间期癫痫样放电和特定发作类型，睡眠相关和觉醒状态发作都对睡眠结构和质量产生有害影响。此外，抗癫痫药物和神经刺激疗法也会进一步影响睡眠。再者，鉴于诊断干预和治疗应针对睡眠相关癫痫的特点，因此需要特别注意与睡眠相关的癫痫发作。

本章概述了睡眠及癫痫领域概况，并提供指南帮助临床医生解决与睡眠、睡眠障碍和癫痫有关的最常见问题。本章首先回顾了睡眠相关癫痫和癫痫的流行病学研究，癫痫病学家的睡眠和昼夜生理学观点，然后回顾了睡眠期间发作间期棘波和癫痫发作的病理生理学和机制、常见的睡眠

相关癫痫以及其他夜间事件的鉴别诊断。最后，本章还涵盖了与睡眠相关的癫痫和癫痫中常见的睡眠共病的诊断和治疗方法，以及睡眠与癫痫猝死（SUDEP）之间的关系。

睡眠相关癫痫和癫痫的流行病学研究

7.5%～45%的癫痫患者[1]全部或主要（90%以上）在睡眠中发作，其中大多数（近80%）患者是局灶性癫痫[2]。与睡眠相关的癫痫发作更可能发生在N2期睡眠，而不太可能发生在快速眼动（REM）时期[3]。尽管常被归类为纯睡眠癫痫，但清醒时癫痫发作的风险在6年内约为13%[4]，10年内为30.9%[5]。突然停止治疗、基线时癫痫发作高负担和多种治疗是最初纯睡眠癫痫患者清醒后癫痫发作的主要预测因素。

癫痫病学家的睡眠和昼夜生理学观点

睡眠对人类和非人类动物物种至关重要[6]。人类睡眠的周期性特征是从非快速眼动（NREM）睡眠N1、N2和N3演变而来，渐进的睡眠深度表现为慢波活动量的增加，然后是快速眼动睡眠，其特征是与觉醒相似的更快和不同步的活动（表9.1）。睡眠周期每次平均持续90～100min。在夜

Epilepsy, Second Edition. Edited by Gregory D. Cascino, Joseph I. Sirven and William O. Tatum.
© 2021 John Wiley & Sons Ltd. Published 2021 by John Wiley & Sons Ltd.

表9.1 典型的睡眠阶段多导睡眠图和脑电图特征

阶段	主要的脑电图模式	眼电图	颏下肌电图特点（注意：为REM睡眠阶段评分的不可缺少的部分）
清醒期	α及混合频率	眨眼和快速眼动；嗜睡时眼球运动缓慢	最高级
N1	θ和部分δ频率，顶尖波	眼球缓慢转动	中高级
N2	θ和部分δ频率，K复合体和睡眠纺锤波出现是这段时间的特征	无特定的模式	中级
N3	至少20%背景的高电压（>75μV）增量（即30s中至少6s）	高电位脑电图δ慢波出现	中低级
REM	较低的电压混合频率，可以看到α范围的频率	快速眼动	无张力（记录到的最低肌电图）

间的前1/3，慢波睡眠（N3）占主导地位，但随着夜间活动的增加，快速眼动睡眠便占领主导地位[7]。

健康的人平均有近1/3的时间在睡觉。睡眠时间及其特征随年龄而有很大差异。大脑充分发育后，健康的年轻人睡了将近7.5h。成年人的睡眠时间逐渐减少，老年人平均约睡6h。近80%的时间用于NREM睡眠，而20%代表成年早期的REM睡眠。N3约占该年龄组总睡眠时间的20%。随着年龄的增长，睡眠变得更加不稳定，睡眠中自发的微觉醒数量增加，睡眠效率降低（睡眠时间占卧床总时间）。REM和N3的贡献逐渐减少，而轻度NREM阶段N1和N2增加[8]。

觉醒和睡眠由大脑的不同区域调节。在脑桥交界处，觉醒的主要推动者是胆碱能脑桥脚及背外侧被盖核；去甲肾上腺素能蓝斑，5-羟色胺能中缝核，组胺能结节乳头核和谷氨酸能臂旁核。这些区域主要投射到下丘脑外侧、丘脑（主要是板内和网状丘脑核）、前脑基底和皮质。前脑基底还与下丘脑外侧的后半部分（食欲素神经元所在的位置）一起支持唤醒。主要的NREM睡眠促进区域是下丘脑前部的腹外侧视前核（VLPO），其中含有γ-氨基丁酸（GABA）和甘丙肽抑制性神经递质，并与大多数与唤醒相关的中脑桥核保持相互抑制的联系，实现行为状态之间的快速转

换。类似于觉醒和睡眠转变，相互抑制活动也驱动NREM和REM睡眠阶段之间的转变。腹外侧中脑导水管周围灰质和相邻脑桥脑中的GABA能神经元促进NREM睡眠，而背外侧区的谷氨酸能神经元促进REM睡眠[9]。

睡眠的生理作用尚未完全了解。睡眠的恢复效果似乎是不同机制的结果。睡眠有助于通过胶质依赖性对流途径（也称为"脑部类淋巴系统"）清除潜在毒性的代谢终产物，其中脑脊液（CSF）沿着围绕穿通动脉的血管旁间隙进入实质，脑间质液沿着静脉旁引流通路清除[10-11]。通过减少整体大脑活动，特别是在N3期间[12]，睡眠也有助于减少由突触功能增加引起的一些代谢物[13]。这在癫痫中尤其重要，因为已知一些代谢废物具有神经兴奋特性，这可能有助于皮质兴奋[14]。

另一方面，越来越多的证据支持睡眠在突触可塑性中的作用。在清醒期间，学习导致突触强度增加，这与更高的能量消耗、对突触基质的更大需求以及神经元反应选择性的丧失有关（增强的突触对外部刺激有更广泛的反应）。在一天过程中，这会导致细胞压力和信噪比降低，从而削弱我们的学习能力。在睡眠中，突触强度似乎有一个重新正常化的过程，突触连接整体缩小（或下调）。与白天学习的新刺激或过程相关的突触

在慢波睡眠期间将保持更活跃，而另一些则保持较不活跃。在整体减弱的情况下，关于是否存在突触增强或记忆特异性突触的相对增强仍存在争议，但整个过程有助于睡眠依赖性记忆巩固和突触稳态[15]。由于突触强度与皮质兴奋性相关，皮质兴奋性随着觉醒而增加，并且在睡眠后减少[16]。此外，清醒期间的癫痫发作和发作间期峰值均促进突触增强，这可能会经历与睡眠依赖性记忆巩固相同的过程。最近的证据表明，局灶性癫痫患者的睡眠稳态改变与认知障碍相关[17]，且病理性神经过程可能利用突触可塑性的生理机制进一步加强致痫网络[18]。

睡眠相关的发作间期癫痫样放电和癫痫发作，以及睡眠状态的癫痫扰动的病理生理学和机制

睡眠以复杂的方式影响癫痫发作和发作间期癫痫样活动。多年来，人们已经认识到发作间期癫痫样放电可能仅在睡眠期间激活，从而提高了脑电图的诊断率[19]，而睡眠剥夺已被证明能够激活不依赖于睡眠持续时间或深度的发作间期癫痫样放电（图9.1）[20]。发作间期癫痫样放电在慢波睡眠期间被最大限度地激活，但在REM睡眠期间减少[21]。

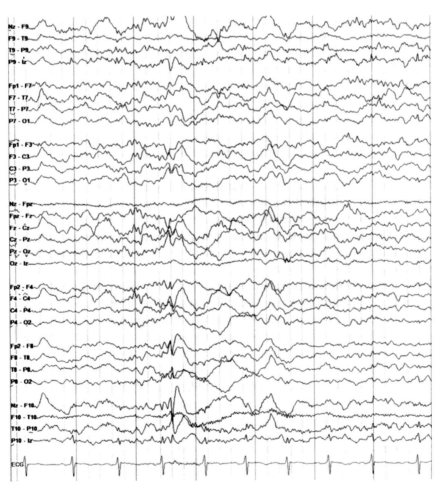

图9.1 右侧颞叶发作间期棘波的睡眠激活。注意F10-T10和F8（纵向双极导联）的发作间期棘波具有最大电负性

非快速眼动睡眠的特点是丘脑皮质通路的超同步化。N3（慢波睡眠）导致发作间期癫痫样放电的激活，高频振荡包括涟波（80~250Hz）和快速涟波（250~1000Hz）。皮质"向上"和"向下"状态的NREM状态依赖性与皮层产生的皮层下慢振荡的综合影响有关，后者与NREM睡眠期间的突发事件（如发作间期峰值）以及NREM睡眠结构的生理因素（如K复合体）密切相关[22]。发作间期癫痫样放电和高频振荡在与次慢振荡相关的"向上"和"向下"皮质状态之间的转换期间尤为频繁[23]。REM睡眠似乎对发作间期放电和癫痫发作具有抑制作用[24-26]。虽然在REM睡眠期间罕见，但与NREM睡眠期间发生的癫痫样放电相比，REM睡眠期间出现的癫痫样放电往往具有更好的定位特征[21]。与清醒状态相比，REM睡眠对癫痫发作具有保护作用[26]。

癫痫发作似乎"劫持"了N3睡眠期间的突触内稳态和记忆巩固过程，潜在地加强了难治性局灶性癫痫的致痫网络[27]。夜间发作与视觉记忆表现的恶化有关，这表明睡眠相关发作可能对睡眠依赖性记忆巩固产生不利影响[28]。

虽然发作间期峰值最常见于N3睡眠，但与睡眠相关的癫痫发作最常见于N1或N2（"轻"）NREM睡眠阶段[3,29]。总的来说，大约1/3的局灶性发作开始于睡眠时，局灶性发作比清醒时更频繁地传播为双侧强直阵挛发作[3,29]。这在一定程度上可能是睡眠相关强直阵挛发作临床表现的基础。颞外癫痫发作，尤其是额叶癫痫发作，比颞叶癫痫发作更有可能在睡眠中开始[3,30]。睡眠剥夺可能会加重癫痫发作倾向并增加发作频率。尽管关于睡眠剥夺对癫痫发作发生影响的正式研究表明存在混合效应，但一些研究表明在癫痫监测环境中缺乏效果[31]，而导致睡眠持续时间或质量恶化的共病睡眠障碍，如慢性失眠和睡眠呼吸暂停，通常与发作频率恶化有关[32]。

常见睡眠相关癫痫

目前的国际抗癫痫联盟分类并未将睡眠相关癫痫分类单独划分为一个类别，但可将睡眠相关癫痫分类为：①纯睡眠癫痫，癫痫发作仅限于睡眠（如儿童良性局灶性癫痫或与睡眠有关的局灶性癫痫）；②昼夜癫痫，部分或大部分癫痫发作因睡眠而增加（如Lennox-Gastaut综合征或Landau-Kleffner综合征，或睡眠期间出现持续性棘波和波动的癫痫性脑病）；③觉醒性癫痫，在晨醒后最常发生癫痫发作［如青少年肌阵挛性癫痫（JME）和醒后全面性强直-阵挛发作］。3%~45%的癫痫是纯粹的睡眠癫痫[1,4]。以下癫痫综合征至少有一些发作类型主要与睡眠有关（表9.2）。

颞叶外侧癫痫以及特发性额叶癫痫，通常只在夜间出现，因此经常不被察觉。可能会出现复杂的运动行为，可能看起来奇怪甚至是自愿的。有些行为甚至可能类似于睡眠呼吸暂停[33]。通常，常规脑电图（EEG）[34]上看不到明显的癫痫样活动。与其他夜间发作一样，N3睡眠中的癫痫样活动比REM睡眠时更频繁[33,35]。

表9.2　常见睡眠相关性癫痫综合征的特征

症状	可自愈	年龄特异性发作	清醒期发作	脑电图模式
癫痫性脑病	+	+	−	双侧颞叶后部
脑性耗盐综合征	+	+	+	双额中央区同步棘波
儿童良性癫痫	+	+	+/−	高振幅中央颞区棘波
早发型良性儿童枕叶癫痫	+	+	+	双枕部棘波占80% 枕外占20%
青少年肌阵挛性癫痫	−	+	+	广义非典型棘波
睡眠相关的过度运动性癫痫	−	−	+/−	额叶/缺失

大多数与睡眠有关的癫痫综合征发生在儿童和青少年时期。Landau-Kleffner综合征与获得性失语症有关，并且主要在睡眠期间具有癫痫发作的特征性EEG模式。特征性脑电图模式是在N3睡眠中激活的双侧后颞尖波及棘波放电[36]。语言障碍可能是由于持续性癫痫样放电引起的代谢异常所致。

伴有中央颞部棘波的良性儿童癫痫病（又称良性Rolandic癫痫）患者在睡眠期间出现癫痫发作，伴有面肌痉挛和半痉挛性癫痫发作。清醒时的癫痫发作通常是在从睡眠中醒来后立即发生的。脑电图模式的特点是高振幅中央颞棘波[38]。睡眠的癫痫电持续状态通过非REM睡眠显示几乎连续的癫痫发作活动，其在清醒期间消退。癫痫发作通常在青春期消退。这可能见于Landau-Kleffner综合征患儿和伴有中央颞棘波的良性儿童癫痫[39]。

Panayiotopoulos综合征［伴枕叶发作的儿童癫痫（CEOP）］是一种在1～14岁儿童中发生的综合征，但最常见于4～5岁。大多数癫痫发作是夜间发生。80%的睡眠中激活双侧枕部棘波出现发作性呕吐[40]。

青少年肌阵挛性癫痫表现为觉醒后不久发生的癫痫发作，通常为肌阵挛发作或双侧强直阵挛发作。在确诊前，一些患者可能被判断为笨拙多年。EEG模式为双侧多棘波或聚集的棘波放电，也称为全身非典型癫痫波放电[41]。

睡眠相关性运动过度性癫痫（SHE）以前被归类为夜间额叶癫痫[42-43]。诊断此类患者很困难，因为行为可能很奇怪，并且由于运动和肌电伪差，可能难以识别脑电图结果。一些SHE患者有遗传基础[44]。

睡眠相关癫痫的诊断与治疗

睡眠相关癫痫（如昼夜癫痫）的诊断始于详尽的临床病史采集和检查。获取发作间期脑电图和大脑磁共振成像（MRI）对于确定电临床综合征最为有用[45-46]。发作间期EEG在睡眠相关癫痫中的发生率是不同的，从伴有中央-颞部棘波的儿童良性癫痫的高发生率（70%～90%）到其他睡眠相关局灶性癫痫综合征的低发生率不等[47]。当初始检查后夜间事件性质仍不确定时，需要视频EEG监测和/或视频EEG多导睡眠图来帮助诊断。

与昼夜癫痫相似，睡眠相关癫痫的最初治疗方法是选择针对电临床癫痫综合征的抗癫痫药物单药治疗。患者发作特点、共病和联合用药有助于选择最合适的抗癫痫方案。当经过详细的评估后诊断仍不确定时，对嗜睡和癫痫均有疗效的氯硝西泮可能是一种适合的初始经验性治疗。对于睡眠相关的癫痫运动症状，卡马西平、奥卡西平或其他钠通道阻断抗癫痫药物仍然是大多数情况下的最佳初始选择。

对于难治性睡眠相关癫痫，适当的非药物疗法包括癫痫手术、神经刺激和饮食疗法也应予以考虑。睡眠相关癫痫与昼夜癫痫的手术切除和神经电刺激术疗效相当。

其他常见夜间事件和睡眠相关痫性事件的鉴别诊断

主要鉴别诊断涉及其他夜间发作事件（表9.3）。在某些情况下，与睡眠相关的癫痫发作和NREM嗜睡可能特别难以区分，因为它们通常具有高度相似的临床特征，包括从睡眠中唤醒后出现困惑、运动症状，有时还会梦游。有利于睡眠相关癫痫诊断的临床表现包括刻板印象、夜间频率（可多次发作）、发作后长时间的认知障碍或部分肢体无力以及脑电图亚临床发作。异态睡眠通常具有较低的发作频率和较长的持续时间，并且REM异态睡眠可能具有明显的梦境或可回忆梦境内容的特征。

与睡眠相关的局灶性癫痫，尤其是与睡眠相关的过度运动性癫痫的相关癫痫发作，通常发生于NREM睡眠[48]。但也可能随时出现，每晚可能反复数次，是刻板动作，可能在任何年龄开始。

表9.3　鉴别诊断及夜间事件诊断要点

事件类型	先兆	特征	持续时间	发作频率	脑电图/多导睡眠监测
NREM异态睡眠	无	异质性、梦游、夜惊症、混乱性觉醒	数分钟	多变，通常没有或仅1次	N3睡眠期无发作节律的自发觉醒
REM睡眠行为障碍	无	梦中复杂的声音和运动行为，通常是暴力行为	数秒至数分钟	多变，通常每周或每月会有数次夜间发作	快速眼动睡眠期无张力缺失
节律性运动障碍	无	撞头、肢体摆动、夜间磨牙	数分钟	夜间发作	运动伪差噪音，无情景依赖性
入睡肌阵挛	无	单个肢体/单侧肢体肌阵挛性抽搐	数秒	多变	睡眠始发
周期性腿动病	无	3倍腿的屈曲运动	数分钟（反复出现）	夜间发作	发生于非快速眼动睡眠期
心因性非癫痫发作	多变	多变的非固定动作，通常分散注意力	数分钟	多变	必定在清醒时发生

NREM异态睡眠（觉醒障碍）通常发生在夜间的前1/3，通常与触发因素、健忘症有关，并且随着年龄增大而减少。REM睡眠障碍包括梦魇、睡眠麻痹综合征和REM睡眠行为障碍。这些事件往往发生在睡眠的后1/3，并且事件可回忆[42]。

额叶癫痫和异态睡眠（FLEP）量表可能有助于仅凭临床特征区分SHE和NREM异态睡眠[49]。FLEP量表最适合区分NREM嗜睡和睡眠相关的过度运动性局灶性癫痫发作，但区分局灶性发作和REM睡眠行为障碍的能力有限。所以临床工作中最好使用视频EEG多导睡眠描记术作为筛查工具进行额外确认评估，而不仅仅用于明确诊断[50]。

癫痫相关睡眠共患病的诊断和治疗：阻塞性睡眠呼吸暂停综合征、失眠和不宁腿综合征

白天过度嗜睡是癫痫患者最常见的睡眠障碍。癫痫中的嗜睡合并症可能与夜间癫痫发作、抗癫痫药物的镇静不良反应、睡眠剥夺和睡眠卫生不足、共患睡眠障碍有关。

白天及夜间发作都会破坏睡眠结构，导致睡眠效率降低，REM潜伏期延长，REM和NREM睡眠深度减少。近来发现，癫痫发作在改良的清醒测试维持中导致嗜睡[51]。以往的抗癫痫药物苯巴比妥、苯二氮䓬类和苯妥英钠已被证明可增加非恢复性轻度NREM睡眠阶段，同时减少更深的REM和N3量并缩短睡眠潜伏期。

然而，原发性睡眠障碍合并症是癫痫患者嗜睡的最常见解释，而不是抗癫痫药物或夜间癫痫发作，癫痫学家应考虑筛查睡眠癫痫患者的原发性睡眠障碍合并症，尤其是阻塞性睡眠呼吸暂停综合征（OSA）。因为难治性癫痫患者经常发生OSA，此类患者应强烈考虑转诊并进行多导睡眠监测[52-54]。合并OSA可能会加重癫痫发作，而经鼻持续气道正压通气（CPAP）治疗可以改善癫痫发作频率、警觉性和生活质量[54]。不宁腿综合征（RLS），其特征在于在睡眠前移动腿部的不舒服冲动，通过运动或起床走路而缓解，并且慢性失眠也是癫痫共患的睡眠障碍。RLS的治疗选择包括有指征时进行铁替代疗法，或使用加巴喷丁或多巴胺激动剂（如普拉克索或罗替戈汀贴剂）进行对症治疗。目前治疗慢性失眠的主要方法是认知行为疗法（CBT），其涉及综合咨询和教育方法，用于改善加重失眠的睡眠行为（即睡眠卫生咨询以追求睡眠限制和刺激控制措施），以及放松和正念疗法。

睡眠与癫痫猝死（SUDEP）风险

SUDEP是一种在其他方面健康的癫痫患者的非创伤性、非溺水性、意外（目击或未目击）死亡，通常（但并非总是）在双侧强直-阵挛性癫痫发作后。发病率约为每年1000人中会有1人发生SUDEP，但在难治性癫痫人群中，SUDEP发病率更高，约为每年1%。

SUDEP最常见于15～40岁年龄段，在难治性癫痫患者中风险最高。不幸的是，人们对SUDEP的原因和机制了解甚少。SUDEP危险因素包括更长的癫痫持续时间、男性、频繁的癫痫发作（尤其是双侧强直阵挛性癫痫发作）、抗癫痫药多药治疗、发育迟缓、脑损伤和药物依从性差。在癫痫监测环境中通过记录的近SUDEP事件发现，发作性中枢性呼吸暂停似乎是局灶性癫痫发作症状学的良性变异，但是与全身性EEG抑制相关的惊厥性癫痫发作后的发作性中枢性呼吸暂停可能是SUDEP的额外风险生物标志物[55-56]。

40%～60%的SUDEP发生在睡眠期间，考虑到每天大约有1/3的睡眠时间，这种情况非常频繁，但目前这种关联的潜在机制仍然未知[57]。俯卧位已明确与SUDEP发生有关。最近的证据表明，使用SUDEP-7分析工具索引的得出：SUDEP风险可能与OSA症状相关，但需要进一步的前瞻性研究来确定睡眠呼吸暂停是否是SUDEP风险的危险因素[58]。

结论

睡眠和癫痫是相互关联的，某些癫痫综合征与睡眠状态密切相关，癫痫发作及其治疗反过来会恶化睡眠结构和质量。大多数发作间期癫痫样活动在N3睡眠期间被激活，而癫痫发作在轻度NREM睡眠中最为频繁，在REM睡眠中罕见。其他夜间事件，如异态睡眠和睡眠相关的运动障碍，可与睡眠相关的癫痫类似。癫痫患者常见的睡眠共病包括OSA、RLS和慢性失眠。癫痫学家应对癫痫患者的睡眠合并症保持高度怀疑，并考虑对昏睡癫痫患者推荐多导睡眠描记。早期识别睡眠共病有助于改善癫痫发作负担、警觉性、生活质量和日间功能。

参考文献

[1] Thomas, R.H., King, W.H., Johnston, J.A., and Smith, P.E.M. (2010). *Awake seizures after pure sleep-related epilepsy: a systematic review and implications for driving law.* J. Neurol. Neurosurg. Psychiatry 81 (2): 130–135.

[2] Yaqub, B.A., Waheed, G., and Kabiraj, M.M. (1997). *Nocturnal epilepsies in adults.* Seizure 6 (2): 145–149.

[3] Herman, S.T., Walczak, T.S., and Bazil, C.W. (2001). *Distribution of partial seizures during the sleep--wake cycle: differences by seizure onset site.* Neurology 56 (11): 1453–1459.

[4] D'Alessandro, R., Guarino, M., and Greco, G. (2004). *Risk of seizures while awake in pure sleep epilepsies: a prospective study.* Neurology 62 (2): 254–257.

[5] Fernandez, L.B. and Salas-Puig, J. (2007). *Pure sleep seizures: risk of seizures while awake.* Epileptic Disord. 9 (1): 65–70.

[6] Campbell, S.S. and Tobler, I. (1984). *Animal sleep: a review of sleep duration across phylogeny.* Neurosci. Biobehav. Rev. 8 (3): 269–300.

[7] Dement, W. and Kleitman, N. (1957). *Cyclic variations in EEG during sleep and their relation to eye movements, body motility, and dreaming.* Electroencephalogr. Clin. Neurophysiol. 9 (4): 673–690.

[8] Ohayon, M.M., Carskadon, M.A., Guilleminault, C., and Vitiello, M.V. (2004). *Meta- analysis of quantitative sleep parameters from childhood to old age in healthy individuals: developing normative sleep values across the human lifespan.* Sleep 27 (7): 1255–1273.

[9] Saper, C.B., Fuller, P.M., Pedersen, N.P. et al. (2010). *Sleep state switching.* Neuron 68 (6): 1023–1042.

[10] Iliff, J.J., Wang, M., Liao, Y. et al. (2012). *A paravascular pathway facilitates CSF flow through the brain parenchyma and the clearance of interstitial solutes, including amyloid beta.* Sci. Transl. Med. 4 (147): 147ra111.

[11] Xie, L., Kang, H., Xu, Q. et al. (2013). *Sleep drives metabolite clearance from the adult brain.* Science 342 (6156): 373–377.

[12] Wisor, J.P., Rempe, M.J., Schmidt, M.A. et al. (2013). *Sleep slow-wave activity regulates cerebral glycolytic metabolism.* Cereb. Cortex 23 (8): 1978–1987.

[13] Cirrito, J.R., Yamada, K.A., Finn, M.B. et al. (2005). *Synaptic activity regulates interstitial fluid amyloid-beta levels in vivo.* Neuron 48 (6): 913–922.

[14] Kellner, V., Menkes-Caspi, N., Beker, S. et al. (2014). *Amyloid-beta alters ongoing neuronal activity and excitability in the frontal cortex.* Neurobiol. Aging 35 (9): 1982–1991.

[15] Tononi, G. and Cirelli, C. (2014). *Sleep and the price of plasticity: from synaptic and cellular homeostasis to memory consolidation and integration.* Neuron 81 (1): 12–34.

[16] Huber, R., Mäki, H., Rosanova, M. et al. (2013). *Human cortical excitability increases with time awake.* Cereb. Cortex 23

(2): 332–338.

[17] Boly, M., Jones, B., Findlay, G. et al. (2017). *Altered sleep homeostasis correlates with cognitive impairment in patients with focal epilepsy. Brain* 140 (4): 1026–1040.

[18] Bower, M.R., Kucewicz, M.T., St Louis, E.K. et al. (2017). *Reactivation of seizure-related changes to interictal spike shape and synchrony during postseizure sleep in patients. Epilepsia* 58 (1): 94–104.

[19] Gibbs, F.A. (1947). *Electroencephalography. Am. J. Psychiatry* 103 (4): 519–522.

[20] Fountain, N.B., Kim, J.S., and Lee, S.I. (1998). *Sleep deprivation activates epileptiform discharges independent of the activating effects of sleep. J. Clin. Neurophysiol.* 15 (1): 69–75.

[21] Sammaritano, M., Gigli, G.L., and Gotman, J. (1991). *Interictal spiking during wakefulness and sleep and the localization of foci in temporal-lobe epilepsy. Neurology* 41 (2): 290–297.

[22] Vanhatalo, S., Palva, J.M., Holmes, M.D. et al. (2004). *Infraslow oscillations modulate excitability and interictal epileptic activity in the human cortex during sleep. Proc. Natl. Acad. Sci. U. S. A.* 101 (14): 5053–5057.

[23] Frauscher, B., von Ellenrieder, N., Ferrari-Marinho, T. et al. (2015). *Facilitation of epileptic activity during sleep is mediated by high amplitude slow waves. Brain* (138, Pt 6): 1629–1641.

[24] Malow, B.A., Selwa, L.M., Ross, D., and Aldrich, M.S. (1999). *Lateralizing value of interictal spikes on overnight sleep-EEG studies in temporal lobe epilepsy. Epilepsia* 40 (11): 1587–1592.

[25] Rocamora, R., Andrzejak, R.G., Jiménez-Conde, J., and Elger, C.E. (2013). *Sleep modulation of epileptic activity in mesial and neocortical temporal lobe epilepsy: a study with depth and subdural electrodes. Epilepsy Behav.* 28 (2): 185–190.

[26] Ng, M. and Pavlova, M. (2013). *Why are seizures rare in rapid eye movement sleep? Review of the frequency of seizures in different sleep stages. Epilepsy Res. Treat.* 2013: 932790.

[27] Bower, M.R., Stead, M., Bower, R.S. et al. (2015). *Evidence for consolidation of neuronal assemblies after seizures in humans. J. Neurosci.* 35 (3): 999–1010.

[28] Sarkis, R.A., Alam, J., Pavlova, M.K. et al. (2016). *Sleep-dependent memory consolidation in the epilepsy monitoring unit: a pilot study. Clin. Neurophysiol.* 127 (8): 2785–2790.

[29] St Louis, E.K., Genilo, P., Granner, M.A., and Zimmerman, B. (2004). *Sleep-onset mesial temporal seizures arise from light NREM sleep. Epilepsia* 45 (Suppl. 7): 86.

[30] Crespel, A., Baldy-Moulinier, M., and Coubes, P. (1998). *The relationship between sleep and epilepsy in frontal and temporal lobe epilepsies: practical and physiopathologic considerations. Epilepsia* 39 (2): 150–157.

[31] Malow, B.A., Passaro, E., Milling, C. et al. (2002). *Sleep deprivation does not affect seizure frequency during inpatient video-EEG monitoring. Neurology* 59 (9): 1371–1374.

[32] Quigg, M., Gharai, S., Ruland, J. et al. (2016). *Insomnia in epilepsy is associated with continuing seizures and worse quality of life. Epilepsy Res.* 122: 91–96.

[33] Oldani, A., Ferini-Strambi, L., and Zucconi, M. (1998). *Symptomatic nocturnal frontal lobe epilepsy. Seizure* 7 (4): 341–343.

[34] Tachibana, N., Shinde, A., Ikeda, A. et al. (1996). *Supplementary motor area seizure resembling sleep disorder. Sleep* 19 (10): 811–816.

[35] Provini, F., Plazzi, G., Tinuper, P. et al. (1999). *Nocturnal frontal lobe epilepsy. A clinical and polygraphic overview of 100 consecutive cases. Brain* (122, Pt 6): 1017–1031.

[36] Smith, M.C. and Hoeppner, T.J. (2003). *Epileptic encephalopathy of late childhood: Landau-Kleffner syndrome and the syndrome of continuous spikes and waves during slow-wave sleep. J. Clin. Neurophysiol.* 20 (6): 462–472.

[37] O'Regan, M.E., Brown, J.K., Goodwin, G.M. et al. (1998). *Epileptic aphasia: a consequence of regional hypometabolic encephalopathy. Dev. Med. Child Neurol.* 40 (8): 508–516.

[38] Lüders, H. and Lesser, R.P. (1987). *Epilepsy: Electroclinical Syndromes. Clinical medicine and the nervous system*, vol. xii. London/New York: Springer-Verlag, 399 p.

[39] Galanopoulou, A.S., Bojko, A., Lado, F., and Moshé, S.L. (2000). *The spectrum of neuropsychiatric abnormalities associated with electrical status epilepticus in sleep. Brain and Development* 22 (5): 279–295.

[40] Caraballo, R., Cersosimo, R., Medina, C., and Fejerman, N. (2000). *Panayiotopoulos-type benign childhood occipital epilepsy: a prospective study. Neurology* 55 (8): 1096–1100.

[41] Xu, L., Guo, D., Liu, Y.-Y. et al. (2018). *Juvenile myoclonic epilepsy and sleep. Epilepsy Behav.* 80: 326–330.

[42] Tinuper, P., Bisculli, F., Cross, J.H. et al. (2016). *Definition and diagnostic criteria of sleep-related hypermotor epilepsy. Neurology* 86 (19): 1834–1842.

[43] Tinuper, P. and Bisulli, F. (2017). *From nocturnal frontal lobe epilepsy to sleep-related hypermotor epilepsy: a 35-year diagnostic challenge. Seizure* 44: 87–92.

[44] Ferri, L., Bisculli, F., Mai, R. et al. (2017). *A stereo EEG study in a patient with sleep-related hypermotor epilepsy due to DEPDC5 mutation. Seizure* 53: 51–54.

[45] St Louis, E.K. and Cascino, G.D. (2016). *Diagnosis of epilepsy and related episodic disorders. Continuum (Minneap Minn)* 22 (1 Epilepsy): 15–37.

[46] Britton, J.W., Frey, L.C., Hopp, J.L. et al. (2016). *Electroencephalography (EEG): An Introductory Text and Atlas of Normal and Abnormal Findings in Adults, Children, and Infants* (eds. E.K. St. Louis and L.C. Frey). Chicago: American Epilepsy Society. EEG in the Epilepsies. Available from: https://www.ncbi.nlm.nih.gov/books/NBK390347/.

[47] Kellaway, P. (2000). *The electroencephalographic features of benign centrotemporal (rolandic) epilepsy of childhood. Epilepsia* 41 (8): 1053–1056.

[48] Wang, X., Marcuse, L.V., Jin, L. et al. (2018). *Sleep-related hypermotor epilepsy activated by rapid eye movement sleep. Epileptic Disord.* 20 (1): 65–69.

[49] Derry, C.P., Davey, M., Johns, M. et al. (2006). *Distinguishing sleep disorders from seizures: diagnosing bumps in the night. Arch. Neurol.* 63 (5): 705–709.

[50] Manni, R., Terzaghi, M., and Repetto, A. (2008). *The FLEP scale in diagnosing nocturnal frontal lobe epilepsy, NREM and REM parasomnias: data from a tertiary sleep and epilepsy unit. Epilepsia* 49 (9): 1581–1585.

[51] Bazil, C.W., Castro, L.H., and Walczak, T.S. (2000). *Reduction of rapid eye movement sleep by diurnal and nocturnal seizures in temporal lobe epilepsy. Arch. Neurol.* 57 (3): 363–368.

[52] Manni, R., Terzaghi, M., Arbasino, C. et al. (2003). *Obstructive sleep apnea in a clinical series of adult epilepsy patients: frequency and features of the comorbidity. Epilepsia* 44 (6): 836–840.

[53] Malow, B.A., Bowes, R.J., and Lin, X. (1997). *Predictors of sleepiness in epilepsy patients. Sleep* 20 (12): 1105–1110.

[54] Malow, B.A., Foldvary-Schaefer, N., Vaughn, B.V. et al. (2008). *Treating obstructive sleep apnea in adults with epilepsy: a randomized pilot trial. Neurology* 71 (8): 572–577.

[55] Vilella, L., Lacuey, N., Hampson, J.P. et al. (2019). *Postconvulsive*

central apnea as a biomarker for sudden unexpected death in epilepsy (SUDEP). *Neurology* 92 (3): e171–e182.

[56] St Louis, E.K. and Dworetzky, B.A. (2019). *Postconvulsive central apnea and asystole: a risk marker for sudden unexpected death in epilepsy (SUDEP)? Neurology* 92 (3): 115–116.

[57] Nobili, L., Proserpio, P., Rubboli, G. et al. (2011). *Sudden unexpected death in epilepsy (SUDEP) and sleep. Sleep Med.*

Rev. 15 (4): 237–246.

[58] McCarter, A.R., Timm, P.C., Shepard, P.W. et al. (2018). *Obstructive sleep apnea in refractory epilepsy: a pilot study investigating frequency, clinical features, and association with risk of sudden unexpected death in epilepsy. Epilepsia* 59 (10): 1973–1981.

癫痫之旅1：癫痫的遗传性病因鉴定

Anthony L. Fine, Lily C. Wong-Kisiel, Raj D. Sheth

（译者：李锦晶）

患者情况

一名5岁女童，手偏好未知，有严重发育迟缓和难治性癫痫。她是非近亲结婚子女，出生史和早期发育正常。她在1岁时开始癫痫发作，以意识受损的局灶性癫痫为特征。她也有发热和环境温度升高的癫痫持续状态史。在会诊时，患者正在使用左乙拉西坦、奥卡西平和苯巴比妥。过去用药有拉莫三嗪和加巴喷丁。从婴儿期开始生酮饮食可显著减少癫痫发作。

既往实验室评估包括评估β-半乳糖苷酶、氨基己糖苷酶、含碳量不足的转铁蛋白、5-磷酸吡哆醇、维生素A、维生素D、血氨、乳酸、铜蓝蛋白、麦胶蛋白IgG和IgA、脑脊液葡萄糖和蛋白、血清氨基酸定量、Smith-Lemli-Opitz谱、过氧化物酶谱、酰基肉碱谱、酰基甘氨酸谱、嘌呤和嘧啶、汗液试验、皮肤成纤维细胞线粒体呼吸链复合体、脑脊液神经递质、甲基丙二酸水平、叶酸、维生素B12、同型半胱氨酸。

她第一次在癫痫发作后采集的脑电图是正常的。复查脑电图显示多灶独立放电。近期颅脑磁共振成像（MRI）示全脑萎缩和严重的两侧海马萎缩，左侧T2信号增加更明显，与双侧内侧颞叶硬化一致。

因为患儿有发热引发的早发性癫痫伴癫痫持续状态，所以进行了*SCN1A*单基因测序和重复/缺失分析。结果显示了一个新发*SCN1A*杂合突变（c.677 C > T），这与严重的婴儿肌阵挛性癫痫或Dravet综合征有关。

根据基因检测发现，予停用奥卡西平和苯巴比妥，开始使用丙戊酸钠，随后联合使用氯巴占、丙戊酸钠和司替戊醇。这些抗癫痫发作药物（ASM）仍然难以控制她的癫痫，随后她被纳入了大麻二酚和芬氟拉明的Dravet综合征药物试验（表J1.1～表J1.3）。

表J1.1 是否存在潜在的遗传性病因[3-4]?

潜在的线索：
• 发病早期检测/新生儿癫痫发作
• 难治性癫痫
• 癫痫性脑病
• 癫痫家族史
• 神经皮肤红斑
• 畸形/综合征的特征

Epilepsy, Second Edition. Edited by Gregory D. Cascino, Joseph I. Sirven and William O. Tatum.
© 2021 John Wiley & Sons Ltd. Published 2021 by John Wiley & Sons Ltd.

表J1.2　基因检测方式的选择

检测方法	优点	缺点
单基因测序	可以较快出结果，成本效益高	需要有倾向的单基因问题 如果阴性，通常需要其他的检测
核型分析	染色体异常，可以检测出低程度嵌合，平衡易位，非整倍体和环状染色体异常	需要做其他的检测
染色体微阵列（CMA）[5]	可对致病性CNV进行评估	不能检测到较小的基因变异，如平衡易位
癫痫基因包	为一组与表型相关的已知基因（如新生儿发病组、癫痫性脑病组等）提供高效、有针对性的检测 比检测多个单基因更具成本效益	不能检测基因包内不含的基因，因此不能识别新的变异 不能识别印迹障碍 检测周期可能较长
全外显子组测序（WES）[6]	采用NGS检测基因组的大部分编码区 不需要有倾向性的基因 能够在患者和父母身上进行三重检测	会错过平衡易位、低水平嵌合和环状染色体异常 不会识别印迹障碍 检测周期较长

表J1.3　药物选择和遗传性癫痫

癫痫综合征	基因相关治疗	
睡眠相关过度运动性癫痫	CHRNA2 CHRNB2 CHRNA4	· 尼古丁补充剂
良性家族性新生儿癫痫（BFNE） KCNQ2脑病 大田原综合征	KCNQ2 KCNQ3	· 卡马西平 · 奥卡西平 · 依佐加滨 · 苯巴比妥 · 苯妥英钠 · 难治性癫痫可采用生酮饮食
婴儿癫痫伴游走性局灶性癫痫发作（EIMFS）	KCNT1	· 奎尼丁
Dravet综合征 全面性癫痫伴热性惊厥附加症（GEFS+） 热性惊厥 颞叶内侧硬化	SCN1A	· 丙戊酸 · 氯巴占 · 司替戊醇 · 大麻二酚 · 芬氟拉明 避免使用钠通道阻滞药
婴儿癫痫伴游走性局灶性癫痫发作（EIMFS）	SCN2A SCN8A （功能获得性突变）	钠通道阻滞药
结节性硬化症Ⅱ型 局灶性皮质发育不良 伴可变起源灶的家族性局灶性癫痫	mTOR通路基因	mTOR抑制剂（西罗莫司、依维莫司）
癫痫-失语症谱系障碍（慢波睡眠期持续性棘波，Landau-Kleffner综合征）	GRIN2A	· 美金刚

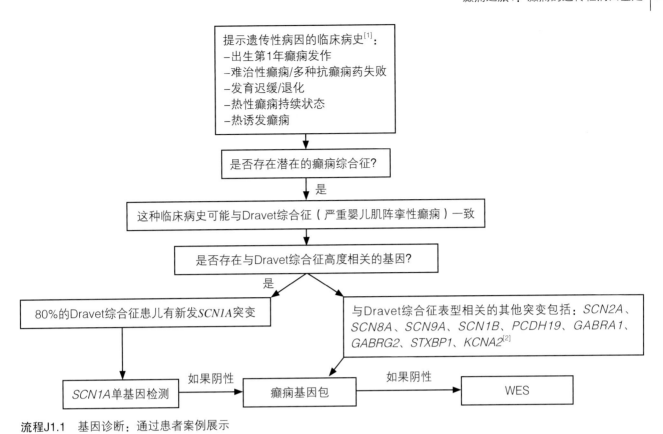

流程J1.1 基因诊断：通过患者案例展示

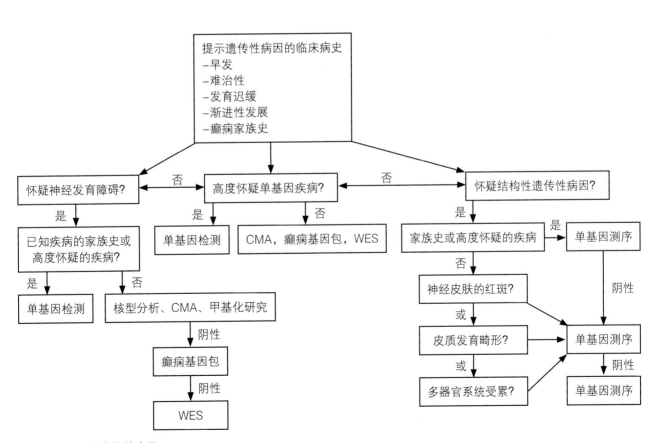

流程J1.2 怀疑遗传性病因

参考文献

[1] Dravet, C. (2011). *The core Dravet syndrome phenotype. Epilepsia* 52 (Suppl 2): 3–9.

[2] Steel, D., Symonds, J.D., Zuberi, S.M. et al. (2017). *Dravet syndrome and its mimics: beyond SCN1A. Epilepsia* 58 (11): 1807–1816.

[3] Berg, A.T., Coryell, J., Saneto, R.P. et al. (2017). *Early-life epilepsies and the emerging role of genetic testing. JAMA Pediatr.* 171 (9): 863–871.

[4] Shellhaas, R.A., Wusthoff, C.J., Tsuchida, T.N. et al. (2017). *Profile of neonatal epilepsies: characteristics of a prospective US cohort. Neurology* 89 (9): 893–899.

[5] Mefford, H.C., Yendle, S.C., Hsu, C. et al. (2011). *Rare copy number variants are an important cause of epileptic encephalopathies. Ann. Neurol.* 70 (6): 974–985.

[6] Yang, Y., Muzny, D.M., Reid, J.G. et al. (2013). *Clinical whole-exome sequencing for the diagnosis of mendelian disorders. N Engl J Med* 369 (16): 1502–1511.

癫痫之旅2：成人癫痫的评估

David B. Burkholder

（译者：王丰 刘鹏辉）

成人可以表现出多种癫痫发作类型，包括癫痫发作和类似癫痫发作。临床医生在平时工作中需要保持警惕，以确保患者进行合适的检查去查明病因，这样才能给予患者有效的治疗。病史采集是临床医生最重要的手段之一，根据患者提供的病史指导治疗决策。患者提供的前期检查决定了后期需要进一步执行什么样的检查，这对诊断非常重要。盲目地进行检查容易出现误报和误解，这会导致延误诊断，应用不适当的治疗方法，以及产生相关的并发症。

下面的插图和图表展示了神经病学咨询中常见的检查，包括主要特征和具有代表性的评估手段。在所有展示的病例中，详细的病史是指导评估和后续诊断的重要信息。虽然每个临床案例都有个体差异，但某些典型特征可以帮助临床医生决定哪种评估方法是最合适的。其他发作性事件，如偏头痛和睡眠不良，通常在神经科转诊之前被发现，但也应该保持警惕。图J2.1突出显示了评估成人癫痫发作的基本方法。

案例1

一位23岁女性因抽搐发作被转诊到癫痫诊所。她在3岁时经历了长时间的热性惊厥。从17岁开始，她就反复癫痫发作，在癫痫发作之前，她的肠道有恶心的先兆感。她可以与周围的事物或人缓慢沟通，但不是以正常的方式，也不能回答其他人的问题。有时她也会咂嘴，这个过程持续50～90s，然后突然停止。之后她短暂地失去意识。最初癫痫发作较少，但是自从结婚以后，每个月至少会发生2次或3次。脑电图（EEG）显示右侧颞叶的尖波，磁共振成像（MRI）显示右侧近中颞叶硬化。随后她开始服用抗癫痫发作药物（ASM），但被证明具有耐药性。于是她接受了右侧颞叶切除术，术后癫痫发作完全缓解。

案例2

一位76岁男性因抽搐发作被转诊到癫痫诊所。他和他的妻子描述了过去2个月发生的3件事，其中最近发生的一件非常重要。他正在驾驶汽车，突然他妻子发现他不动了，睁着眼睛，双手紧紧抓住方向盘。这时她意识到他已经失去意识了。他将车开离公路，穿过一片田野大约1min后才恢复意识，随后顺利停车。事情发生后，他没有受伤，神经系统检查正常。并进行了心脏评估，心电图及超声心动图均正常。30天的事件监测显示有17s的心脏停搏症状。随后患者置入了心脏起搏器，此后无再发作。

Epilepsy, Second Edition. Edited by Gregory D. Cascino, Joseph I. Sirven and William O. Tatum.
© 2021 John Wiley & Sons Ltd. Published 2021 by John Wiley & Sons Ltd.

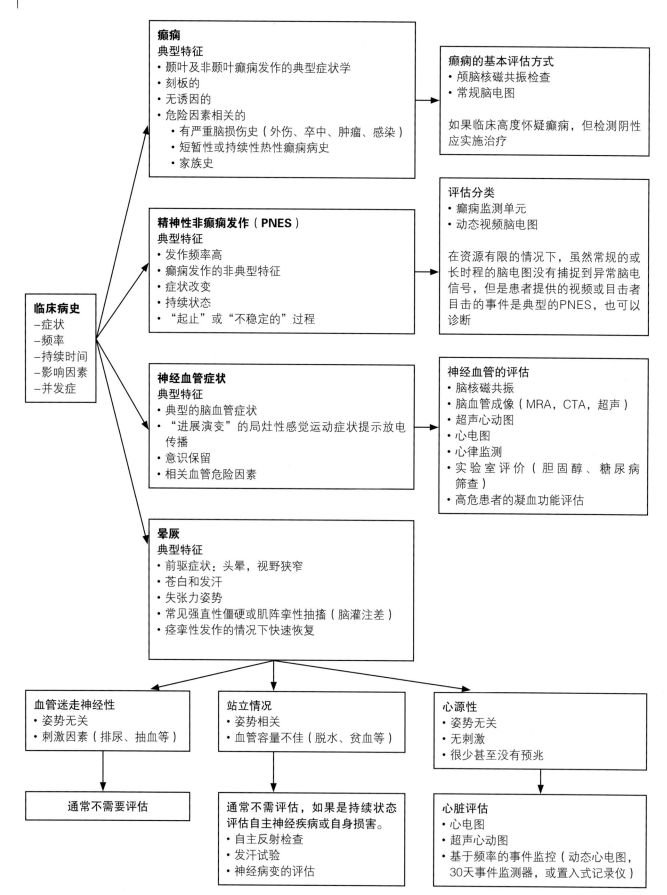

图J2.1 发作的鉴别诊断、特征和基本评估考虑

案例3

一名54岁女性因抽搐发作转诊到癫痫诊所。在评估之前，症状已出现约1个月。这些事件被描述为无诱因出现右臂颤抖，随后感到虚弱并持续数分钟。症状逐渐加重，每天发生多次。发作过程中她始终保持清醒。她有30年的吸烟史。神经系统检查显示右旋前肌轻微歪斜，右上肢反射轻度增强。MRI显示左大脑中动脉（MCA）分布区的急性和慢性皮质下缺血性梗死区。磁共振血管造影显示近端大脑中动脉闭塞，随后的数字减影血管造影证实与烟雾相一致的变化，确认为是继发于多种血管危险因素相关的血管闭塞性疾病。她接受了颞肌瓣贴敷术，以促进脑血管生成，引起肢体抖动的缺血性发作事件得到了改善但并未完全终止。

案例4

一名68岁男性因抽搐发作被转诊至癫痫诊所。在就诊前3个月，他只有一次发作。之前患者接受过前列腺切除术，术后第一天和护工一起散步时，他开始感到"头晕"，描述为感觉他的头有"漂浮感"，好像他正在失去对身体的控制。然后他失去了知觉，晕倒了。护理人员说：他有短暂的四肢抽搐，持续了不到1min。当他恢复意识时，他立即能够与医务人员交流，并回答问题。当时的实验室检查显示患者术后出现贫血，血红蛋白为8g/dL，之后恢复正常。神经系统查体正常。他没有其他的不适，没有进行进一步的评估。根据病史，诊断为晕厥。

案例5

一名30岁男子因抽搐发作问题被转诊。他有4个月的抽搐发作史，之前没有任何可疑症状。当他开始发作的时候，有一种"被孤立"的感觉。他发作时意识保留，但对外界刺激有不同的反应。这种症状每周会发生几次，每次持续15min，然后自行停止，发作停止后意识能立即恢复正常。2个月后，这种发作类型完全消失，取而代之的是每天都会发生的另一种癫痫发作类型。这种发作表现为从右臂抽搐开始，演变为全身抽搐，在整个发作的过程中每次抽搐发作的强度不同。患者发作时仍然保留有部分意识，可对外界刺激产生不同反应。每次发作持续5min，发作之后没有任何损伤。患者神经系统查体正常。他在癫痫监测单元接受了分类评估，记录到的发作事件与脑电图没有相关性，但与心理性非癫痫发作相一致。主治医生根据他的诊断提出了建议，将他转诊到心理健康部门接受治疗。

癫痫之旅3：癫痫患儿的评估建议

Katherine C. Nickel, Elaine C. Wirrell

（译者：林希　吴仰宗）

这种发作是否为癫痫所致？这种发作可能再次发作吗？

虽然没有明确的诊断标准，最初根据描述的病史，这种异常表现被认为和癫痫相关。和癫痫相关的发作有些特征性的表现，例如局限性阵挛发作、自动症，这对癫痫的诊断具有高度的特异性和敏感性[1-3]（框J3.1）。过去是否有类似发作的病史对诊断也非常重要。为提供病史，患者可能需要回忆先前的发作过程，但是父母和家庭成员未意识到病史的重要性，他们可能未完全记得清楚。局灶性癫痫影响或不影响意识，失神发作、肌阵挛发作、失张力发作和肌强直发作不太可能只发作一次[4]。

框J3.1　根据临床描述提示为癫痫发作表现[1-3]

1）意识损害伴随肌阵挛发作、阵挛发作，进行性加重，或偏侧舌咬伤
2）出现意识改变或眼球凝视的前兆
　　a. 上腹部异常感觉
　　b. 幻嗅觉
　　c. 似曾相识感
　　d. 幻视觉
　　e. 颜面部或咽喉部感觉异常
　　f. 颜面部或肢体强直或阵挛发作
　　g. 头偏向一侧
3）意识损害或眼球凝视伴随口、颜面部或肢体自动症和失忆症
4）无意识障碍的反复阵挛发作
5）发作相关的伤害，包括擦伤、骨折、烧伤、脑震荡或肩关节和髋关节脱位
6）发作后精神错乱、失忆、失语、嗜睡

患者无局限性或节律性抽动，眼球无活动，无发作后肢体无力。这种发作表现为凝视、噘嘴、按摩腹部。老师反复叫她名字无反应，在做兴趣活动的时候，未发现异常，也无发作后症状。

家族史和既往史可为确定患者癫痫发作的风险是否增加提供重要信息，包括癫痫发作的家族史和个人史、围产期并发症、发育异常史、热惊

Epilepsy, Second Edition. Edited by Gregory D. Cascino, Joseph I. Sirven and William O. Tatum.
© 2021 John Wiley & Sons Ltd. Published 2021 by John Wiley & Sons Ltd.

厥史、颅脑外伤史和脑炎史。详细的体格检查可能发现局部的神经功能缺失，皮肤神经综合征的表现，如结节性硬化综合征或Sturge-Weber综合征。详细的体格检查也可能发现和癫痫相关的外伤，如偏侧舌咬伤。这些信息对确定癫痫再次发作的可能性有重要意义。

患者生长发育正常，神经系统体格检查正常，没有癫痫发作的家族史。当情绪紧张时，她会按摩自己的腹部和吮嘴。

常规清醒脑电图和睡眠脑电图检查能提供额外信息，有助于确定癫痫类型、癫痫综合征和癫痫再次发作风险。脑电图可作为儿童不明原因癫痫发作的评估标准[5]。当病史符合时，脑电图表现为痫样异常放电可以确定为癫痫发作。然而，依据单纯脑电图有异常表现而无与癫痫相关的临床表现不能确定为癫痫，依据脑电图无异常表现可排除癫痫[5]。在1%～4%的健康人群脑电图中可以发现癫痫样放电[6]。如临床高度怀疑癫痫发作时，（脑电图未发现异常时）再次行常规脑电图检查或长程脑电图检查，尤其是睡眠剥夺脑电图检查，发现异常癫痫样放电的可能性增加[7-8]。

需特别注意观察自闭症患者的常规脑电图。自闭症患者癫痫发生的风险性明显升高，大约有30%的自闭症患儿就算没有癫痫发作行常规脑电图检查也有癫痫样异常放电[6]，此外，有癫痫发作的患儿也可以记录到阵发性癫痫样放电[9]。因此，如果反复发作，为确诊癫痫需考虑使用长程脑电图检查。

患者常规清醒和睡眠脑电图检查是正常，脑电图未捕捉到典型癫痫发作事件。

如果不是癫痫相关的发作，是哪种类型的非痫性发作？

当然，在儿童中并非所有的阵发性发作都是癫痫（框J3.2）。必须意识到5岁以下的儿童以生理性非痫性发作多见，然而超过12岁的儿童以精

神异常多见[15]。因此，即使是非癫痫发作，动态评估观察也是必须的。进一步而言，非痫性发作表现也可以和某些癫痫综合征相关。最终，癫痫发作的患儿也可以发生非痫性发作，临床上有时候很难区分[9]。根据临床上描述的发作过程、发作时间、诱发因素和改善因素有助于区分痫性发作和非痫性发作，同时确定非痫性发作的类型。

患者仅在清醒状态下和在昏睡或非活动时发作多见。老师反复叫她名字无反应，当老师触碰她时有反应。

睡眠相关性癫痫必须和其他睡眠相关性疾病相鉴别。哭闹不安，随着环境的变化加重或减轻，连贯性语言、唤醒行为和其他改变发作的行为和睡眠发作密切相关，跟癫痫发作关系不密切。睡眠异常比癫痫发作更容易自行消失[11]。

在清醒状态下的发作形式多样，晕厥是儿童和成年人非痫性发作最普遍的原因。通常有诱发因素，例如长时间坐后站起、轻微外伤、头发护理、看到鲜血或突然惊喜等。接下来会感觉到轻微头痛、视物模糊、身体发热、流汗、恶心和意

框J3.2　儿童非痫性发作表现[9-18]

1）睡眠
  a. 嗜睡
    Ⅰ. 唤醒后意识错乱
    Ⅱ. 梦游症
    Ⅲ. 睡眠恐惧症
  b. 睡眠肌阵挛/入睡抽动
  c. 睡眠中唤醒
2）清醒
  d. 晕厥
  e. 胃食管反流
  f. 运动异常，包括抽搐和颤抖
  g. 注意力不聚中/眼球凝视
  h. 偏头痛
  i. 刻板现象
  j. 良性阵发性眩晕
  k. 屏气
  l. 心因性非痫性发作

识丧失。脑灌注不足时也可以发生肢体强直和阵挛状态。心源性休克虽少见，但应排除，大部分患者通过心电图检查来评估[14]。

在婴幼儿，屏气发作较为普遍，常发生在轻微外伤和生气后。小孩出现哭闹然后出现呼气屏气紫绀，或者出现心脏短暂停搏脸色苍白。接下来可能出现短暂意识丧失，特别是心脏短暂停搏后脸色苍白的患者。一些小孩表现为声调加强和姿势异常、肌阵挛或声调下降。这些表现在大部分儿童是自限性的。少数情况下，心脏短暂停搏能激发缺氧性癫痫发作[12]。通过补充铁剂来治疗心脏短暂停搏是有效的，就算没有缺铁也是有效的。

不管儿童有或没有神经疾病，眼球凝视和注意力不集中是非常常见的。眼球凝视但对触觉有反应则不是癫痫。相比之下，肢体抽搐、眼球上翻、尿失禁和眼球凝视是更值得关注的体征，需要额外进行评估[19]。

异常活动在儿童较为常见，也可以见于正常发育的儿童。当评估异常活动时，重要的是需确定发作的年龄和是否同时并发感染或免疫异常，以及病程和进展、改善、波动、恶化、抑制或消化不良、与损伤的相关性以及共病状况。重要的是为了诊断潜在的感染性、自身免疫性、遗传性和代谢性疾病[16]。

拍手、身体摇摆、摇头、做鬼脸是常见自主动作。如果患者没有神经功能异常，随着年龄的增长症状可以消失。然而，如果合并有神经功能异常，这些症状可能加重。这些刻板的行为常见于自闭症患者[16]。

抽动障碍可发生在高达10%的学龄儿童中，可以与运动或声音相关，简单或复杂。通常情况下，有一个先兆冲动，有助于区分抽搐和其他运动障碍。随后是突然而快速的、无节奏的运动或发声，可能会被暂时抑制[16]。强迫行为、情绪和睡眠障碍以及注意力缺陷多动障碍可影响高达80%的抽动障碍儿童。

心因性非癫痫发作也可以见于小孩，成年人多见，以女性为主[15,17]，心因性非癫痫发作（PNES）的危险因素包括家庭破裂、社交障碍、焦虑症、母亲有精神疾病、被虐待或外伤史、癫痫发作史和思想压力过大史[17]。以下几种行为异常趋向于心因性非癫痫发作，包括不规律动作、心律失常/不同步的身体运动，症状断断续续，较长的持续时间，逐渐发作和停止，偏侧移动[17]。最后，患有发作性偏头痛、慢性偏头痛或每日头痛与头痛相关的各种神经系统症状，但也会出现非器质性发作，通常与头痛有关[18]。

根据患者描述的发作过程、病史、体格检查和正常脑电图可确定患者眼球凝视为非病性发作。吮嘴和触摸腹部的动作为刻板性动作，在这种年龄是常见的。然而，她的母亲仍担心这些为癫痫的表现。

如果这些表现与癫痫相关，则是哪一种类型的癫痫发作或者癫痫电−临床综合征？

早在20世纪60年代就提出了癫痫分类的概念，最近进行了修订[20]。对癫痫进行分类第一步重要的是将癫痫分为局灶性、全面性或未分类的发作。一些患者为混合性发作。这种分类可以指导治疗，也可以寻找潜在的病因。

单纯确定癫痫是局灶性或全面性对癫痫的治疗尤其是儿童癫痫的治疗是远远不够的。确定癫痫发作是哪一种癫痫综合征是非常重要的。必须根据癫痫发作类型、脑电图、影像检查和合并症来确定哪一类癫痫综合征[20]。并非所有的癫痫患者都可以归类为一种癫痫综合征。大量的数据表明，只有28%新诊断为患儿的癫痫可以归类为具体的癫痫综合征[21]。确诊为哪一种癫痫综合征，就可以提供很多信息包括潜在的病因、治疗方案或不能使用的方案、合并症和预后。

如果患者发作表现为癫痫，为局灶性癫痫的可能性较大。长程视频脑电监测是必要的。视频脑电监测到癫痫的临床表现而没有相关的脑电图异常。正常的脑电图再次确定了这种发作为单纯的眼球凝视而非癫痫发作，此时需进一步评估或处理。

参考文献

[1] Stroink, H., van Donselaar, C.A., Geerts, A.T. et al. (2003). The accuracy of the diagnosis of paroxysmal events in children. *Neurology* 60: 979–982. https://doi.org/10.1212/01.WNL.0000049914.25434.72.

[2] van Donselaar, C.A., Geerts, A.T., Meulstee, J. et al. (1989). Reliability of the diagnosis of a first seizure. *Neurology* 39: 267–271.

[3] Nowacki, T.A. and Jirsch, J.D. (2017). Exaluation of the first seizure patient: key points in the history and physical examination. *Seizure* 49: 54–63. https://doi.org/10.1016/j.seizure.2016.12.002.

[4] Berg, A.T. (2008). Risk of recurrence after a first unprovoked seizure. *Epilepsia* 49 (Suppl. 1): 13–18. https://doi.org/10.1111/j.1528-1167.2008.01444.x.

[5] Hirtz, D., Ashwal, S., Berg, A. et al. (2000). Practice parameter: evaluating a first nonfebrile seizure in children. Report of the quality standards Subcommittee of the American Academy of neurology, the child neurology society, and the American Epilepsy society. *Neurology* 55 (5): 616–623. https://doi.org/10.1212/WNL.55.5.616.

[6] Ghacibeh, G.A. and Fields, C. (2015). Interictal epileptiform activity in autism. Epilepsy *Behav.* 47: 158–162. https://doi.org/10.1016/j.yebeh.2015.02.02.

[7] Burkholder, D.B., Britton, J.W., Rajasekaran, V. et al. (2016). Routine vs extended outpatient EEG for the detection of interictal epileptiform discharges. *Neurology* 86 (16): 1524–1530. https://doi.org/10.1212/WNL.0000000000002592.

[8] Carpay, J.A., de Weerd, A.W., Schimsheimer, R.J. et al. (1997). The diagnostic yield of a second EEG after partial sleep deprivation: a prospective study in children with newly diagnosed seizures. *Epilepsia* 38 (5): 595–599. https://doi.org/10.1111/j.1528-1157.1997.tb01145.x.

[9] Ito, Y., Kidokoro, H., Negoro, T. et al. (2017). Paroxysmal nonepileptic events in children with epilepsy. *Epilepsy Res.* 132: 59–63. https://doi.org/10.1016/j.eplepsyres.2017.02.009.

[10] Bye, A., Kok, D.J.M., Ferenschild, F.T.J. et al. (2000). Paroxysmal non-epileptic events in children: a retrospective study over a period of 10 years. *J. Paediatr. Child Health* 36 (3): 244–248. https://doi.org/10.1046/j.1440-1754.2000.00496.x.

[11] Derry, C.P., Harvey, A.S., Walker, M.C. et al. (2009). NREM arousal parasomnias and their distinction from nocturnal frontal lobe epilepsy: a video EEG analysis. *Sleep* 32 (12): 1637–1644.

[12] Fejerman, N. (2005). Nonepileptic disorders imitating generalized idiopathic epilepsies. *Epilepsia* 46 (Suppl. 9): 80–83. https://doi.org/10.1111/j.1528-1167.2005.00317.x.

[13] Hindley, D., Ali, A., and Robson, C. (2006). Diagnoses made in a secondary care "fits, faints, and funny turns" clinic. *Arch. Dis. Child.* 91 (3): 214–218. https://doi.org/10.1136/adc.2004.062455.

[14] Jain, R., Omanakuttan, D., Singh, A. et al. (2017). Effect of iron supplementation in children with breath holding spells. J. Paediatr. *Child Health* 53 (8): 749–753. https://doi.org/10.1111/jpc.13556.

[15] Kotagal, P., Costa, M., Wyllie, E. et al. (2002). Paroxysmal nonepileptic events in children and adolescents. *Pediatrics* 110 (4): e46.

[16] Mills, S. and Hedderly, T. (2014). A guide to childhood motor stereotypes, tic disorders and the Tourette spectrum for the primary care practitioner. *Ulster Med. J.* 83 (1): 22–30.

[17] Wood, B.L., Haque, S., Weinstock, A. et al. (2004). Pediatric stress-related seizures: conceptualization, evaluation, and treatment of nonepileptic seizures in children and adolescents. *Curr. Opin. Pediatr.* 16 (5): 523–531. https://doi.org/10.1097/01.mop.0000140997.24408.53.

[18] Youssef, P.E. and Mack, K.J. (2015). Abnormal movements in children with migraine. *J. Child Neurol.* 30 (3): 285–288. https://doi.org/10.1177/0883073814538499.

[19] Rosenow, F., Wyllie, E., Kotagal, P. et al. (1998). Staring spells in children: descriptive features distinguishing epileptic and nonepileptic events. *J. Pediatr.* 133 (5): 660–663. https://doi.org/10.1016/S0022-476(98)70108-8.

[20] Scheffer, I.E., Berkovic, S., Capovilla, G. et al. (2017). ILAE classification of the epilepsies: position paper of the ILAE Commission for Classification and Terminology. *Epilepsia* 58 (4): 512–521. https://doi.org/10.1111/epi.13709.

[21] Wirrell, E.C., Grossardt, B.R., Wong-Kisiel, L.C. et al. (2011). Incidence and classification of new-onset epilepsy and epilepsy syndromes in children in Olmsted County, Minnesota from 1980 to 2004: a population-based study. *Epilepsy Res.* 95 (1–2): 110–118. https://doi.org/10.1016/j.eplepsyres.2011.03.009.

癫痫之旅4：从儿科到成人癫痫诊所的过渡

Gregory D. Cascino , Katherine C. Nickels, Elaine C. Wirrell

（译者：林希　吴仰宗）

癫痫患儿随着生长发育和年龄的增长，到了成年，他们必须考虑从儿童癫痫中心到成人神经科中心就诊[1-3]（http://GotTransition.org）。遗憾的是，在多数情况下，当患者、家庭成员和看护人员得知以后需去成人神经科就诊都感觉到非常吃惊。这种模式的变化应该提前告诉所有患者，尤其是那些有明显合并症、智力障碍、药物难治性癫痫和治疗方案复杂的患者[1-2]。在患儿12岁开始就可以将这种变化告诉患者和她的父母[2]。成人神经科医生和其他的相关专业人员如癫痫护士、社会工作者和后勤人员之间相互协调在患者转诊之前提供合适的辅助性的癫痫护理。所有的患者，都应该继续有1名原来的护理人员，可以随时协助进行转诊计划。不参与转诊计划的患者、家属、护工们可能会感受到被遗弃的感觉，并对患者的急重症和慢性癫痫需要得不到妥善的解决而产生巨大的忧虑。

过渡什么？

过渡是从青春前期开始到成年的过程[3]。过渡必须区分转移——从儿童神经看护到成年神经看护（http://GotTransition.org）。健康保健者需要意识的重要问题是，儿童神经科专家不太放心，不愿意把复杂的神经疾病患者转给成人神经科的同仁，成人神经科专家感觉到自己缺乏相关专业知识，也可能不太愿意接收从儿童期就开始发病的患者。

这部分人群有很多，因为大约50%的儿童癫痫患者到成人后仍有癫痫发作[3]。此外，估计有20%的儿童癫痫患者到成年期癫痫仍无法控制[3]。而且超过50%的药物难治性癫痫患儿有认知、行为、心理和精神上的问题，到成年后需进一步干预[3]。

成功过渡的阻力包括来自父母和家庭成员，他们不愿意加入到过渡的过程。由于青少年发育成熟，他们不愿意一直被看护。由于缺乏初级保健者的主导作用，这限制了成人和儿童神经科学专家之间的有效协调。由于缺乏（相关的医疗）补偿，医生和机构对处理复杂神经系统疾病感到

案例1a

一名18岁的患者表现为明显的发育迟缓，有强直发作和失神发作多种癫痫发作类型，并有行为异常。患者目前居家生活。常规脑电图检查提示广泛的棘慢波和强直性癫痫发作，患者使用了多种抗癫痫发作药物治疗。由于患者年龄的增长，儿童神经科专家要求患者下一步需转到成人神经科专家那里治疗。儿童神经专家的意见让患儿父母感到烦恼并持反对意见；"先前没人提到要转出儿童神经诊所。"他们指出他们仍将儿科医生当作初级护理提供者，他们没有转到成人神经科治疗的思想准备。

Epilepsy, Second Edition. Edited by Gregory D. Cascino, Joseph I. Sirven and William O. Tatum.
© 2021 John Wiley & Sons Ltd. Published 2021 by John Wiley & Sons Ltd.

不少压力。最终，在一些健康保健系统，患者可能需转到其他医疗机构来接受成人癫痫的治疗，这为父母和家庭增加了更大的压力。

良好过渡的原则[2]（http://GotTransition.org）：

a. 过渡的愿望。

b. 每年自我管理技能的评估。

c. 年度计划会议，关注医疗条件。

d. 法律资质的评价。

e. 过渡计划的年终总结。

f. 成年看护者的资质认证。

g. 当医生接受患者并完成预约时，过渡即完成。

在梅奥医学中心，过渡前的准备工作：

1）家庭医疗。

2）与青少年一起检查（如果不需要监护人，单独检查；如果需要，与监护人一起检查）。

  a. 癫痫类型和癫痫综合征（如果知道的话）。

  b. 病因。

  c. 目前药物治疗的剂量和副作用，其他的治疗方法（生酮饮食、迷走神经刺激）。

  d. 禁止使用的药物（包括患者使用后有不良反应的或禁止使用于患者的癫痫类型或癫痫综合征的药物）。

  e. 癫痫加重的紧急处理。

  f. 癫痫持续状态的病史——最后一次发作的情况和发作的频率。

  g. 先前治疗无效或副作用大的药物。

  h. 最近的磁共振成像结果。

  i. 最近的脑电图结果。

  j. 癫痫发作的安全性和癫痫猝死的风险。

  k. 抗癫痫药物相关生殖问题。

  l. 驾驶管理。

  m. 其他重要的诊断。

3）准备转变的调查表——以确保患者知道谁和什么时候打电话询问问题，如何预约，如何补充药物等。

在临床上，医疗保健提供者利用有效的过渡和转移过程，为患者提供适当的护理和癫痫发作障碍的管理。团队成员早在患者青少年期就开始在一起工作，最终把患者从儿童神经中心过渡到成人神经中心，并取得了满意的效果。工作中可能出现的障碍包括患者、家庭成员和护理人员不愿意参加过渡到成人神经医学中心。通常情况下，刚开始患者及其家属对成人神经医学中心的护理感到"失望"。通过几次就诊后，患者可能对新的成人癫痫诊治团队感到"满意"。在多数情况下，这种过渡和转换是顺利的，并允许患者接受成人保健提供者的适当癫痫治疗，与新的成人癫痫医疗团队合作。

案例1b

一名18岁的患者表现为明显的发育迟缓，有强直发作和失神发作多种癫痫发作类型，并有行为异常。患者目前居家生活。常规脑电图检查提示广泛的棘慢波和强直性癫痫发作，患者使用了多种抗癫痫发作药物治疗。由于患者年龄的增长，儿童神经科专家要求患者下一步需转到成人神经科专家那里治疗。已确定一名成年癫痫病专家将协助过渡和转移，该医生的姓名和联系方式已给家属。初级保健提供者意识到过渡和转移，并已与患者、家属和护理人员会面，讨论和医疗团队协作的重要性。初级保健提供者向成年癫痫病专家表明他们参与了患者的医疗护理。儿科神经学家直接与成人神经科专家联系，并复核了几个"关键性的"问题，包括住院患者根据视频脑电图监测来进行的癫痫分类，最近的一段时间剂量相关的药物副作用，考虑下一步使用置入迷走神经刺激器来控制癫痫发作，然后转到精神科进行行为管理。在诊断评估结束后，患者将接受成人神经科医生的检查。家属和护理人员明白护理计划并希望继续跟进。在成人癫痫诊所为患者提供了一个"新患者"预约时段，以便于掌握复杂的神经病史，并允许与患者、家属和护理人员进行充分的面对面接触。

参考文献

[1] American Academy of Pediatrics (2011). American academy of family physicians, American college of physicians transitions clinical report authoring group. Supporting the health care transition from adolescence to adulthood in the medical home. *Pediatrics* 128: 182.

[2] Brown, L., Canfield, P., Capers, M. et al. (2016). The neurologist's role in supporting transition to adult health care: a consensus statement. *Neurology* 87: 835–840.

[3] Special Issue (2014). Transition of epilepsy care from children to adults. *Epilepsia* 55 (Suppl. S3): 1–55.

第二部分
癫痫的治疗方法：非手术治疗

第10章

首次发作

Scott Spritzer, Omar Danoun

（译者：王华燕　刘鹏辉）

首次癫痫发作的背景和流行病学

癫痫发作的定义是神经元的异常同步放电，局灶性发作是由大脑的一部分起源，全面性癫痫发作的起源区范围更大。癫痫发作是一种较常见的现象，大约10%的人在一生中的某个时候会经历抽搐发作。仅一次的首次发作与癫痫不同，癫痫的传统定义是相隔24h或更长时间的反复无诱因发作。首次发作的患者一般可分为急性症状性发作（也称为激惹或反应性发作）或无诱因发作。

成人在第一次癫痫发作后再次发作的风险估计为21%～45%[1]，在儿童和青少年中为14%～65%[2]。最大的再发风险在首次发作后的前两年内，80%～90%的二次发作发生在这段时间内。如果在首次发作后两年内没有第二次发作，再次发作的风险显著下降[3]。

一些以人群为基础的研究证明了急性症状性发作的流行病学。经常被引用的参考文献是来自美国明尼苏达州罗切斯特的一项基于人群的研究，以及一些得出了类似数据的欧洲研究[4]。在整个观察期间，观察到的年发病率为29/10万～39/10万人。与癫痫类似，急性症状性癫痫发作具有双峰年龄分布。首次发作的最高发生率出现在出生后的第1年。发病率在儿童期和成年期早期下降，在24～35岁达到最低水平。在35岁以后、75岁以上的人群年发病率逐渐增加到123/10万人。急性症状性发作男性多于女性[5]。

根据首次癫痫发作的原因，急性症状性发作的死亡率可能很高。总的来说，首次急性症状性发作的死亡率几乎是首次发病后30天内第二次无诱因发作的死亡率的9倍。在发病后的30天内，再次发作的死亡率高达20%，在老年人口中甚至高达40%。另一方面，急性症状性发作后发生癫痫的风险并不显著，在第一次诱发发作后再发的风险比第一次无诱因发作后再发的风险低80%[6-7]。

急性症状性发作的病因

急性症状性发作可由许多不同的病因引起（表10.1）。常见的病因包括代谢和电解质紊乱、药物、脑缺血或脑梗死、恶性肿瘤、创伤和全身感染。在流行病学研究中，急性症状性发作的定义是：近期存在诱发因素，如1周内卒中、创伤或缺氧性事件，以及24h内的急性中毒或代谢紊乱，或者在未控制的中枢神经系统（CNS）感染病程中[8]。

在出生后的第1年，急性症状性癫痫发作的主要原因是感染和代谢紊乱。在年龄较大的儿童中，感染和创伤性脑损伤（TBI）是急性症状性癫痫发作最常见的原因。在15～35岁人群中，急性

Epilepsy, Second Edition. Edited by Gregory D. Cascino, Joseph I. Sirven and William O. Tatum.
© 2021 John Wiley & Sons Ltd. Published 2021 by John Wiley & Sons Ltd.

表10.1　急性症状性发作的常见病因

代谢性病因
　　低高血糖或高血糖
　　低钠血症或高钠血症
　　低钙血症
　　尿毒症
毒物
　　酒精中毒或戒断
　　一氧化碳中毒
　　非法药物（可卡因、安非他明），初级保健提供者
　　（PCP）
　　戒断反应（巴比妥类、苯二氮䓬类）
　　处方药
脑缺氧
脑外伤
　　颅脑损伤/脑震荡
　　颅脑手术（围手术期）
脑血管因素
　　脑出血
　　硬膜下血肿
　　脑卒中
　　枕部可逆性脑病综合征
　　脑静脉血栓形成
中枢神经系统肿瘤（有症状或围手术期）
中枢神经系统感染

症状性发作最常见的病因是酒精或药物戒断和创伤性脑损伤。35岁以上的患者中，脑血管病逐渐成为急性症状性发作最常见的诱因，65岁以上的患者占首次发作患者的一半以上。

首次发作的评估

　　对首次发作的患者的初步评估，可能会因患者癫痫发作的地点不同而有所差别。虽然准确的病史，特别是任何可靠的目击者描述的病史是对发作进行诊断和分类的关键。但是，在急诊科获取详细的病史很困难。许多新发作的患者可能

有一些不容易察觉的症状，如晨间肌阵挛或不明原因的一过性记忆衰退、阵挛运动或固定方向的强迫转头，观察到这些是非常有帮助的。大多数接受首次发作评估的患者神经系统查体一般都正常，但如果发现局灶性体征，如发作后瘫痪或失语，可能有助于发作起始区的定位。在首次出现急性症状性发作的急诊科患者中，通常早期通过实验室检查、毒理学和影像学检查来确定病因。对于原因不明的首次发作患者，应进行神经影像学检查，磁共振成像（MRI）比计算机断层扫描（CT）更敏感。临床上相关的神经影像异常，可以在大约10%的首次无诱因发作的患者中被检测到[9]。建议进行代谢性、毒性和感染性病因的实验室筛查。除非其他临床症状支持中枢神经系统感染（发热、脑膜刺激征阳性、意识改变等）的可能性，否则不推荐进行脑脊液检查。

　　对于首次无诱因发作的患者，应进行常规脑电图（EEG）以评估潜在的癫痫样异常，这是最重要的检查，尤其是颞区。脑电图上出现癫痫样放电的患者癫痫复发的风险增加2倍，这符合修订后国际抗癫痫联盟（ILAE）的癫痫诊断标准[10]。12%～50%的成人和18%～56%的儿童在首次无诱因发作后出现癫痫样放电[11]。理想的早期脑电图记录是在发作后24～48h，因为这段时间大脑处于过度兴奋状态，记录到癫痫样放电的可能性较高（15%～51%的患者）。应谨慎解释脑电图急性和短暂的变化，如发作后局灶性慢波[12]。研究表明在睡眠剥夺的情况下反复行EEG检查可以将阳性结果提高35%，并且认为睡眠早期阶段可以诱发发作间期放电[11]。如果第一次EEG正常，3次复查EEG可以把阳性率提高到70%[13]，在4次EEG检查之后可以提高到92%[14]。更长时间的监测也可以提高诊断阳性率，包括24h视频脑电图和动态脑电图，但是这些方法可能会受到医疗资源的限制。在儿童中第一次无诱因发作后过度解读脑电图异常可能会产生不良后果，过度预判癫痫复发的风险，导致过度诊断和不必要的药物治疗[15]。不仅

在儿童中，在成人中脑电图解释方面的专业知识也是必不可少的。因为正常的变异，如门状棘波，常常被过度解释为癫痫样放电。对于有热性惊厥的儿童，不推荐仅仅在发热惊厥时检查脑电图。然而，脑电图对复杂而持久的热性发作以及相关的发育迟缓或神经缺陷患儿的诊断是很有效的[16]。

对癫痫的潜在病灶进行详细检查的手段，脑部MRI优于头颅CT。皮质发育畸形、颞叶内侧硬化、血管畸形、脑软化、肿瘤和颅内出血被认为是高度致痫的病变。更高强度的磁共振成像（3T或7T），加上专门的癫痫方案序列，如冠状位和双反转恢复序列（T2/FLAIR），可以进一步提高MRI的敏感性[17]。

首次发作后的治疗

对首次急性症状性发作的治疗应仅限于纠正潜在的病因。让这些患者使用抗癫痫药物（AED）治疗是不可取的，因为这不会降低再次发作的风险。

在首次无诱因发作后开始抗癫痫药物治疗的决定，受到多个因素的影响，包括预估再次发作的风险、抗癫痫药物在防止短期和长期发作的疗效，以及抗癫痫药物治疗的潜在副作用，因此决定前需要与患者和家属进行详细的沟通。国际抗癫痫联盟（ILAE）对癫痫的新定义不仅包括两次无诱因的发作，还增加了第一次无诱因的发作，其在10年内再次发作的风险＞60%或被诊断为癫痫综合征[18]。修订后的标准建议，如果复发的风险很大，在第一次无诱因发作后需要进行抗癫痫药物治疗。在符合修订后的癫痫诊断标准的情况下，增加复发可能性的因素包括既往有脑损害（中风、脑外伤或中枢神经系统感染史）的症状性病因的存在、脑电图存在癫痫样异常、脑影像学存在异常或夜间癫痫发作[1]。

在脑电图和影像学正常的情况下，且没有明确的家族史或检查结果时，重要的是确立患者治疗的目标和期望。要考虑的心理社会因素包括今后的发作对就业、驾驶或操作重型机械的影响。这些因素必须与抗癫痫药物治疗所带来的相关潜在的长期或短期的副作用和不良事件的风险进行权衡。

立即进行抗癫痫药物治疗的好处是在2年内降低复发的短期风险，绝对风险降低了约35%（95%可信区间为23%～46%）。不幸的是，这种改变并没有显著改善患者的生活质量，这很可能是由于在这些临床试验中使用的老一代抗癫痫药物引起的副作用[19]。立即给予药物治疗，而不是将治疗推迟到第二次发作以后，并没有改变长期发作的缓解率[20]，但可以获得更好的2年和5年缓解率。这一观察结果可以用抗癫痫药物不能逆转癫痫发病机制来解释，它们可以控制发作，但不会改变癫痫的进程。新一代的抗癫痫药物，如左乙拉西坦，在动物模型中显示出一定的抗癫痫作用[21]，但是新的抗癫痫药物的临床试验还没有完成。

国际抗癫痫联盟修订的癫痫新定义对首次无诱因癫痫复发风险超过60%提供了合理的标准，但风险估计不应成为治疗的唯一因素。我们应该把再发率以及抗癫痫药物治疗对个体生活质量的影响作为启动抗癫痫药物治疗的依据。例如，对于首次全身性惊厥发作且神经影像和脑电图正常的年轻患者，不符合国际抗癫痫联盟制定的标准。然而，如果患者是一名司机，而且抗癫痫药物治疗不良反应的风险很低，考虑到再发的风险仍为21%～45%，开始抗癫痫药物治疗是合理的。另一种情况是退休的老年患者，在服用多种药物时，只有局灶性面部抽搐，没有意识障碍，不良反应和药物相互作用的可能性很高，建议该患者选择推迟开始抗癫痫药物治疗，并进行密切的监测。

在一次无诱因发作后启动抗癫痫药物治疗的一个重要考虑因素是与治疗相关的不良事件发生的可能性。7%～31%接受治疗的受试者用药后发生不良事件[1]。随着新一代抗癫痫药物的问世，不良事件的发生率已经减少，但仍有可能发生[22]。大多数情况下，这些不良事件都是温和和可逆的，很少会发生如自杀、肝功能衰竭和严重的过敏性皮肤反应等更严重的反应。最近的一项研究表明，再次发作风险证明抗癫痫药物治疗是否合理，主要障碍是低至38%的案例对生活质量产生的积极影响，明显低于国际抗癫痫联盟定义的60%[23]。根据临床试验结果，立即使用抗癫痫药并不能改变首次无诱因发作后的死亡风险[24]。

结论

首次发作的患者，特别是抽搐发作的患者，经历了一次重大且可怕的事件。在心理社会调整方面，他们需要大量的情感支持和帮助。对根本病因进行有效、准确的评估和治疗，对远期前景进行适当的评估并提出合理的管理建议，将大大有助于患者和家属努力适应新的形势。随着技术和药物治疗的进步，对首次发作的患者的治疗将持续优化。

参考文献

[1] Krumholz, A., Wiebe, S., Gronseth, G.S. et al. (2015). Evidence-based guideline: management of an unprovoked first seizure in adults: report of the Guideline Development Subcommittee of the American Academy of Neurology and the American Epilepsy Society. *Neurology* 84: 1705–1713.

[2] D, H., Berg, A., Bettis, D. et al. (2003). Practice parameter: treatment of the child with a first unprovoked seizure: report of the Quality Standards Subcommittee of the American Academy of Neurology and the Practice Committee of the Child Neurology Society. *Neurology* 60 (2): 166–175.

[3] Hart, Y.M., Sander, J.W., Johnson, A.L., and Shorvon, S.D. (1990). National General Practice Study of Epilepsy: recurrence after a first seizure. *Lancet* 336 (8726): 1271–1274.

[4] Hauser, W.A. and Beghi, E. (2008). First seizure definitions and worldwide incidence and mortality. *Epilepsia* 49 (Suppl 1): 8–12.

[5] Annegers, J.F., Hauser, W.A., Lee, J.R., and Rocca, W.A. (1995). Incidence of acute symptomatic seizures in Rochester, Minnesota, 1935–1984. *Epilepsia* 36 (4): 327–333.

[6] Hesdorffer, D.C., Benn, E.K., Cascino, G.D., and Hauser, W.A. (2009). Is a first acute symptomatic seizure epilepsy? Mortality and risk for recurrent seizure. *Epilepsia* 50 (5): 1102–1108.

[7] Hesdorffer, D.C. and D'Amelio, M. (2005). Mortality in the first 30 days following incident acute symptomatic seizures. *Epilepsia* 46 (Suppl 11): 43–45.

[8] Berg, A.T. and Shinnar, S. (1991). The risk of seizure recurrence following a first unprovoked seizure: a quantitative review. *Neurology* 41 (7): 965–972.

[9] Wiebe, S., Téllez-Zenteno, J.F., and Shapiro, M. (2008). An evidence-based approach to the first seizure. *Epilepsia* 49 (Suppl 1): 50–57.

[10] Hauser, W.A., Rich, S.S., Annegers, J.F., and Anderson, V.E. (1990). Seizure recurrence after a 1st unprovoked seizure: an extended follow-up. *Neurology* 40: 1163–1170.

[11] Wirrell, E.C. (2010). Prognostic significance of interictal epileptiform discharges in newly diagnosed seizure disorders. J. Clin. *Neurophysiol.* 27 (4): 239–248.

[12] Debicki, D.B. (2017). Electroencephalography after a single unprovoked seizure. *Seizure* 49: 69–73.

[13] E, B., Hauser, W.A., Buchhalter, J.R. et al. (2014). Yield of epileptiform electroencephalogram abnormalities in incident unprovoked seizures: a population-based study. *Epilepsia* 55 (9): 1389–1398.

[14] Salinsky, M., Kanter, R., and Dasheiff, R.M. (1987). Effectiveness of multiple EEGs in supporting the diagnosis of epilepsy: an operational curve. *Epilepsia* 28 (4): 331–334.

[15] Khan, A. and Baheerathan, A. (2013). Electroencephalogram after first unprovoked seizure in children: routine, unnecessary or case specific. *J. Pediatr. Neurosci.* 8 (1): 1–4.

[16] Leung, A.K., Hon, K.L., and Leung, T.N. (2018). Febrile seizures: an overview. *Drugs Context* 7: 212536.

[17] Rüber, T., David, B., and Elger, C.E. (2018). MRI in epilepsy: clinical standard and evolution. *Curr. Opin. Neurol.* 31 (2): 223–231.

[18] Fisher, R.S., Acevedo, C., Arzimanoglou, A. et al. (2014). ILAE official report: a practical clinical definition of epilepsy. *Epilepsia* 55 (4): 475–482.

[19] Jacoby, A., Gamble, C., Doughty, J. et al. (2007). Quality of life outcomes of immediate or delayed treatment of early epilepsy and single seizures. *Neurology* 68 (15): 1188–1196.

[20] Marson, A., Jacoby, A., Johnson, A. et al. (2005). Immediate versus deferred antiepileptic drug treatment for early epilepsy and single seizures: a randomised controlled trial. *Lancet* 365 (9476): 2007–2013.

[21] Löscher, W., Hönack, D., and Rundfeldt, C. (1998). Antiepileptogenic effects of the novel anticonvulsant levetiracetam (ucb L059) in the kindling model of temporal lobe epilepsy. *J. Pharmacol. Exp. Ther.* 284 (2): 474–479.

[22] French, J.A., Kanner, A.M., Bautista, J. et al. (2004). Efficacy and tolerability of the new antiepileptic drugs I: treatment of new onset epilepsy: report of the Therapeutics and Technology Assessment Subcommittee and Quality Standards Subcommittee of the American Academy of Neurology and the American Epilepsy Society. *Neurology* 62 (8): 1252–1260.

[23] Bao, E.L., Chao, L.-Y., Ni, P. et al. (2018). Antiepileptic drug treatment after an unprovoked first seizure: a decision analysis. *Neurology* 91: e1430–e1440.

[24] Leone, M.A., Giussani, G., Nolan, S.J. et al. (2016). Immediate antiepileptic drug treatment, versus placebo, deferred, or no treatment for first unprovoked seizure. *Cochrane Database Syst. Rev.* (5) Art. No.: CD00.

第11章

抗癫痫发作药物治疗

Kiran M. Kanth, Sarah Clark, Jeffrey W. Britton

（译者：林玮玮　刘周杰）

引言

目前，美国有20多种抗癫痫发作药物（ASM）被批准用于治疗癫痫。选择一种特定的药物并对每种药物作用进行了解可能是一项艰巨的任务。在本章中，将对美国批准使用的ASM的药理特性、适应证、临床考虑因素和使用进行介绍。

ASM的选择

为一个特定的患者选择特定的ASM需要考虑几个因素。这些因素包括发作类型、医学合并症、副作用情况、并行医学治疗、药物相互作用的可能性、性别、年龄、使用的方便性、临床紧迫性和成本。一项评估ASM对新诊断癫痫疗效的研究显示，20世纪90年代以前批准的ASM与新ASM在控制癫痫发作方面几乎没有差异[1]。然而，较新的ASM在药理特性方面和不同的副作用方面有所改进，这可能使它们在某些临床情况下更为合适。

癫痫发作类型

ASM及其影响的发作类型（FDA批准的癫痫发作类型）见表11.1。ASM有时在药品说明书的获批适应证之外使用，但处方者应意识到，这种使用缺乏已批准适应证的证据水平。当发作类型不明确时，有时可能需要考虑"广谱"的ASM。

表11.1　基于发作类型的ASM选择

ASM	局灶性发作	失神发作	肌阵挛、强直、失张力	全面性强直–阵挛发作
布瓦西坦（BRV）	+	0	0	0
卡马西平（CBZ）	+	0[a]	0[a]	+
氯硝西泮（CZP）	0	+	+[b]	0
双丙戊酸钠/丙戊酸盐（VPA）	+	+	+	+
醋酸艾司利卡西平（ESL）	+	0[a]	0[a]	0[a]
乙琥胺（ESM）	0	+	0	0
加巴喷丁（GBP）	+	0	0	0
拉考沙胺（LCM）	+	0	0	±

Epilepsy, Second Edition. Edited by Gregory D. Cascino, Joseph I. Sirven and William O. Tatum.
© 2021 John Wiley & Sons Ltd. Published 2021 by John Wiley & Sons Ltd.

（续表）

ASM	局灶性发作	失神发作	肌阵挛、强直、失张力	全面性强直–阵挛发作
拉莫三嗪（LTG）	+	+	+[a,b]	+
左乙拉西坦（LEV）	+	±	+	+
奥卡西平（OXC）	+	0[a]	0[a]	±
吡仑帕奈（PER）	+	0	0	+
苯巴比妥（PB）	+	0[a]	0[a]	+
苯妥英钠（PHT）	+	0[a]	0[a]	+
普瑞巴林（PGB）	+	0	0	0
扑米酮（PRM）	+	0	0	+
噻加宾（TGB）	+	0[a]	0	0
托吡酯（TPM）	+	±	+[b]	+
唑尼沙胺（ZNS）	+	±	±	±
亚专科				
大麻二酚（CBD）	0	0	+[b,c]	0
氯巴占（CLB）	±	±	+[b]	±
非尔氨酯（FBM）	+	±	+[b]	+
卢非酰胺（RUF）	0	±	+[b]	0
司替戊醇（STP）	0	0	+[c]	0
氨己烯酸（VGB）	+	0[a]	0[a]	+

+：FDA批准；±：未批准的用途；0：使用一般无效

ASM（参考文献2～5的缩写）按字母顺序排列，包括ASM的亚专业名称

[a]：与列出的癫痫发作类型加重相关

[b]：批准用于Lennox–Gastaut综合征

[c]：获批用于Dravet综合征

药代动力学和ASM的选择

已获批准的ASM的药代动力学特性见表11.2。添加其他药物对某一特定ASM药代动力学特性的影响非常重要，以便能够对给药剂量和时间进行适当调整。消除途径对有肾脏和肝脏合并症的患者选择ASM时很有用。

作用机制

了解作用机制有助于选择治疗方法。表11.3概述了目前公认的作用机制。当联合使用药物时，应考虑选择具有不同机制的ASM，以避免冗余。

同样，如果具有特定机制的ASM有效但不耐受，则选择另一种具有相似特性的ASM可提供替代方案。在某些癫痫综合征中，应避免使用具有某些特性的ASM，例如，在Dravet综合征中应避免使用钠通道阻滞剂，可能加重全面性失神和肌阵挛性发作。

合并症

由于其个体特性和副作用特征，某些合并症的存在可能排除使用特定ASM。表11.4列出了可能与某些疾病发生不良相互作用的ASM。

表11.2 ASM药理学特性、添加ASM的影响、血药浓度参考范围、肝肾功能受损时的给药剂量

ASM	蛋白结合率	半衰期及合并药的影响	总血药浓度参考范围（游离）	肝病患者用药剂量	肾病患者用药剂量
布瓦西坦	36%	9h	N/A	++减少	无变化
卡马西平	70%~80%	8~20h	4~12μg/mL（1~3μg/mL）	+减少	无变化
氯硝西泮	86%	20~60h	0.02~0.07μg/mL	+减少	无变化
双丙戊酸钠/丙戊酸盐	90%	11~20h（单药）5~9h w/EIASM	50（谷值）~125（峰值）μg/mL（5~25μg/mL）	+减少	+减少（蛋白结合）
醋酸艾司利卡西平	40%	13~20h	3~35μg/mL（MHD）	+减少	+减少
乙琥胺	极低	40~60h	40~100μg/mL	+减少	+减少，可透析
加巴喷丁	极低	5~7h	2~20μg/mL	无变化	+++减少，可透析
拉考沙胺	<1%	~12h	1~10μg/mL	+减少	+++减少，可透析
拉莫三嗪	55%	25h（单药）11~15h w/EIASM 54~94h w/VPA	2.5~15μg/mL	+减少	±减少
左乙拉西坦	极低	6~8h	12~46μg/mL	无变化	+++减少，可透析
奥卡西平	40%（MHD）	8~15h（MHD）	3~35μg/mL（MHD）	±减少	+减少
吡仑帕奈	98%	105h 24h w/EIASM	460~800ng/mL[a]	+减少	禁用于重度肾损伤
苯巴比妥	55%	50~160h	10~40μg/mL	+减少	无变化，可透析
苯妥英钠	90%	~24h（高浓度是更长）	10~20μg/mL（12μg/mL）	+减少	+减少（蛋白结合）
普瑞巴林	极低	5~7h	2~5μg/mL	无变化	++减少
扑米酮	9%~20%	3~22h 10~25h（PEMA）	PB（10~40μg/mL）PEMA（1.5~10μg/mL）	+减少	无变化，可透析
噻加宾	96%	7~9h	5~235ng/mL	+减少	无
托吡酯	9%~17%	20~30h	5~20μg/mL	+减少	++减少，可透析
唑尼沙胺	40%~60%	50~70h 25~35w/EIASM	10~40μg/mL	未知	可透析

（续表）

ASM	蛋白结合率	半衰期及合并药的影响	总血药浓度参考范围（游离）	肝病患者用药剂量	肾病患者用药剂量
亚专科					
大麻二酚	>94%	消除60h 有效17h	N/A	+减少	无
氯巴占	70%~90%	36~42h	氯巴占30~300ng/mL 去甲基氯巴占300~3000ng/mL	+减少	无
非尔氨酯	22%~25%	12~22h 11~20w/EIASM VPA>24h	30~60μg/mL	避免	++减少

ASM	蛋白结合率	半衰期及合并药的影响	总血药浓度参考范围（游离）	肝病患者用药剂量	肾病患者用药剂量
卢非酰胺	~25%	6~10h	5~30μg/mL	未知	无
司替戊醇	96%	4.5~13h（成人） 8.5（10kg）~23.5h（60kg）（儿童）	4~22μg/mL	未推荐	未推荐
氨己烯酸	极低	5~7h	20~160μg/mL	无变化	+++减少，可透析

w/EIASM：联用具有酶诱导作用的ASM；PEMA：丙酮苯乙马来酰胺活性代谢物；VPA：丙戊酸；N/A：无证据；MHD：奥卡西平的单羟基衍生物（活性代谢物）；+++：高；++：中度；+：低；±：边缘倾向；可透析：可通过血液透析清除

蛋白质结合率和半衰期数据源自Micromedex Drug-REAX@在线软件和参考文献[4,7-8]。治疗范围源自Micromedex Drug-REAX@在线软件和梅奥医疗实验室（于2018年12月生效）。肝肾疾病患者给药剂量推荐源自参考文献[6]。

a：给予每日6mg和12mg吡仑帕奈，给药后1.3h平均血清峰浓度分别为460ng/mL、800ng/mL

表11.3 ASM的作用机制

ASM	阻断Na+通道	阻断T型Ca+通道	阻断非T型Ca+通道	增加GABA能活性	抑制谷氨酸传递	抑制碳酸酐酶	阻断AMPA受体	拮抗NMDA受体	抑制HDAC	增加K+传导性	SV2A蛋白结合
布瓦西坦											+++
左乙拉西坦			+								++
卡马西平	+++		+								

（续表）

ASM	阻断Na⁺通道	阻断T型Ca²⁺通道	阻断非T型Ca²⁺通道	增加GABA能活性	抑制谷氨酸传递	抑制碳酸酐酶	阻断AMPA受体	拮抗NMDA受体	抑制HDAC	增加K⁺传导性	SV2A蛋白结合
醋酸艾司利卡西平	+++									+	
奥卡西平	+++		+							+	
苯妥英钠	+++										
拉莫三嗪	+++		+		+						
拉考沙胺	+++										
卢非酰胺	++										
托吡酯	++		+	++	++	+	+				
唑尼沙胺	++	++		++	++	+			+		
双丙戊酸钠/丙戊酸钠	++	+	+	++	+				++		
乙琥胺	+	+++									
扑米酮				++							
苯巴比妥				++							
氯巴占				+++							
氯硝西泮				+++							
氨己烯酸				+++							
噻加宾				+++							
加巴喷丁			++	+							
普瑞巴林			++								
非尔氨酯	+		+	+	++			+			
吡仑帕奈					+		+++				
司替戊醇				++							

Na：钠；Ca：钙；GABA：γ-氨基丁酸；AMPA：谷氨酸受体的α-氨基-3-羟基-5-甲基-4-异噁唑丙酸亚型；K：钾；NMDA：谷氨酸受体的N-甲基-D-天冬氨酸亚型；SV2A：突触囊泡蛋白2A；HDAC：组蛋白去乙酰化酶

表11.4 ASM的选择：根据药物合并症

ASM	血小板减少	泌尿系结石	心肌传导异常	低钠血症	磺胺过敏	青光眼	肝毒性	视觉障碍	血液异常	肝性卟啉症	认知障碍/情绪障碍
布瓦西坦	-	-	-	-	-	-	-	-	-	-	-/+
卡马西平	++	-	+	++	-	-	+	-	++	+++	+/-
氯硝西泮	-	-	-	-	-	++	-	-	-	-	+/-
丙戊酸钠	++	-	-	-	-	-	++	-	+	+++	+/-
醋酸艾司利卡西平	++	-	-	++	-	-	-	++	-	-	+/-
乙琥胺	-	-	-	-	-	-	-	-	+	-	-/-
加巴喷丁	-	-	-	-	-	±	-	-	-	-	-/+
拉考沙胺	-	-	++	-	-	-	-	+	-	-	-/+
拉莫三嗪	-	-	-	-	-	-	-	-	-	-	-/+
左乙拉西坦	-	-	-	-	-	-	-	-	-	-	-/+
奥卡西平	-	-	-	++	-	-	-	-	++	-	+/-
吡仑帕奈	-	-	-	+	-	-	-	+	-	-	+/+++
苯巴比妥	+++	-	-	-	-	-	-	-	-	++	+/-
苯妥英钠	++	-	-	-	-	-	+	-	+	+++	+/-
普瑞巴林	-	-	+	-	-	-	-	-	-	-	-/+
扑米酮	+++	-	-	-	-	-	-	-	+	+++	+/-
噻加宾	-	++	-	-	-	-	-	-	-	-	+/+
托吡酯	-	++	-	-	-	++	-	-	++	++	++/++
唑尼沙胺	-	++	-	-	+++	+	+	-	+++	-	-/+
亚专科	-	-	-	-	-	-	-	-	-	-	-
大麻二酚	-	-	-	-	-	-	++	-	-	-	+/+
氯巴占	-	-	-	-	-	-	-	-	+	-	++/+
非尔氨酯	++	-	-	-	-	-	+++	-	++	-	-
卢非酰胺	-	-	++	-	-	-	-	-	+++	++	-
司替戊醇	-	-	++	-	-	-	-	-	++	-	+/+
氨己烯酸	-	-	-	-	-	-	-	+++	-	-	-

副作用特征

与合并症相似，根据某些ASM的副作用特征，给定患者的既存疾病可能影响ASM选择。表11.5列出了与特定ASM相关的特征性副作用和毒性。

药物–药物相互作用

药物相互作用在ASM使用中很常见。ASM和其他ASM之间的相互作用总结见表11.6。ASM和非ASM之间的常见相互作用总结见表11.7。考虑到新药的不断批准和批准后几年相互作用知识的扩展，这些表格，特别是表11.7不能被认为是完整的。建议开处方者在开处方之前，审查与更新的在线参考文献、医学文献或药房服务的潜在相互作用。

滴定方案

根据副作用和耐受性特征，ASM滴定至目标剂量的速度不同。在为某些设置中的患者选择ASM时，提供者可能需要考虑达到该目标的速度。表11.8概述了ASM启动率和通常可以达到典型治疗剂量的时间范围。

ASM成本

成本和保险范围至关重要。了解ASM成本很重要，因为负担能力直接影响治疗的可行性。

表11.5 抗癫痫药物副作用和毒性

抗癫痫药物	最常见的副作用和毒性
布瓦西坦	副作用：镇静、恶心、呕吐、头晕、自杀想法、愤怒、精神病
	毒性：支气管痉挛、血管性水肿
卡马西平	副作用：共济失调、复视、视力模糊、认知、低钠血症、白细胞减少症
	毒性[a]：SJS、TEN、肝毒性、再生障碍性贫血、粒细胞缺乏症、DRESS
氯硝西泮	副作用：镇静、认知
	毒性：非惊厥性癫痫持续状态
双丙戊酸钠/丙戊酸	副作用：体重增加、震颤、脱发、认知、多囊卵巢综合征、恶心、血小板减少
	毒性：胰腺炎、肝毒性、高血氨性脑病、DRESS、体温过低、肝性卟啉症
醋酸艾司利卡西平	副作用：共济失调、复视、视物模糊、认知、低钠血症
	毒性[a]：SJS、TEN、血管性水肿、DRESS
乙琥胺	副作用：恶心、厌食、精神病
	毒性：再生障碍性贫血，药物相关性狼疮
加巴喷丁	副作用：共济失调、体重增加、嗜睡
	毒性：无
拉考沙胺	副作用：头晕、恶心、视物模糊、P–R间期延长
	毒性：P–R间期延长、DRESS
拉莫三嗪	副作用：失眠、共济失调、视物模糊
	毒性：SJS、TEN、DRESS
左乙拉西坦	副作用：易激惹、攻击性、嗜睡、头晕
	毒性：无

（续表）

抗癫痫药物	最常见的副作用和毒性
奥卡西平	副作用：共济失调、复视、视物模糊、认知、低钠血症、白细胞减少症
	毒性[a]：SJS、TEN、血管性水肿、DRESS
吡仑帕奈	副作用：攻击性、自杀/杀人意念、头晕、嗜睡、头痛、共济失调、视力模糊
	毒性：无
苯巴比妥	副作用：认知、镇静、冻结肩、掌腱膜挛缩、抑郁、巨红细胞性贫血
	毒性：DRESS
苯妥英钠	副作用：认知、牙龈肥大、周围神经病变、运动障碍、神经病变、共济失调、巨红细胞性贫血
	毒性：SJS、TEN、血质不调、肝毒性、DRESS
普瑞巴林	副作用：不稳定性、体重增加、水肿、嗜睡、头晕、P-R间期延长
	毒性：血管性水肿
扑米酮	副作用：认知、眩晕、恶心、镇静、冻结肩、掌腱膜挛缩
	毒性：血液恶液质
噻加宾	副作用：意识模糊、头晕、疲乏
	毒性：非惊厥性癫痫持续状态、发作性脑病
托吡酯	副作用：认知、找词、感觉异常、体重减轻、恶心、青光眼、尿石症、少汗、体温过高、代谢性酸中毒
	毒性：高血氨性脑病
唑尼沙胺	副作用：镇静、恶心、认知、青光眼、精神病、厌食/体重减轻、青光眼、尿石症、少汗、体温过高
	毒性：SJS、TEN、再生障碍性贫血
亚专科	
大麻二酚	副作用/毒性：嗜睡、镇静、转氨酶升高、食欲下降、体重减轻、腹泻、疲乏、呕吐
氯巴占	副作用：镇静、头晕、共济失调、易激惹、抑郁
	毒性：罕见SJS或TEN
非尔氨酯	副作用：体重减轻、失眠、恶心
	毒性：再生障碍性贫血、肝毒性、血小板减少、白细胞减少
卢非酰胺	副作用：嗜睡、头晕、复视、恶心、白细胞减少
	毒性：Q-T间期缩短、DRESS、癫痫持续状态
司替戊醇	副作用：镇静、恶心、体重减轻以及可逆性和一过性中性粒细胞减少
氨己烯酸	副作用：嗜睡、体重增加、共济失调、精神病、贫血、神经病变、MRI白质异常
	毒性：永久性双侧视野狭窄，中心视网膜损伤伴视力下降

SJS：Stevens-Johnson综合征；TEN：中毒性表皮坏死松解症；DRESS：伴嗜酸性粒细胞增多和系统症状的药疹
[a]：HLA-B1502增加了发生SJS和TEN的风险
参考文献来源：[4,9-10]

表11.6 抗癫痫药物的相互作用

ASM　抗癫痫药物对血药浓度的影响情况

	BRV	CBD	CBZ	CLB	VPA	ESL	ESM	FBM	LTG	OXC	PER	PB	PHT	PRM	RUF	TPM	ZNS
BRV	■		E										↑				
CBD		■		↑	↑												
CBZ	↓	↓	■	↓	↓	↓	↓	↓	↓	↓	↓		↓		↓	↓	↓
CLB		↑		■													
VPA			E		■		↑/↓		↑ᵃ	↓		↑	↑	↑	↑	↓	↓
ESL						■					↓		↑				
ESM							■						↑				
FBM			E		↑			■				↑	↑	↑			
GBP								↑									
LTG									■								
OXC					↓				↓	■		↓	↑				
PER											■						
PB	↓	↓	↓，E	−	↓	↓	↓	↓	↓	↓	−/↓	■	↑/↓	↓	↓	↓	↓
PHT	↓	↓	↓，E	−	↓	↓	↑/↓	↓	↓	↑		↑	■	↑	↓	↓	↓
PRM	↓	↓	↓，E	−	↓	↓	↓	↓	↓	↓			↑/↓	■	↓	↓	↓
RUF			↓						↓			↑			■		
TPM					↓											■	
STP			↑	↑	↑							↑	↑	↑			
VGB			↑/↓										↓				
ZNS																	■

BRV：布瓦西坦；CBD：大麻二酚；CBZ：卡马西平；CLB：氯巴占；VPA：丙戊酸钠；ESL：醋酸艾司利卡西平；ESM：乙琥胺；FBM：非尔氨酯；GBP：加巴喷丁；LTG：拉莫三嗪；OXC：奥卡西平；PER：吡仑帕奈；PB：苯巴比妥；PHT：苯妥英钠；PRM：扑米酮；RUF：卢非酰胺；TPM：托吡酯；STP：司替戊醇；VGB：氨己烯酸；ZNS：唑尼沙胺

↑：血清水平升高；↓：血清水平降低；−：血清水平无变化；空白框表示不重要或未知的药物间相互作用；ASM最小或无明显药物间相互作用：LCM、LEV、PGB。其他ASM未报告改变GBP或VGB血清水平

E：卡马西平-9，10-环氧代谢物随着VPA、FBM、PB、PHT、PRM的添加而增加

ᵃ：添加VPA可能导致LTG水平显著升高，并增加潜在的致命皮疹风险

来源：Micromedex Drug REAX★在线软件和参考文献[3-4,9,11-12]

表11.7 ASM与非ASM的药物间相互作用

美国医师协会	与非ASM的相互作用
布瓦西坦	降幅：利福平
卡马西平	降低：某些化疗药物、华法林、OCP、氨氯地平、环孢素、伏立康唑、阿立哌唑、喹硫平、奥氮平、美沙酮
	降幅：利福平
	增幅：红霉素、克拉霉素、氟西汀、异烟肼、西咪替丁、唑类药物、蛋白酶抑制剂、丙氧芬、喹硫平、利培酮、维拉帕米

（续表）

美国医师协会	与非ASM的相互作用
氯硝西泮	降低：奈韦拉平、地昔帕明
	降幅：奈韦拉平
	增幅：酮康唑、氟康唑、利托那韦
双丙戊酸钠/ 丙戊酸	增加：华法林（游离水平）、三环类抗抑郁药
	增幅：舍曲林、异烟肼、西咪替丁
	降幅：碳青霉烯类抗生素
醋酸艾司利卡西平	降低：OCP、他汀类药物、华法林
乙琥胺	增幅：异烟肼
加巴喷丁	降幅：氢可酮
	增幅：吗啡
拉考沙胺	与延长PR间期的药物联合使用时应谨慎
拉莫三嗪	降幅：OCP
左乙拉西坦	无
奥卡西平	降低：OCP、氨氯地平、辛伐他汀、环孢菌素、氯吡格雷
	降幅：维拉帕米
吡仑帕奈	降低：OCP
	增幅：氟康唑
苯巴比妥/扑米酮	降低：某些化疗药物、华法林、OCP、喹硫平
	降幅：利福平
	增幅：胺碘酮、异烟肼、氟康唑、氟西汀、氯霉素、丙氧芬
苯妥英钠	降低：化疗药物、华法林、OCP、达芦那韦、阿立哌唑、喹硫平
	降幅：利福平、抗酸剂
	增幅：胺碘酮、异烟肼、氟康唑、氟西汀、氯霉素、奥美拉唑、地尔硫䓬
	增幅或降幅：苯巴比妥、扑米酮
普瑞巴林	无
噻加宾	无
托吡酯	降低：OCP、利培酮、吡格列酮
	增加：二甲双胍
	增幅：二甲双胍、噻嗪类、泊沙康唑
唑尼沙胺	无
亚专科	
大麻二酚	无
氯巴占	降低：硝苯地平、他莫昔芬、OCP
	降幅：茶碱

美国医师协会	与非ASM的相互作用
	增加：抗精神病药（硫利达嗪、氟哌啶醇、利培酮）、抗抑郁药（阿米替林、去甲替林、氯米帕明、丙咪嗪、地昔帕明、帕罗西汀、氟伏沙明、氟西汀、度洛西汀）、其他CNS药物（多奈哌齐、托莫西汀）、右美沙芬、抗心律失常药（美西律、氟卡尼）、β受体阻滞剂（奈必洛尔、普萘洛尔）
	增幅：酮康唑、氟康唑、莫达非尼、氟伏沙明、西咪替丁、噻氯匹定、奥美拉唑
非尔氨酯	降低：OCP
	增加：华法林
卢非酰胺	降低：OCP
司替戊醇	由于抑制CYP1A2、CYP3A4和CYP2C19，可能产生显著的药物相互作用
氨己烯酸	无

EIASM：酶诱导ASM
来源：Micromedex Drug-REAX®在线软件和参考文献[11]

表11.8 ASM的治疗开始率

可按目标维持剂量开始治疗

苯妥英钠

苯巴比妥

双丙戊酸钠/丙戊酸钠

在2~3周内滴定至目标剂量

布瓦西坦	加巴喷丁
卡马西平	左乙拉西坦
氯硝西泮	奥卡西平
醋酸艾司利卡西平	卢非酰胺
乙琥胺	氨己烯酸
非尔氨酯	唑尼沙胺

在数周内滴定至目标剂量

大麻二酚	普瑞巴林
氯巴占	扑米酮
拉莫三嗪	噻加宾
拉考沙胺	托吡酯
吡仑帕奈	

抗癫痫发作药物：临床应用总结、药代动力学和有效性

本节提供了有关抗癫痫发作药物（ASM）适应证、药代动力学和疗效的一般信息。讨论了非专科和专科ASM。专科ASM是指相对于其他ASM，范围有限或风险较高的ASM。非专科ASM首先按字母顺序讨论，亚专科ASM由于其使用有限而最后讨论。

列出的药物相互作用是在单个药物批准的药物标签中，以及由Thomson Reuters（医疗保健）公司提供的专有的在线药物相互作用软件工具DRUGREAX®中确定的[13]。

布瓦西坦

适应证、用途和潜在副作用

布瓦西坦被批准用于治疗成人和4岁以下儿童的局灶性癫痫发作（口服制剂）以及16岁及以上青少年的局灶性癫痫发作［静脉注射（IV）制剂］。布瓦西坦对遗传性全面性癫痫的疗效相似[14]。常见的副作用包括恶心和呕吐（5%）、镇静、头晕（12%）和精神症状（13%），包括自杀和行为改变[13-14]。

剂量、药代动力学和潜在相互作用

与左乙拉西坦相似，布瓦西坦结合突触前末梢蛋白（SV2A），然而布瓦西坦结合SV2A的亲和力高10~30倍[14]。布瓦西坦有片剂、溶液和静脉剂型。该药一天两次给药，典型起始剂量为50mg，每天2次，可滴定至100mg，每天2次。布瓦西坦通过CYP2C19进行肝脏代谢，随后95%经肾脏排泄。当利福平和布瓦西坦合用时，血清水平降低，增加苯妥英钠和卡马西平的代谢产物卡马西平-9，10-环氧化物的血清水平。

卡马西平

适应证、用途和潜在副作用

卡马西平被批准用于治疗局灶性癫痫发作。卡马西平可能与失神发作和肌阵挛性发作加重相关，因此不应用于治疗这些发作类型[15]。尽管它也被批准用于全面性强直-阵挛发作，但不应用于同时患有失神发作或肌阵挛性发作的这种发作类型的患者。

卡马西平的优点包括成本相对较低。偶尔，它可能会对情绪产生有益的影响。缺点包括头晕、疲劳、视力模糊等副作用及其潜在的药物相互作用。与苯妥英钠相似，卡马西平可伴有周围神经病变、共济失调和骨量减少。可发生过敏性药疹和Stevens-Johnson/中毒性表皮坏死松解症（SJS/TEN），*HLA-B*1502*等位基因变异者风险特别高。该等位基因在汉族人中发现率较高，应在使用前对此类血统患者进行检测[13]。此外，白细胞减少的发生率高达10%，通常较轻，不需要停药，但可能需要定期监测。卡马西平还可能与继发于抗利尿激素分泌异常综合征（SIADH）机制的低钠血症相关，并可能引起肝毒性。

剂量、药代动力学和潜在相互作用

卡马西平有标准释放片剂型，按每天3次方案给药。通常以100~200mg，每天2次开始治疗，持续4~7天。如果癫痫持续发作，则增加100mg，每天2次，必要时重复给药，典型目标剂量为400~1200mg/d。还提供了缓释制剂，允许每天2次给药。有口服混悬剂和咀嚼片可供选择。静脉注射制剂被批准用于局灶性发作或全面性强直性临床发作的无法肠内给药的成年人，推荐剂量为每日口服总剂量的70%，每6h给药一次，并在30min内给予[16]。静脉注射结束后，可在末次静脉注射后6h恢复口服治疗。应该注意的是，卡马西平代谢的自身诱导可能发生在治疗的第1个月，导致治疗的第1个月或2个月内血清水平降低。因此建议在开始治疗后4~8周检查全血细胞计数、AST、血钠水平和卡马西平血药浓度。

卡马西平容易发生药代动力学相互作用[17]。卡马西平诱导肝细胞色素P450和尿苷二磷酸（UDP）-葡萄糖醛酸转移酶系统。而且，酶诱导剂如苯妥英钠和利福平可增加卡马西平的消除。相反，卡马西平或其代谢产物（包括卡马西平-9，10-环氧化物）与抑制环氧化物水解酶的药物（如红霉素、克拉霉素、异烟肼、氟西汀和丙戊酸盐）同时服用时可能会蓄积。

氯硝西泮

适应证、用途和潜在副作用

氯硝西泮获批作为Lennox-Gastaut综合征、肌阵挛性癫痫发作的辅助治疗药物，偶尔也用于治疗失神发作。与氯硝西泮相关的主要副作用是镇静和认知功能障碍。氯硝西泮被认为是非惊厥性癫痫持续状态的触发因素，尤其是与丙戊酸盐联合使用时。

剂量、药代动力学和潜在相互作用

氯硝西泮应以低剂量（每天0.5mg）开始，并缓慢滴定。虽然它通过肝酶途径代谢，但它不是一种重要的诱导剂。尽管氯硝西泮与其他药物之间的药动学相互作用很小，但可能发生药效学相互作用，特别是与其他GABA能药物合用时，如噻加宾、氨己烯酸、苯巴比妥、扑米酮、丙戊酸盐和苯二氮受体激动药。与氯硝西泮合用时，还应慎用具有镇静作用的精神药物和阿片类药物。

双丙戊酸钠（丙戊酸、丙戊酸盐）

适应证、用途和潜在副作用

双丙戊酸钠和丙戊酸统称为"丙戊酸盐"，已获批用于几种癫痫发作类型，包括失神发作、肌阵挛性发作、局灶性发作以及原发性和继发性全面性强直-阵挛性癫痫发作。丙戊酸盐治疗伴意识障碍的局灶性癫痫发作的疗效可能低于卡马西平[18]。副作用包括体重增加、脱发、震颤、多囊卵巢综合征、多毛症等，并且在ASM中致畸风险最高[19]。轻度血小板减少是常见的，但这很少具有临床意义。与丙戊酸盐治疗相关的潜在严重副作用是胰腺炎和雷氏样肝毒性。

剂量、药代动力学和潜在相互作用

双丙戊酸钠有标准片和缓释片两种剂型，也有125mg"散剂"剂型。丙戊酸有胶囊和糖浆剂型。双丙戊酸钠的肠外制剂已正式批准用于在无法口服给药时提供维持治疗。然而，它已被超说明书用于癫痫发作的急性治疗。Depakote DR的起始剂量为10～15mg/（kg·d），分2次给药，而Depakote ER的起始剂量为10～15mg/（kg·d），每天给药1次。DR型和ER型均可根据需要每周增加5～10mg/（kg·d），以达到20～60mg/（kg·d）的典型治疗剂量。

丙戊酸盐的高蛋白结合率和对肝酶活性的抑制作用可导致药物相互作用。与拉莫三嗪、苯巴比妥和卡马西平合用时，对肝酶活性的抑制作用可导致毒性[20]。对蛋白结合位点的竞争可能导致其他蛋白结合药物的毒性，尤其是苯妥英钠。在这种情况下，苯妥英钠总体水平可能正常，除非获得无血清水平，否则诊断困难。当与表11.2中所示的其他高蛋白结合ASM一起使用时，也应考虑蛋白结合相互作用。

醋酸艾司利卡西平

适应证、用途和潜在副作用

醋酸艾司利卡西平获批作为单药治疗或用于4岁及以上局灶性癫痫发作的辅助治疗。化学结构为奥卡西平的（L）-对映异构体。常见的副作用包括共济失调、复视或视力模糊、低钠血症等。可发生超敏反应性药疹。

剂量、药代动力学和潜在相互作用

醋酸艾司利卡西平通过第一次水解广泛代谢为艾司利卡西平。其代谢产物（R）——利卡西平和奥卡西平也具有抗癫痫特性[13]。艾司利卡西平是CYP2C19的中度抑制剂和CYP3A4的诱导剂。主要经肾脏排泄。艾司利卡西平可升高苯妥英钠血清水平，而苯妥英钠和其他EIASM可降低艾司利卡西平血清水平。艾司利卡西平还可降低吡仑帕奈的血清水平。初始剂量为每日400mg，每周滴定400～600mg，至维持剂量每天800～1600mg。与卡马西平和奥卡西平一天两次给药相比，醋酸艾司利卡西平每日给药一次。

乙琥胺

适应证、用途和潜在副作用

乙琥胺仅适用于治疗全面性失神发作。尚未获批用于治疗全面性强直-阵挛发作、肌阵挛性或局灶性癫痫发作。在失神发作以外的癫痫发作类型的患者中，通常需要添加其他ASM，或考虑使用广谱ASM。乙琥胺与恶心、腹部不适以及包括嗜睡、头晕、行为改变和头痛等中枢神经系统（CNS）副作用相关。也可能发生超敏反应、狼疮样综合征和血液异常。

剂量、药代动力学和潜在相互作用

乙琥胺有胶囊和糖浆剂型。无注射剂型。在成人中，乙琥胺的起始剂量通常为250mg/d，并根据需要每3～7天增加250mg，至维持剂量750mg/d

或分2次给药。与乙琥胺发生药物相互作用的可能性较低。

加巴喷丁

适应证、用途和潜在副作用

加巴喷丁获批用于伴或不伴继发全面性发作的局灶性癫痫发作的辅助治疗。尚未获批用于治疗原发性全面性强直-阵挛发作、失神或肌阵挛性癫痫发作。主要副作用为共济失调、头晕、嗜睡和体重增加[21]。

剂量、药代动力学和潜在相互作用

加巴喷丁有多种规格，包括片剂、胶囊和混悬剂。由于半衰期较短，通常采用每天3次或每天4次给药方案[22]。常用起始剂量为每天300mg，每天增加300mg，直至达到最佳剂量。临床试验中癫痫的最低有效剂量为300mg每天3次，可每3~7天增加100~300mg每天3次，直至最大剂量每天3600~4800mg，分3次给药。然而，值得注意的是，加巴喷丁的生物利用度在较高剂量下显著降低，被认为继发于胃肠道（GI）转运机制的饱和。由于普瑞巴林具有相似的作用机制，并且在较高剂量下吸收更可靠，因此在需要较高剂量的患者中，处方医师可能会考虑普瑞巴林。而加巴喷丁在美国的一些州被归类为管控药品，包括肯塔基州和田纳西州。

加巴喷丁以原形从尿中排泄，不经肝脏代谢。因此，药代动力学相互作用风险较低。然而，加巴喷丁与氢可酮生物利用度降低相关，吗啡与加巴喷丁水平升高相关[13]。由于缺乏对肝脏消除的依赖，加巴喷丁是同时存在肝病患者的一个考虑因素。由于加巴喷丁依赖于肾脏消除，中度和重度肾功能不全患者必须显著减少剂量[7]。此外，还需注意的是，虽然加巴喷丁发生药代动力学相互作用的可能性很小，但可能与其他CNS药物发生药效学相互作用，尤其是在老年患者中[23]。

疗效

加巴喷丁适用于治疗局灶性癫痫。在5项安慰剂对照联合治疗试验中评价了其治疗局灶性癫痫的疗效[24]。在这些试验中，约20%接受加巴喷丁治疗的患者癫痫发作频率降低50%或以上。有研究观察到适度的剂量-反应关系：在一项试验中，600mg/d的有效率为18%，1800mg/d略微增加至26%[25]。

由于加巴喷丁的治疗窗很宽且胃肠道吸收有限，因此可以安全地处方开具更高的剂量；然而，没有证据表明更高的剂量比临床试验中使用的剂量更有效。

拉考沙胺

适应证、用途和潜在副作用

拉考沙胺获批用于4岁或以上局灶性癫痫发作患者的辅助治疗。药物相互作用的可能性极小。在临床试验中，超过10%的受试者出现的副作用包括关节痛、共济失调、视力模糊、复视、头晕、疲劳、头痛、恶心、震颤和呕吐[26]。在临床前试验中观察到心脏传导异常。美国食品和药品监督管理局（FDA）批准的标签中建议，在既往存在P-R间期延长、其他已知心脏传导异常（如Ⅰ度和Ⅱ度房室传导阻滞）、服用已知可诱导P-R间期延长药物的患者以及患有严重心脏疾病（如心肌缺血或心力衰竭）的患者中应慎用本品。拉考沙胺在美国被列为管制药物。

剂量、药代动力学和潜在相互作用

拉考沙胺有几种剂量规格的片剂和肠外剂型，已批准用作口服给药不可行情况下的暂时性治疗。成人的初始推荐剂量为50mg，每天2次，随后每周剂量增加50mg，每天2次，直至达到200mg，每天2次的目标。药代动力学研究显示，该药通过肾脏排泄，与血浆蛋白的结合极少，并且没有已知的临床相关药物-药物相互作用[13,27]。

拉考沙胺似乎不干扰口服避孕药（OCP）的药代动力学[28]。对于正在使用其他影响房室传导的药物的患者，当开具拉考沙胺时，应牢记与P-R间期相关的药效学相互作用的可能性。

疗效

开放标签研究显示，服用拉考沙胺的癫痫发作频率降低了14%～47%，安慰剂对照试验显示，服用拉考沙胺的癫痫发作频率降低了26%～40%。50%应答率范围为32.7%～41.2%[26]。在临床试验中，低于400mg/d的剂量并不比安慰剂更有效。拉考沙胺可用于治疗癫痫持续状态，对局灶性运动癫痫持续状态的疗效优于非惊厥性或全身惊厥性癫痫持续状态[29]。此外，拉考沙胺还可有效治疗原发性全面性癫痫，包括难治性全面性癫痫[30]。

拉莫三嗪

适应证、用途和潜在副作用

拉莫三嗪被批准用于辅助治疗，并在局灶性癫痫发作中转为单药治疗。它还被批准用于全面性癫痫和Lennox-Gastaut综合征的全面性强直-阵挛性发作，并显示出对失神发作的疗效，尽管对失神发作的疗效低于丙戊酸钠和乙琥胺[31-32]。拉莫三嗪可能导致部分患者肌阵挛发作加重[33]。

在接受拉莫三嗪治疗的患者中，高达13%的患者发生皮肤过敏反应，其中大多数反应轻微，停药后可消退[34]。经计算，儿童和成人中Stevens-Johnson综合征的发生率分别为0.8%和0.3%。早期报告表明，当与丙戊酸钠联合使用时，过敏反应的发生率较高。随后的研究表明，丙戊酸钠联合治疗的相关风险可以通过在开始时使用较低剂量的拉莫三嗪来减轻[34]。其他副作用包括失眠、头晕和共济失调。

剂量、药代动力学和潜在相互作用

拉莫三嗪有标准片、咀嚼片、口腔崩解片和缓释片等多种剂型。目前尚无胃肠外注射制剂和混悬剂。拉莫三嗪通常处方为每天2次，但可以使用缓释制剂每天1次给药。由于存在过敏反应的风险，应从起始剂量为每天25mg逐渐加量，并在8～10周内每周增加不超过25mg。拉莫三嗪在肝脏中通过UDP-葡萄糖醛酸转移酶（UGT）系统与葡萄糖醛酸结合，并经尿液排泄。诱导或抑制UGT酶途径的药物会显著影响拉莫三嗪的消除和血清浓度[35]。当与诱导UGT的药物（包括OCP和某些酶诱导剂的ASM，如苯妥英钠、苯巴比妥、扑米酮和卡马西平）联合使用时，通常需要更高的目标剂量。与抑制UGT通路的药物（如丙戊酸钠）合用时，减少剂量也很重要，丙戊酸钠可使拉莫三嗪的消除半衰期延长1倍。

疗效

在涉及第二代ASM的安慰剂对照试验的荟萃分析中，发现拉莫三嗪与26%的患者癫痫发作减少50%相关[36]。拉莫三嗪、苯妥英钠和卡马西平对局灶性癫痫发作似乎同样有效。在一项拉莫三嗪和卡马西平的比较试验中，拉莫三嗪组26%的患者在试验的最后40周无癫痫发作，而卡马西平组为29%[37]。在一项比较拉莫三嗪与苯妥英钠的研究中，拉莫三嗪组43%的患者在治疗的最后24周内无癫痫发作，而苯妥英钠组为36%；该差异无统计学意义[38]。拉莫三嗪还可有效治疗全面性失神、失张力性和全面性强直阵挛性癫痫发作以及Lennox-Gastaut综合征相关癫痫发作[31]，但其在全面性癫痫中的疗效可能不如丙戊酸钠有效[39]。拉莫三嗪可能导致肌阵挛发作加重[33]。因此，尽管拉莫三嗪对多种发作类型有效，肌阵挛性癫痫发作患者应慎用拉莫三嗪。

左乙拉西坦

适应证、用途和潜在副作用

左乙拉西坦获批用作全面性癫痫患者局灶性癫痫发作、肌阵挛性和全面性强直-阵挛性癫痫发作的辅助治疗。左乙拉西坦可能与嗜睡和易激惹相关，两者均可能足以导致停药。有患者发生过敏性皮疹，但不常见。

左乙拉西坦有标准片、缓释片以及口服和胃肠外注射溶液两种剂型。肾功能正常的成人患者的推荐起始剂量为250～500mg，每天2次。每1～2周以250～500mg，每天2次的剂量增加至最大剂量1500～2000mg，每天2次。左乙拉西坦主要以原形经尿液排泄，但约1/3经不依赖于细胞色素P450系统的机制发生酶水解。由于左乙拉西坦经肾脏排泄，肾功能不全患者必须调整剂量。左乙拉西坦不影响肝酶活性，几乎不表现出蛋白结合，因此通常与药代动力学–药物相互作用无关。然而，上市后经验表明，与卡马西平的药效学相互作用导致卡马西平出现毒性的症状特征[13]。

疗效

导致左乙拉西坦获批用于治疗局灶性癫痫的临床试验显示，每天1000mg的剂量是有统计学意义的反应。在这些试验中，与较高剂量相关的反应没有显著增加。一项比较1000mg/d和3000mg/d剂量的研究发现，应答率分别为37.1%和39.6%[40]。另一项比较1000mg/d和2000mg/d剂量的研究发现，1000mg/d组的50%应答率为22.8%，2000mg/d组为31.6%[41]。在一项比较2000mg/d和4000mg/d剂量的研究中，发现50%应答率为43%，剂量组之间无显著差异[42]。一项比较左乙拉西坦和卡马西平疗效的荟萃分析以及另一项比较左乙拉西坦和其他第二代药物的荟萃分析显示，部分性癫痫治疗的应答率无统计学差异[43-44]。在全面性癫痫中，发现左乙拉西坦对青少年失神性癫痫、青少年肌阵挛性癫痫和觉醒后全面性强直–阵挛发作综合征患者的应答率分别为53.3%、61.0%和61.9%[45]。

奥卡西平

适应证、用途和潜在副作用

奥卡西平获批用于4岁以上儿童和成人局灶性癫痫发作的辅助治疗和单药治疗。奥卡西平可迅速转化为一种被称为10-单羟基衍生物（MHD）的代谢物，从而赋予其临床活性。奥卡西平治疗的主要副作用包括头晕、复视、乏力和恶心。与卡马西平相似，奥卡西平可能导致10%的患者发生低钠血症和白细胞减少，需要定期监测[46]。1/3对卡马西平有过敏史的患者会对奥卡西平表现出交叉过敏[47]。

剂量、药代动力学和潜在相互作用

初始剂量为150～300mg，每天2次，每周增加150～300mg，每天2次，直至300～600mg，每天2次。最大推荐剂量为1200mg，每天2次。奥卡西平被完全吸收并代谢为MHD。MHD在2～3天内达到稳态血浆浓度。卡马西平、苯妥英钠、苯巴比妥和丙戊酸钠均可降低MHD的血药浓度。奥卡西平可能导致苯妥英钠血药浓度升高（高达40%）和苯巴比妥血药浓度适度升高（约14%）。当加用奥卡西平时，可能需要减少苯妥英钠的剂量。奥卡西平也可能导致OCP药物的血浆浓度降低，并可能与其他非ASM药物发生相互作用[48]。

疗效

比较奥卡西平与苯妥英钠、卡马西平和丙戊酸钠的试验显示，癫痫发作控制无差异[49-51]。在临床试验的Cochrane分析中，与安慰剂相比，癫痫发作频率降低50%或以上的总优势比（OR）为2.96（2.20～4.00）[52]。尚未对奥卡西平治疗全面性癫痫进行广泛研究。然而，一些研究报告称，在脑电图上出现广泛性癫痫样异常的患者的癫痫发作加重和诱发新的癫痫发作类型[53]。

吡仑帕奈

适应证、用途和潜在副作用

吡仑帕奈已被批准作为单药治疗和辅助治疗用于治疗4岁及以上局灶性癫痫，以及作为辅助治疗药物用于治疗全面性癫痫中的全面性强直–阵挛发作的辅助治疗[13]。优点包括每天一次给药。潜在的显著副作用包括情绪障碍（高达2%）、攻击（1%～3%）、易怒（4%～12%）、愤怒（高达3%）和杀人意念（0.1%）。其他副作用包括头晕、头痛、嗜睡和共济失调。

剂量、药代动力学和潜在相互作用

吡仑帕奈为混悬剂或片剂。初始剂量为每天2mg，每周增加2mg/d。当维持剂量为8～12mg/d时，50%应答率可增加至45%～54%，但当维持剂量为12mg/d时副作用显著增加[13]。由于显著的肝脏代谢，当与EIASM同时使用时，必须调整剂量。使用较高剂量（12mg/d）时，吡仑帕奈可导致OCP中的炔雌醇和左炔诺孕酮水平降低。

苯妥英钠
适应证、用途和潜在副作用

苯妥英钠获批用于全面性强直-阵挛性和局灶性癫痫发作。苯妥英钠的优点是其成本低，并且可以每天给药一次。缺点包括潜在的形态学副作用包括多毛症、面部特征粗糙和牙龈增生。通过定期牙科就诊可以在一定程度上预防牙龈增生。其他常见的副作用包括认知症状、共济失调和疲乏。苯妥英钠发生药物相互作用的可能性也相对较高。可能发生周围神经病变和骨质减少，长期使用时应进行监测。其他可能的副作用包括过敏性药疹、血液障碍和肝毒性。

剂量、药代动力学和潜在相互作用

苯妥英钠有胶囊、片剂和混悬剂等多种剂型。虽然苯妥英钠可用于胃肠外制剂，但其磷酸化衍生物磷苯妥英钠在生理酸碱度（pH）下可溶，因此首选用于胃肠外给药，与苯妥英钠不同，其与紫色手套综合征无关。此外，与肠外苯妥英钠不同，磷苯妥英钠可与含葡萄糖的溶液混合，可肌内给药。静脉注射磷苯妥英钠治疗癫痫持续状态的典型静脉负荷剂量为18～20mg/kg苯妥英钠当量（PE），以100～150mg PE/min的速率给药。静脉磷苯妥英钠负荷剂量应仅在可提供血流动力学和ECG监测的情况下给药[54]。

在非紧急的情况下，口服负荷剂量的苯妥英钠可在12～24h内分3～4次给药。在不需要负荷剂量的情况下，可在第一天开始给予预测的维持剂量（成人通常为300mg/d），无须逐渐滴定，但在5～7天内不会达到稳态浓度。新生儿口服苯妥英钠的吸收较差，如果与抗酸药同时服用，吸收会降低，通过肠内饲管给药时可能不稳定。一些患者是苯妥英钠的快速代谢者，需要的维持剂量显著高于300mg/d。考虑到与苯妥英钠相关的治疗窗较窄，以及个体间血清浓度-剂量关系的变异，应在开始治疗后2～4周进行随访血清浓度测量。

苯妥英钠遵循非线性零级动力学，归因于血清白蛋白结合和肝细胞酶位点的饱和能力。这一特性导致药物水平在治疗范围内的患者即使是小剂量增加，血清浓度也会不成比例地增加。30mg胶囊和50mg片剂在这种情况下用于剂量滴定。

苯巴比妥
适应证、用途和潜在副作用

苯巴比妥获批用于治疗原发性和继发性全面性强直-阵挛性和局灶性发作，但不用于治疗失神发作或肌阵挛性发作。苯巴比妥的优势包括其低成本和每天1次给药。苯巴比妥的缺点是其认知和镇静作用，以及潜在的药物相互作用。长期使用也可能导致骨量减少、Dupuytren挛缩和冻结肩。

剂量、药代动力学和潜在相互作用

苯巴比妥的剂型有片剂、混悬剂和胃肠外剂型。在紧急癫痫相关临床情况下，苯巴比妥可以负荷剂量静脉给药。但是，快速静脉输注可能导致低血压和呼吸抑制，因此，应仅在能够提供血流动力学监测和通气支持的环境下给药。

苯巴比妥的半衰期较长，持续数天，故允许每天给药一次。因此，剂量调整的影响可能需要几天才能通过稳态变化反映出来。初始剂量为每天30mg，每周增加30mg，目标剂量为每天90mg。

苯巴比妥通过肝酶途径广泛代谢，可诱导通过相同途径代谢的其他药物代谢，包括OCP、华法林和苯妥英钠。抑制肝酶的药物，如丙戊酸盐和异烟肼，可能会减少苯巴比妥的清除，导致毒性。

扑米酮

适应证、用途和潜在副作用

扑米酮获批用于治疗局灶性和继发性全面性强直-阵挛发作。与其他ASM相比，它的耐受性较差，这大大限制了其使用[55]。开始使用扑米酮可能出现头晕和恶心。为减少这些副作用，可以从低剂量开始。扑米酮更常见长期副作用是镇静和认知功能障碍，还有骨量减少和Dupuytren挛缩。

剂量、药代动力学和潜在相互作用

扑米酮为片剂。由于需要随时间而进行剂量滴定，扑米酮不适用于癫痫急性期的治疗。为了防止因不耐受而停药，初次给药应从每晚100~125mg的低剂量开始，在4~8周内逐渐增加100~125mg，最终达到250mg每天3次，最大剂量为2000mg/d。扑米酮为肝药酶诱导剂，可与其他药物发生相互作用。扑米酮的活性代谢产物为苯巴比妥和苯乙基丙二酰胺（PEMA），两者均有抗癫痫作用。苯妥英钠和卡马西平等肝药酶诱导剂药物，可促进扑米酮转化为其代谢产物。

普瑞巴林

适应证、用途和潜在副作用

普瑞巴林获批用于局灶性癫痫的辅助治疗。在临床试验中，观察到普瑞巴林有以下副作用：嗜睡11%（7%~15%）、头晕22%（16%~28%）、共济失调10%（6%~14%）和疲乏4%（1%~8%）[56]。也有报道称，还有体重增加[28]。普瑞巴林在美国被列为管制药物。

剂量、药代动力学和潜在相互作用

普瑞巴林有多种规格的胶囊。普瑞巴林最好以低剂量开始，通常为25mg每天2次。然后以25mg每天2次的增量每周滴定剂量至目标剂量300~600mg/d。普瑞巴林吸收迅速，口服生物利用度为90%，在常用剂量范围（150~600mg/d）内表现出线性和可预测的药代动力学，不与血浆蛋白结合。几乎以原形经尿液排泄。尚无已知的药物与普瑞巴林有药代动力学相互作用。不影响其他抗癫痫药物的血药浓度，也不受其他抗癫痫药物的影响。似乎对OCP的药代动力学特性没有任何影响[28]。

疗效

在普瑞巴林临床试验的回顾中，随机接受普瑞巴林的患者中癫痫发作减少50%或以上的可能性显著高于安慰剂组［相对风险（RR）3.56，95%置信区间2.60~4.87］[57]。剂量越高，疗效越好。在普瑞巴林临床试验的总结中，普瑞巴林的安慰剂校正的疗效率范围为17.4%（接受150mg/d的患者）~36.6%（接受600mg/d的患者）[58]。不幸的是，其副作用发生率也与剂量相关，许多患者无法耐受更高剂量。

噻加宾

适应证、用途和潜在副作用

噻加宾获批用于局灶性癫痫发作。噻加宾抑制突触前γ-氨基丁酸（GABA）再摄取，导致GABA能活性的非选择性增强[59]。由于噻加宾可能引起脑病和非惊厥性癫痫持续状态，因此它没有被广泛使用，并对这个毒性作用标记了黑框警告[60]。

剂量、药代动力学和潜在相互作用

噻加宾在肝脏中广泛代谢，但不改变肝酶活性。噻加宾的半衰期仅为5~8h；然而，在一项临床试验中，未发现每天2次和每天4次给药的疗效有显著差异[61]。噻加宾的蛋白结合率为96%。为减少副作用，噻加宾应以每天4mg开始使用，并在之后6~8周的时间内以每周增加4mg的方式，缓慢加量。噻加宾有多种剂量规格可用。虽然噻加宾血清浓度会受到具有肝酶作用的ASM的影响，但并没有相互作用。考虑到其GABA作用，在与其他GABA药物（如丙戊酸钠、苯二氮䓬类和维加巴林）联合用药时应谨慎。

疗效

对局灶性癫痫的疗效与1990年后批准的其他ASM相似。临床疗效在一定程度上与剂量相关：每天剂量为16mg、32mg和56mg时，观察到的50%应答率分别为10%、22%和29%[61-63]。噻加宾对全面性癫痫无效[59]。

托吡酯
适应证、用途和潜在副作用

托吡酯获批作为单药治疗局灶性癫痫发作、原发性和继发性全面性强直-阵挛性癫痫发作以及Lennox-Gastaut综合征相关癫痫发作。副作用包括泌尿系结石，临床试验中有1.5%的患者报告了这种副作用[64]。建议补水以降低该风险。语言表达障碍及头晕、共济失调和嗜睡也很常见。也可发生厌食、体重减轻和感觉异常。虽然托吡酯可有效治疗癫痫发作，但与其他ASM相比，托吡酯因副作用导致的脱落率相对较高[36]。

剂量、药代动力学和潜在相互作用

托吡酯有片剂和多种规格的分散制剂。片剂无刻痕。建议采用缓慢滴定方案，以避免因副作用而停药。初始剂量为25mg，每天2次，每周可增加25mg，每天2次。成人的最低有效剂量为100mg，每天2次，癫痫治疗中常用的剂量高达400mg/d。

约70%的托吡酯以原形经尿液排泄。在中度至重度肾损害患者中，应考虑减少剂量。尽管只有30%的剂量经肝脏代谢，但肝病患者的清除率也可能降低。因此，在有严重肝病的患者中，可能需要适度减少剂量。

托吡酯对其他ASM的血清水平无明显影响。然而，与肝药酶诱导剂ASM合用，可增加托吡酯的清除率。例如，卡马西平和苯妥英钠可导致托吡酯浓度降低40%~50%[65]。虽然托吡酯通常不影响肝酶途径，但已发现托吡酯可增加炔雌醇的清除率，这可能影响含有该成分的OCP治疗的疗效。

疗效

在临床试验中，托吡酯的50%应答率比许多其他第二代ASM更高[36]。一项研究中，托吡酯200mg/d组的应答率为27%，而400mg/d组为45%[66]，表明每天剂量达到400mg时，出现剂量-反应关系。在一项临床试验中，对每天剂量高达1000mg的药物进行了评估，发现是安全的，但是，副作用的退出率较高，且应答率不优于400mg/d的剂量（600mg/d的为44%，800mg/d为40%，1000mg/d的为38%）[67]。在接受全面性癫痫发作的患者中，46%的患者出现了类似的应答率[68]。

唑尼沙胺
适应证、用途和潜在副作用

唑尼沙胺获批用于治疗局灶性癫痫。在开放标签研究中报告唑尼沙胺对全面性癫痫发作有效，但尚未获得FDA对此的批准。唑尼沙胺可增加尿路结石的风险。在美国的首次临床试验中，3.7%的患者出现尿路结石[69]。唑尼沙胺是一种磺胺类药物，对既往有磺胺类药物过敏史的患者禁用。唑尼沙胺会导致少汗症和体温升高，青光眼患者慎用。在临床试验中，与唑尼沙胺相关的最常见副作用为共济失调、嗜睡、激越、易激惹和厌食[70]。

剂量、药代动力学和潜在相互作用

唑尼沙胺有胶囊形式。通常在2~4周内滴定剂量。初始剂量为每天100mg初始剂量为每天100mg，每周增加日剂量100mg。常用维持剂量为100~200mg，每天2次。唑尼沙胺的半衰期相对较长，允许每天2次给药[71]。唑尼沙胺在肝脏中代谢，酶诱导的ASM可增加唑尼沙胺的消除。唑尼沙胺可能导致苯妥英钠和卡马西平药物水平升高，但该作用不一致。

疗效

在一项局灶性癫痫研究中，唑尼沙胺与癫痫发作频率中位百分比降低51.8%相关[69]。另一项研究显示50%有效率为29%[72]。总体而言，400mg/d剂量组癫痫发作频率降低50%的OR值为2.07（1.36，3.15）[70]。

唑尼沙胺在治疗遗传性和进展性肌阵挛性癫痫中的肌阵挛性发作方面具有一定疗效[73]。在临床研究中，Lennox-Gastaut综合征、全面性强直发作和全面性强直–阵挛发作患者的50%有效率分别为32%、26%～40%和59%～67%[71]。

亚专科ASM

大麻二酚

适应证、用途和潜在副作用

大麻二酚获批用于2岁及以上儿童的Lennox-Gastaut综合征和Dravet综合征[12]。在一项评价大麻二酚以20mg/（kg·d）目标剂量治疗Dravet综合征患者的疗效的研究中，惊厥发作减少了39%，而安慰剂组为12%，接受大麻二酚治疗的患者的50%有效率为43%，而接受安慰剂治疗的患者为27%[12,74]。另外在Lennox-Gastaut综合征中研究了大麻二酚的疗效，20mg/（kg·d）剂量组每月癫痫发作频率较基线减少44%，而安慰剂组减少22%[75]。大麻二酚尚未获批用于治疗其他癫痫发作类型。常见副作用包括腹泻（31%）、食欲下降（28%）和嗜睡（36%）[76]。副作用随剂量降低而改善[12]。

剂量、药代动力学和潜在相互作用

Devinsky O.等（2017）和Thiele E.A.等（2018）研究使用的剂量为20mg/（kg·d），而Szaflarski J.P.（2018）研究使用的初始剂量为2～10mg/

（kg·d），然后滴定至25～50mg/（kg·d）[12,74-75,77]。大麻二酚在10mg/（kg·d）或更低剂量下的耐受性最佳，24%因副作用而停药[12,77]。药品说明书建议初始剂量为5mg/（kg·d），分2次给药；1周后滴定至10mg/（kg·d），分2次给药；如果耐受，可以滴定至15～20mg/（kg·d），分2次给药[12]。由于存在转氨酶升高的风险，建议最初的实验室监测包括ALT、AST和总胆红素，并在1个月、3个月和6个月时对这些实验室数据进行复查。同时使用丙戊酸钠或氯巴占、较高剂量的大麻二酚以及开始使用大麻二酚前基线肝功能检查（LFT）升高时，转氨酶升高的风险更大。大麻二酚在肝脏中通过CYP2C19和CYP3A4代谢。与CYP2C19抑制剂（氯巴占）合并治疗可能升高大麻二酚水平，与CYP3A4诱导剂（苯巴比妥、苯妥英钠和卡马西平）合并使用可能降低大麻二酚水平。大麻二酚还可抑制CYP2C19，导致氯巴占代谢物水平升高3倍[9,12]。

氯巴占

适应证、用途和潜在副作用

氯巴占获批用于2岁及以上Lennox-Gastaut综合征患者的辅助治疗。氯巴占也用于治疗局灶性癫痫和全面性强直–阵挛发作，但尚未获得FDA批准用于这些发作类型[13]。常见的副作用包括嗜睡（16%～25%）、攻击性（高达14%）、便秘（高达10%）、流涎（高达10%）和共济失调（高达10%）。

剂量、药代动力学和潜在相互作用

氯巴占与蛋白高度结合，在肝脏代谢为活性代谢产物N–去甲基氯巴占。氯巴占的半衰期较长，因此可以每天给药一次，但是通常按照每天2次方案处方。由于存在撤药性癫痫发作的风险，不建议突然停药。典型的初始剂量为每天5mg，至5mg，每天2次，再至每周5mg，每天2次。滴定至目标10～20mg，每天2次。氯巴占是一种弱

CYP3A4诱导剂，可能会降低OCP的疗效。与司替戊醇或大麻二酚同时使用可能导致氯巴占血清水平升高。与大麻二酚合用也可导致N-去甲基氯巴占代谢产物浓度增加。

非尔氨酯

适应证、用途和潜在副作用

非尔氨酯已获批作为单药治疗和辅助治疗Lennox-Gastaut综合征相关局灶性癫痫和癫痫发作。非尔氨酯有片剂和混悬剂两种剂型。非尔氨酯由于其对许多癫痫发作类型的疗效和缺乏镇静特性，在一开始就带来了希望。在批准后的第一年内发现致死性肝毒性和再生障碍性贫血病例，以及其他低风险治疗选择可用后，其使用显著下降[78]。Kaufman等计算了再生障碍性贫血发生率的"最差情况"估计值，为每百万人209例[79]。更常见的副作用包括失眠、厌食、体重减轻和偶尔出现的精神疾病并发症[80]。

剂量、药代动力学和潜在相互作用

非尔氨酯的起始剂量为400mg，每天3次，可每周增加400~600mg，每天3次，至最大剂量3600mg/d。部分患者可能需要每天4800~5400mg。非尔氨酯与细胞色素P450和β-氧化抑制相关，导致苯妥英钠、苯巴比妥和丙戊酸血清水平升高20%~50%。非尔氨酯与卡马西平水平降低相关，但由于抑制环氧化物水解酶而导致卡马西平-9，10-环氧化物增加[81]。考虑到潜在的相互作用，在加用非尔氨酯前，苯妥英钠、苯巴比妥、丙戊酸和卡马西平的剂量应减少1/3。

疗效在几项安慰剂对照试验中确定了非尔氨酯的疗效[82]。比较非尔氨酯和丙戊酸钠15mg/（kg·d），38/56（68%）的非尔氨酯治疗患者能够完成研究，癫痫发作活动与18/55（33%）的丙戊酸钠治疗患者相比没有显著增加[83]。在一项评价非尔氨酯治疗Lennox-Gastaut综合征疗效的安慰剂对照试验中，非尔氨酯与失张力性癫痫发作频率降低34%和总癫痫发作频率总体降低19%相关。在本研究中，非尔氨酯还与医生和父母总体评估量表的统计学显著改善相关[84]。

卢非酰胺

适应证、用途和潜在副作用

卢非酰胺已在美国获批用于治疗Lennox-Gastaut综合征中的失张力性癫痫发作。目前，卢非酰胺尚未获批用于局灶性癫痫发作。与卢非酰胺相关的最常见不良事件为嗜睡、头晕、恶心、复视和共济失调[85-86]。短QT综合征患者禁用。

剂量、药代动力学和潜在相互作用

卢非酰胺均为片剂。起始剂量为200~400mg，每天2次（添加至丙戊酸盐时为200mg每天2次）。可每隔一天增加200~400mg，每天2次。至目标剂量1600mg/d。最大剂量为每天3200mg。与食物同服时，其吸收增加40%。卢非酰胺表现出低蛋白结合率（~34%），通过独立于细胞色素p450途径的过程，进行广泛的酶水解；水解终产物经肾脏排泄。卢非酰胺可导致苯妥英钠血药浓度升高（<21%），但对其它ASM的药代动力学并无具有临床意义的影响。丙戊酸钠联合给药可导致卢非酰胺血药浓度升高，有时需要调整剂量[28]。

疗效在一项大型Lennox-Gastaut综合征患者试验中，卢非酰胺治疗组的总癫痫发作频率下降百分比中位值高于安慰剂组（32.7% vs 11.7%；$P=0.0015$），尤其是强直-失张力性（"跌倒发作"）癫痫发作频率显著下降（下降42.5% vs 安慰剂组升高1.4%；$P<0.0001$）[85]。一项卢非酰胺治疗局灶性癫痫发作的已发表试验中，卢非酰胺治疗组的癫痫发作频率中位数下降20.4%，而安慰剂组增加1.6%（$P=0.02$）[86]。

司替戊醇

适应证、用途和潜在副作用

司替戊醇获批用于辅助治疗，用于治疗同时

服用氯巴占的2岁及以上患者的Dravet综合征[12]。在一项研究中，在Dravet综合征患者中，与安慰剂相比，在氯巴占和丙戊酸盐的基础上加用司替戊醇50mg/（kg·d），观察到阵挛性和强直阵挛性癫痫发作减少69%，而安慰剂组癫痫发作增加7%[12,87]。常见的副作用包括失眠、体重减轻、中性粒细胞减少和血小板减少。

剂量、药代动力学和潜在相互作用

司替戊醇与氯巴占联合治疗婴儿期重度肌阵挛性癫痫，50mg/（kg·d），分2~3次口服。司替戊醇与蛋白质高度结合，并在肝脏中广泛代谢。司替戊醇是几种不同细胞色素P450酶的抑制剂和诱导剂，其代谢产物主要经肾脏排泄。

氨己烯酸

适应证、用途和潜在副作用

氨己烯酸已在美国获批作为辅助治疗，用于对几种替代治疗反应不充分的难治性局灶性癫痫发作伴意识障碍的成人和10岁及以上儿童，以及作为单药治疗1个月至2岁"潜在获益超过视力丧失风险"的West综合征婴儿痉挛症患者。特别适用于治疗结节性硬化症继发的婴儿痉挛症[28]。

最显著的副作用是进行性双侧向心性视野损害，见于23%接受氨己烯酸治疗超过6个月的儿童和43%的成人[88]。在这些情况下，视野损害可能无症状，需要进行视野监测。在美国，由于这种风险，氨己烯酸的处方和分布受到严格控制。在接受氨己烯酸治疗的患者中也观察到无症状的白质磁共振成像（MRI）异常。尚未确定这些影像学变化的临床意义。其他副作用包括嗜睡、体重增加和水肿。

剂量、药代动力学和潜在相互作用

在成人中，剂量通常以500mg，每天2次开始，此后以每周500mg的增量增加，通常至最大剂量3000mg/d。氨己烯酸与参与GABA降解的GABA转氨酶永久结合，导致GABA在突触间隙蓄积。鉴于这种作用机制，氨己烯酸的药代动力学特征（如半衰期和血清浓度）被认为在确定其临床效应方面并不重要，因为活性持续时间更可能依赖于GABA-转氨酶再合成的速率，而不是血清水平。

氨己烯酸经尿液消除，酶降解极少，因此，在肾功能不全的情况下需要调整剂量。氨己烯酸可能与苯妥英钠水平降低相关，已证明联合给药时可导致卡马西平水平升高和降低[13]。

疗效

在对11项氨己烯酸治疗部分性癫痫临床试验进行的Cochrane Meta分析中，与接受安慰剂治疗的患者相比，接受氨己烯酸治疗的患者癫痫发作频率显著降低50%或更多（RR 2.58，95%CI 1.87~3.57）[89]。氨己烯酸作为激素治疗的替代药物，越来越多地用于治疗婴儿痉挛症。在英国的一项临床试验中，治疗婴儿痉挛时，接受氨己烯酸［19/52（37%）］和激素治疗（泼尼松龙或替可克肽）［22/55（40%）；$P=0.71$］的婴儿发生持续痉挛停止的比例相似[90]。然而，在另一项试验中，早期促肾上腺皮质激素（ACTH）治疗的长期结局优于氨己烯酸。在本研究中，100%的早期ACTH组和54%的氨己烯酸组获得了正常的认知结果（$P=0.03$），随后54%的氨己烯酸组、33%的晚期ACTH组和0%的早期ACTH组发生了癫痫发作（$P<0.05$）[91]。

参考文献

[1] Kwan, P. and Brodie, M.J. (2000). Early identification of refractory epilepsy. *N. Engl. J. Med.* 342 (5): 314–319.

[2] Kanner, A.M., Ashman, E., Gloss, D. et al. (2018). Practice guideline update summary: efficacy and tolerability of new antiepileptic drugs II: treatment-resistant epilepsy. Report of the American Epilepsy Society and the Guideline Development, Dissemination, and Implementation Subcommittee of the American Academy of Neurology. *Epilepsy Curr.* 18 (4): 269–278.

[3] Schmidt, D. and Schachter, S.C. (2014). Drug treatment of

epilepsy in adults. *BMJ* 348: g254.

[4] Vossler, D.G., Weingarten, M., and Gidal, B.E. (2018). Summary of antiepileptic drugs available in the United States of America. *Am. Epilepsy Soc.* 18 (4): 1–26.

[5] Cho, M.J., Kwon, S.S., Ko, A. et al. (2018). Efficacy of stiripentol in Dravet syndrome with or without SCN1A mutations. *J. Clin. Neurol.* 14 (1): 22–28.

[6] Levy, R.H., Mattson, R.H., Meldrum, B.S., and Perucca, E. (2002). *Antileptic Drugs*, 5e (eds. R.H. Levy, R.H. Mattson, B.S. Meldrum and E. Perucca). Philadelphia, PA: Lippincott, Williams and Wilkins 968 p.

[7] Lacerda, G., Krummel, T., Sabourdy, C. et al. (2006). Optimizing therapy of seizures in patients with renal or hepatic dysfunction. *Neurology* 67 (12_suppl_4): S28–S33.

[8] de Lacerda, G.C.B. (2008). Treating seizures in renal and hepatic failure. *J. Epilepsy Clin. Neurophysiol.* 14 (2): 46–50.

[9] O'Connell, B.K., Gloss, D., and Devinksy, O. (2017). Cannabinioids in treatment-resistant epilepsy: a review. *Epilepsy Behav.* 70: 341–348.

[10] Abou-Khalil, B.W. (2016). Review article: antiepileptic drugs. *Continuum* 22 (1): 132–156.

[11] Fisher, J. (2011). The effects of stiripentol on GABA-A receptors. *Epilepsia* 52 (2): 76–78.

[12] Dlugos, D. (ed.) (2018). *Hot Topics: What's in the AED Pipeline?* New Orleans, LA: American Epilepsy Society.

[13] DRUG-REAX® System [Internet database] [Internet]. Thomson Reuters (Healthcare) Inc. 2018 [cited 11/1/2010].

[14] Strzelczyk, A., Kay, L., Bauer, S. et al. (2018). Use of brivaracetam in genetic generalized epilepsies and for acute, intravenous treatment of absence status epilepticus. *Epilepsia* 59: 1549–15156.

[15] Perucca, E., Gram, L., Avanzini, G., and Dulac, O. (1998). Antiepileptic drugs as a cause of worsening seizures. *Epilepsia* 39 (1): 5–17.

[16] Vickery, P.B., Tillery, E.E., and DeFalco, A.P. (2018). Intravenous carbamazepine for adults with seizures. *Ann. Pharmacother.* 52 (3): 285–289.

[17] Patsalos, P.N., Froscher, W., Pisani, F., and van Rijn, C.M. (2002). The importance of drug interactions in epilepsy therapy. *Epilepsia* 43 (4): 365–385.

[18] Mattson, R.H., Cramer, J.A., and Collins, J.F. (1992). A comparison of valproate with carbamazepine for the treatment of complex partial seizures and secondarily generalized tonic-clonic seizures in adults . The Department of Veterans Affairs Epilepsy Cooperative Study No. 264 Group. [comment]. *N. Engl. J. Med.* 327 (11): 765–771.

[19] Tomson, T., Perucca, E., and Battino, D. (2004). Navigating toward fetal and maternal health: the challenge of treating epilepsy in pregnancy. *Epilepsia* 45 (10): 1171–1175.

[20] Persson, H., Kumlien, E., Ericson, M., and Tomson, T. (2006). No apparent effect of surgery for temporal lobe epilepsy on heart rate variability. *Epilepsy Res.* 70 (2–3): 127–132.

[21] Baulac, M., Cavalcanti, D., Semah, F. et al. (1998). Gabapentin add-on therapy with adaptable dosages in 610 patients with partial epilepsy: an open, observational study . The French Gabapentin Collaborative Group. *Seizure* 7 (1): 55–62.

[22] MJ, M.L. (1995). Gabapentin. *Epilepsia* 36 (Suppl 2): S73–S86.

[23] Perucca, E. (2006). Clinical pharmacokinetics of new-generation antiepileptic drugs at the extremes of age. *Clin. Pharmacokinet.* 45 (4): 351–363.

[24] Leiderman, D.B. (1994). Gabapentin as add-on therapy for refractory partial epilepsy: results of five placebo-controlled

trials. *Epilepsia* 35 (Suppl 5): S74–S76.

[25] The US Gabapentin Study Group (1993). Gabapentin as add-on therapy in refractory partial epilepsy: a double-blind, placebo-controlled, parallel-group study . The US Gabapentin Study Group No. 5. *Neurology* 43 (11): 2292–2298.

[26] Harris, J.A. and Murphy, J.A. (2009). Lacosamide: an adjunctive agent for partial-onset seizures and potential therapy for neuropathic pain. *Ann. Pharmacother.* 43 (11): 1809–1817.

[27] Beydoun, A., D'Souza, J., Hebert, D., and Doty, P. (2009). Lacosamide: pharmacology, mechanisms of action and pooled efficacy and safety data in partial-onset seizures. Expert Rev. *Neurother.* 9 (1): 33–42.

[28] Bialer, M., Johannessen, S.I., Kupferberg, H.J. et al. (2007). Progress report on new antiepileptic drugs: a summary of the Eigth Eilat Conference (EILAT VIII). *Epilepsy Res.* 73 (1): 1–52.

[29] Strzelczyk, A., Zollner, J., Willems, L. et al. (2017). Lacosamide in status epilepticus: systematic review of current evidence. *Epilepsia* 58 (6): 933–950.

[30] Zangaladze, A. and Skidmore, C. (2012). Lacosamide use in refractory idiopathic primary generalized epilepsy. *Epilepsy Behav.* 23: 79–80.

[31] Verrotti, A., Greco, R., Giannuzzi, R. et al. (2007). Old and new antiepileptic drugs for the treatment of idiopathic generalized epilepsies. *Curr. Clin. Pharmacol.* 2 (3): 249–259.

[32] Glauser, T., Ben-Menachem, E., Bourgeois, B. et al. (2006). ILAE treatment guidelines: evidence-based analysis of antiepileptic drug efficacy and effectiveness as initial monotherapy for epileptic seizures and syndromes.. [see comment]. *Epilepsia* 47 (7): 1094–1120.

[33] Guerrini, R., Dravet, C., Genton, P. et al. (1998). Lamotrigine and seizure aggravation in severe myoclonic epilepsy. *Epilepsia* 39 (5): 508–512.

[34] Faught, E., Morris, G., Jacobson, M. et al. (1999). Adding lamotrigine to valproate: incidence of rash and other adverse effects . Postmarketing Antiepileptic Drug Survey (PADS) Group. *Epilepsia* 40 (8): 1135–1140.

[35] Garnett, W.R. (1997). Lamotrigine: pharmacokinetics. *J. Child Neurol.* 12 (Suppl 1): S10–S15.

[36] Marson, A.G., Kadir, Z.A., and Chadwick, D.W. (1996). New antiepileptic drugs: a systematic review of their efficacy and tolerability . [see comments]. *BMJ* 313 (7066): 1169–1174.

[37] Brodie, M.J., Richens, A., and Yuen, A.W. (1995). Double-blind comparison of lamotrigine and carbamazepine in newly diagnosed epilepsy . UK Lamotrigine/Carbamazepine Monotherapy Trial Group [published erratum appears in Lancet 1995 Mar 11;345(8950):662] [see comments]. *Lancet* 345 (8948): 476–479.

[38] Steiner, T.J., Dellaportas, C.I., Findley, L.J. et al. (1999). Lamotrigine monotherapy in newly diagnosed untreated epilepsy: a double-blind comparison with phenytoin. *Epilepsia* 40 (5): 601–607.

[39] Marson, A.G., Al-Kharusi, A.M., Alwaidh, M. et al. (2007). The SANAD study of effectiveness of valproate, lamotrigine, or topiramate for generalised and unclassifiable epilepsy: an unblinded randomised controlled trial. *Lancet* 369 (9566): 1016–1026.

[40] Cereghino, J.J., Biton, V., Abou-Khalil, B. et al. (2000). Levetiracetam for partial seizures: results of a double-blind, randomized clinical trial. *Neurology* 55 (2): 236–242.

[41] Shorvon, S.D., Lowenthal, A., Janz, D. et al. (2000). Multicenter double-blind, randomized, placebo-controlled trial of levetiracetam as add-on therapy in patients with refractory partial

seizures. European Levetiracetam Study Group. *Epilepsia* 41 (9): 1179–1186.

[42] Betts, T., Waegemans, T., and Crawford, P. (2000). A multicentre, double-blind, randomized, parallel group study to evaluate the tolerability and efficacy of two oral doses of levetiracetam, 2000 mg daily and 4000 mg daily, without titration in patients with refractory epilepsy. *Seizure* 9 (2): 80–87.

[43] Brodie, M.J., Perucca, E., Ryvlin, P. et al. (2007). Comparison of levetiracetam and controlled-release carbamazepine in newly diagnosed epilepsy. . [see comment]. *Neurology* 68 (6): 402–408.

[44] Otoul, C., Arrigo, C., van Rijckevorsel, K., and French, J.A. (2005). Meta-analysis and indirect comparisons of levetiracetam with other second-generation antiepileptic drugs in partial epilepsy. *Clin. Neuropharmacol.* 28 (2): 72–78.

[45] Rosenfeld, W.E., Benbadis, S., Pascal, E. et al. (2009). Levetiracetam as add-on therapy for idiopathic generalized epilepsy syndromes with onset during adolescence: analysis of two randomized, double-blind, placebo-controlled studies. *Epilepsy Res.* 85 (1): 72–80.

[46] Ryan, M., Adams, A.G., and Larive, L.L. (2001). Hyponatremia and leukopenia associated with oxcarbazepine following carbamazepine therapy. *Am. J. Health Syst. Pharm.* 58 (17): 1637–1639.

[47] Hirsch, L.J., Arif, H., Nahm, E.A. et al. (2008). Cross-sensitivity of skin rashes with antiepileptic drug use. *Neurology* 71 (19): 1527–1534.

[48] Bialer, M., Johannessen, S.I., Kupferberg, H.J. et al. (1999). Progress report on new antiepileptic drugs: a summary of the fourth Eilat conference (EILAT IV). *Epilepsy Res.* 34 (1): 1–41.

[49] Bill, P.A., Vigonius, U., Pohlmann, H. et al. (1997). A double-blind controlled clinical trial of oxcarbazepine versus phenytoin in adults with previously untreated epilepsy. *Epilepsy Res.* 27 (3): 195–204.

[50] Christe, W., Kramer, G., Vigonius, U. et al. (1997). A double-blind controlled clinical trial: oxcarbazepine versus sodium valproate in adults with newly diagnosed epilepsy. *Epilepsy Res.* 26 (3): 451–460.

[51] Dam, M., Ekberg, R., Loyning, Y. et al. (1989). A double-blind study comparing oxcarbazepine and carbamazepine in patients with newly diagnosed, previously untreated epilepsy. *Epilepsy Res.* 3 (1): 70–76.

[52] Castillo, S., Schmidt, D.B., and White, S. (2000). Oxcarbazepine as add-on treatment for drug-resistant partial epilepsy. Cochrane Database Syst. Rev. 4: CD002028.

[53] Vendrame, M., Khurana, D.S., Cruz, M. et al. (2007). Aggravation of seizures and/or EEG features in children treated with oxcarbazepine monotherapy. *Epilepsia* 48 (11): 2116–2120.

[54] Knapp, L.E. and Kugler, A.R. (1998). Clinical experience with fosphenytoin in adults: pharmacokinetics, safety, and efficacy. J. Child Neurol. 13 (Suppl 1): S15–S18; *discussion* S30–S32.

[55] Mattson, R.H., Cramer, J.A., Collins, J.F. et al. (1985). Comparison of carbamazepine, phenobarbital, phenytoin, and primidone in partial and secondarily generalized tonic-clonic seizures. *N. Engl. J. Med.* 313 (3): 145–151.

[56] Zaccara, G., Gangemi, P.F., and Cincotta, M. (2008). Central nervous system adverse effects of new antiepileptic drugs. A meta-analysis of placebo-controlled studies. *Seizure* 17 (5): 405–421.

[57] Lozsadi, D., Hemming, K., and Marson, A.G. (2008). Pregabalin add-on for drug-resistant partial epilepsy. Cochrane Database Syst. *Rev.* 1: CD005612.

[58] Tassone, D.M., Boyce, E., Guyer, J., and Nuzum, D. (2007).

Pregabalin: a novel gamma-aminobutyric acid analogue in the treatment of neuropathic pain, partial-onset seizures, and anxiety disorders. *Clin. Ther.* 29 (1): 26–48.

[59] Adkins, J.C. and Noble, S. (1998). Tiagabine. A review of its pharmacodynamic and pharmacokinetic properties and therapeutic potential in the management of epilepsy. *Drugs* 55 (3): 437–460.

[60] Eckardt, K.M. and Steinhoff, B.J. (1998). Nonconvulsive status epilepticus in two patients receiving tiagabine treatment . [see comments]. *Epilepsia* 39 (6): 671–674.

[61] Sachdeo, R.C., Leroy, R.F., Krauss, G.L. et al. (1997). Tiagabine therapy for complex partial seizures. A dose-frequency study . The Tiagabine Study Group. Arch. *Neurol.* 54 (5): 595–601.

[62] Uthman, B.M., Rowan, A.J., Ahmann, P.A. et al. (1998). Tiagabine for complex partial seizures: a randomized, add-on, dose-response trial. Arch. *Neurol.* 55 (1): 56–62.

[63] Kalviainen, R., Brodie, M.J., Duncan, J. et al. (1998). A double-blind, placebo-controlled trial of tiagabine given three-times daily as add-on therapy for refractory partial seizures . Northern European Tiagabine Study Group. *Epilepsy Res.* 30 (1): 31–40.

[64] Shorvon, S.D. (1996). Safety of topiramate: adverse events and relationships to dosing. *Epilepsia* 37 (s2): S18–S22.

[65] Johannessen, S.I. (1997). Pharmacokinetics and interaction profile of topiramate: review and comparison with other newer antiepileptic drugs. *Epilepsia* 38 (Suppl 1): S18–S23.

[66] Faught, E., Wilder, B.J., Ramsay, R.E. et al. (1996). Topiramate placebo-controlled doseranging trial in refractory partial epilepsy using 200-, 400-, and 600-mg daily dosages . Topiramate YD Study Group. *Neurology* 46 (6): 1684–1690.

[67] Privitera, M., Fincham, R., Penry, J. et al. (1996). Topiramate placebo-controlled doseranging trial in refractory partial epilepsy using 600-, 800-, and 1,000-mg daily dosages . Topiramate YE Study Group. *Neurology* 46 (6): 1678–1683.

[68] Biton, V., Montouris, G.D., Ritter, F. et al. (1999). A randomized, placebo-controlled study of topiramate in primary generalized tonic-clonic seizures . Topiramate YTC Study Group. *Neurology* 52 (7): 1330–1337.

[69] Leppik, I.E., Willmore, L.J., Homan, R.W. et al. (1993). Efficacy and safety of zonisamide: results of a multicenter study. *Epilepsy Res.* 14 (2): 165–173.

[70] Chadwick, D.W. and Marson, A.G. (2005). Zonisamide add-on for drug-resistant partial epilepsy. Cochrane Database Syst. *Rev.* 4: CD001416.

[71] Peters, D.H. and Sorkin, E.M. (1993). Zonisamide. A review of its pharmacodynamic and pharmacokinetic properties, and therapeutic potential in epilepsy. *Drugs* 45 (5): 760–787.

[72] Schmidt, D., Jacob, R., Loiseau, P. et al. (1993). Zonisamide for add-on treatment of refractory partial epilepsy: a European double-blind trial. *Epilepsy Res.* 15 (1): 67–73.

[73] Wallace, S.J. (1998). Myoclonus and epilepsy in childhood: a review of treatment with valproate, ethosuximide, lamotrigine and zonisamide. *Epilepsy Res.* 29 (2): 147–154.

[74] Devinsky, O., Cross, J.H., Laux, L.C. et al. (2017). Trial of cannabidiol for drug-resistant seizures in the Dravet syndrome. *N. Engl. J. Med.* 376 (21): 2011–2020.

[75] Thiele, E.A., Marsh, E.D., French, J.A. et al. (2018). Cannabidiol in patients with seizures associated with Lennox-Gastaut syndrome (GWPCARE4): a randomised, double-blind, placebo-controlled phase 3 trial. *Lancet* 391 (10125): 1085–1096.

[76] Devinsky, O., Patel, A.D., Cross, J.H. et al. (2018). Effect of cannabidiol on drop seizures in the Lennox-Gastaut syndrome. *N. Engl. J. Med.* 378: 1888–1897.

[77] Szaflarski, J.P., Bebin, E.M., Comi, A.M. et al. (2018). Long-term safety and treatment effects of cannabidiol in children and adults with treatment resistant epilepsies: expanded access program results. *Epilepsia* 59: 1540–1548.

[78] Pellock, J.M. and Brodie, M.J. (1997). Felbamate: 1997 update [editorial; comment]. *Epilepsia* 38 (12): 1261–1264.

[79] Kaufman, D.W., Kelly, J.P., Anderson, T. et al. (1997). Evaluation of case reports of aplastic anemia among patients treated with felbamate. *Epilepsia* 38 (12): 1265–1269.

[80] French, J., Smith, M., Faught, E., and Brown, L. (1999). Practice advisory: the use of felbamate in the treatment of patients with intractable epilepsy: report of the Quality Standards Subcommittee of the American Academy of Neurology and the American Epilepsy Society . [see comment]. *Neurology* 52 (8): 1540–1545.

[81] Graves, N.M. (1993). Felbamate. *Ann. Pharmacother.* 27 (9): 1073–1081.

[82] Leppik, I.E. (1995). Felbamate. *Epilepsia* 36 (s2): S66–S72.

[83] Faught, E., Sachdeo, R.C., Remler, M.P. et al. (1993). Felbamate monotherapy for partial-onset seizures: an active-control trial. *Neurology* 43 (4): 688–692.

[84] The Felbamate Study Group in Lennox-Gastaut Syndrome (1993). Efficacy of felbamate in childhood epileptic encephalopathy (Lennox-Gastaut syndrome) . The Felbamate Study Group in Lennox-Gastaut Syndrome. [see comments]. *N. Engl. J. Med.* 328 (1): 29–33.

[85] Glauser, T., Kluger, G., Sachdeo, R. et al. (2008). Rufinamide for generalized seizures associated with Lennox-Gastaut syndrome. *Neurology* 70 (21): 1950–1958.

[86] Brodie, M.J., Rosenfeld, W.E., Vazquez, B. et al. (2009). Rufinamide for the adjunctive treatment of partial seizures in adults and adolescents: a randomized placebo-controlled trial. *Epilepsia* 50 (8): 1899–1909.

[87] Chiron, C., Marchand, M., Tran, A. et al. (2000). Stiripentol in severe myoclonic epilepsy in infancy: a randomised placebo-controlled syndrome-dedicated trial. *Lancet* 356: 1638–1642.

[88] Wild, J.M., Chiron, C., Ahn, H. et al. (2009). Visual field loss in patients with refractory partial epilepsy treated with vigabatrin: final results from an open-label, observational, multicentre study. *CNS Drugs* 23 (11): 965–982.

[89] Hemming, K., Maguire, M.J., Hutton, J.L., and Marson, A.G. (2008). Vigabatrin for refractory partial epilepsy. *Cochrane Database Syst. Rev.* 3: CD007302.

[90] Lux, A.L., Edwards, S.W., Hancock, E. et al. (2005). The United Kingdom Infantile Spasms Study (UKISS) comparing hormone treatment with vigabatrin on developmental and epilepsy outcomes to age 14 months: a multicentre randomised trial. *Lancet Neurol.* 4 (11): 712–717.

[91] Cohen-Sadan, S., Kramer, U., Ben-Zeev, B. et al. (2009). Multicenter long-term follow-up of children with idiopathic West syndrome: ACTH versus vigabatrin. *Eur. J. Neurol.* 16 (4): 482–487.

第12章

女性癫痫

Katherine Noe

（译者：王华燕　吴梦倩）

引言

癫痫可影响女性一生的生殖健康。为了优化癫痫管理和提高生活质量，为各年龄段癫痫女性提供治疗的提供者应熟练掌握癫痫发作和抗癫痫药物对生殖激素、生育和妊娠的潜在影响。在正常月经周期和女性一生中性激素水平的变化以及包括怀孕在内的生殖事件也会影响癫痫的控制，因此在确定最佳癫痫治疗方案时可能需要考虑到。对患有癫痫的女性进行咨询和管理可能是复杂的，但良好地治疗女性癫痫至关重要。美国神经科学院认定，每年为妊娠女性提供咨询及相关问题是一项提供者的质量指标[1]。本章综述了性激素、癫痫发作和抗癫痫药物之间复杂的相互作用以及这些因素对女性健康和生殖健康的影响。

激素对癫痫的影响

许多女性报告了癫痫发作频率与其月经周期的阶段之间存在可靠的相关性，称为月经性癫痫。严格定义为在月经周期的一个阶段相对于其他阶段癫痫发作频率增加2倍，1/3的难治性癫痫女性存在月经性癫痫[2]。围经期型（C1）、围排卵型（C2）和无排卵型（C3）是月经性癫痫的3种类型，其中以围经期型最为常见，这些观察模式主要反映月经周期性激素水平的相对变化对癫痫发作阈值的影响。在人和动物模型中，雌激素具有促惊厥作用，而孕酮，特别是其活性代谢物四氢孕酮具有抗惊厥作用。四氢孕酮是所有γ-氨基丁酸A受体亚型的正性变构调节剂，是中枢神经系统抑制的主要介质[3]。也有报道认为，孕酮可改变γ-氨基丁酸A受体亚基的表达[3]。雌激素可能通过降低γ-氨基丁酸A受体的氯离子传导，改变γ-氨基丁酸A受体亚基的合成，增加海马天冬氨酸/谷氨酸介导的兴奋作用并发挥其促惊厥作用[3]。在正常的月经周期中，有一个周期中期雌激素激增会触发排卵。这种高雌激素至低孕酮状态被认为是围排卵型月经性癫痫的促进者。排卵后，黄体分泌大量的孕酮。在无排卵周期中，这种孕酮分泌的缺失可引起周期后半段癫痫发作增加。月经随着黄体衰退后孕酮水平的迅速下降而发生。孕酮撤退被认为会导致围月经期癫痫发作加重（C1型月经性类型）[3]。

对女性月经性癫痫的首要治疗是标准的抗癫痫药物治疗。如果无效，额外的治疗方案可包括基于不同月经周期阶段的不同抗癫痫药物给药，易感期加用乙酰唑胺或苯二氮草类药物，或激素操纵等。然而，支持这些干预措施有效性的证据

Epilepsy, Second Edition. Edited by Gregory D. Cascino, Joseph I. Sirven and William O. Tatum.
© 2021 John Wiley & Sons Ltd. Published 2021 by John Wiley & Sons Ltd.

非常有限。对20例连续服用或间断服用乙酰唑胺的月经性癫痫女性的小型回顾性研究发现，40%的患者癫痫发作频率降低50%[4]。在全面性和局灶性癫痫患者中，效果相似。然而，经过6～24个月的乙酰唑胺治疗，15%的女性的有效率下降，提示这可能不是一个适当的长期干预措施[4]。对于排卵期癫痫发作的女性，抑制排卵的激素治疗如标准口服避孕药可能有益处，但缺乏正式的研究。同样，对于围经期癫痫发作的女性，可考虑使用只含活性片的延长周期的口服避孕药，避免服用常规每月7天的安慰剂片而在此期间出现停药出血。在考虑口服避孕药用于癫痫适应证时，建议使用单相制剂，尽量减少雌孕激素水平之间的波动，但这一点仍没有得到任何研究的证实。补充孕激素，不含雌激素，理论上也可以减少女性癫痫活动的可能性。在一项开放标记研究中，25例难治性局灶性月经性癫痫患者在发作加重期服用天然孕酮（200mg，3次/天），约2/3的患者在3个月的治疗期间发作频率下降[5]。具体来说，无论是意识改变的局灶性发作，还是继发性全面性发作，均减少了50%左右。每日复杂部分性发作频率平均下降54%（$P < 0.01$），继发性全面性强直阵挛发作频率下降58%（$P < 0.02$）。在原有的18例癫痫发作频率有所改善的女性中，有15例继续接受孕激素治疗和稳定的抗癫痫药方案治疗3年。这些女性与自身基线相比，癫痫控制持续改善[6]。然而，在随后的一项随机、安慰剂对照试验中，近300例癫痫女性患者中，无论是月经性或非月经性癫痫，孕激素对癫痫发作频率均无明显影响[7]。对于所有的治疗措施，每个女性都应考虑其耐受性和有效性。

癫痫女性生殖健康

生殖功能障碍

与未受影响的兄弟姐妹相比，癫痫患者的生育能力有所下降[8-9]。对这一观察的解释可能是复杂的，反映出癫痫不仅对生育能力的生物学测定，还有对心理社会和经济状况的影响。据报道，患有癫痫的女性患不孕的风险增加，包括无排卵周期、多囊卵巢综合征和卵巢早衰[10-12]。然而，最近一项89例癫痫女性积极寻求妊娠的前瞻性研究发现，与健康对照相比，在达到妊娠的比例或达到妊娠的时间方面没有差异[13]，有趣的是，有研究提示癫痫发作的影响偏重于在女性局灶性癫痫患者身上。多囊卵巢综合征多见于左侧颞叶癫痫和右侧非颞叶癫痫，而下丘脑性闭经可能更常见于右侧颞叶癫痫女性患者[14-15]。癫痫发作也可能促进继发不孕的下丘脑功能紊乱。50例女性颞叶癫痫患者中，12%诊断为低促性腺激素和雌激素水平及抑制黄体生成素反应导致的下丘脑闭经，明显高于一般人群的预期[11]。全面性或颞叶癫痫发作后催乳素升高也可导致月经周期异常[10]。

癫痫女性的生育能力也可能因绝经过早而降低。这种情况被定义为原发性性腺功能衰竭，40岁以前闭经，卵泡刺激素水平 > 50IU/mL。一般人群中被报道绝经过早的比率为1%。在连续50例女性颞叶癫痫患者中，2例（4%）出现卵巢早衰[11]。在第二项研究中，50例癫痫女性患者中，14%有过早更年期，而年龄匹配的对照组为4%。一项回顾性研究发现，终身癫痫发作的负担与过早更年期的可能性存在相关性，提示癫痫介导的中枢神经神经内分泌功能紊乱可能起一定作用[17]。

评估癫痫女性患者生殖功能障碍时需考虑那些被报道有多囊卵巢综合征潜在症状（体重增加、月经不规则、痤疮、多毛症、乳糜泻）、月经周期不规则或不孕者。不孕定义为在排除男性原因后，经12个月以上常规无保护性生活后不能受孕。多囊卵巢综合征、下丘脑闭经和高泌乳素血症都增加了不孕的风险。进一步的研究应该考虑获取生殖激素分析，盆腔超声和垂体成像。尽管治疗女性癫痫的神经科医生应该熟悉这一评估，但大多数人更愿意与一位合格的妇科医生或不孕专家合作。

癫痫女性妊娠

出生缺陷

妊娠期间接触抗癫痫药物主要与先天畸形，特别是唇腭裂之间的潜在关联，最早是在20世纪60年代报道的[118]。过去20年来，主要通过癫痫女性妊娠结局观察登记获得的资料大大提高了我们对出生缺陷风险以及智力和行为上负面影响结果的认识。妊娠早期接触任何一种抗癫痫药物治疗方案都与主要畸形发生率增加2～3倍有关，高于一般人群中观察到的2%～3%的比例[19-20]。相比之下，妊娠早期未使用抗癫痫药物的癫痫女性似乎没有显著增加其后代发生畸形的风险[19-20]。若暴露于含丙戊酸钠或托吡酯的多联抗癫痫药物治疗方案，风险进一步增加[21-23]。

在妊娠早期使用不同的单药治疗方案，导致主要畸形的风险是不同的（表12.1）。最有力的证据是使用丙戊酸钠的风险，与没有癫痫的女性相比，婴儿的畸形率增加了5倍[24-27]。因此，目前的实践标准是在可行的情况下尽量避免在育龄女性中使用丙戊酸钠[28-29]。暴露于单药托吡酯也与低出生体重的风险增加有关[30]。在一个大的荟萃分析中的频谱的另一端中，未显示拉莫三嗪给暴露的婴儿带来任何出生缺陷风险的增加[27]。对于许多较新的抗癫痫药物，单药暴露的妊娠结局观察不足，无法可靠地估计风险。

除了考虑妊娠期间使用哪种抗癫痫药物外，考虑药物的绝对剂量也很重要。已有多项研究显示妊娠早期暴露的婴儿畸形率随着丙戊酸钠剂量的增加而增加[28-29,31-32]。苯巴比妥、拉莫三嗪和卡马西平也有与剂量相关的趋势，但尚未有明确的统计学意义[33]。尽管如此，出于谨慎，一般建议所有抗癫痫药物在计划妊娠前调整到最低有效剂量。

孕期接触抗癫痫药物也与降低智商分数和增加自闭症谱系障碍的风险有关[34]。与结构性出生缺陷一样，在子宫内暴露于抗癫痫药物对儿童智

表12.1　妊娠早期婴儿先天性畸形，单药抗癫痫药物暴露：源自国际观察性妊娠登记的调查结果

药物	主要畸形率（95%CI）	暴露例数
北美抗癫痫药物妊娠登记		
丙戊酸钠	9.3%（6.4%～13%）	323
托吡酯	4.2%（2.4%～6.8%）	359
苯巴比妥	5.5%（2.8%～9.7%）	199
卡马西平	3.0%（2.1%～4.2%）	1033
奥卡西平	2.2%（0.6%～5.5%）	182
苯妥英钠	2.9%（1.5%～5.0%）	416
左乙拉西坦	2.4%（1.2%～4.3%）	450
拉莫三嗪	2.0%（1.4%～2.8%）	1562
欧洲抗癫痫药物妊娠登记		
丙戊酸钠	10.3%（8.8%～12.0%）	1381
托吡酯	3.9%（1.5%～8.4%）	152
苯巴比妥	6.5%（4.2%～9.9%）	294
卡马西平	5.5%（4.5%～6.6%）	1957
奥卡西平	3.0%（1.4%～5.4%）	333
苯妥英钠	6.4%（2.8%～12.2%）	125
左乙拉西坦	2.8%（1.7%～4.5%）	599
拉莫三嗪	2.9%（2.3%～3.7%）	2514
澳大利亚妊娠登记		
丙戊酸钠	14.8%（2.11%～12.95%）	290
托吡酯	1.9%（0.09%～5.96%）	53
苯巴比妥	n/a	2
卡马西平	5.9%（0.08%～5.33%）	409
奥卡西平	5.3%（0.23%～15.04%）	19
苯妥英钠	2.3%（0.1%～6.61%）	44
左乙拉西坦	3.6%（0.37%～4.29%）	139
拉莫三嗪	4.9%（0.66%～4.55%）	406

n/a：不适用
参考文献：[31,24,46]

力和行为结果产生负面影响的证据，丙戊酸钠最为引人注目[35-38]。在抗癫痫药物的神经发育影响研究中，在6年的前瞻性随访中，母亲妊娠期间服用叶酸的儿童智商高于母亲妊娠期间未服用叶酸的儿童，这可能表明补充叶酸有一定的保护作

用[38]。在挪威的一项基于人群的队列研究中，怀孕时使用叶酸也与自闭特质风险降低有关[39]。

主要的胎儿器官形成发生在妊娠早期。因此，妊娠早期后尝试显著改变抗癫痫药物治疗方案不太可能改变暴露后代发生主要畸形的风险。在Kerala妊娠登记处的一项分析中，妊娠早期后用药剂量的调整——上升或下降——没有观察到对出生缺陷率的影响[40]。降低抗癫痫药物相关畸形风险的改变必须发生在妊娠前。妊娠后治疗的重点应该主要是优化母亲的癫痫控制。认识到许多妊娠是无计划的，应向所有有生育潜力的服用抗癫痫药物的女性提供孕前咨询，不论她们是否打算在近期妊娠，也建议每天至少补充叶酸0.4mg。通过确保癫痫女性采取适当的避孕措施，可以降低意外妊娠早期暴露的风险。这对于那些对丙戊酸钠或托吡酯以外的抗癫痫药物难治的全面性癫痫患者尤为重要。对于正在考虑积极尝试妊娠的女性，建议在维持充分的癫痫控制的同时，尽可能使用最低剂量和最少数量的抗癫痫药物。癫痫女性患者中，有一部分可以在妊娠期停药而不致癫痫发作，建议完全停药。

癫痫控制

部分女性可能担心妊娠期癫痫控制恶化。然而，观察数据表明，对于妊娠前9~12个月无癫痫发作的女性，她们在妊娠9个月期间仍无癫痫发作的可能性极高[41-42]。妊娠期癫痫持续状态的危险性<1%[41]。在整个妊娠期间遵守规律的抗癫痫药物治疗是避免突发性癫痫发作的需要，正如其他生命阶段所必需的一样。突发性癫痫发作也可能是由于妊娠的生理变化导致血清抗癫痫药物水平的改变，尤其是奥卡西平和拉莫三嗪的药代动力学变化导致血清药物水平下降成为问题[43]。不同抗癫痫药物妊娠期的癫痫控制可能不同。与服用左乙拉西坦、丙戊酸钠和卡马西平的女性相比，拉莫三嗪和托吡酯与妊娠期癫痫控制不良有关[22-23,44]。为尽量减少胎儿畸形风险，在妊娠前停

用丙戊酸钠治疗的患有全面性癫痫的女性，也被证明在妊娠期间有突发性癫痫发作的危险[25-26]。建议监测血清抗癫痫药物的水平，并酌情调整剂量，但对于应抽血多少次没有标准的指南。一个合理的方法是在妊娠前检测抗癫痫药物水平并建立基线，然后每3个月复查一次。对于有突发性癫痫发作的女性以及在药物水平大幅波动时，可能需要更频繁的监测。

安全性

根据现有资料，癫痫女性面临妊娠相关并发症风险增加的程度仍存在争议。在欧洲妊娠期抗癫痫药物登记中，观察到服用多方案治疗的女性发生宫内死亡的危险性增加（相对危险性1.38），但个体抗癫痫药物暴露、药物剂量之间的危险性无明显差异，也不存在与使用叶酸或存在全面性强直－阵挛发作有关的影响[28-29]。对美国全国近7万例癫痫患者住院分娩结局的回顾性分析显示，尽管总体死亡率仍很低（80/10万人），但住院分娩产妇死亡的风险是对照组的11倍[45]。最近的一项研究发现，女性较高的剖宫产率可能更多地反映了医疗提供者的担忧，而不是其他医疗指征[46]。显然需要更多的研究来界定妊娠期和分娩期间并发症的真实发生率，以便于优化护理。在此期间，癫痫女性被认为有高危妊娠常被提出。

母乳喂养

癫痫女性患者可以而且应该鼓励母乳喂养。所有抗癫痫药物均为亲脂性的，这是促进中枢神经系统渗透的必要特性。这一特性也意味着母乳中存在抗癫痫药物。然而，目前还没有很好的证据表明抗癫痫药物在哺乳期婴儿体内暴露有明显的近期或远期不良结局。母乳喂养在降低婴儿死亡率、降低婴儿感染率、改善婴儿认知结局等方面都有明显的益处。遗憾的是，癫痫女性患者的母乳喂养率仍低于无癫痫女性[47]。

服用抗癫痫药物女性的避孕

　　鉴于避免抗癫痫药物暴露给发育中的胎儿而带来不必要风险的重要性，癫痫女性能够计划妊娠至关重要。不想妊娠且性活跃的女性，应推荐使用有效的避孕形式。许多女性并不知道肝细胞色素P-450抗癫痫药物的使用会降低其激素避孕药的疗效，增加意外妊娠的风险（表12.2和表12.3）。美国最近对18～47岁癫痫女性的一项研究发现，30%的女性没有采用高效的避孕方式，7%使用激素避孕的女性也服用了能使其无效的酶诱导抗癫痫药物[48]。避孕套、隔膜等屏障方法不受抗癫痫药物使用的影响，但在预防妊娠效果方面不如激素药物和宫内节育器。对于需要扩大高效避孕选择范围的女性，可能需要考虑从一种酶诱导抗癫痫药物过渡到一种不干扰激素避孕方法的药物。

癫痫女性更年期

　　在更年期，随着天然雌激素和孕激素的丧失，也有可能发生激素介导的癫痫发作活动的变化。在一项对更年期癫痫女性的调查中，1/3报告癫痫控制恶化，1/3好转[49]。在有顽固月经性癫痫病史的女性中，观察到的模式往往是围绝经期恶化，绝经后癫痫控制改善。也有担忧以雌激素为基础的激素替代可能诱导敏感的癫痫女性癫痫发作增加。一项针对绝经后癫痫女性的激素替代疗法（雌激素与甲羟孕酮偶联）的随机安慰剂对照试验显示，随着激素用量的增加，癫痫发作呈增加趋势，然而，统计学的强度受到低招录（21名受试者）的限制[50]。有关激素替代的总体风险和益处的问题比单独对癫痫的潜在影响要复杂得多。对于那些经历了致残性血管舒缩性更年期症状考虑用激素替代治疗的女性，不应认为有月经性癫痫病史是绝对禁忌证，但应监测癫痫控制下降的情况。在服用拉莫三嗪的女性中，加入激素替代已显示会降低血清药物水平[50-51]。对于在拉莫三嗪治疗期间停止或开始激素替代治疗的女性，建议监测血清抗癫痫药物水平并酌情调整给药剂量。

表12.2　抗癫痫药物对激素避孕药有效性有不利影响

卡马西平
奥卡西平
艾司利卡西平
氯巴占
非尔氨酯
吡仑帕奈
苯妥英钠
苯巴比妥
扑米酮
卢非酰胺
托吡酯

表12.3　服用酶诱导抗癫痫药物的女性的避孕方法

受到不利影响：

- 口服避孕药
- 紧急避孕／"事后避孕"药
- 阴道环
- 透皮贴剂
- 置入孕激素棒

不受影响：

- 屏障法（避孕套，阴道海绵栓，隔膜）
- 宫内节育器
- 输卵管结扎

参考文献

[1] Fountain, N.B., VanNess, P.C., Bennet, A. et al. (2015). Quality improvement in neurology: epilepsy update quality measurement set. *Neurology* 84 (14): 1483–1487.

[2] Herzog, A., Klein, P., and Ranol, B.J. (1997). Three patterns of catamenial epilepsy. *Epilepsia* 38: 1082–1088.

[3] Reddy, D.S. (2013). Role of hormones and neurosteroids in epileptogenesis. *Front. Cell. Neurosci.* 7: 115.

[4] Lim, L.L., Foldvary, N., Mascha, E., and Lee, J. (2001). Acetazolamide in women with catamenial epilepsy. *Epilepsia* 42

(6): 746–749.

[5] Herzog, A.G. (1995). Progesterone therapy in women with complex partial and secondary generalized seizures. *Neurology* 45: 1660–1662.

[6] Herzog, A. (1999). Progesterone therapy in women with epilepsy: a three year follow-up. *Neurology* 52 (9): 1917–1918.

[7] Herzog, A.G., Fowler, K.M., Smithson, S.D. et al. (2012). Progesterone vs placebo therapy for women with epilepsy: a randomized clinical trial. *Neurology* 78 (24): 1959–1966.

[8] Schupf, N. and Ottman, R. (1996). Reproduction among individuals with idiopathic/cryptogenic epilepsy: risk factors for reduced fertility in marriage. *Epilepsia* 37: 833–840.

[9] Webber, M.P., Hauser, W.A., Ottman, R., and Annegers, J.F. (1986). Fertility in persons with epilepsy: 1935-1974. *Epilepsia* 27 (6): 746–752.

[10] Bauer, J., Isojarvi, J.I., Herzog, A.G. et al. (2002). Reproductive dysfunction in women with epilepsy: recommendations for evaluation and management. *J. Neurol. Neurosurg. Psychiatry* 73 (2): 121–125.

[11] Herzog, A.G., Seibel, M.M., Schomer, D.L. et al. (1986). Reproductive endocrine disorders in women with partial seizures of temporal lobe origin. *Arch. Neurol.* 43 (4): 341–346.

[12] Pack, A.M. (2010). Infertility in women with epilepsy: whats the risk and why. *Neurology* 75 (15): 1316–1317.

[13] Pennell, P.B., French, J.A., Harden, C.L. et al. (2018). Fertility and birth outcomes in women with epilepsy seeking pregnancy. *JAMA Neurol.* 75 (8): 962–969.

[14] Kalinin, V.V. and Zheleznova, E.V. (2007). Chronology and evolution of temporal lobe epilepsy and endocrine reproductive dysfunction in women: relationships to side of focus and catemiality. *Epilepsy Behav.* 11 (2): 185–191.

[15] Quigg, M., Smithson, S.D., Fowler, K.M. et al. (2009). Laterality and location influence catamenial seizure expression in women with partial epilepsy. *Neurology* 73 (3): 223–227.

[16] Klein, P., Serje, A., and Pezzullo, J.C. (2001). Premature ovarian failure in women with epilepsy. *Epilepsia* 42 (12): 1584–1589.

[17] Harden, C.L., Koppel, B.S., Herzog, A.G. et al. (2003). Seizure frequency is associated with age at menopause in women with epilepsy. *Neurology* 61 (4): 451–455.18.

[18] Meadow, S.R. (1968). Anticonvulsant drugs and congenital abnormalities. *Lancet* 291: 1296.

[19] Meador, K., Reynolds, M.W., Crean, S. et al. (2008). Pregnancy outcomes in women with epilepsy: a systematic review and analysis of published pregnancy registers and cohorts. *Epilepsy Res.* 81: 1–13.

[20] Tomson, T. and Battino, D. (2012). Teratogenic effects of antiepileptic drugs. *Lancet Neurol.* 11 (9): 803–813.

[21] Holmes, L.B., Mittendorf, R., Shen, A. et al. (2011). Fetal effect of anticonvulsant polytherapies: different risks from different drug combinations. *Arch. Neurol.* 68 (10): 1275–1281.

[22] Vajda, F., O'Brien, T., Lander, C. et al. (2014). The teratogenicity of the newer AEDs – an update. *Acta Neurol. Scand.* 130: 234–238.

[23] Vajda, F., O'Brien, T., Lander, C. et al. (2014). The efficacy of the newer antiepileptic drugs in controlling seizures in pregnancy. *Epilepsia* 55: 1229–1234.

[24] Tomson, T., Battino, D., Bonizzani, E. et al. (2018). Comparative risk of major congenital malformations with eight different antiepileptic drugs: a prospective cohort study of the EURAP registry. *Lancet Neurol.* 17: 530–538.

[25] Vajda, F.J.E., O'Brien, T.J., Graham, J.E. et al. (2019). Valproate-associated foetal malformations – rates of occurrence, risks in attempted avoidance. *Acta Neurol. Scand.* 139 (1): 42–48.

[26] Vajda, F.J.E., Graham, J.E., Hitchcokc, A.A. et al. (2019). Antiepileptic drugs and foetal malformation: analysis of 20 years of data in a pregnancy register. *Seizure* 65: 6–11.

[27] Weston, J., Bromley, R., Jackson, C.F. et al. (2016). Monotherapy treatment of epilepsy in pregnancy: congenital malformation outcomes in the child. *Cochrane Database Syst. Rev.* (11): CD010224.

[28] Tomson, T., Marson, A., Boon, P. et al. (2015). Valproate in the treatment of epilepsy in girls and women of childbearing potential. *Epilepsia* 56 (7): 1006–1019.

[29] Tomson, T., Battino, D., Bonizzoni, E. et al. (2015). Dose-dependent teratogenicity of valproate in mono- and polytherapy: an observational study. *Neurology* 85: 866–872.

[30] Hernandez-Diaz, S., Mittendorf, R., Smith, C.R. et al. (2014). North American antiepileptic drug pregnancy registry. Association between topiramate and zonisamide use during pregnancy and low birth weight. *Obstet. Gynecol.* 123 (1): 21–28.

[31] Hernandez-Diaz, S., Mittendorf, R., Smith, C.R. et al. (2012). North American antiepileptic drug pregnancy registry. Comparative safety of antiepileptic drugs during pregnancy. *Neurology* 78 (21): 1692–1699.

[32] Vajda, F.J., O'Brien, T.J., Graham, J. et al. (2013). Dose dependence of fetal malformations associated with valproate. *Neurology* 81: 999–1003.

[33] Tomson, T., Battino, D., and Perucca, E. (2019). Teratogenicity of antiepileptic drugs. *Curr. Opin. Neurol.* 32 (2): 246–252.

[34] Veroniki, A.A., Rios, P., Cogo, E. et al. (2017). Comparitive safety of antiepileptic drugs for neurological development in children exposed during pregnancy and breast feeding: a systematic review and network meta-analysis. *BMG Open* 7 (7): e017248.

[35] Bromley, R.L., Mawer, G., Briggs, M. et al. (2013). The prevalence of neurodevelopmental disorders in children prenatally exposed to antiepileptic drugs. *J. Neurol. Neurosurg. Psychiatry* 84: 637–643.

[36] Christensen, J., Grongberg, T.K., Sorensen, M.J. et al. (2013). Prenatal valproate exposure and risk of autism spectrum disorders and childhood autism. *JAMA* 309: 1696–1703.

[37] Meador, K.J., Baker, G.A., Browning, N. et al. (2009). Cognitive function at 3 years of age after fetal exposure to antiepileptic drugs. *N. Engl. J. Med.* 360: 1597–1605.

[38] Meador, K.J., Baker, G.A., Browning, N. et al. (2013). Fetal antiepileptic drug exposure and cognitive outcomes at age 6 years (NEAD study): a prospective observational study. *Lancet Neurol.* 12: 244–252.

[39] Bjork, M., Riedel, B., Spigset, O. et al. (2018). Association of folic acid supplementation during pregnancy with the risk of autistic traits in children exposed to antiepileptic drugs in utero. *JAMA Neurol.* 75: 160–168.

[40] Arsanna, A., Jose, M., Philip, R.M. et al. (2018). Do anti-epileptic drug modifications after first trimester pregnancy influence fetal malformation or cognitive outcome? *Epilepsy Res.* 146: 121–125.

[41] EURAP study group (2006). Seizure control and treatment in pregnancy: observations from the EURAP epilepsy pregnancy registry. *Neurology* 66 (3): 354–360.

[42] Vajda, F.J., Hitchcock, A., Graham, J. et al. (2008). Seizure control in antiepileptic drug-treated pregnancy. *Epilepsia* 49: 172–176.

[43] Voinescu, P.E., Park, S., Chen, L.Q. et al. (2018). Antiepileptic

drug clearances during pregnancy and clinical implications for women with epilepsy. *Neurology* 91 (13): e1228–e1236.

[44] Schmidt, D., Canger, R., Avanzini, G. et al. (1983). Change in seizure frequency in pregnant epileptic women. J. Neurol. Neurosurg. *Psychiatry* 46: 751–757.

[45] MacDonald, S.C., Bateman, B.T., McElrath, T.F., and Hernandez-Diaz, S. (2015). Mortality and morbidity during delivery hospitalization among pregnant women with epilepsy in the United States. *JAMA Neurol.* 72 (9): 981–988.

[46] Vajda, F.J., O'Brien, T.J., Graham, J.E. et al. (2018). Cesarean section in Australian women with epilepsy. *Epilepsy Behav.* 89: 126–129.

[47] Johnson, E.L., Burke, A.E., Wang, A., and Pennell, P.B. (2018). Unintended pregnancy, prenatal care, newborn outcomes, and breastfeeding in women with epilepsy. *Neurology* 91 (11): e1031–e1039.

[48] Herzog, A.G., Mandle, H.B., and MacEachern, D.B. (2019). Prevalance of highly effective contraception use by women with epilepsy. *Neurology* 92 (24): e2815–e2821.

[49] Harden, C.L., Pulver, M.C., Ravdin, L., and Jacob, A.R. (1999). The effect of menopause and perimenopause on the course of epilepsy. *Epilepsia* 40 (10): 1402–1407.

[50] Harden, C.L., Herzog, A.G., Nikolov, B.G. et al. (2006). Hormone replacement therapy in women with epilepsy: a randomized, double-blind, placebo controlled study. *Epilepsia* 47 (9): 1447–1451.

[51] Reimers, A. (2017). Hormone replacement therapy with estrogens may reduce lamotrigine serum concentrations: a matched case-control study. *Epilepsia* 58 (1): e6–e9.

第13章

儿童癫痫治疗：抗癫痫药物（AED）

Raj D. Sheth

（译者：林希　姚培森　赖学邈）

引言

儿童癫痫的抗癫痫药物（AED）治疗不同于成人癫痫的治疗，因为存在年龄特定的综合征，需要独特的方法来启动和选择AED。治疗新生儿和婴幼儿癫痫的方法既往已经得到了很好地总结，故本文不再赘述[1-2]。

做出开始使用AED的决定是复杂的，而不是简单地仅仅选择一种AED而已，并且所做的决定会受到神经心理共患病发生的影响。合并的神经系统疾病包括脑瘫的存在、癫痫的潜在结构性病因，例如肿瘤、畸形、结节性硬化症或癫痫发作的潜在代谢性病因。如果患者没有结构性病因，并且没有与癫痫相关的发育异常，那么患者很可能患有特发性癫痫，这通常意味着潜在的遗传模式[3]。显然，这是一种谱系，患者可能没有可识别的结构性病因，但在组织学检查中仍有皮质发育不良。一般来说，根据癫痫发作史，应用脑电图（EEG）是一个重要的初始步骤。如果脑电图背景正常，并且患者有可识别的癫痫综合征，那么可能不需要进一步的检查，就可以做出进一步的治疗决定。

开始进行AED治疗的决定必须权衡AED治疗后可能的复发风险和潜在的不良影响[4]。决定是否治疗需要考虑AED的不良反应与随之而来的身体损害风险和接受治疗过程中的心理社会负担。做决定的医生应该明确的是，使用AED治疗并不能阻止癫痫的发展。

如果一个患者在影像学上有病变，神经查体有异常或脑电图上可见癫痫样放电，那么复发的风险可能高达65%，可以考虑使用AED[5]。

首次无诱因发作

治疗首次癫痫发作的第一步是确定诱因（如果有的话）。患有热性惊厥的儿童通常不需要接受抗癫痫药物治疗，除非他们在没有发烧的情况下出现癫痫发作，在这种情况下，他们可能患有全面性癫痫伴热性惊厥附加症（GEFS+）。对于GEFS+的患者，可能需要进行相关基因检测来确定可能的预后和结果[3]。如果没有可识别的诱发因素，则应确定没有诱因癫痫复发的风险。在其他方面健康的儿童中，癫痫发作的复发风险约为30%。复发风险较高的关键决定因素包括先前的神经系统损伤、磁共振成像（MRI）存在异常和脑电图可见癫痫样放电[6-7]。有趣的是，如果第一次发作延长（即癫痫持续状态），第二次发作的复发风险并不会增加。如果第一次发作为癫痫持续状态，复发风险仅略高，下一次发作符合癫痫持续状态标准的风险约为4.5%[8]。大约60%的首次无诱因发作的儿童将经历癫痫发作的复发。即使复发，无论如何治疗也仅有不到10%的人会出现多次发作（≥10次发作）。此外，与第二次发作相比，在第一次发作后使用AED治疗并不能改善长期发作缓解的预后[9]。

对于第二次无诱因癫痫发作，未来再出现癫痫发作的风险更高，因此开始AED治疗的决定取决于第一次发作和第二次发作之间的时间间隔，较短的间隔比较长的间隔更容易预测复发。

AED的选择

在可能的情况下单药治疗优于多药治疗

一旦决定对患者使用AED治疗，AED选择的基本原则是AED单药疗法，使用最有可能对已识别的癫痫综合征有效的一种AED。一般来说，被归类为钠通道阻滞剂的AED不被视为全面性癫痫的一线药物，且在某些情况下可能会加重癫痫发作，例如，卡马西平会加重失神发作。如果对于已确定的癫痫综合征，则AED的选择可能取决于支持一线使用的现有证据，例如：婴儿痉挛症用ACTH或氨己烯酸治疗；儿童失神性癫痫应用乙琥胺或丙戊酸钠治疗；青少年失神发作应用左乙拉西坦或丙戊酸钠治疗。

考虑药物的配方和药代动力学

在儿童中，可同时提供混悬剂和片剂形式的AED更可取，以便随着儿童年龄的增长容易进行过渡为能被儿童吞咽的药片。一般来说，允许每天给药一次或两次的血浆半衰期较长的药物比需要更频繁给药者更可取。像苯妥英钠这样经常用于年龄较大的儿童和成人的药物，由于婴幼儿的吸收问题和快速的胃肠道（GI）转运，在幼儿中应用特别容易出问题。例如，口服给药的婴儿几乎不可能获得足够的苯妥英钠血药浓度，尽管静脉（IV）给药可以达到足够的浓度。从婴儿期和幼儿期到生命早期，药代动力学变化迅速发生，特别是在进入青春期和青年期时。AED清除率在6个月至6岁特别高，达到分布容积的时间也明显延迟。因此，年龄较大的儿童需要更高剂量的药物。

在大多数儿童中，通过肾脏排泄的药物比通过CYP450系统在肝脏代谢的药物更容易使用。它们一个额外的好处是消除了药物之间的相互作用，而这种相互作用可能会使大多数AED的使用复杂化。经肾脏排泄药物的例子包括左乙拉西坦、拉考沙胺和普瑞巴林。大多数其他AED主要或全部由肝脏代谢，并受到药物–药物相互作用的影响。这些相互作用也与非药物相关的化学物质如维生素D起作用，可能会对骨骼健康造成问题。

青春期的AED选择

青春期似乎对癫痫发作频率有重大影响，激素变化和发作频率之间的相互作用在这当中可能起作用。雌激素有诱发癫痫作用，而孕酮似乎有保护作用。在约1/3的女性中观察到癫痫发作分布和月经之间的关系，在月经前和月经期间癫痫发作更为常见。在AED选择中进一步考虑的是潜在的致畸性[10]。有丙戊酸钠暴露史的母亲所生的孩子约有15%发生重大先天性畸形，苯妥英钠、卡马西平、拉莫三嗪和苯巴比妥的畸形发生率较低，但有所增加。此外，发育中的胎儿有母体内丙戊酸钠暴露史者的在4.5岁时智商得分较低，这引发了人们对丙戊酸钠长期应用对认知的不利影响的担忧[10]。

同样，抗癫痫药物也会对体重产生影响。体重变化报道为丙戊酸钠增加40%～50%，卡马西平增加32%，加巴喷丁增加15%～20%。而使用非尔氨酯（-75%～-2%）和托吡酯（-20%～-10%）可出现体重减轻。拉莫三嗪和左乙拉西坦似乎对体重没有显著影响。在所有性行为活跃的青春期女孩中，应该考虑使用1～4mg的叶酸来降低与抗癫痫药物相关的椎管闭合不全的风险。

口服避孕药和怀孕

大约30%的青少年怀孕是非计划性的，需要主动询问癫痫青少年口服避孕药的使用情况[11]。在这个年龄段，抗癫痫药物和口服避孕药之间的药物相互作用是很常见的，这使癫痫的治疗进一步复杂化。有些相互作用在发生时并不具有临床意义。例如，口服避孕药会降低拉莫三嗪的血药浓度，而口服避孕药本身也会降低口服避孕药的血药浓度，尽管这种效果在临床上似乎并不显著。此外，托吡酯可以降低口服避孕药的血药浓度，虽然这种相互作用对选择抗癫痫药物剂量影响显著，但在决定偏头痛的预防剂量上没有临床意义。通常，口服避孕药不需要调整拉莫三嗪、丙戊酸盐、加巴喷丁、左乙拉西坦剂量，可能唑尼沙胺亦不用。然而，推荐其他避孕方法是明智的。大剂量口服避孕药是一种选择，可以考虑与卡马西平、奥卡西平、托吡酯、苯妥英钠和苯巴比妥联合使用。一般来说，考虑到与高剂量口服避孕药相关的不良反应，高剂量口服避孕药的配方越来越难获得。

不良反应

抗癫痫药可降低癫痫患者的生活质量，大约20%的患者会出现嗜睡、头晕、复视和躯体不平衡等常见不良反应，尤其是大剂量的抗癫痫药。抗癫痫药物的独特不良影响将在下文和其他地方与特定的抗癫痫药物一起讨论。

实验室筛选

一些医生获得了"基线"筛查实验室，对于大多数AED，监测的最佳数据没有经过仔细评估[12]。基线筛查，可进行全血计数、肝肾功能检查和电解质检查。对于伴Stevens-Johnson综合征的由卡马西平诱发的超敏反应风险的患者，HLA-B1502等位基因检测可能会有所帮助，尤其是对亚裔患者。我们将讨论主要的AED，特别是它们在儿科的使用，以避免与其他章节中介绍的AED重复。

儿童癫痫的抗癫痫药物

丙戊酸钠

丙戊酸钠是治疗原发性全面性癫痫的有效药物，对2/3的原发性全面性癫痫患者有效。丙戊酸钠对失神发作、肌阵挛发作和全面性强直-阵挛发作尤其有效，对失张力发作也有效。然而，在许多情况下，特别是在年龄小于3岁的患者和青春期女性中，在考虑丙戊酸钠之前，其他药物如左乙拉西坦或拉莫三嗪被尝试作为初始药物，以观察是否可以通过这些药物获得控制。这些考虑是基于丙戊酸钠对幼儿肝毒性的可能性和育龄女性胎儿畸形的可能性的结果。

许多儿童的血清肝酶和氨含量轻微升高，但通常不显著。大约75%的患者血清γ-谷氨酰转肽酶升高，25%的患者丙氨酸转氨酶升高。血清天冬氨酸转氨酶似乎是肝功能不全的一个更特异的标志物。丙戊酸钠对肝脏的不良影响似乎主要发生在年龄较小的儿童和需要多种抗癫痫药物的难治性癫痫患者中。一般来说，如果酶标记物升高不到参考范围上限3倍或低于参考范围上限，则不太可能有临床意义。如果在没有与肝毒性相关的临床症状的情况下，血药浓度升高，那么3周内再次测量血药浓度可能有助于确定研究结果是否具有临床意义。致命的肝毒性发生在3岁以下的儿童，通常发生在治疗的前6个月内。许多丙戊酸钠相关肝毒性的患者似乎有潜在的代谢紊乱，如线粒体产能障碍、储能障碍或灰质营养不良（Alpers综合征）。

一般说来，钠通道阻滞剂型AED在全面性癫痫中是应该避免使用的，尽管它们可以有效地控制全面性强直-阵挛发作，但在控制失神发作或肌阵挛发作方面通常无效，实际上还可能会使这些发作类型恶化。在全面性癫痫的治疗中，有效的药物寥寥无几。丙戊酸钠在治疗全面性癫痫方面非常有效，几乎2/3的患者用丙戊酸钠控制了癫痫发作。考虑到上述因素，丙戊酸钠通常在其他非钠通道阻滞剂型AED初次尝试并且被证明不能成功控制那些癫痫发作后再使用。

乙琥胺

乙琥胺是第一代AED，具有独特的疗效，被认为是失神发作的一线治疗药物。它似乎对T型钙电流产生影响，特别是在丘脑神经元中。乙琥胺通过氧化生物转化进行肝代谢。虽然通过肝脏代谢，但它似乎不会干扰细胞色素酶或直接相关的转氨酶系统。这意味着与大多数其他经肝脏代谢的AED之间不产生相互作用。

乙琥胺的治疗适应证有限。它是治疗儿童失神性癫痫的一线药物，但似乎对与青少年失神性癫痫相关的全面性强直阵挛发作无效。它能有效地控制儿童失神和青少年失神发作。对于对乙琥胺难治的患者，乙琥胺和丙戊酸钠的组合可能特别有效。乙琥胺的主要副作用是在胃肠道系统内，包括恶心、厌食和偶尔呕吐。大约1/3的患者会出现这种症状，尤其是空腹服用时。

乙琥胺一般从10~15mg/（kg·d）的剂量范围开始，用药的剂量取决于治疗反应，特别是脑电图上3Hz广泛性棘波放电的消失。

左乙拉西坦

虽然左乙拉西坦的作用机制尚不清楚，但它似乎是通过与突触前SV2A受体结合发挥作用的。它被迅速吸收，95%的达峰时间在口服后5h内达到。它几乎全部通过肾脏排泄，因此不会参与药物-药物相互作用，而药物相互作用会影响大多数由肝脏代谢的AED。限制其使用的主要不良反应是出现攻击行为，在接受左乙拉西坦治疗的儿童中约有15%出现这种情况。那些出现这种不良反应的风险较高的人似乎有病前攻击性、注意力缺陷障碍（ADD）或情绪障碍。

氯巴占

氯巴占是一种1，5苯二氮类药物，它不同于一般的苯二氮䓬类药物，即1，4苯并二氮䓬类药物。这种化学结构上的差异被认为是导致大型研究时间较长的原因，大型研究发现，与一般的苯二氮䓬类药物相比，大约50%的患者使用氯巴占的时间为4年或更长时间。此外，与其余的苯二氮䓬类药物相比，其镇静效果较差。该药吸收良好，口服后1~4h达到峰值浓度。它具有高度脂溶性和85%的蛋白质结合力。N-去甲基氯巴占是它的活性代谢物，氯巴占通过它产生其主要的抗惊厥特性。与传统的苯二氮䓬类药物相比，不良反应通常较少且轻微。氯巴占的剂量为每天10~50mg，它对所有类型的癫痫都有效，尤其对于治疗症状性的全面性癫痫（如Lennox-Gastaut综合征）特别有帮助，对跌倒发作可能特别有效。此外，氯巴占具有抑制与癫痫性脑病相关的脑电图棘波活动的特性。尽管有关于出现进展性药物耐受的报道，但大约50%的患者仍然服用氯巴占5年或更长时间。

拉莫三嗪

拉莫三嗪的主要作用机制似乎主要是通过阻断由去极化膜电位激活的钠通道来发挥作用。主要用于口服给药，口服后1~3h血药浓度最高。它在摄入后呈现线性吸收。经直肠给药后也可以观察到吸收时间延长，对于ICU中的特定患者来说，这可能是一种有用的途径。拉莫三嗪通过尿苷二磷酸（UDP）葡萄糖醛酰转移酶系统在肝脏中广泛代谢。拉莫三嗪在体内最重要的药物相互作用发生在和丙戊酸钠之间，丙戊酸钠抑制肝脏UDP-葡萄糖醛酸转移酶（UGT），但却因此增加了拉莫三嗪的浓度。受此影响，在服用丙戊酸钠时，拉莫三嗪的浓度可能会增加50%以上。这是当出现拉莫三嗪药物过敏性皮疹时（包括Stevens-Johnson综合征）可能需要考虑的一个重要因素。

拉莫三嗪用于控制局灶性癫痫、原发性全面性强直阵挛发作和Lennox-Gastaut综合征相关的癫痫发作。拉莫三嗪最常见的副作用是出现皮疹，包括严重的皮疹。应特别注意减少拉莫三嗪的剂量，特别是与丙戊酸钠一起使用时。拉莫三嗪在女性癫痫患者中的研究尤为充分，在女性癫痫患者中，它的致畸作用可能比丙戊酸钠低。妊娠登记的数据显示，接受拉莫三嗪单药治疗的妇女致畸率为5.2%。重大先天畸形的发生率约为2.2%，特别是在妊娠期最早的3个月服用拉莫三嗪时。拉莫三嗪似乎具有良好的精神药物特性，可能会改善一些患者的情绪。当与左乙拉西坦和托吡酯一起使用时，它可能会减少左乙拉西坦和托吡酯的药物精神方面的不良影响。

吡仑帕奈

吡仑帕奈是一种选择性的非竞争性AMPA受体拮抗剂。它的半衰期很长，约为100h，由肝脏利用CYP3A4系统广泛代谢。这种信使效应意味着在联合使用苯妥英钠、奥卡西平或卡马西平可使吡仑帕奈血清浓度降低2~3倍。此外，吡仑帕奈可使托吡酯和奥卡西平的血药浓度提高30%。在合用口服避孕药时可使避孕药的血清浓度降低40%，这意味着需要其他形式的非激素避孕方法。

吡仑帕奈对局灶性癫痫和全面性癫痫有效。吡仑帕奈的剂量为4mg/d。吡仑帕奈可能对全面性癫痫发作特别有效，包括原发性全面性强直阵挛发作。主要不良反应包括精神方面的不良反应，易怒是主要的问题。此外，吡仑帕奈可能与包括攻击性和敌意情绪变化以及杀人和威胁的念头在内的症状有关。服用吡仑帕奈的患者中有1.2%出现严重的精神症状，而对照组的这一比例为0.9%。

氨己烯酸

氨己烯酸是γ-氨基丁酸（GABA）转氨酶和参与GABA代谢和中枢神经系统（CNS）抑制性神经

递质的酶的特异性抑制剂。口服后，氨己烯酸在摄入后2h内完全溶解并达到峰值浓度，可在两餐时或两餐之间服用。它通过尿液排出，半衰期为5~8h，尽管临床效果似乎比血清浓度显示的时间持续得更久。

氨己烯酸对复杂局灶性癫痫有效，尽管其主要作用似乎是治疗婴儿痉挛。对结节性硬化症引起的婴儿痉挛似乎有特效且单独使用时是有效的。ACTH在控制婴儿痉挛方面仍然是一种非常有效的药物，尽管在那些婴儿痉挛的原因似乎是结节性硬化症的病例中，或者在极少数情况下，当ACTH不能控制婴儿痉挛时，氨己烯酸可能是一个有用的替代品。在美国，作为ACTH的替代品或在ACTH对控制痉挛无效的情况下，它的疗效似乎是很好的。

然而，与氨己烯酸相关的不良反应包括常见的中枢神经系统反应，但除了这种严重的不良反应外，还包括视野缺陷和精神症状。

在长期服用维卡他汀的患者中，对髓内水肿的担忧限制了维卡他汀的使用。与VGB相关的视野缺损以双侧周边视野向心性收缩为特征。这种不良反应的实际患病率和发病率很难确定，但似乎在儿童中的患病率为15%。这种不良反应的时间很难准确确定，但在一些接受治疗不到6个月的患儿中可以看到。在儿童中，发明一种评估视野的标准方法可能很困难，特别是在患有与皮质视觉功能障碍相关的视力障碍的婴儿或儿童中。然而，目前仍然建议对婴儿进行临床视野监测，尽管如上所述，这可能是不可能的。在那些无法测量视野的患者中，视野收缩的任何变化都可能导致停药，这取决于药物的风险-收益情况。

促肾上腺皮质激素（ACTH）

ACTH在治疗痉挛中的应用有较长的历史，多项研究证明了其有效性。然而，在这种癫痫性脑病中，作用机制在发病后48h内尚不清楚。促肾上腺皮质激素有不同的制剂，包括ACTH注射液，它来自垂体，相比于皮质类固醇激素，在治疗婴儿痉挛时可能有额外的疗效。已发表的文献支持天然ACTH优于口服类固醇这一假设，但在两个随机对照试验中都发现：服用ACTH的儿童中有48%~90%会出现罕见的痉挛，而口服泼尼松的儿童中这一比例约为30%。ACTH治疗后复发率为15%~31%，而泼尼松治疗后的复发率为29%~33%。基于英国患者的一项研究证实了交感神经性促肾上腺皮质激素的疗效。就长期发育结果而言，有数据支持大剂量ACTH的使用优于小剂量ACTH。美国神经病学学会的循证指南建议，在大剂量的ACTH疗效优于氨己烯酸的情况下，小剂量的ACTH不应用于婴儿痉挛的治疗。大剂量的ACTH与可能严重的不良反应相关。这使得ACTH治疗的持续时间更短，减量速度更快。ACTH是一种下丘脑–垂体轴的抑制物，可导致肾上腺皮质功能障碍。作为Acthar凝胶的替代品，一些人建议使用泼尼松龙，最初剂量为每天10mg，每天4次，连续2周，在接下来的1周内每天3次，减少到每天20mg，然后每5天逐渐减少10mg，直到停药。

ACTH的另一个用途是可以用于治疗某些综合征，如Landau–Kleffner综合征。该综合征的特征是癫痫获得性失语，常伴有慢波睡眠的癫痫持续状态。治疗成功后，语言可以恢复，脑电图也可以恢复正常。

AED疗法的依从性

对发生突发性癫痫发作的家庭报告要求调查药物依从性[13]。出现突发性癫痫发作的最大原因似乎是错过了药物治疗。一般来说，在儿童时期由父母负责给药时的依从性往往更好。然而，在青春期，由于患者有责任增加对用药计划的控制，因此坚持用药可能是一个主要问题。AED通常有一个很窄的治疗和"看看是否有效"的边际窗口。这一因素会导致不良影响，青少年患者可能会觉得不耐烦，并导致他们错过药物治疗。每当患者报告突发性癫痫发作时，应仔细询问不良反应和用药依从性。应该引导患者使用有助于坚持用药的手机应用程序。关于某一种药物漏服时该怎么做的建议可以是只要他们能在24h内得到总剂量，就可以随时服药，对于大多数药物的使用来说这都是一个合理的建议。在一项前瞻性研究中，58%的新诊断的癫痫儿童在治疗的前6个月中被发现不依从[14]。13%的患者出现严重的不依从性。决定依从性的因素包括与社会经济地位相关的强预测因子，社会经济地位越低，不依从率越高。令人惊讶的是，在诊断时，依从性在孩子的年龄、性别、婚姻状况或抽搐发作情况之间没有显著差异。

参与运动和驾驶活动时应用的AED

癫痫患者的持有驾照的条件千差万别。大多数州要求患者向机动车管理局通报癫痫发作控制情况，一些州要求医生强制报告。有时，后一项要求可能会影响患者报告真实的癫痫发作控制情况。缺乏真实的报告可能会对患者所使用的AED的药量调整产生不利影响。尽管如此，继续服用AED的治疗决定应该在驾驶年龄之前做出。癫痫缓解的可能性取决于患者是否有症状性癫痫，是否存在运动或认知障碍以及异常脑电图，特别是如果有全面性棘波放电的话。这些因素通常与青春期癫痫不再发生进展的可能性较低有关。一旦考虑和讨论完成，就应该明智地做出减药的决定。一般来说，一旦青少年获得驾照，关于药物减量的决定就会变得更加复杂。

驾龄前儿童的另一个考虑的是能否参加体育活动[15]。一般来说，鼓励患者参与，特别是对那些依从性好的患者来说，有许多积极的健康益处。显然，游泳或跳水等与水有关的运动是特别需要考虑的。这些与运动有关的个体因素应与癫痫发作控制程度和发作频率相平衡，包括癫痫发作的类型和是否为夜间发作，这些因素对指导治疗决定有相当大的影响。

参考文献

[1] Abend, N.S. and Wusthoff, C.J. (2012). Neonatal seizures and status epilepticus. *J. Clin. Neurophysiol.* 29 (5): 441–448.

[2] Knupp, K.G., Coryell, J., Nickels, K.C. et al. (2016). Response to treatment in a prospective national infantile spasms cohort. *Ann. Neurol.* 79: 475–484. https://doi.org/10.1002/ana.24594.

[3] Cetica, V., Chiari, S., Mei, D. et al. (2017). Clinical and genetic factors predicting Dravet syndrome in infants with SCN1A mutations. *Neurology* 88: 1037–1044.

[4] Berg, A.T. and Shinnar, S. (1991). The risk of seizure recurrence following a first unprovoked seizure: a quantitative review. *Neurology* 41: 965–969.

[5] Bao, E.L., Chao, L.-Y., Ni, P. et al. (2018). Antiepileptic drug treatment after an unprovoked first seizure. *Neurology* 91: 1429–e1439.

[6] Shinnar, S., Berg, A.T., Moshé, S.L. et al. (1990). Risk of seizure recurrence following a first unprovoked seizure in childhood: a prospective study. *Pediatrics* 85: 1076–1085.

[7] Shinnar, S., O'Dell, C., and Berg, A.T. (2005). Mortality following a first unprovoked seizure in children: a prospective study. *Neurology* 8 (64): 880–882.

[8] Berg, A.T., Shinnar, S., Levy, S.R., and Testa, F.M. (1999). Status epilepticus in children with newly diagnosed epilepsy. *Ann. Neurol.* 45: 618–620.

[9] Hirtz, D., Berg, A., Bettis, D. et al. (2003). Practice parameter: treatment of the child with a first unprovoked seizure. *Neurology* 60: 166–175.

[10] Meador, K.J., Baker, G.A., Browning, N. et al. (2012). Effects of fetal antiepileptic drug exposure: outcomes at age 4.5 years. *Neurology* 78: 1207–1214.

[11] Sheth, R.D. (2002). Adolescent issues in epilepsy. *J. Child Neurol.* 17: 2S23–2S27.

[12] Camfield, P. and Camfield, C. (2006). Monitoring for adverse effects of antiepileptic drugs. *Epilepsia* 47: 31–34.

[13] Modi, A.C., Wu, Y.P., Rausch, J.R. et al. (2014). Antiepileptic drug nonadherence predicts pediatric epilepsy seizure outcomes. *Neurology* 83: 2085–2090.

[14] Modi, A.C., Rausch, J.R., and Glauser, T.A. (2011). Patterns of nonadherence to antiepileptic drug therapy in children with newly diagnosed epilepsy. *JAMA* 305: 1669–1676.

[15] Capovilla, G., Kaufman, K.R., Perucca, E. et al. (2016). Epilepsy, seizures, physical exercise, and sports: a report from the ILAE task force on sports and epilepsy. *Epilepsia* 57: 6–12.

第14章

癫痫的饮食疗法

Katherine C. Nickls, Elaine C. Wirrell

（译者：林希　洪舒婷）

引言

生酮饮食是一种高脂肪，低碳水化合物，富含蛋白质的饮食，被用于难治性癫痫的治疗。它是由梅奥诊所的Wilder在1921年提出的[1]，试图模仿一种饥饿状态，饥饿状态在治疗癫痫的作用曾被巴黎的Guelpa和Marie以及美国的Geyelin和Conklin所报道。1925年，Peterman报道了37例接受生酮饮食治疗的患者，其中19例无癫痫发作，另外13例"显著改善"[2]。

随着抗癫痫药物种类的增加，只有少数中心偶尔使用这种饮食。但是，自20世纪90年代中期以来，生酮饮食再次引起了研究者的注意，现在发达国家主要的癫痫中心大多数都提供生酮饮食，发展中国家中也越来越多地提供这种饮食[3]。

作用机制

与许多抗癫痫发作药物相似，生酮饮食的确切作用机制尚不清楚。虽然通常认为葡萄糖是大脑唯一的能量来源，但酮体可以通过血脑屏障，并取代部分葡萄糖作为能量来源[4]。然而，重要的是，生酮饮食的疗效与酸中毒或酮症的程度并不直接相关。可能的机制包括线粒体功能的改变，酮体对神经元功能和神经递质释放的直接影响，

脂肪酸的抗癫痫作用，葡萄糖依赖，以及通过增加γ-氨基丁酸（GABA）或减少谷氨酸、腺苷或去甲肾上腺素来抑制雷帕霉素的哺乳动物靶点并增加膜超极化[5]。除此之外，酮体也可提供神经保护作用[4]。

生酮饮食的配方

生酮饮食有四种配方，都是可利用的。

经典饮食

经典的生酮饮食提供了非常精确地计算的脂肪、蛋白质和碳水化合物的摄入量。生酮比例（每克饮食中脂肪/每克饮食中蛋白质和碳水化合物的总和）通常为2：1至4：1。经典饮食中主要的脂肪是长链甘油三酯，蛋白质是基于生长的最低要求计算，碳水化合物则受到明显限制。这种饮食适用于各年龄段，而且是对2岁以下儿童患者最有效的治疗方法[6]。但同时，它也是最严格的，在青春期和成年期，它的耐受性可能不如其他饮食配方。

中链甘油三酯饮食

中链甘油三酯（MCT）饮食中每克可以提供更多的酮类，也允许摄入更多的蛋白质和碳水化

Epilepsy, Second Edition. Edited by Gregory D. Cascino, Joseph I. Sirven and William O. Tatum.

合物，因此在食物选择上更灵活。所以，它可以成为"挑食者"的选择。此外，据报道，它的副作用较少，如肾结石、便秘、生长迟缓以及血脂水平的改善[7]。最初有报道称，它与胃肠道（GI）副作用（如恶心、痉挛、腹胀和腹泻）有更大的相关性[8]。然而，改良的MCT饮食已经减少了这类副作用，改良的饮食中只有30%的热量来自MCT，30%来自长链甘油三酯。最近将中链甘油三酯饮食与经典饮食进行比较的随机对照试验表明，两种饮食在耐受性或疗效方面并没有显著差异[9]。此外，中链甘油三酯的增加提高了耐受性，但延长了到达酮症和获得癫痫控制的时间[7]。

改良Atkins饮食

改良Atkins饮食（MAD）在2003年被首次报道[10]。与经典饮食相比，改良的Atkins饮食具有较低的生酮比例（1∶1至1.5∶1），并且允许摄入更多的碳水化合物。最初，大多数中心严格限制碳水化合物的摄入量为10g/d，几个月后可能增加到20g/d。强烈鼓励摄入更多脂肪。因为热量不受限制，所以患者可以根据饥饿程度调整摄入总量。这种饮食不要求对所有食物进行精确的称量，因此更容易准备。一般认为，对于年龄较大的儿童、青少年和成年人，它是一种更好的选择。对于2岁以上的儿童，它的疗效与经典饮食相似[6]。

低血糖生成指数饮食

低血糖生成指数饮食（LGIT）最初由Pfeiffer和Thiele于2005年提出。这种饮食将碳水化合物摄入量限制在40～60g/d，对于血糖指数低于50的患者，也会限制碳水化合物的摄入，从而确保血糖不会发生大的波动[11]。这种饮食可能对难治性癫痫有效。一项对76例儿童患者的研究表明，应用该种饮食，42%～66%的儿童癫痫发作频率可下降超过50%[12]。但是，尚未进行过将LGIT与经典饮食进行比较的一对一试验。这种饮食是在门诊开始的，由于它的限制性比经典饮食小得多，因此对

青少年和成年人而言是一个很好的选择。此外，由于LGTT在门诊即可启动治疗，所以对于正在等待启动经典饮食治疗的儿童，LGTT可被选择用于过渡性治疗[12]。

饮食治疗的适应证

生酮饮食最常用于治疗患有难治性癫痫的幼儿，尤其是患有发育性或癫痫性脑病的幼儿，他们不适合外科手术切除。生酮饮食也是葡萄糖转运蛋白缺乏和丙酮酸脱氢酶缺乏首选的治疗方法。

某些癫痫综合征，包括早发性癫痫性脑病，已被确定对生酮饮食有良好的反应[13]。这尤为重要，因为这些综合征与医学难治性癫痫有关。在一项针对患有肌阵挛-失张力癫痫（EMAS）儿童的大型研究中，生酮饮食是最有效的治疗方法[14-15]。在一项对76名神经内科和癫痫医生的调查中，生酮饮食被认为是治疗EMAS的一种有益方法，但通常不用于第一线[16]。类似地，大约1/3婴儿痉挛患者在生酮饮食治疗中无癫痫发作[17]。此外，在大多数患有药物难治性痉挛发作的儿童中，尽管癫痫发作完全消失是罕见的，但可减少了50%以上的癫痫发作[18]。在患有Dravet综合征的儿童中，也有2/3的患者对生酮饮食有反应[19]。最后，生酮饮食对患有结节性硬化症的儿童也有效，高达80%～90%的儿童可减少超过50%的癫痫发作[20-21]。

生酮饮食也被用于治疗成人和儿童难治性癫痫持续状态。一项对32例患有难治性癫痫持续状态的成人和儿童（3～6种抗癫痫药物治疗失败）的Meta分析显示，78%的人通过饮食疗法完全控制了癫痫发作。其中大多数患者使用经典生酮饮食治疗，但也有的使用改良Atkins饮食和低血糖生成指数饮食[22]。此外，发热性疾病相关的癫痫综合征（FIRES）的患者对生酮饮食的反应尤其良好，FIRES被强烈认为是使用生酮饮食的指征[22-23]。

虽然过去关于是否在成人和婴幼儿中使用生

酮饮食一直没有定论，但现在它在各年龄段都得到了使用。它对于新生儿和婴儿也是有效且安全的[24-25]。在一项对接受饮食治疗的成人和青少年进行的Meta分析显示，平均43%的患者癫痫发作减少50%以上。然而，坚持生酮饮食并非易事，接受经典生酮饮食治疗的患者中有10%～88%中途放弃，而接受MAD治疗的患者中有0～63%也会在中途放弃[26]。

生酮饮食的绝对禁忌证包括丙酮酸羧化酶缺乏症、脂肪酸β氧化障碍、原发性肉毒碱缺乏症、肉毒碱棕榈酰转移酶（CPT）Ⅰ或Ⅱ缺乏症、肉毒碱易位酶缺乏症和卟啉症。相对禁忌证包括父母或照料者不同意、不能维持足够的营养以及不能遵守饮食要求[13]。

几种肠内营养的生酮饮食配方都是可以使用的，这种疗法也可以在胃造口术患者中使用。

生酮饮食的启动

癫痫饮食治疗的启动和维持，需要具有生酮饮食治疗相关专业知识的神经科医生和经验丰富的生酮饮食营养师的密切合作。

开启饮食疗法前的咨询和测试

在开始任何饮食治疗之前，患者及其家人必须与神经科医生和营养师会面。目的是：

（1）对癫痫类型和病因进行分类，确保生酮饮食是合理的治疗选择。

（2）排除上述绝对禁忌证。

（3）确定可能使饮食治疗复杂化的其他因素，包括吞咽困难和误吸风险、发育不良、食物过敏和偏食、肾结石、血脂异常以及其他共存的疾病。

（4）检查所有药物，包括非处方药和补充剂，以确保它们与生酮饮食相容。大多数悬浮液和咀嚼片含有过量的碳水化合物，需要改用吞咽片。

（5）向患者及其家人强调严格遵守饮食和强制性补充维生素和矿物质的必要性。

（6）讨论可能的副作用、有并发其他疾病时的饮食管理以及饮食监测的详细要求。

（7）选择患者的最佳饮食配方。

开始生酮饮食治疗之前，还需检查血常规、电解质（包括碳酸氢盐、钙、镁和磷酸盐）、BUN、肌酐、ALT、AST、空腹血脂、血清酰基肉碱分析、维生素D、血清乳酸、尿有机酸、尿钙/肌酐的比值、尿分析[13]。

以前，经典生酮饮食是在短暂禁食——直到出现尿酮后开始的[13]。然而，大多数中心现在采用非禁食方案，因为不禁食不但不会影响疗效，而且起始的副作用（如低血糖、脱水、过度酸中毒和酮症）发生率也会比较低。在非禁食方案中，生酮比例是逐日递增的，这给了患者适应的机会。初始生酮比例为1∶1至2∶1，每天增加0.5∶1至1∶1，直到达到中度酮症[27]。出院后的几天到几周内通常还会进行轻微调整。

生酮饮食的启动通常在住院患者中进行，以便监测和治疗副作用，以及向护理者进行强化教育[13]。然而，门诊启动可以在特定选择的患者中进行，这些患者居住在医学护理中心附近，可以在门诊接受全面教育，并且已经完成了全面的代谢检查[13]。

由于存在低血糖、过度酸中毒和脱水的风险，强烈建议婴儿患者住院启动治疗[28]。指南建议，对于婴儿患者，经典饮食应以1∶1的生酮比例开始，不必禁食。婴儿在生酮饮食治疗的起始阶段应采用静脉注射[28]。

应密切监测患者的低血糖症状，根据临床症状、是否呕吐以及摄入量的减少来监测血糖水平。由于婴儿低血糖发生率较高，每天应至少检查两次血糖[28]。低血糖症被定义为血糖低于40mg/dL（2.2mmol/L）或低于45mg/dL（2.5mmol/L）且伴有临床症状。对于低血糖高风险的患者，应立即使用无甜味的橙汁或苹果汁进行治疗，如果患者出现意识改变，则应立即进行静脉注射葡萄糖。

每天应至少测量两次酮体。在婴儿患者饮食治疗的起始阶段，应测量血酮，而不是尿酮，因为血酮更准确[28]。

MCT饮食的启动也需要患者住院。大多数中心以碳水化合物（通常占能量需求的15%）、蛋白质（通常占能量需求的10%）和长链甘油三酯（通常占能量需求的30%）这一处方开始饮食治疗。中链甘油三酯在7~10天内缓慢增加以达到占总能量的40%~45%这一初始目标。根据癫痫发作的控制情况和耐受性，中链甘油三酯还可以增加到总能量需求的60%[9]。

MAD和LGIT通常是在门诊开始的，它们不需要禁食。在开始之前，患者及其家人与营养师会面，学习如何计算碳水化合物、识别高脂肪食物（MAD）和测定血糖指数（LGIT）。患者及其家属也会被教导如何阅读食物能量表以确定碳水化合物的含量[13]。

补充品

生酮饮食的各种配方在营养上都是不完整的，所以所有患者都必须进行营养补充。所有受试者都需要补充一种不含碳水化合物的复合维生素——同时含有B族维生素和微量硒、维生素D，同时还需要补充钙。只有在血清肉毒碱低的情况下才需要肉毒碱。口服柠檬酸盐通常被认为可以降低肾结石的风险。一些中心规定所有受试者都应进行上述营养补充，有些中心则无此规定，但如果尿钙/肌酐比值升高，则必须补充。最后，生酮饮食会导致便秘，所以大多数受试者还需要聚乙二醇等大便软化剂[13]。

同时用药的管理

同时服用的药物必须被制成低碳水化合物或无碳水化合物的制剂。大多数开始饮食治疗的受试者将同时服用一种或多种抗癫痫药，没有明确的证据表明生酮饮食和任何抗癫痫药之间存在相互作用。有人担心服用丙戊酸钠的儿童使用生酮饮食会增加肝毒性的风险。然而，没有证据支持这一点。生酮饮食或丙戊酸钠均可导致继发性肉碱缺乏，可考虑补充肉碱。此外，在碳酸酐酶抑制剂（如托吡酯、乙酰唑胺和唑尼沙胺）使用者中添加生酮饮食会加重代谢性酸中毒，可能需要补充碳酸氢盐。这些药物也可能导致肾结石，但生酮饮食的风险似乎没有恶化。建议密切观察并考虑预防性口服枸橼酸盐，但在开始生酮饮食前并不需要停止这些药物。如果饮食疗法成功，即患者在饮食治疗中取得了良好的效果，药物可能会慢慢减少，一次减少一种药物[13]。

安全性和不良反应的监测

对于接受生酮饮食的患者与神经科医生和营养师需要进行定期随访，以监测疗效和不良反应。生酮饮食最常见的副作用是便秘和食欲下降。表14.1列出了饮食疗法可能产生的副作用。第一次随访通常在饮食治疗开始后的一个月，尤其是1岁以下的患者，此后每隔3~6个月随访一次。婴儿应更频繁地进行随访。进行生酮饮食有困难的儿童和生长参数低于第五百分位的儿童可能也需要更密切的随访[13]。

家庭监测尿酮水平应每周数次，最好是在一天中的不同时间。血清β-羟基丁酸很少被进行家庭监测，但对于尿酮与预期癫痫控制无关的患者，可以考虑进行血清β-羟基丁酸的家庭监测。对于婴儿，建议监测血酮而不是尿酮[13]。

随访时，神经科医生和营养师必须评估饮食依从性、酮症程度和可能存在的副作用。应根据需要调整饮食，以改善癫痫控制或减少不良反应。应仔细检查所有受试者的生长参数，包括体重和身高，以及幼儿的头围，以确保热量摄入适当。应评估常规实验室检查项目包括CBC、电解

表14.1 癫痫饮食疗法可能的不良反应

胃肠道反应	便秘，呕吐，腹痛，厌食，胰腺炎
生长异常	发育停滞，生长减慢
心血管疾病	高脂血症，心肌病（可能与缺硒有关），QT间期延长综合征
肾疾病	肾结石
骨骼疾病	骨质疏松症，骨折风险增大
代谢紊乱	过度酸中毒，低血糖，高尿酸血症，低血钙血症，肉毒碱缺乏症，未发现的原有代谢疾病的加重

质（包括碳酸氢盐、钙、镁和磷酸盐）、ALT、AST、白蛋白、总蛋白、BUN、肌酐、维生素D、空腹血脂、血清β-羟基丁酸、肉毒碱和硒。应将尿液送检，进行尿常规分析以及测定随机尿钙/肌酐比值，以评估肾结石风险。如果尿常规提示有明显尿结晶或血尿，应考虑肾脏超声检查[13]。

疗效数据

Neal等在2008年发表了第一个经典生酮饮食的随机对照试验，结果表明，与采用常规疗法的对照组相比，生酮饮食与发作频率基线平均百分比的显著降低相关[29]。2016年Cochrane发表了一篇综述，总结了7项随机对照试验，共纳入427名儿童和青少年[30]。据报道，经过3个月的治疗，在生酮比例是4∶1的饮食治疗组中，癫痫发作完全控制率高达55%，癫痫发作减少率高达85%。在改良阿特金斯饮食组中，报道的癫痫发作完全控制率高达10%，癫痫发作减少率高达60%[30]。

成人中，这种饮食的疗效比儿童稍低。MAD是最常用的饮食。一项为期6个月的关于成人采用MAD治疗的前瞻性研究表明，大约30%的患者癫痫发作减少超过50%，其中10%的患者癫痫发作减少超过90%，3%的患者不再有癫痫发作[31]。

虽然控制癫痫发作是癫痫饮食治疗的主要重点，但认知改善也是许多家庭的关键目标[32]。据报道，大多数患者主观上在整体认知、注意力和警觉性方面有了显著改善。在具有更客观结果的研究中，观察到警觉性、语言、学习、记忆、认知发展和智商的改善，但并非所有研究都具有统计学意义[32-33]。

生酮饮食的停止

如果有效，生酮饮食会很快起作用，75%的儿童会在14天内见效[34]。如果1~3个月内看不到任何效果，通常应该停止饮食疗法。如果在开始生酮饮食后癫痫发作持续恶化，应立即停止生酮饮食[13]。有时，即使在癫痫控制方面没有改善，患者家庭也会选择继续饮食治疗，这应该被支持。对于MAD或LGIT治疗效果均不佳的患者，可以尝试更严格的饮食疗法。

对饮食疗法有良好反应的患者在饮食治疗两年后可考虑终止饮食治疗，尤其是患有自限性癫痫综合征的患者，如肌阵挛失张力癫痫。对生酮饮食耐受良好且反应特别好（癫痫发作减少超过90%）的患者可以选择继续生酮饮食。此外，葡萄糖转运蛋白缺乏症、丙酮酸脱氢酶缺乏症或非自限性癫痫的患者需要更长的疗程[13]。对于脑电图（EEG）持续有潜在性癫痫样异常、有神经影像学异常、结节性硬化症的患者在停止生酮饮食后，癫痫复发的风险较高[35]。

与抗癫痫药物类似，生酮饮食通过逐渐降低生酮饮食比例，然后不再限制热量摄入，在几个月内慢慢终止。在患者酮症消失后，会引入高碳水化合物食物。在整个生酮饮食的终止过程中应继续补充营养。如果癫痫复发，生酮饮食可以按之前的有效比例重新开始[35]。

结论

一个世纪以来，生酮饮食一直是治疗癫痫的有效方法，尤其是对于药物难治性癫痫，而且现在有多种配方可供选择。虽然某些特定的综合征对生酮饮食特别敏感，但对各年龄段和所有的癫痫综合征，生酮饮食的疗效和耐受性都已得到证实。认知改善也已被报道，也可用于治疗急性难治性癫痫持续状态。除了特殊的代谢紊乱外，生酮饮食几乎没有禁忌证。然而，饮食的限制性使得许多患者，尤其是成年人和青少年，持续存在依从性问题。在饮食治疗开始之前，仔细咨询神经科医生和营养师，以确保完全理解，并确保没有禁忌的代谢紊乱，这些对于生酮饮食的成功都至关重要。

参考文献

[1] Wilder, R.M. (1921). The effect on ketonemia on the course of epilepsy. *Mayo Clin. Bull.* 2: 307–308.

[2] Peterman, M.G. (1925). The ketogenic diet in epilepsy. *JAMA* 84 (26): 1979–1983. https://doi.org/doi:10.1001/jama.1925.02660520007003.

[3] Kossoff, E.H. and McGrogan, J.R. (2005). Worldwide use of the ketogenic diet. *Epilepsia* 46 (2): 280–289. https://doi.org/10.1111/j.0013-9580.2005.42704.x.

[4] Hartman, A.L., Gasior, M., Vining, E.P.G. et al. (2007). The neuropharmacology of the ketogenic diet. *Pediatr. Neurol.* 36: 281–292. https://doi.org/10.1016/j.pediatrneurol.2007.02.008.

[5] Cervenka, M.C. and Kossoff, E.H. (2013). Dietary treatment of intractable epilepsy. *Continuum* 19 (3 Epilepsy): 756–766. https://doi.org/10.1212/01.CON.0000431396.23852.56.

[6] Kim, J.A., Yoon, J.R., Lee, E.J. et al. (2016). Efficacy of the classic ketogenic and the modified Atkins diets in refractory childhood epilepsy. *Epilepsia* 57 (1): 51–58. https://doi.org/10.1111/epi.13256.

[7] Liu, Y.M. (2008). Medium-chain triglyceride (MCT) ketogenic diet therapy. *Epilepsia* 49 (Suppl 8): 33–36. https://doi.org/10.1111/j.1528-1167.2008.01830.x.

[8] Huttenlocher, P.R., Wilbourn, A.J., and Signore, J.M. (1971). Medium-chain triglycerides as a therapy for intractable childhood epilepsy. *Neurology* 21 (11): 1097–1103.

[9] Neal, E.G., Chaffe, H., Schwartz, R.H. et al. (2009). A randomized trial of classical and medium-chain triglyceride ketogenic diets in the treatment of childhood epilepsy *Epilepsia* 50 (5): 1109–1117. https://doi.org/10.1111/j.1528-1167.2008.01870.x.

[10] Kossoff, E.H., Krauss, G.L., McGrogan, J.R. et al. (2003). Efficacy of the Atkins diet as therapy for intractable epilepsy. *Neurology* 61 (12): 1789–1791. https://doi.org/10.1212/01.WNL.0000098889.35155.72.

[11] Pfeifer, H.H. and Thiele, E.A. (2005). Low-glycemic-index treatment: a liberalized ketogenic diet for treatment of intractable epilepsy. *Neurology* 65 (11): 1810–1812. https://doi.org/10.1212/01.wnl.0000187071.24292.9e.

[12] Muzykewicz, D.A., Lyczkowski, D.A., Memon, N. et al. (2009). Efficacy, safety, and tolerability of the low glycemic index treatment in pediatric epilepsy. *Epilepsia* 50 (5): 1118–1126. https://doi.org/10.1111/j.1528-1167.2008.01959.x.

[13] Kossoff, E.H., Zupec-Kania, B.A., Amark, P.E. et al. (2009). Optimal clinical management of children receiving the ketogenic diet: recommendations of the International Ketogenic Diet Study Group. *Epilepsia* 50 (2): 304–317. https://doi.org/10.1111/j.1528-1167.2008.01765.x.

[14] Kelley, S.A. and Kossoff, E.H. (2010). Doose syndrome (myoclonic-astatic epilepsy): 40 years of progress. *Dev. Med. Child Neurol.* 52 (11): 988–993. https://doi.org/10.1111/j.1469-8749.2010.03744.x.

[15] Oguni, H., Tanaka, T., Hayashi, K. et al. (2002). Treatment and long-term prognosis of myoclonic-astatic epilepsy of early childhood. *Neuropediatrics* 33 (3): 122–132. https://doi.org/10.1055/s-2002-33675.

[16] Nickels, K., Thibert, R., Rau, S. et al. (2018). How do we diagnose and treat epilepsy with myoclonic-atonic seizures (Doose syndrome)? Results of the Pediatric Epilepsy Research Consortium survey. *Epilepsy Res.* 144: 14–19. https://doi.org/10.1016/j.eplepsyres.2018.04.010.

[17] Prezioso, G., Carlone, G., Zaccara, G. et al. (2018). Efficacy of ketogenic diet for infantile spasms: a systematic review. *Acta Neurol. Scand.* 137 (1): 4–11. https://doi.org/10.1111/ane.12830.

[18] Kayyali, H.R., Gustafson, M., Myers, T. et al. (2014). Ketogenic diet efficacy in the treatment of intractable epileptic spasms. *Pediatr. Neurol.* 50 (3): 224–227. https://doi.org/10.1016/j.pediatrneurol.2013.11.021.

[19] Laux, L. and Blackford, R. (2013). The ketogenic diet in Dravet syndrome. *J. Child Neurol.* 28 (8): 1041–1044. https://doi.org/10.1177/0883073813487599.

[20] Kossoff, E.H., Thiele, E.A., Pfeifer, H.H. et al. (2005). Tuberous sclerosis complex and the ketogenic diet. *Epilepsia* 46 (10): 1684–1686. https://doi.org/10.1111/j.1528-1167.2005.00266.x.

[21] Park, S., Lee, E.J., Eom, S. et al. (2007). Ketogenic diet for the management of epilepsy associated with tuberous sclerosis complex in children. *J. Epilepsy Res.* 7 (1): 45–49. https://doi.org/10.14581/jer.17008.

[22] Kossoff, E.H. and Nabbout, R. (2013). Use of dietary therapy for status epilepticus. *J. Child Neurol.* 28 (8): 1049–1051. https://doi.org/10.1177/0883073813487601.

[23] Nabbout, R., Mazzuca, M., Hubert, P. et al. (2010). Efficacy of ketogenic diet in severe refractory status epilepticus initiating fever induced refractory epileptic encephalopathy in school age children (FIRES). *Epilepsia* 51 (10): 2033–2037. https://doi.org/10.1111/j.1528-1167.2010.02703.x.

[24] Thompson, L., Fecske, E., Salim, M. et al. (2017). Use of the ketogenic diet in the neonatal intensive care unit – safety and

tolerability. *Epilepsia* 58 (2): e36–e39. https://doi.org/10.1111/epi.13650.

[25] Wirrell, E., Eckert, S., Wong-Kisiel, L. et al. (2018). Ketogenic diet therapy in infants: efficacy and tolerability. *Pediatr. Neurol.* 82: 13–18. https://doi.org/10.1016/j.pediatrneurol.2017.10.018.

[26] Payne, N.E., Cross, J.H., Sander, J.W. et al. (2011). The ketogenic and related diets in adolescents and adults– a review. *Epilepsia* 52 (11): 1941–1948. https://doi.org/10.1111/j.1528-1167.2011.03287.x.

[27] Bergqvist, A.G., Schall, J.I., Gallagher, P.R. et al. (2005). Fasting versus gradual initiation of the ketogenic diet: a prospective, randomized clinical trial of efficacy. *Epilepsia* 46: 1810–1819. https://doi.org/10.1111/j.1528-1167.2005.00282.x.

[28] Van der Louw, E., van den Hurk, D., Neal, E. et al. (2016). Ketogenic diet guidelines for infants with refractory epilepsy. *Eur. J. Paediatr. Neurol.* 20 (6): 798–809. https://doi.org/10.1016/j.ejpn.2016.07.009.

[29] Neal, E.G., Chaffe, H., Schwartz, R.H. et al. (2008). The ketogenic diet for the treatment of childhood epilepsy: a randomized controlled trial. *Lancet Neurol.* 7 (6): 500–506. https://doi.org/10.1016/S1474-4422(08)70092-9.

[30] Martin, K., Jackson, C.F., Levy, R.G. et al. (2016). Ketogenic diet and other dietary treatments for epilepsy. *Cochrane Database Syst. Rev.* 2: CD001903. https://doi.org/10.1002/14651858.CD001903.pub3.

[31] Kossoff, E.H., Rowley, H., Sinha, S.R. et al. (2008). A prospective study of the modified Atkins diet for intractable epilepsy in adults. *Epilepsia* 49 (2): 316–319. https://doi.org/10.1111/j.1528-1167.2007.01256.x.

[32] Van Berkel, A.A., Ijff, D.M., and Verkuyl, J.M. (2018). Cognitive benefits of the ketogenic diet in patients with epilepsy: a systematic overview. *Epilepsy Behav.* 87: 69–77. https://doi.org/10.1016/j.yebeh.2018.06.004.

[33] Ijff, D.M., Postulart, D., Lambrechts, D.A.J.E. et al. (2016). Cognitive and behavioral impact of the ketogenic diet in children and adolescents with refractory epilepsy: a randomized controlled trial. *Epilepsy Behav.* 60: 153–157. https://doi.org/10.1016/j.yebeh.2016.04.033.

[34] Kossoff, E.H., Laux, L.C., Blackford, R. et al. (2008). When do seizures usually improve with the ketogenic diet? *Epilepsia* 49 (2): 329–333. https://doi.org/10.1111/j.1528-1167.2007.01417.x.

[35] Martinez, C.C., Pyzik, P.L., and Kossoff, E.H. (2007). Discontinuing the ketogenic diet in seizure-free children: recurrence and risk factors. *Epilepsia* 48: 187–190. https://doi.org/10.1111/j.1528-1167.2006.00911.x.

第15章

自身免疫性癫痫

Jeffrey W. Britton, Eoin P. Flanagan, Andrew McKeon, Sean J. Pittock
（译者：王华燕　吴仰宗）

自身免疫性癫痫是指继发于自身免疫性疾病相关的反复癫痫发作[1]。自身免疫性疾病可表现为存在神经自身抗体、影像学异常或脑脊液检查提示中枢神经系统炎症反应的特征性表现。根据国际抗癫痫联盟最新分类，将自身免疫性癫痫归类为自身免疫性疾病相关性局灶性癫痫[2]。自身免疫性癫痫患者的癫痫发作可能是自身免疫性脑炎综合征的其他中枢神经系统表现之一，如果能及时识别出来，有助于诊断[3]。然而，有些脑炎患者以癫痫为首发症状，而缺乏其他脑炎相关的特征，这可能不容易被识别[4]。自身免疫性癫痫可能以癫痫为首发症状在门诊就诊，或者以逐渐加重的癫痫发作和/或癫痫持续状态而住院治疗。

通常抗癫痫发作药物对自身免疫性癫痫没有效果，因此，很快就被当作是药物难治性癫痫。鉴于对抗癫痫发作药物的抵抗和对免疫治疗潜在的效果，快速做出诊断尤为重要。在本章，我们复习自身免疫性脑炎相关癫痫的临床特征、脑电图（EEG）和磁共振成像（MRI）表现、血清学检测结果、临床评分量表和治疗方法。本章的重点将讨论神经IgG自身相关抗体相关的自身免疫性癫痫，与全身性自身免疫性疾病如红斑狼疮相关的癫痫，相关文献很少，关于Rasmussen脑炎和血清阴性自身免疫性脑炎本章将不会深入讨论。

流行病学

自身免疫性脑炎好发于自身免疫性/副肿瘤相关性脑炎。最近一项基于人群的研究报告称，美国奥姆斯特德县的自身免疫性脑炎患病率为13.7/10万人，与2006年前后的发病率相比，发病率增加了2倍。这一发病率的显著增加归因于在过去10年，可检测的神经自身抗体数量的增加和实验室技术的进步[5]。该研究中最常见的神经抗体是髓鞘少突胶质细胞糖蛋白（MOG-IgG）和谷氨酸脱羧酶65（GAD65）抗体，其次是LGI1和NMDA受体（NMDA-R）抗体。英国的一项全国性研究发现，自身免疫性脑炎占所有脑炎病例的21%，来自加利福尼亚的一项关于脑炎的报告称，NMDA-R脑炎在年轻人中发生率与病毒性脑炎相似[6-7]。

许多研究评估了首发癫痫、癫痫持续状态和慢性癫痫中神经自身抗体的检出率。GAD65自身抗体是在癫痫人群中检测到的最常见的神经自身抗体——一项研究报告的概率为5.9%，其中一半为高滴度，1/5在脑脊液中检测到，这些都表明神经抗体检测阳性的高概率性[8-9]。在儿童非脑炎性癫痫中，神经抗体检测的阳性率达4%~10%[10-11]。在老年人中，在55岁及以上新发癫痫患者中，66例患者中有4例（6%）发现了类似的自身抗体，免疫治疗对每个患者都有效[12]。在一项源自三级转诊中心的隐源性癫痫研究中，自身免疫性抗体（如LGI1-IgG）检测的阳性率达20.5%，其中2/3对免疫治疗有反应[13]。在30%~50%的急性播散性脑脊髓炎（ADEM）病例中发现MOG-IgG抗体，其表现可能以癫痫为首发症状[14]。在一项研究中，在新发难治性癫痫持续状态（NORSE）中，自身免疫/副肿瘤相关癫痫占37%[15]。总的来说，这些数据表明，自身免疫性癫痫可能在新发癫痫或癫痫持续状态患者中占一定的比例，如果对新发癫痫或癫痫持续状态没发现明显的病因，应考虑到自身免疫相关性癫痫。

病因和发病机制

大多数自身免疫性癫痫患者没有明确自身免疫性疾病的病因。有些患者在副肿瘤性神经疾病的背景下发展为自身免疫性癫痫[16]。在自身免疫介导的癫痫患者中发现的某些抗体对恶性肿瘤有很高的阳性预测价值［如抗神经核抗体1型（ANNA-1，也称为抗Hu），它有80%的小细胞癌风险］，另一些则具有中度瘤变风险（如NMDA-R抗体，其患卵巢畸胎瘤的风险约为50%），而另一些则具有低风险（如LGI1抗体，与胸腺瘤的相关性小于20%）[17-18]。表15.1总结了与不同的神经自身抗体相关的肿瘤，以及它们典型的神经系统表现。例如，同时检测到CRMP-5-IgG和AMPA-R-IgG的患者很可能患有胸腺瘤，而那些单独检测出其中任何一种抗体阳性的患者，胸腺瘤、乳腺癌和小细胞癌的可能性都有[19]。现在越来越多的人逐渐认识到，疱疹病毒，通常是指单纯疱疹病毒-1（HSV-1），可能引发自身免疫性脑炎[20-21]。在癌症治疗中，使用免疫增强剂的过程或使用免疫抑制剂后也可以发生自身免疫性脑炎[22]。尽管移植后有抗排斥免疫抑制剂的使用，移植后仍可发生自体免疫性脑炎，这可能是由于类感染机制或诱导的T细胞和B细胞免疫抑制失衡

所致[23]。

临床表现

大多数自身免疫性癫痫的患者表现为局灶性癫痫发作，伴有或不伴有意识改变。局灶性癫痫继发双侧强直阵挛发作在临床上也非常普遍，另外一些患者也可以表现为癫痫持续状态。失神发作、肌阵挛发作、强直发作和失张力发作比较不常见。自身免疫性癫痫常表现为最近新发癫痫而非慢性癫痫，Rasmussen脑炎例外，它可以表现为慢性局灶性脑炎，癫痫发作形式可以为反复多年的局灶性癫痫和部分性癫痫持续状态。

一些临床发作特征需怀疑自身免疫性癫痫。和非自身免疫性癫痫相比，自身免疫性癫痫发作频率明显较高。实际上，每日发作一次或多次非常普遍[1,24]，同时癫痫发作持续时间通常较短暂。一项研究表明，自身免疫性癫痫每次发作持续时间平均为7~11s，而颞叶内侧硬化相关癫痫每次发作持续30~95s[24]。

年龄和性别发病率的差异因不同抗体而不同。例如，LGI1型脑炎好发于50~80岁，没有性别差异，而NMDA-R型脑炎好发于30岁，在妇女中更常见。

自身免疫性癫痫常累及边缘系统，特别是颞叶和岛叶区域。因此，癫痫发作的症状和其他原因导致的颞叶癫痫相似。与自身免疫性癫痫相关的局灶性癫痫症状包括自主症状、"热"感、竖毛、感觉障碍、发声、颤抖、眨眼和阵发性眩晕[18,25]。

需引起注意的是，自身免疫性癫痫也可以表现为边缘系统以外的癫痫表现，包括局灶性运动性和感觉性癫痫。因此，自身免疫性检查不应仅仅局限于边缘系统脑炎患者。

实际上，一种边缘系统外的发作类型，即面臂肌张力障碍（FBDS），是LGI1抗体相关的自身免疫性脑炎的特征性发作类型[26]。FBDS是短

暂的，持续数秒，表现为上肢和同侧面部同时收缩。在某些情况下，一侧面部和上肢发作，而在另一些情况下，双侧可能会在不同时间发作，而且它们可能成对发生，即一侧发作，几秒钟后，另一侧发作。在记录FBDS时，常规脑电图通常为阴性，因此阴性脑电图并不排除该诊断，实际上是LGI1抗体相关的自身免疫性脑炎的典型表现。

自身免疫性癫痫常伴有其他神经系统症状。与其他病因引起的癫痫一样，自身免疫性癫痫患者除了癫痫发作外，还可能有记忆障碍、焦虑和情感症状。然而，这些癫痫外的症状通常比由于其他原因引起的颞叶区域癫痫进展要快得多。在某些自身免疫性脑炎中，特别是NMDA-R型脑炎，非癫痫发作特征的临床影响往往与癫痫发作相同或更严重。神经抗体的临床特征可能足以提示特异性诊断。

表15.1列出了迄今为止已知的几种神经抗体相关的典型癫痫和非癫痫临床特征，这些特征由一个称为APE2和RITE评分的诊断评分系统中描述，将在下一节讨论。

评估和治疗自身免疫性癫痫的评分系统

一直以来自身免疫神经学专家担忧过渡检测神经自身抗体和免疫治疗[27]。因此，对自身免疫性癫痫中预测自身抗体阳性和对免疫治疗反应进

表15.1 抗体在癫痫和脑病（APE）的检出率[2]和免疫治疗对癫痫和脑病的反应（RITE）[2]量表。APE评分量表是通过基于临床因素预测神经抗体的阳性结果[2]，RITE[2]评分量表可预测疑似自身免疫性癫痫综合征患者接受免疫治疗取得阳性反应的可能性

APE评分的组成部分[2]和RITE评分的组成部分[2]，RITE评分的组成部分包括了APE评分所有的内容，同时增加了2个附加变量：在症状出现6个月内开始免疫治疗和检测到浆膜特异性自身抗体（1B）。APE[2]和RITE[2]分数是所有组成部分分值的总和

APE评分	分值	RITE评分	分值
新发的癫痫，在过去1~6周内快速进展的精神异常或新发的活动性癫痫（1年内评估）	+1	新发的癫痫，在过去1~6周内快速进展的精神异常或新发的活动性癫痫（1年内评估）	+1
精神异常，急躁，好斗，情绪不稳定	+1	精神异常，急躁，好斗，情绪不稳定	+1
自主神经功能障碍［持续性房性心动过速或心动过缓，直立性低血压（静站3min内收缩压下降20mmHg或舒张压下降10mmHg），多汗症，血压持续不稳定，室性心动过速，心搏停止或胃肠运动障碍］ª	+1	自主神经功能障碍［持续性房性心动过速或心动过缓，直立性低血压（静站3min内收缩压下降20mmHg或舒张压下降10mmHg），多汗症，血压持续不稳定，室性心动过速，心搏停止或胃肠运动障碍］ª	+1
神经系统症状发作后5年内无潜在系统性恶性肿瘤，出现病毒感染的前驱症状（流涕、喉咙痛、低热）	+2	神经系统症状发作后5年内无潜在系统性恶性肿瘤，出现病毒感染的前驱症状（流涕、喉咙痛、低热）	+2
颜面部和肢体的肌张力障碍发作ᶜ	+3	颜面部和肢体的肌张力障碍发作ᶜ	+3
面部运动障碍，在颜面部和肢体没有肌张力障碍发作时进行评分	+2	面部运动障碍，在颜面部和肢体没有肌张力障碍发作时进行评分	+2
至少2种抗癫痫药物治疗后癫痫仍无法控制	+2	至少2种抗癫痫药物治疗后癫痫仍无法控制	+2
脑脊液检查结果提示炎症相关ᵇ（CSF蛋白升高 > 50mg/dL，和/或淋巴细胞增多 > 5个细胞/μL，如果总CSF RBC < 1000个细胞/μL）	+2	脑脊液检查结果提示炎症相关ᵇ（CSF蛋白升高 > 50mg/dL，和/或淋巴细胞增多 > 5个细胞/μL，如果总CSF RBC < 1000个细胞/μL）	+2

（续表）

APE评分的组成部分[2]和RITE评分的组成部分[2]，RITE评分的组成部分包括了APE评分所有的内容，同时增加了2个附加变量：在症状出现6个月内开始免疫治疗和检测到浆膜特异性自身抗体（1B）。APE[2]和RITE[2]分数是所有组成部分分值的总和

APE评分	分值	RITE评分	分值
颅脑MRI提示炎症反应（T2/FLAIR显示局限于单侧或双侧颞叶内侧的高信号，或者多发灰质、白质或灰白质同时有脱髓鞘改变或炎症改变）	+2	颅脑MRI提示炎症反应（T2/FLAIR显示局限于单侧或双侧颞叶内侧的高信号，或者多发灰质、白质或灰白质同时有脱髓鞘改变或炎症改变）	+2
神经症状发作5年内诊断出全身性癌症（不包括皮肤鳞状细胞癌、基底细胞癌、脑肿瘤、脑转移瘤）	+2	神经症状发作5年内诊断出全身性癌症（不包括皮肤鳞状细胞癌、基底细胞癌、脑肿瘤、脑转移瘤）	+2
	总分18分	首发症状6个月内开始免疫治疗	+2
		神经质膜自身抗体检测阳性（NMDA-R、GABAA-R、GABAB-R、AMPA-R、DPPX、mGluR1、mGluR2、mGluR5、LGI1、IgLON5、CASPR2、MOG）	+2
			总分22分

AMPAR：α-氨基-3羟基-5甲基-4-异噁唑丙酸受体；CASPR2：抗接触蛋白关联受体蛋2；DPPX：二肽二肽酶样蛋白6；FLAIR：流体衰减反转恢复系列；GABAB-R：γ-氨基丁酸-b受体；GABAA-R：γ-氨基丁酸-α受体；LGI1：富含亮氨酸的胶质瘤灭活蛋白-1；MOG：髓鞘少突胶质细胞糖蛋白；NMDA-R：N-甲基-D天冬氨酸受体

a：仅当怀疑自身免疫综合征发病前无自主神经功能障碍史时计分，或自主神经功能障碍不是由药物治疗、低血容量、血浆置换或感染所致

b：如MRI或脑脊液检查为阴性结果为0分

c：由最初APE和RITE评分版本修订

引自：Permission for reproduction granted by Elsevier. This table was previously published as Table 15.1 in Dubey, et al. "Predictors of neural-specific autoantibodies and immunotherapy response in patients with cognitive dysfunction," Journal of Neuroimmunology, 2018; 323: 62-72.

行了评估，并开发了评分系统，如癫痫抗体检出率（APE）评分，一共9项，总分15分的量表[28]。一项验证APE评分的研究对127例特发性局灶性发作的成年人进行了研究[13]，其中39例（34.8%）血清抗体支持自身免疫诊断。在排除已知对自身免疫性癫痫有低阳性预测价值的血清学抗体结果（单独检测甲状腺抗体、重症肌无力和Lambert-Eaton综合征的抗体标志物以及低滴度GAD65抗体）后，有23例（20%）血清学呈阳性，这与自身免疫性神经疾病一致（如针对NMDA-R、LGI1的抗体和高滴度GAD65的抗体）。与血清检测阴性患者相比，神经抗体阳性患者APE评分大多为4分或4分以上（敏感性82.6%，特异性82%）。肢体或面部姿势异常、病毒感染样前驱症状、自主神经不稳定、神经精神症状和MRI上的边缘系统脑炎改变的患者血清检测结果阳性率更高。抗体阳性

的患者对免疫治疗也更有效。

这些结果在另一家机构的大型回顾性队列研究中得到了进一步验证[28]。抗体阳性患者APE评分达4分的比例明显高于血清阴性患者（97.7% vs 21.6%），敏感性和特异性分别为97.7%和77.9%。在同一项研究中，另外开发了一个评分系统，称为癫痫和脑病免疫治疗反应（RITE）评分，以预测免疫治疗效果。良好的癫痫发作结果定义为在免疫治疗后第一次随访时癫痫发作频率降低大于50%。在接受免疫治疗的患者中（77例），自主神经功能障碍、面臂肌张力障碍、口部运动障碍、早期启动免疫治疗以及针对细胞膜蛋白（细胞表面抗原）的抗体的使用与癫痫治疗良好预后相关。RITE评分达7分的患者对免疫治疗的敏感性和特异性分别为87.5%和83.8%。这些评分系统已经得到进一步完善，目前使用的是APE2和RITE2评分

系统如表15.1所示[29]。

自身免疫性癫痫的诊断方法

脑电图

脑电图有助于评估自身免疫性癫痫患者，但其往往是非特异性的[30]。颞区癫痫发作的患者可能表现出间断性癫痫样放电，与其他原因引起的颞叶癫痫发作类似，如颞叶尖波和颞叶间歇性节律性δ活动（TIRDA）（图15.1a）。此外，也可以表现为非颞区多灶性的皮层放电[31]。脑电图常表现为局灶性或弥漫性非特异性慢波[1]，重要的是，脑电图也可以表现为正常。其他形式的自身免疫性脑炎相关脑电图也有报道称包括偏侧周期性放电（LPD）（图15.1b）、额叶间断性δ波（FIRDA）和广泛的三相波[30-32]。

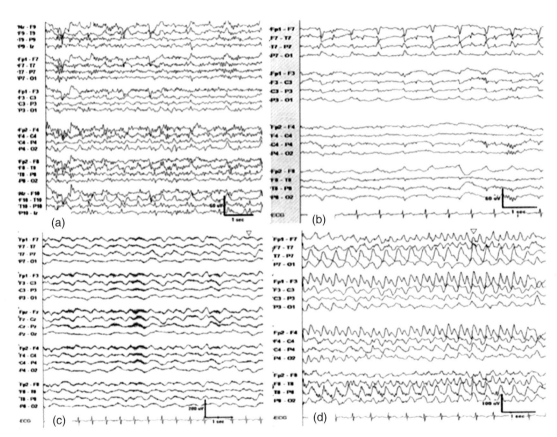

图15.1 自身免疫性癫痫患者脑电图表现。a. LGI1型脑炎患者右颞区间歇性节律性δ活动（TIRDA）。b. Caspr2抗体继发边缘脑炎患者左颞区单周期性放电（LPD）。c. NMDA-R型脑炎患者出现δ刷波。d. NMDA-R型脑炎患者的广泛节律性δ波伴"缺口型δ"波

在神经抗体介导的脑炎中最典型的脑电图是NMDA-R型脑炎中报道的δ刷波表现（图15.1c）[33]。这种表现包括广泛的有节律或部分节律的δ波形，在它的波形上覆盖1～2s的低振幅的β和γ高频率的电活动。高频电活动有时会与肌源性伪影和药物相关的β活性相混淆。在30%的NMDA-R抗体患者中发现特别的δ波形。

NMDA-R型脑炎更常见的脑电图表现是全身节律性δ波而无高频δ刷波（图15.1d），这常见于昏迷和紧张症患者。NMDA-R型脑炎患者的长时间脑电图监测脑电图表现随时间的演变而改变[34]。因此，如果在早期临床中没有典型的异常，或患者间歇性显示相关持续癫痫活动的迹象，重复脑电图或连续脑电图监测可能对诊断有帮助。

鉴于自身免疫性癫痫患者的癫痫发作频率相对较高，在常规脑电图记录时可能会发生癫痫发作。边缘系统脑炎的患者，通常局限于颞区。然而，重要的是要意识到，没有意识损害的局灶性癫痫也可能存在，在脑电图上可能缺乏明确的癫痫样放电。这些患者可能会被误诊为非癫痫发作，导致诊断延误。虽然自身免疫性癫痫患者30min的常规脑电图可以记录单侧癫痫发作，但需要注意的是，这种通常是双侧发作的。在有自身免疫性癫痫病史的患者中，长程脑电图监测可能有助于记录到患者癫痫发作起始及传播的真实情况。

血清学检查（血清和脑脊液）

血清和脑脊液的神经自身抗体检测对确诊自身免疫性癫痫是非常重要的，此外，有些患者的抗体检测结果可能提示自身免疫性癫痫是副肿瘤所致（表15.2）[35]。值得注意的是，一些神经抗体比其他抗体更能呈现与特征发作相关。一项研究表明，在以特征发作的自身免疫性脑炎的患者中最常检测到的抗体是LGI1和GAD65，较少检测到的抗体是CRMP-5 Ma1/Ma2、NMDA-R和神经元烟碱乙酰胆碱神经节受体抗体[1]。

表15.2 自身免疫性癫痫相关的神经抗体—临床特征和癌症相关性。此表列出了与自身免疫性癫痫相关针对细胞表面和细胞内靶点的特异性IgG抗体，总结每种抗体的癫痫发作、非癫痫发作的临床表现和与癌症的相关性

IgG抗体	自身免疫性癫痫的类型	其他神经系统综合征	肿瘤相关
神经元核/胞浆抗体			
CRMP-5/CV2	LE	舞蹈病，共济失调，脑脊髓炎，神经根病，神经病变	小细胞肺癌，胸腺瘤
双载蛋白	LE	脑脊髓炎，SPS	小细胞肺癌，乳腺癌
GAD65	LE	脊髓病、共济失调、SPS、锥体外系疾病	罕见：胸腺瘤，腺癌（肺癌、乳腺、结肠）
Ma2	LE	BE，震颤麻痹，共济失调，嗜睡症/猝倒	睾丸癌，腺癌（乳腺、结肠）
ANNA-1/Hu	LE	BE，神经病变，脊髓病，共济失调	小细胞肺癌
ANNA-2/Ri	LE	BE，OMS，肌张力障碍	小细胞肺癌，乳腺癌
PCA-2/MAP1B	LE	脊髓病，共济失调，神经病变	
GFAP	脑炎	脑膜炎，急性横贯性脊髓炎	畸胎瘤，其他类型
神经细胞表面抗体			
LGI1	LE或FBDS	BE，舞蹈病，共济失调，肌阵挛	罕见：胸腺瘤，小细胞肺癌，腺癌（乳腺癌、前列腺癌）
CASPR2	LE	舞蹈病，Morvan综合征	胸腺瘤
NMDA-R	弥漫性脑炎和癫痫发作	口面部和/或肢体运动障碍，OMS	卵巢畸胎瘤。其他类型肿瘤（患者>40岁）
GABAB-R	LE伴难治性癫痫持续状态	罕见：共济失调，OMS	小细胞肺癌
GABAA-R	多灶性脑炎伴癫痫	未报道	胸腺瘤

IgG抗体	自身免疫性癫痫的类型	其他神经系统综合征	肿瘤相关
AMPA-R	LE	全脑炎	胸腺瘤，小细胞肺癌，乳腺癌
VGCC（P/Q-或N-型）	LE	共济失调，肌阵挛Lambert-Eaton综合征	小细胞肺癌，乳腺癌
DPPX	弥漫性脑炎和癫痫发作	伴有强直和肌阵挛的脑脊髓炎、神经异常、认知功能障碍	B淋巴细胞白血病
Neurexin-3α	弥漫性脑炎和癫痫发作（NMDA类）	运动障碍	昏迷，口面部运动障碍
mGluR5	LE	未报道	霍奇金淋巴瘤
Alpha-3 gAChR	LE	神经异常，神经病变	各种腺癌
MOG	ADEM	视神经炎、骨髓炎	未报到
AQP4	脑炎（儿童多见）	视神经炎、骨髓炎	偶尔，老年人中年龄性别相关

Alpha-3 gAChR：神经节乙酰胆碱受体抗体-3亚基；ANNA：抗神经核抗体；AQP4：水通道蛋白4；BE：脑干脑炎；CASPR2：紧密连接蛋白2；CRMP5：衰减应答介导蛋白5；DPPX：二肽基肽酶样蛋白6
GAD65：谷氨酸脱羧酶65kDa亚型；GFAP：胶质纤维酸性蛋白；LE：边缘系统脑炎；LGI1：富含亮氨酸的胶质瘤灭活蛋白-1；MOG：寡树突胶质细胞糖蛋白；NMDA-R：N-甲基D-天冬氨酸受体；PCA：浦肯野细胞质抗体；VGCC：电压门控钙通道；mGluR5：代谢性谷氨酸受体5型

在自身免疫性中枢神经系统疾病中，IgG同型最为相关，而IgA或IgM同型则无特异性。某些IgG抗体是针对质膜蛋白的，并且在几乎所有情况下都伴有大脑表现，如NMDA-R抗体、LGI1抗体、GABAA-R抗体。不到50%的NMDA-R型脑炎患者出现癫痫发作（尽管它们通常会在疾病过程中发生），而大多数LGI1和GABAA-R抗体相关脑炎表现为特征发作[17,36-37]。GABAB-R抗体相关脑炎患者常表现为边缘系统脑炎，多表现为难治性癫痫持续状态[38]。除癫痫发作外，其他针对神经元核或细胞表面抗原的抗体可能与多种或多灶性神经表型有关，包括脑外表现，如典型的副肿瘤抗体，如ANNA-1（抗Hu），其相应的患者可能表现为脊髓病、感觉神经节病和周围神经病变[16]。

对于某些抗体，特别是GAD65抗体，在考虑其是否有临床意义前，定量值是非常重要的[9]。GAD65抗体在普通人群中并不罕见（5%~8%），但在大多数无神经病变的患者中，其浓度通常很低（0.03~2.00nmol/L）。GAD65抗体低浓度也可见于1型糖尿病和自身免疫性甲状腺疾病或恶性贫血

的患者。相反，GAD65神经自身免疫患者的抗体浓度通常要高一个数量级，例如在100~1000nmol/L。与GAD65抗体相关的神经系统表现包括以下1种或多种：癫痫、脑炎、脑干和小脑疾病、脊髓病和僵人综合征。

在某些情况下，特定的神经抗体检查可能有助于预测治疗效果。一般来说，针对神经细胞表面蛋白（如受体或离子通道）的抗体阳性患者比那些针对细胞内抗原的患者更有可能对免疫治疗产生更好的反应[39]，例如，LGI1抗体阳性的颞叶癫痫患者对免疫治疗可能有很好的效果，而那些有ANNA-1和GAD65抗体阳性的患者则没有[40]。

应在血清和脑脊液中检测神经自身抗体[41]。然而，需要注意的是，不同类型的抗体在脑脊液和血清中检测的敏感性方面存在明显差异，例如，在NMDA-R型和GFAP脑炎中，CSF抗体比血清抗体敏感性和特异性更高[42-43]。相比之下，血清中LGI1、CASPR2、MOG和AQP4抗体的检测灵敏度高于CSF。支持免疫性病因的其他脑脊液检查指标包括脑脊液蛋白、有核细胞计数、IgG指数、合

成率和寡克隆带数升高。值得注意的是，炎症性脑脊液表现仅出现在大约50%的病例中，因此在考虑使用实验性免疫治疗时，不应将脑脊液表现作为最终决定因素[1]。

某些特定的抗体对某些疾病诊断有特异性，在这种情况下，抗体检测是必要的，例如，NMDA-R型脑炎伴局灶性癫痫的亚急性进行性神经精神症状、自主神经不稳定、睡眠障碍、运动障碍，LGI1脑炎伴面臂肌张力障碍（FBDS），或MOG抗体自身免疫伴急性播散性脑脊髓炎相关癫痫发作。然而，除了这些特异性的检测之外，大部分抗体的特异性都较弱，因此在初始评估时，大多数患者需要行抗体谱的检测。

抗体阴性并不排除自身免疫诊断。这在儿童中尤其如此，在大约50%的自身免疫性脑炎病例中出现血清阴性[44]。血清阴性自身免疫性脑炎也见于成人。提示血清阴性自身免疫性脑炎的临床线索包括非神经系统自身免疫性疾病的背景史，癫痫表现为亚急性发作且发作频繁，FLAIR或T2高信号累及杏仁核和颞区，或杏仁核增大[3,45-46]。

神经影像检查

头部磁共振成像（MRI）

在评估自身免疫性癫痫时，推荐检查时需使用含或不含钆的头部MRI。阅读和分析MRI可能具有挑战性，因为与癫痫相关的成像改变可能表现为类似炎症表现，如局灶性弥散受限（来自细胞毒性水肿），脑回皮层T2高信号和肿胀（图15.2c），丘脑和基底节T1和T2信号异常，双侧海马T2高信号[47]。此外，HSV1相关脑炎、免疫缺陷患者中HHV6相关脑炎和颞叶胶质瘤的神经影像学表现可能与自身免疫性边缘性脑炎相似[48-49]。任何抗体所致的边缘性脑炎（表15.2）头部MRI都可表现为一个或两个颞中区域的T2高强度（图15.2b、e）。需要注意的是，自身免疫性脑炎的MRI表现可能是正常的。事实上，高达2/3 NMDA-R型脑炎患者的MRI正常，在其他神经自身抗体相关脑炎也

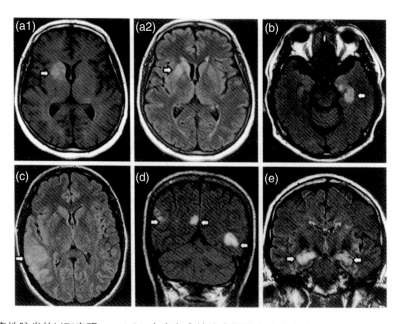

图15.2　自身性免疫性脑炎的MRI表现。a. LGI1自身免疫性脑炎相关癫痫患者表现面臂肌张力异常，患者的MRI显示右尾状核和壳核T1高信号（a1，箭头），FLAIR序列高信号（a2，箭头）。b. LGI1自身免疫性脑炎导致意识受损的局灶性癫痫患者的MRI显示左侧颞叶内侧T2高信号（箭头）。c. NMDA受体脑炎相关癫痫患者的MRI显示右侧颞顶叶区轴位FLAIR序列T2信号异常（箭头），目前还不清楚这些异常是由免疫还是癫痫相关机制引起的。d. GABAA受体脑炎相关癫痫患者，轴位FLAIR序列上白质和灰质多灶T2高强度（箭头）。e. GABAB受体自身抗体脑炎相关癫痫患者，双侧颞叶内侧FLAIR序列T2高强度（箭头），具有边缘脑炎特征

可以有这种表现[1,50]。

某些MRI的特征性表现可以是某些特异性抗体相关脑炎的特征性表现。多发性白质和深灰质呈急性播散性脑脊髓炎样病变提示MOG-IgG相关脑炎[51]，而多发性皮质下和皮质T2高信号提示GABAA-R抗体相关脑炎（图15.2d）[52]。在LGI1自身抗体脑炎中，FBDS患者基底节可能出现T1或T2高信号（图15.2a1和a2），并且在同一患者中可能同时出现近颞叶T2信号（图15.2b）[53]。血管周围放射状增强可发生于与GFAP抗体相关的脑膜-脑-脊髓炎[42]。Ma2自身抗体相关的嗜睡-猝倒患者中可以看到丘脑/下丘脑的中线部位T2高信号类肿瘤样改变[54]，水通道蛋白4-IgG相关脑炎也有类似的影像学表现。

18-氟脱氧葡萄糖（FDG）-正电子发射断层扫描（PET）

在高达85%的自身免疫性脑炎患者中，氟脱氧葡萄糖（FDG）-正电子发射断层扫描（PET）的大脑图像可能是异常的，MRI正常的情况下，FDG-PET检查也可以出现异常[55]。FDG-PET检查常表现为低代谢，但同时或孤立的高代谢也可能存在[55]。有报道称NMDA-R型脑炎可导致枕叶低代谢，而LGI1自身抗体脑炎可导致基底神经节低或高代谢[53,55]。

影像学在肿瘤相关自身免疫性癫痫诊断中的应用

神经自身抗体检测有助于发现潜在肿瘤（表15.2），例如，在患有NMDA-R型脑炎的年轻女性中，经阴道超声和骨盆MRI或CT可用于发现卵巢畸胎瘤。作为诊断的常用方法，对于抗体强提示副肿瘤性疾病的患者（如ANNA-1/抗Hu），或存在副肿瘤性疾病其他危险因素的患者（如吸烟），建议使用CT或FDG-PET/CT进行全身检查[56]。此外，对于可能是副肿瘤的患者，也应适当筛查性别特异性肿瘤，包括男性的睾丸超声

和前列腺特异性抗原，以及女性的乳房X线检查（钼靶）或其他乳腺成像。最后，还应考虑进行正式的皮肤检查和内镜检查。如果初步筛查阴性患者，其抗体检测结果强烈支持癌症（如ANNA-1），需考虑在间隔6~12个月后进行系列影像学检查，因为在随访中，可能发现原发的小的隐匿性肿瘤。

治疗

表15.3总结了用于自身免疫性癫痫的最常见免疫疗法的给药方案、作用机制、预防/监测和副作用。首先介绍一般的治疗方法，然后讨论有关治疗特异性抗体相关脑炎的治疗。

急性治疗和一般处理方法

目前对自身免疫性癫痫的免疫治疗是基于病例研究和专家意见，除少数病例外，大部分没有在随机对照试验中得到验证[1,40,58]。图15.3简述了一般方法。通常首先使用大剂量皮质类固醇，表15.3和图15.3总结了我们中心使用的给药方案和免疫治疗方法。在诊断不确定的情况下需要注意，因为包括肿瘤（如中枢神经系统淋巴瘤）在内的其他非免疫性疾病可能暂时对类固醇有反应。最初，静脉注射用免疫球蛋白可用于替代类固醇（图15.3），特别是对那些有类固醇潜在副作用风险的患者（如糖尿病、消化性溃疡、骨质疏松和其他疾病患者）。

应在治疗6周后评估疗效，在大多数临床病例中，免疫治疗如有效通常发生在6周内见效[40]。如果在6周时没有显著见效，并且怀疑免疫性疾病的可能性很大时，那么继续原方案治疗到12周是合理的。然而，也可以考虑在这个时候改用其他方案替代最初的免疫治疗方案，或在原方案的基础上加用其他方案。在一项系列研究中，替代免疫治疗药物的使用使43%的初始无效者得到改善[1]。在ICU，有学者主张在免疫治疗开始时联合静脉注

射用免疫球蛋白和类固醇治疗（表15.3）NMDA-R型和GABAB-R型脑炎患者。5～7次的血浆置换可用于急性期的重症患者（表15.3）。对于那些充足使用类固醇和静脉注射免疫球蛋白治疗无效的患者，可以考虑利妥昔单抗或环磷酰胺。使用环磷酰胺时，建议请肿瘤学或风湿病学专家参与指导给药并协助预防副作用（表15.3）。

癫痫日记虽然不完美，但对于评估治疗效果是必要的。与抗癫痫发作药物试验相似，癫痫发作频率降低50%或以上可认为是衡量免疫治疗是否有效的标准。在自身免疫性癫痫患者的回顾性病例系列研究中，50%的有效率（癫痫发作减少

表15.3　自身免疫性癫痫免疫治疗

药物治疗	作用机制	注意事项/并发症预防	潜在的不良反应
静脉使用大剂量甲基强的松龙/口服强的松 **初始治疗** 甲基强的松龙1000mg/d×3～5天，随后每周1次，持续6～12周；如无法静脉使用，可口服强的松1250mg **维持治疗** 每周1000mg×6～12个月，而后逐渐增加间隔给药时间，随后口服强的松1mg/（kg·d），维持3个月后缓慢减量（每月减10mg，直到每天口服10mg，然后每月减1mg直至0）	稳定中性粒细胞溶酶体预防细胞脱粒；通过抑制细胞因子和上调抗免疫蛋白改变基因转录；降低T细胞、肥大细胞和嗜酸粒细胞激活	**注意事项** 如果有糖尿病或糖尿病风险需监测血糖变化；治疗开始需注意骨密度监测 **预防** 钙1200mg+维生素D 1000IU/d；复方新诺明800～160mg/d，首剂加倍，或使用氨苯砜；质子泵抑制剂或H$_2$受体阻滞剂	感染、骨质疏松、组织缺血坏死、库欣表现、皮肤变薄容易挫伤、失眠、精神错乱、抑郁、白内障、高血压、体重增加、肺水肿
静脉注射免疫球蛋白（IVIG） **初始治疗** 0.4g/kg×3～5天 **维持治疗** 每周0.4g/kg×6～12周，然后增加间隔时间	阻滞巨噬细胞上的Fc受体预防吞噬，可中和自身致病性抗体	**注意事项/预防** 监测IgA，由于IgA低过敏反应风险高（或者使用无IgA的制剂）；如果存在肾功能损害，则使用无糖制剂	头痛、无菌性脑膜炎、肾功能损害、增加心肌梗死风险（高风险患者禁用）和静脉血栓
血浆置换 **开始** 每隔一天1次，置换5～7次	清除潜在的致病抗体、免疫复合物和细胞因子	**注意事项/监测** 停用血管紧张素转换酶抑制剂，检测血细胞计数和电解质	贫血、抽搐、电解质紊乱、中心静脉置管并发症（血栓、感染）
麦考酚酯 **维持治疗** 口服500mg每天2次，维持2周。然后1000mg每天2次	预防T细胞和B细胞增殖	**注意事项/监测** 血细胞计数、肝肾功能监测每周1次，持续1个月，然后2周1次持续2个月，以后每个月1次 **妊娠检测** 避免使用含镁和铝的制酸剂	致畸、感染、恶性肿瘤（淋巴瘤、皮肤癌和其他肿瘤）、腹泻、高血压、肝炎、骨髓抑制、肾功能衰竭、胃出血
硫唑嘌呤片 **维持治疗** 2～3mg/（kg·d），每天1次或分次口服	通过抑制嘌呤合成从而抑制T淋巴细胞和B淋巴细胞增殖	**注意事项/监测** 治疗前检测硫嘌呤甲基转移酶活性，血细胞计数，肝肾功能每周1次，持续1个月，然后2周1次持续2个月，以后每个月1次 考虑检测平均血细胞体积由于增加5个点可能有效率提高 使用前行妊娠检测	致畸、感染、恶性肿瘤（淋巴瘤、皮肤癌和其他肿瘤）、恶心、巨细胞性贫血、皮疹、过敏反应、胰腺炎和肝功能异常

（续表）

药物治疗	作用机制	注意事项/并发症预防	潜在的不良反应
环磷酰胺 **维持治疗** 口服1~2mg/（kg·d）（每天一次剂量） 每月静脉注射1000mg/m²体表面积疗程 考虑到长程疗法的风险，一般使用6个月后改其他治疗	主要消耗T淋巴细胞的烷化剂	**注意事项/监测** 建议由肿瘤学专家和风湿病专家组成的专家组计算剂量；美司钠预防，恶性/呕吐 静脉使用时全血细胞数、肌酐、肝功能、血细胞计数每周1次持续1个月，而后每2周1次持续2个月，接下来每月1次。血细胞计数需在静脉使用后持续8~14天监测 根据结果调整剂量 定期检查尿液分析，鼓励多饮水，静脉使用美司钠需注意监测和预防出血性膀胱炎 妊娠检测	致畸、感染、恶性肿瘤（淋巴瘤、皮肤癌和其他肿瘤）、出血性膀胱炎、不孕症、脱发、恶性、呕吐
利妥昔单抗 **初始治疗** 1000mg静脉使用，共2次，间隔2周；375mg/m²，每周1次，共用4周。 **维持治疗** 每6个月：1000mg静脉使用，共2次，间隔2周；375mg/m²，每周1次，共用4周*	对CD20作用B淋巴细胞嵌合单克隆抗体导致B淋巴细胞消耗	**注意事项/监测** 开始治疗前需检查结核、乙型和丙性肝炎 妊娠检测 每月检查血细胞计数	输液反应，低丙种球蛋白血症导致慢性肺结核感染（可以用静脉注射免疫球蛋白治疗），其他感染包括进行性多发性脑白质病

具体的药物、剂量、开始使用时间和自身免疫性癫痫的长期维持治疗表中已列出。每种药物的名称、作用机制、不良反应和预防并发症的建议表中已说明。*：指需监测CD19/20水平，如果没有消耗需重新调整剂量，使用一段时间调整剂量

引自：Adapted with permisson from Flanagan et al.Neurol Clin 31(2013): 307-318

50%的患者比例）为62%~81%，无癫痫发作率为34%~56%[1,40]。如果这种监测显示出明显的异常，其他检查如MRI和脑电图可以用于监测治疗效果。

虽然神经抗体有助于诊断自身免疫性癫痫患者，但也有患者血清检查神经抗体为阴性，这些抗体为阴性的患者也可能对免疫治疗有效。在一项对血清阴性自身免疫性边缘系统脑炎患者的研究中，46%的患者在免疫治疗2个月后无癫痫发作[59]。血清阴性自身免疫性脑炎的诊断具有挑战性。虽然目前有诊断标准[3]，但目前仍缺乏有助于早期明确诊断的生物标志物。

在开始考虑使用免疫抑制治疗之前，应谨慎评估患者是否暴露于肺结核、未经治疗的慢性乙型和丙型肝炎以及其他慢性非活性传染病。应考虑使用磺胺甲噁唑/甲氧苄啶或氨苯砜预防卡氏肺孢子虫病。在使用糖皮质激素治疗的患者中，建议用维生素D和钙补充剂预防骨质疏松，并用质子泵抑制剂或H₂受体拮抗剂预防消化性溃疡。表15.3列出了开始特异性神经抗体相关脑炎免疫治疗时应考虑的监测和预防建议。

特异性神经抗体相关脑炎的治疗

NMDA-R抗体相关脑炎

治疗NMDA-R抗体相关脑炎的目标是通过消耗抗体和抑制抗体合成。目前的治疗建议包括初始治疗：1g甲强的松龙静脉注射，每天1次，连续5天，联合静脉注射用免疫球蛋白（0.4g/kg×5天）或血浆置换（5~7次，每隔1天1次），随后静脉注射利妥昔单抗[50]，每周静脉注射甲强的松龙或静脉注射免疫球蛋白，可考虑使用6~12周。对难治性的患者可考虑使用环磷酰胺，但可能发生不孕症、出血性膀胱炎等并发症。尽管进

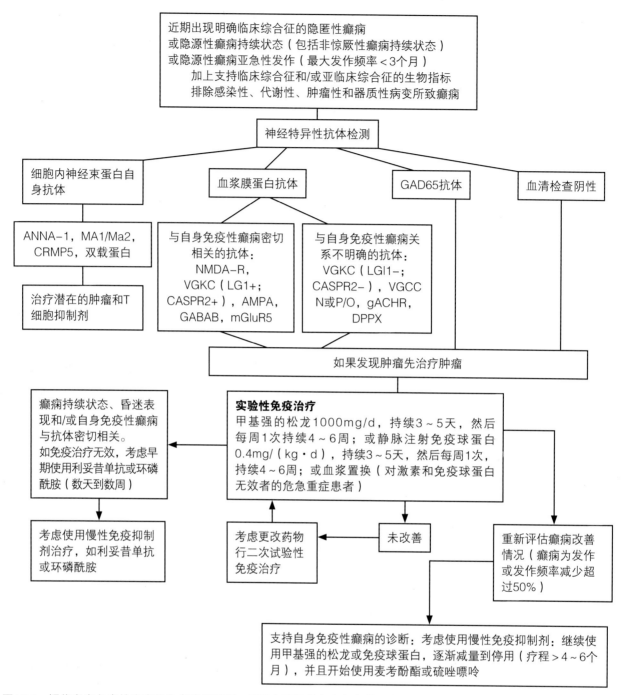

近期出现明确临床综合征的隐匿性癫痫
或隐源性癫痫持续状态（包括非惊厥性癫痫持续状态）
或隐源性癫痫亚急性发作（最大发作频率＜3个月）
加上支持临床综合征和/或亚临床综合征的生物指标
排除感染性、代谢性、肿瘤性和器质性病变所致癫痫

神经特异性抗体检测

细胞内神经束蛋白自身抗体

血浆膜蛋白抗体

GAD65抗体

血清检查阴性

ANNA-1，MA1/Ma2，CRMP5，双载蛋白

与自身免疫性癫痫密切相关的抗体：NMDA-R，VGKC（LG1+；CASPR2+），AMPA，GABAB，mGluR5

与自身免疫性癫痫关系不明确的抗体：VGKC（LGI1-；CASPR2-），VGCC N或P/O，gACHR，DPPX

治疗潜在的肿瘤和T细胞抑制剂

如果发现肿瘤先治疗肿瘤

癫痫持续状态、昏迷表现和/或自身免疫性癫痫与抗体密切相关。如免疫治疗无效，考虑早期使用利妥昔单抗或环磷酰胺（数天到数周）

实验性免疫治疗
甲基强的松龙1000mg/d，持续3~5天，然后每周1次持续4~6周；或静脉注射免疫球蛋白0.4mg/（kg·d），持续3~5天，然后每周1次，持续4~6周；或血浆置换（对激素和免疫球蛋白无效者的危急重症患者）

考虑使用慢性免疫抑制剂治疗，如利妥昔单抗或环磷酰胺

考虑更改药物行二次试验性免疫治疗

未改善

重新评估癫痫改善情况（癫痫为发作或发作频率减少超过50%）

支持自身免疫性癫痫的诊断：考虑使用慢性免疫抑制剂；继续使用甲基强的松龙或免疫球蛋白，逐渐减量到停用（疗程＞4~6个月），并且开始使用麦考酚酯或硫唑嘌呤

图15.3 疑似自身免疫性癫痫的免疫治疗规则，显示在可行的自身免疫性癫痫患者的治疗步骤（所描述的治疗方法目前未被FDA批准）

行了积极的治疗，NMDA-R型脑炎通常需要数周到数月才能好转。类似的方案也被推荐用于伴有GABAA-R、GABAB-R和AMPA-R抗体相关脑炎[38,60]。除了免疫治疗，重要的是进行恰当的影像学检查，以确定妇女是否合并有卵巢畸胎瘤。偶尔有切除卵巢畸胎瘤后神经症状获得戏剧性改善的报道。

LGI1抗体相关脑炎

对于LGI1型脑炎，通常每天使用大剂量静脉注射类固醇，持续5天，然后每隔1周或2周使用，持续6~12周（图15.3和表15.3）。通常起效快，在几天内FBDS就可以好转。在早期治疗无效的患者中，血浆置换（每隔1天1次，共7次）通常可缓解。免疫治疗比抗癫痫药物治疗更有效[61]。早期积极的免疫治疗也可预防海马损伤，可能避免复杂LGI1型脑炎导致认知损害[61]。口服强的松可以代替静脉注射。一个典型的方案包括强的松每天60mg，连续3个月，然后每月逐渐减少10mg，直到每天10mg，然后每月逐渐减少1mg，直到0。间歇静脉注射类固醇通常比每日口服治疗产生较少的库欣类副作用。另外，利妥昔单抗也常用于糖皮质激素耐受性差的患者。

在复发的患者中，恢复长时间的高剂量类固醇，通常加用利妥昔单抗、霉酚酸酯或硫唑嘌呤以减少激素的使用（表15.3）[53]。

其他类型神经抗体

MOG-IgG脑脊髓炎急性期一般采用静脉注射类固醇后血浆置换治疗[51]。相比之下，对于T细胞介导的细胞内蛋白抗体生成的患者，治疗方法通常侧重于T细胞靶向治疗（如皮质激素、环磷酰胺），而不是降低抗体浓度（表15.3）。然而，在有针对细胞内抗原的抗体的患者中，免疫治疗效果通常不那么有效[62]。

免疫抑制剂的维持

对于初次实验性免疫治疗有效的患者，可考虑免疫抑制剂维持治疗。主要的治疗方法包括继续口服类固醇激素，或启用类固醇替代治疗方案，如使用硫唑嘌呤、霉酚酸酯和利妥昔单抗（表15.3）。继续维持免疫治疗的主要理由是防止最初免疫应答者的复发（这在35%的患者中发生），并允许停用皮质类固醇[63-64]。慢性免疫抑制治疗的另一个基本原理是增加部分应答者的免疫治疗效果。目前还没有足够的临床试验来阐明维持免疫治疗的风险和益处。在我们的实践中，对初始免疫治疗有明确反应的通常会采用慢性维持治疗。维持治疗的最佳持续时间尚不清楚。大多数患者通常治疗2～4年，达到时间后可考虑逐步

停用。然而，复发可以发生在最初发病后8年[63]，因此慢性免疫治疗的最佳持续时间仍有待确定。

治疗前景

越来越多的不同类型的针对免疫反应的生物制剂用于自身免疫性癫痫综合征。在一项研究中，7例对常规免疫治疗无反应的首发的难治性癫痫持续状态患者，使用了一种白细胞介素（IL）-6抑制剂托珠单抗，最终6例癫痫状态得到控制。这在那些脑脊液中有IL-6水平升高的患者中是最有效的[65]。同样，在热性感染癫痫综合征患儿癫痫持续状态使用IL-1受体拮抗剂治疗取得良好的效果，选择其治疗是根据脑脊液白细胞介素检查来评估的[66]。其他用于自身免疫性脑炎的生物制剂包括IL-2，它是一种调节T细胞的药物，在对利妥昔单抗和一线免疫治疗难治的自身免疫性脑炎中取得好的效果[67]。最后，一种用于骨髓瘤的蛋白酶体抑制剂硼替佐米，可促进活性浆细胞的凋亡，由于可使NMDA-R抗体产生减少，有望使用于难治性NMDA-R型脑炎[68]。

肿瘤的治疗

对于发现肿瘤的患者来说，癌症的治疗至关重要。偶尔，癌症化疗还会产生免疫抑制作用（如环磷酰胺），这可能会使治疗效果超出肿瘤溶解。

抗癫痫发作药物治疗和其他治疗方法

自身免疫性癫痫通常是药物难治性癫痫，但也并非总是如此。在临床系列研究中，10%～15%的患者对抗癫痫药物有效，他们无须免疫治疗来控制癫痫发作[69-70]。记住这一点很重要，因为对抗癫痫药物治疗有效并不能排除自身免疫癫痫。某些特定的抗癫痫药物比其他抗癫痫药物可能更有

效。据报道，钠通道阻断在自身免疫性癫痫综合征中有效率较高，特别是卡马西平和卡马西平类抗癫痫药物。左乙拉西坦常用于新发癫痫发作的患者，但对自身免疫性癫痫效果不如卡马西平，导致这种不同反应机制的原因尚不清楚。

需要注意的是，尽管卡马西平在自身免疫性癫痫中有较好的疗效，但这些患者的药物过敏反应率也高于普通癫痫人群[26]。此外，卡马西平相关药物的常见副作用是低钠血症，在自身免疫性脑炎患者中常见，特别是由LGI1和GAD65抗体引起的脑炎，所以在使用这种抗癫痫药物是需注意监测血钠水平。

免疫疗法是治疗自身免疫性癫痫的主要方法。抗癫痫药物的作用还不太明确，因为它们的总体有效率非常有限。因此，在经过免疫治疗后癫痫症状缓解的患者中，应该最终考虑减少或停止抗癫痫药物治疗。对于那些虽然没有癫痫发作，但仍持续出现先兆或罕见癫痫发作的患者，问题就更加复杂了。与其他停止使用抗癫痫药物情况一样，其决策需要进行个人风险评估。

虽然免疫治疗对自身免疫性癫痫通常非常有效，但超过半数的患者仍会出现癫痫发作。在这类病人中，可能会考虑是否行外科治疗。然而，由于自身免疫性癫痫的手术效果往往不令人满意。在一项对13例自身免疫性癫痫患者接受手术的研究中，只有2例预后为Engel 1级，38%患者预后为Engel 1级或2级[71]。这些效果不如颞叶内侧硬化症的癫痫手术效果，颞叶内侧硬化症癫痫患者术后70%的癫痫发作消失。考虑到这点，需要记住的是，在一些自身免疫性癫痫患者MRI中可能在杏仁核或海马区有一个明显的信号异常，这可能使医者误认为这是一个行手术治疗的很好病例。由于自身免疫性癫痫的手术效果往往令人不满意，在进行手术之前，对药物难治性癫痫患者需考虑到免疫性病因的可能性。

经批准的治疗难治性局灶性癫痫的神经调控疗法包括迷走神经刺激、反应性神经刺激和针对丘脑前核的脑深部刺激。相关设备对自身免疫性癫痫的疗效尚不清楚。在接受慢性免疫治疗的患者中，在接受神经调控治疗前需要仔细考虑到植入物感染的风险。

结论

虽然只有少数癫痫患者经检查后是自身免疫性所致，但自身免疫性癫痫的诊断是重要的，因为抗癫痫药物治疗往往无效，而免疫治疗效果肯定。大多数自身免疫性癫痫患者的发作是近期发作，发作频率自发病时起就具有特点。对临床、脑电图和MRI特征的认识，熟悉诊断标准和临床评分系统，有助于早期识别和诊断。神经抗体检测对于发现那些可能对免疫治疗有反应的综合征，以及那些潜在的副肿瘤原因至关重要。目前使用的免疫治疗方案有许多，其中大多数涉及皮质类固醇和/或静脉注射用免疫球蛋白作为一线治疗。在治疗过程中最常见的错误是剂量和疗程的不足。慢性免疫维持治疗是通常推荐给初次治疗有显著效果的患者。慢性免疫抑制治疗的目标是增强和维持初始免疫治疗的效果，并防止复发，复发发生于1/3的患者。维持免疫治疗的疗程目前尚未确定。有新的证据表明，随着时间的推移，那些对免疫治疗有明确反应者，通常可以停止使用抗癫痫药物。针对免疫反应中特定步骤的治疗应用可能在未来的管理中发挥更大的作用。

参考文献

[1] Quek, A.M., Britton, J.W., McKeon, A. et al. (2012). Autoimmune epilepsy: clinical characteristics and response to immunotherapy. *Arch. Neurol.* 69 (5): 582–593.

[2] Scheffer, I.E., Berkovic, S., Capovilla, G. et al. (2017). ILAE classification of the epilepsies: position paper of the ILAE Commission for Classification and Terminology. *Epilepsia* 58 (4): 512–521.

[3] Graus, F., Titulaer, M.J., Balu, R. et al. (2016). A clinical approach to diagnosis of autoimmune encephalitis. *Lancet Neurol.* 15 (4): 391–404.

[4] Toledano, M. and Pittock, S.J. (2015). Autoimmune Epilepsy.

Semin. Neurol. 35 (03): 245–258.

[5] Dubey, D., Pittock, S.J., Kelly, C.R. et al. (2018). Autoimmune encephalitis epidemiology and a comparison to infectious encephalitis. *Ann. Neurol.* 83 (1): 166–177.

[6] Gable, M.S., Sheriff, H., Dalmau, J. et al. (2012). The frequency of autoimmune N-methyl-D-aspartate receptor encephalitis surpasses that of individual viral Etiologies in young individuals enrolled in the California encephalitis project. *Clin. Infect. Dis.* 54 (7): 899–904.

[7] Granerod, J., Ambrose, H.E., Davies, N.W.S. et al. (2010). Causes of encephalitis and differences in their clinical presentations in England: a multicentre, population-based prospective study. *Lancet Infect. Dis.* 10 (12): 835–844.

[8] Liimatainen, S., Peltola, M., Sabater, L. et al. (2010). Clinical significance of glutamic acid decarboxylase antibodies in patients with epilepsy. *Epilepsia* 51 (5): 760–767.

[9] McKeon, A. and Tracy, J.A. (2017). GAD65 neurological autoimmunity. *Muscle Nerve* 56 (1): 15–27.

[10] Borusiak, P., Bettendorf, U., Wiegand, G. et al. (2016). Autoantibodies to neuronal antigens in children with focal epilepsy and no prima facie signs of encephalitis. *Eur. J. Paediatr. Neurol.* 20 (4): 573–579.

[11] Wright, S., Geerts, A.T., Jol-van der Zijde, C.M. et al. (2016). Neuronal antibodies in pediatric epilepsy: clinical features and long-term outcomes of a historical cohort not treated with immunotherapy. *Epilepsia* 57 (5): 823–831.

[12] von Podewils, F., Suesse, M., Geithner, J. et al. (2017). Prevalence and outcome of late--onset seizures due to autoimmune etiology: a prospective observational population-based cohort study. *Epilepsia* 58 (9): 1542–1550.

[13] Dubey, D., Alqallaf, A., Hays, R. et al. (2017). Neurological autoantibody prevalence in epilepsy of unknown etiology. *JAMA Neurol.* 74 (4): 397–402.

[14] Hamid, S.H.M., Whittam, D., Saviour, M. et al. (2018). Seizures and encephalitis in myelin Oligodendrocyte glycoprotein IgG disease vs aquaporin 4 IgG disease. *JAMA Neurol.* 75 (1): 65–71.

[15] Gaspard, N., Foreman, B.P., Alvarez, V. et al. (2015). New-onset refractory status epilepticus: Etiology, clinical features, and outcome. *Neurology* 85 (18): 1604–1613.

[16] McKeon, A. and Pittock, S.J. (2011). Paraneoplastic encephalomyelopathies: pathology and mechanisms. *Acta Neuropathol.* 122 (4): 381–400.

[17] Dalmau, J., Gleichman, A.J., Hughes, E.G. et al. (2008). Anti-NMDA-receptor encephalitis: case series and analysis of the effects of antibodies. *Lancet Neurol.* 7 (12): 1091–1098.

[18] Gadoth, A., Pittock, S.J., Dubey, D. et al. (2017). Expanded phenotypes and outcomes among 256 LGI1/CASPR2-IgG–positive patients. *Ann. Neurol.* 82 (1): 79–92.

[19] Horta, E.S., Lennon, V.A., Lachance, D.H. et al. (2014). Neural autoantibody clusters aid diagnosis of Cancer. *Clin. Cancer Res.* 20 (14): 3862–3869.

[20] Armangue, T., Spatola, M., Vlagea, A. et al. (2018). Frequency, symptoms, risk factors, and outcomes of autoimmune encephalitis after herpes simplex encephalitis: a prospective observational study and retrospective analysis. *Lancet Neurol.* 17 (9): 760–772.

[21] Linnoila, J.J., Binnicker, M.J., Majed, M. et al. (2016). CSF herpes virus and autoantibody profiles in the evaluation of encephalitis. *Neurol-Neuroimmunol. Neuroinflamm.* 3 (4): e245.

[22] Williams, T.J., Benavides, D.R., Patrice, K. et al. (2016). Association of autoimmune encephalitis with combined immune checkpoint inhibitor treatment for metastatic cancer. *JAMA Neurol.* 73 (8): 928–933.

[23] Cohen, D.A., Lopez-Chiriboga, A.S., Pittock, S.J. et al. (2018). Posttransplant autoimmune encephalitis. *Neurol-Neuroimmunol. Neuroinflamm.* 5 (6): e497.

[24] Lv, R.J., Ren, H.T., Guan, H.Z. et al. (2018). Seizure semiology: an important clinical clue to the diagnosis of autoimmune epilepsy. *Ann. Clin. Transl. Neurol.* 5 (2): 208–215.

[25] Aurangzeb, S., Symmonds, M., Knight, R.K. et al. (2017). LGI1-antibody encephalitis is characterised by frequent, multifocal clinical and subclinical seizures. *Seizure* 50: 14–17.

[26] Irani, S.R., Michell, A.W., Lang, B. et al. (2011). Faciobrachial dystonic seizures precede Lgi1 antibody limbic encephalitis. *Ann. Neurol.* 69 (5): 892–900.

[27] McKeon, A. (2017). Antibody prevalence in epilepsy (ape) score—evolution in autoimmune epilepsy practice. *JAMA Neurol.* 74 (4): 384–385.

[28] Dubey, D., Singh, J., Britton, J.W. et al. (2017). Predictive models in the diagnosis and treatment of autoimmune epilepsy. *Epilepsia* 58 (7): 1181–1189.

[29] Dubey, D., Kothapalli, N., McKeon, A. et al. (2018). Predictors of neural-specific autoantibodies and immunotherapy response in patients with cognitive dysfunction. *J. Neuroimmunol.* 323: 62–72.

[30] Baysal-Kirac, L., Tuzun, E., Altindag, E. et al. (2016). Are there any specific EEG findings in autoimmune epilepsies? *Clin. EEG Neurosci.* 47 (3): 224–234.

[31] Rudzinski, L.A., Pittock, S.J., McKeon, A. et al. (2011). Extratemporal EEG and MRI findings in ANNA-1 (anti-Hu) encephalitis. *Epilepsy Res.* 95 (3): 255–262.

[32] Schauble, B., Castillo, P.R., Boeve, B.F., and Westmoreland, B.F. (2003). EEG findings in steroid-responsive encephalopathy associated with autoimmune thyroiditis. *Clin. Neurophysiol.* 114 (1): 32–37.

[33] Schmitt, S.E., Pargeon, K., Frechette, E.S. et al. (2012). Extreme delta brush: a unique EEG pattern in adults with anti-NMDA receptor encephalitis. *Neurology* 79 (11): 1094–1100.

[34] Steriade, C., Hantus, S., Moosa, A.N.V., and Rae-Grant, A.D. (2018). Extreme delta - with or without brushes: a potential surrogate marker of disease activity in anti-NMDA-receptor encephalitis. *Clin. Neurophysiol.* : Official Journal of the International Federation of Clinical Neurophysiology. 129 (10): 2197–2204.

[35] McKeon, A. (2016). Autoimmune Encephalopathies and dementias. *Continuum: Lifelong Learning in Neurol.* 22 (2): 538–558.

[36] Irani, S.R., Bien, C.G., and Lang, B. (2011). Autoimmune epilepsies. *Curr. Opin. Neurol.* 24 (2): 146–153.

[37] Spatola, M. and Dalmau, J. (2017). Seizures and risk of epilepsy in autoimmune and other inflammatory encephalitis. *Curr. Opin. Neurol.* 30 (3): 345–353.

[38] Hoftberger, R., Titulaer, M.J., Sabater, L. et al. (2013). Encephalitis and GABAB receptor antibodies: novel findings in a new case series of 20 patients. *Neurology* 81 (17): 1500–1506.

[39] Jones, A.L., Flanagan, E.P., Pittock, S.J. et al. (2015). Responses to and outcomes of treatment of autoimmune cerebellar Ataxia in adults. *JAMA Neurol.* 72 (11): 1304–1312.

[40] Toledano, M., Britton, J.W., McKeon, A. et al. (2014). Utility of an immunotherapy trial in evaluating patients with presumed autoimmune epilepsy. *Neurology* 82 (18): 1578–1586.

[41] McKeon, A., Pittock, S.J., and Lennon, V.A. (2011). CSF complements serum for evaluating paraneoplastic antibodies and

NMO-IgG. *Neurology* 76 (12): 1108–1110.

[42] Flanagan, E.P., Hinson, S.R., Lennon, V.A. et al. (2017). Glial fibrillary acidic protein immunoglobulin G as biomarker of autoimmune astrocytopathy: analysis of 102 patients. *Ann. Neurol.* 81 (2): 298–309.

[43] Gresa-Arribas, N., Titulaer, M.J., Torrents, A. et al. (2014). Antibody titres at diagnosis and during follow-up of anti-NMDA receptor encephalitis: a retrospective study.[Erratum appears in Lancet Neurol. 2014 Feb;13(2):135]. *Lancet Neurol.* 13 (2): 167–177.

[44] Hacohen, Y., Wright, S., Waters, P. et al. (2013). Paediatric autoimmune encephalopathies: clinical features, laboratory investigations and outcomes in patients with or without antibodies to known central nervous system autoantigens. *J. Neurol. Neurosurg. Psychiatry* 84 (7): 748–755.

[45] Malter, M.P., Widman, G., Galldiks, N. et al. (2016). Suspected new-onset autoimmune temporal lobe epilepsy with amygdala enlargement. *Epilepsia* 57 (9): 1485–1494.

[46] Soeder, B.M., Gleissner, U., Urbach, H. et al. (2009). Causes, presentation and outcome of lesional adult onset mediotemporal lobe epilepsy. *J. Neurol. Neurosurg. Psychiatry* 80 (8): 894–899.

[47] Cianfoni, A., Caulo, M., Cerase, A. et al. (2013). Seizure-induced brain lesions: a wide spectrum of variably reversible MRI abnormalities. *Eur. J. Radiol.* 82 (11): 1964–1972.

[48] Vogrig, A., Joubert, B., Ducray, F. et al. (2018). Glioblastoma as differential diagnosis of autoimmune encephalitis. *J. Neurol.* 265 (3): 669–677.

[49] Seeley, W.W., Marty, F.M., Holmes, T.M. et al. (2007). Post-transplant acute limbic encephalitis. Clinical features and relationship to HHV6. *Neurology* 69 (2): 156–165.

[50] Titulaer, M.J., McCracken, L., Gabilondo, I. et al. (2013). Treatment and prognostic factors for long-term outcome in patients with anti-NMDA receptor encephalitis: an observational cohort study. *Lancet Neurol.* 12 (2): 157–165.

[51] Lopez-Chiriboga, A.S., Majed, M., Fryer, J. et al. (2018). Association of MOG-IgG Serostatus with relapse after acute disseminated encephalomyelitis and proposed diagnostic criteria for MOG-IgG-associated disorders. *JAMA Neurol.* 75 (11): 1355–1363.

[52] Spatola, M., Petit-Pedrol, M., Simabukuro, M.M. et al. (2017). Investigations in GABAA receptor antibody-associated encephalitis. *Neurology* 88 (11): 1012–1020.

[53] Flanagan, E.P., Kotsenas, A.L., Britton, J.W. et al. (2015). Basal ganglia T1 hyperintensity in LGI1-autoantibody faciobrachial dystonic seizures. *Neurol-Neuroimmunol. Neuroinflamm.* 2 (6): e161.

[54] English, S.W., Keegan, B.M., Flanagan, E.P. et al. (2018). Clinical reasoning: a 30-year-old man with headache and sleep disturbance. *Neurology* 90 (17): e1535–e1540.

[55] Probasco, J.C., Solnes, L., Nalluri, A. et al. (2017). Abnormal brain metabolism on FDG-PET/CT is a common early finding in autoimmune encephalitis. *Neurol-Neuroimmunol. Neuroinflamm.* 4 (4): e352.

[56] Linnoila, J.J. (2018). Imaging in Autoimmune Neurology. *Semin. Neurol.* 38 (3): 371–378.

[57] McKeon, A., Apiwattanakul, M., Lachance, D.H. et al. (2010). Positron emission tomography-computed tomography in paraneoplastic neurologic disorders: systematic analysis and review. *Arch. Neurol.* 67 (3): 322–329.

[58] Britton, J. (2016). Chapter 13 - Autoimmune epilepsy. In: *Handbook of Clinical Neurology.* 133: (eds. S.J. Pittock and A. Vincent), 219–245. Elsevier.

[59] von Rhein, B., Wagner, J., Widman, G. et al. (2017). Suspected antibody negative autoimmune limbic encephalitis: outcome of immunotherapy. *Acta Neurol. Scand.* 135 (1): 134–141.

[60] Jeffery, O.J., Lennon, V.A., Pittock, S.J. et al. (2013). GABAB receptor autoantibody frequency in service serologic evaluation. *Neurology* 81 (10): 882–887.

[61] Thompson, J., Bi, M., Murchison, A.G. et al. (2018). The importance of early immunotherapy in patients with faciobrachial dystonic seizures. *Brain* 141 (2): 348–356.

[62] Bhatia, S. and Schmitt, S.E. (2018). Treating immune-related epilepsy. *Curr. Neurol. Neurosci. Rep.* 18 (3): 10.

[63] van Sonderen, A., Thijs, R.D., Coenders, E.C. et al. (2016). Anti-LGI1 encephalitis: clinical syndrome. *Neurology* 87 (14): 1449–1456.

[64] Leypoldt, F., Höftberger, R., Titulaer, M.J. et al. Investigations on cxcl13 in anti–n-methyl-d-aspartate receptor encephalitis: a potential biomarker of treatment response. *JAMA Neurol.* 2014.

[65] Jun, J.-S., Lee, S.-T., Kim, R. et al. (2018). Tocilizumab treatment for new onset refractory status epilepticus. *Ann. Neurol.* 84 (6): 940–945.

[66] Kenney-Jung, D.L., Vezzani, A., Kahoud, R.J. et al. (2016). Febrile infection-related epilepsy syndrome treated with anakinra. *Ann. Neurol.* 80 (6): 939–945.

[67] Lim, J.A., Lee, S.T., Moon, J. et al. (2016). New feasible treatment for refractory autoimmune encephalitis: low-dose interleukin-2. *J. Neuroimmunol.* 299: 107–111.

[68] Scheibe, F., Prüss, H., Mengel, A.M. et al. (2017). Bortezomib for treatment of therapy-refractory anti-NMDA receptor encephalitis. *Neurology* 88 (4): 366–370.

[69] Cabezudo-Garcia, P., Mena-Vazquez, N., Villagran-Garcia, M., and Serrano-Castro, P.J. (2018). Efficacy of antiepileptic drugs in autoimmune epilepsy: a systematic review. *Seizure* 59: 72–76.

[70] Feyissa, A.M., Lopez Chiriboga, A.S., and Britton, J.W. (2017). Antiepileptic drug therapy in patients with autoimmune epilepsy. *Neurol-Neuroimmunol. Neuroinflamm.* 4 (4): e353.

[71] Carreno, M., Bien, C.G., Asadi-Pooya, A.A. et al. (2017). Epilepsy surgery in drug resistant temporal lobe epilepsy associated with neuronal antibodies. *Epilepsy Res.* 129: 101–105.

第16章

抗癫痫药物的停用

Jamal F. Khattak, Jeffrey W. Britton

（译者：林玮玮　林云清）

引言

许多患者可以控制癫痫发作且68%～86%患者可长期缓解[1]。因此，在临床实践中关于是否需要继续治疗的问题很常见。停用抗癫痫发作药物（ASM）不是没有风险，因此这种决策是困难的，且需要详细评估患者个体化的偏好和潜在的复发风险[2]。

成功停用ASM的益处众所周知，主要的益处是减少了药物的副作用和致畸性[3]。高达88%的服用ASM患者报告了副作用，3%～10%的服用ASM孕妇与致畸效应有关[4-6]。另一个益处是减少潜在药物之间的相互作用，如与口服避孕药、抗凝剂及其他药物[7]。总的来说，由于治疗的耻辱感、费用和不便程度的降低，成功停用ASM的患者报告了生活质量的显著改善[8-9]。一项针对儿童癫痫患者的长期随访显示，无论癫痫缓解情况如何，停用所有ASM的患者生活质量指标得分高于持续服用ASM的患者[10]。

相反，停用ASM也有相关风险。癫痫复发可能具有显著的安全性和社会经济后果。尽管一些处于缓解期的患者和他们的医生出于这些考虑选择继续ASM治疗以避免癫痫复发，但研究发现，在中断治疗方面，一些患者比他们的医生更愿意承担更大的风险[11-13]。在一项研究中显示，大多数

尝试停用ASM治疗但失败的患者并不后悔尝试[11]。在另一项研究中显示，与从未尝试过停用ASM的患者相比，停用ASM治疗失败的患者更愿意接受继续治疗[12]。

当向患者咨询关于停用ASM的问题时，对患者和医生来说，准确了解患者个体化的风险是至关重要的。在本章中，我们讨论了关于停用ASM和风险评估的所需情况，并提供已发表的复发率、预测因素、脑电图（EEG）的作用和指南的总结。

在评估停用ASM的研究中的方法论问题

许多研究评估了停用ASM的结果，并确定有助于预测个体患者成功和失败可能性的危险因素[14-20]。在评估停用ASM的文献时应认识到某些方法上的局限性。首先，虽然进行了多项研究，但大多数研究不是随机的且缺乏明确的对照组。目前，发表的随机ASM停药对照试验只有两项：英国医学研究委员会（MRC）的研究[21]和挪威的Akershus试验[3]。只有Akershus试验是双盲试验。其次，大多数研究涉及儿童人群[22-27]或儿童和成人的混合群体[21,28-31]，只有一项研究仅包括成人[3]。虽然其原因是可以理解的，但由于成人癫痫复发对工作、驾驶和安全构成的风险，大家应该认识

Epilepsy, Second Edition. Edited by Gregory D. Cascino, Joseph I. Sirven and William O. Tatum.
© 2021 John Wiley & Sons Ltd. Published 2021 by John Wiley & Sons Ltd.

到成人和儿童癫痫的病因、预后和临床特征有很大的不同，使从一个年龄组到另一个年龄组的结果外推变得复杂[9]。同样，许多研究将患有各种病因和癫痫综合征的患者结合起来，可能是为了确保有足够数量的患者进行统计分析，但这使结果难以应用于个体化患者。

一些已经发表的Meta分析试图为确定癫痫复发风险提供预测指南和工具[8,32-37]。值得注意的是，由于Meta分析使用不同方法和报道已发表的汇总数据的原始研究，因此无法得出单个预测因子的效应大小。

停用ASM后癫痫复发率

在已发表的文献中，停用ASM后的癫痫复发率为12%~67%（表16.1）。最近一项对45项研究，共7082例患者进行的Meta分析中发现，停药后3年及以上的最大累积复发风险为34%[34]。一项系统回顾性分析显示儿童癫痫复发率（12%~52%）低于成人（46%~66%）[16]。在两项随机对照试验（RCTs）中，未停止治疗的对照组中也观察到癫痫复发[3,21]。在MRC试验随机化2年后，对照组中的22%患者和停药组中的41%患者

表16.1 已发表的Meta分析或系统回顾性分析(结合成人和儿童人群)，显示停用ASM后癫痫发作的平均复发率

参考文献	研究数量，n	平均复发率
Berg和Shinnar[20]	25项研究，$n=5354$	1年内：25%（95%CI 21~30） 2年内：29%（95%CI 24~34） 范围：12%~67%
Specchio和Beghi[16]	28项研究，$n=4571$	儿童：12%~52% 成人：46%~66%
Schmidt和Loscher[38]	13项研究，$n=2336$	平均：34%（95%CI 27~43） 范围：12%~66%
Lamberink等[34]	45项研究，$n=7082$	1年内：22%（95%CI 19~26） 2年内：28%（95%CI 24~32） 3年及3年以上：34%（95%CI 28~40）

出现癫痫复发[21]。在Akershus试验中，停药组和对照组的癫痫发作率在1年内相似。

ASM停药后癫痫复发的风险在前12个月最高，特别是前6个月，随后降低[2,9,34]。因此，如果患者在1年内没有复发，预后会更乐观。根据最大宗的Meta分析，累积癫痫发作复发率1年为22%，2年为28%，3年或3年以上为34%[34]。

一个经常争论的问题是ASM停用后癫痫复发的患者的后续预后。研究表明大多数（约80%）患者在重新启用ASM后癫痫会重新得到控制，而约20%的患者在抗癫痫药物恢复后仍有癫痫发作[38]。虽然这最初似乎是高风险，但两项随机对照试验的结果表明，难治性癫痫的发展不一定是停用ASM的结果[3,21]。

预测ASM停用后癫痫复发的因素

由于停用ASM治疗的益处和风险旗鼓相当，因此确定那些有最大的成功撤药机会的患者是至关重要的。关于这个问题的唯一官方指南是1996年由美国神经病学学会发布的，它已经过时了[39]。尽管没有其他指南发表，但研究已经明确了20多个癫痫复发的危险因素[9,33-34]。在一些研究中确定的危险因素还没有在其他研究中得到证实。下面我们回顾文献中报道的个体风险因素和预测模型，重点是近来的个体化患者数据Meta分析的结果[33]。

年龄、病程和时间

在一些研究中癫痫发作的起始年龄被认定为一个重要的预测因素。然而，这种风险关联取决于年龄。在儿童时期，这种关联遵循U形关系，与出生时癫痫患者的高风险存在相关关系，3~4岁时发作的风险最低，10岁时发作的风险再次增加[33]。在发病年龄为10~25岁的患者中，复发风险保持不变[33]。在那些25岁后发作的癫痫患者中，复发的风险相对较高，随着发病年龄的增

长，发病率继续呈线性增加。年龄相关性可能是由于不同年龄段中所发生的不同癫痫综合征和病因[9]。

癫痫病程（定义为首次发作和最近发作之间的时间间隔）已被发现是相关的危险因素，癫痫病程越长，复发风险越高。一般来说，缓解前活动性病程越长与癫痫复发风险越高相关[33]。

癫痫无发作的持续时间（定义为最后一次发作和开始停用ASM之间的时间间隔）是考虑停用ASM最常被提及的原因。许多研究表明，在癫痫无发作的2年内停用ASM与更高的发作复发风险相关，尤其是在儿童中[8-9]。近来更多的研究仅尝试在2年内无癫痫发作的患者中停用ASM，并发现2年阈值更像是一个人为的阈值，因为癫痫复发的风险实际上随着无癫痫发作年限的增加而降低[33-34]。

癫痫综合征和病因学

癫痫综合征是ASM撤药成功的重要决定性因素。例如在一些研究中，青少年肌阵挛性癫痫（JME）患者的复发风险通常被认为高达90%～100%[9,30-40]。值得注意的是，一项基于流行病学的长期研究发现，在停用ASM后，17%的JME患者癫痫发作完全缓解，而另外13%的JME患者仅出现肌阵挛发作[41]。已知某些癫痫综合征具有潜在自限性，在这种情况下，应强烈考虑停用ASM治疗。这些综合征包括自限性癫痫伴中央颞区棘波［也称儿童良性Rollandic癫痫（BREC）和伴有中央颞区棘波的良性癫痫（BECTS）］、儿童失神性癫痫（CAE）（无全面性强直阵挛性发作病史）、良性枕叶癫痫（Panayiotopoulos综合征）、良性新生儿惊厥[9,33]。伴有中央颞区棘波的自限性癫痫预后良好，通常在青春期中期缓解，此时90%以上的患者可以成功停止用药。虽然CAE也被认为是一个有利的预后因素，但在不同的研究中，ASM停用后癫痫复发率差别很大（6%～43%）[30]，因此，在这些患者中，除了癫痫综合征的诊断外，还应考虑其他因素。

研究也将病因学作为癫痫复发的预测因素。例如，因目前或以前获得性或发育性病因引起的癫痫通常比特发性病因引起的癫痫复发风险更高[9,16,34,37]。然而，病因学的影响常常被其他危险因素所混淆或推翻，例如，特发性癫痫综合征及发现存在神经发育迟缓[16]。特发性儿童失神和特发性JME的复发预后有很大不同，那些因很久以前或当前脑部疾病所产生的结构性病变的患者也更有可能在临床评估中有可识别的神经发育结果。

癫痫发作的特点

癫痫发作类型也被评估为一个预后因素。一些研究已明确局灶性癫痫复发风险高于全面性癫痫[9,16]。然而，伴有中央颞区棘波的自限性癫痫或Panayiotopoulos综合征的局灶性癫痫除外。此外，存在不止一种发作类型与更高的复发风险相关。然而，在考虑停用ASM时，特定癫痫发作类型的发生背景，如相关的癫痫综合征和病因，可能比仅考虑癫痫发作类型更重要。例如，尽管癫痫发作类型相似，但儿童失神性癫痫和青少年失神性癫痫的预后有显著差异，他们停用ASM的预后也是如此。

癫痫发作频率，或癫痫缓解前发作次数相对于绝对癫痫发作率，已被确定为短期和长期癫痫复发的预测因素。具体来说，癫痫缓解前发作10次或以上的患者风险较高[33]。

其他人群和临床因素

在许多研究中，性别、癫痫家族史、热性惊厥史、新生儿癫痫发作史、癫痫持续状态、发育迟缓和神经功能缺损已被确定为危险因素[16,33-34]。一些研究认为女性有更高的复发风险。种族作为预测因素仅在少数研究中得到检验，并没有发现有显著性意义[34]。

发育迟缓（智商低于70）和体检中的神经功能缺损也被认为是危险因素[9,34]。早期研究发现两者都能预测更高的复发风险[16,37]。然而，在最近的Meta分析中，只有发育迟缓是一个显著的预测因素。在一些研究中，热性惊厥史和癫痫家族史被认为是重要的危险因素。近来，神经影像学被认为是一个预测因素[34]。但考虑到其他潜在的混杂因素，如结构性病因学或发育迟缓，这些患者中通常很难将神经影像学作为一个独立的危险因素。

抗癫痫药物使用

研究发现，ASM的使用与多种因素相关，例如撤药前ASM的数量与类型、血清水平、反应及早期尝试撤药失败[34]。其中发现，只有在停用时服用ASM的数量是一个一致的因素[33]。

脑电图（EEG）的作用

脑电图已被广泛应用于评估[20,32,42]。在诊断时，脑电图有助于癫痫综合征的识别，有助于确定复发风险（表16.2）。例如，与自限性癫痫伴中央颞区棘波相一致的中央颞区棘波预示预后良好，而全面性多棘慢复合波提示JME的预后相对较差[43]。此外，脑电图背景的非癫痫样局灶性变慢或不对称为潜在的结构性病因提供了证据，一些研究发现其与更高的复发风险相关[16,37,43]。

停用ASM前脑电图的研究[32,42]。特异性癫痫样和非癫痫样脑电图异常（如脑电图缓慢）都与复发风险增加有关[32,37,42,44-45]。在癫痫样改变中，广泛性棘慢波异常是最有意义的[21,46]。

需要注意的是，ASM治疗可能抑制发作间期的脑电图活动。考虑到这一点，一些研究调查了在ASM撤药期间脑电图监测的作用，并发现撤药期间脑电图恶化与更高的复发率相关[22,42,47-48]。一项研究报道，当使用连续脑电图确定ASM治疗的恢复时，癫痫复发率显著降低（43%至23%）[47]。

虽然脑电图异常通常与较高的复发风险相关，但在缺乏其他临床因素的情况下，脑电图异常仅会轻微增加风险[33]。此外，并不是所有的研究都发现脑电图异常和癫痫复发之间存在显著的关联。这可能是由于某些技术和方法上的限制影响了脑电图的敏感性，例如，大多数已发表的研究往往没有在与脑电图相关的方法学部分详细说明重要的技术参数，如脑电图持续时间、使用的电极数量、诱发试验的使用或睡眠记录的获取[43]。

风险预测模型

一些风险预测模型和计算器已被开发来帮助量化癫痫复发风险。表16.3总结了这些预测模型和使用变量，图16.1显示了发表的基于近来的一项个体患者数据Meta分析中的列线图，该分析被用作预测复发风险的临床工具[33]。这个列线图也被开发成简单的网站计算器，在网址http://epilepsypredictiontools.info上可以找到。这些方法虽然有用，但尚未在前瞻性试验中得到验证。然而，在缺乏此类研究的情况下，它们可以给患者一个明确的风险评估数字，这可以帮助医生和患者共同决定是否继续治疗。对于某一特定患者而言，任何预测的风险必须与癫痫复发的影响相平衡。例如，对于一个职业要求驾驶的患者来说，30%的复发风险是不可取的，而对于一个在监护环境中的患者来说，相同的复发风险对其来说可能是不同的生活质量影响。

表16.2 脑电图表现提示癫痫综合征及相关预后

脑电图表现	癫痫综合征	预后
中央颞区棘波	伴有中央颞区棘波的自限性癫痫（原名为BECTS或Rolandic）	良好
广泛性3Hz棘慢复合波	儿童失神性癫痫（CAE）	良好
广泛性多棘慢复合波	青少年肌阵挛性癫痫（JME）	不良
颞叶尖波	颞叶癫痫	不良
额叶尖波	额叶癫痫	不良

表16.3　已发表的停用ASM后癫痫复发预测模型

参考文献	人群	包含的变量
Overweg等[49]	• 年龄在18～60岁无精神或神经功能障碍（n=62） • 无癫痫发作>3年	1）抗癫痫药物（AED）数量 2）血清AED浓度 3）最后癫痫发作的年龄 4）癫痫无发作的持续时间
MRC[50]	• 成人和儿童（n=1003） • 无癫痫发作>2年 • 随机一半维持AED治疗	1）撤药的年龄 2）综合疗法 3）AED治疗开始后癫痫发作 4）强直–阵挛发作病史 5）肌阵挛发作史 6）1年前脑电图异常 7）无可获得的脑电图 8）癫痫无发作的持续时间
Dooley等[51]	• 儿童（n=97） • 无癫痫发作>1年	1）女性 2）发病年龄 3）发作类型（全面性vs部分性） 4）神经系统异常
Braathen和Melander[52]	• 无精神或神经功能障碍的儿童（n=161） • 无癫痫发作>1年	1）发作类型和癫痫类型 2）发病年龄 3）脑电图异常类型
Geerts等[53]	• 儿童（n=161） • 无癫痫发作>6个月	1）癫痫发作的年龄 2）缺乏病因 3）特发性病因 4）异常脑电图 5）发作后迹象
Lamberink等[33]	• 成人和儿童（n=1769） • 无癫痫发作>6个月	1）癫痫缓解前癫痫持续时间 2）癫痫无发作的持续时间 3）癫痫发作的年龄 4）发热惊厥病史 5）癫痫缓解前癫痫发作次数 6）自限性癫痫综合征 7）发育迟缓 8）停药前脑电图异常

引自：Modified from Braun and Schmidt[19]

停用ASM的实际考虑

在决定停用ASM时，需要考虑几个实际方面，包括停用ASM的时间、ASM减量的方法、共同决策以及对生活方式和驾驶的影响。在时间上，只有对于至少2年无癫痫发作的患者才考虑停用

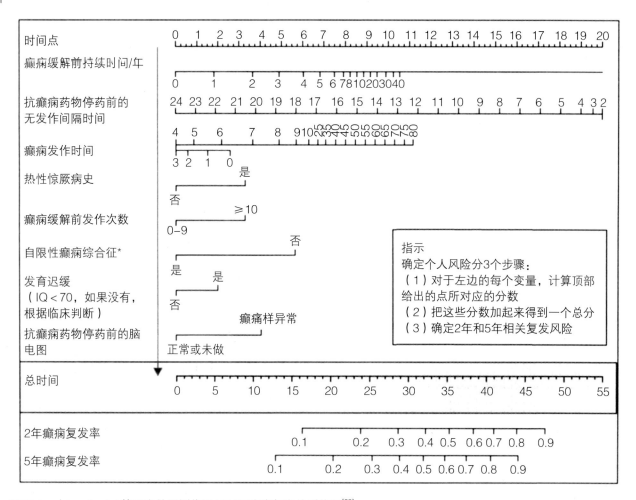

图16.1 由Lamberink等开发的预测停用ASM后癫痫复发的列线图[33]

ASM，同时注意复发的风险随着无癫痫发作时间的增加而降低[33-34]。对于服用超过一种ASM的患者，一次只能停用一种药物。然而，对于最优减药速率以及它是否影响了停用ASM的成功仍存在争议。两项随机试验对此进行了评估：一项比较了儿童中6周和9个月的减药方案[44]，另一项比较了成人中60天和160天的减药方案[54]。两项试验都没发现快速或缓慢减药在总体复发风险上的差异，但那些快速减药的患者复发得更快。这些研究遵循逐渐减量的方案，在3个或4个时间点上减少初始剂量的20%~25%。高风险的患者在减药过程中可考虑间断性的脑电图随访。

临床医生应通过讨论总体癫痫复发率（表16.1）和探索个体化预测工具来评估患者特定的复发风险（图16.1），使患者及其家属参与停用

ASM决策过程中。患者还应被告知：复发的最高风险是停药后的第1年，以及癫痫持续状态的潜在风险和癫痫发作时应该做什么。还应讨论患者的动机和期望，以确保它们是实际的并符合潜在的结局。

对于成年人来说，有必要讨论与驾驶相关的生活方式，以及因癫痫复发而不能驾驶的后果。如果癫痫发作，患者可能会因其管辖范围内的法律失去驾驶权，尽管一些地区允许在复发后恢复治疗的情况下继续开车。此外，由于在药物减量期间复发的风险较高，应建议患者在此期间不要开车[55]。考虑到这些因素，那些依靠驾驶谋生的患者可能会决定继续使用耐受良好的ASM，而不是去冒险不能驾驶。与驾驶类似的，患者的工作性质中可能有一些特性，癫痫发作复发可能会引

起关注。在做出重要的治疗决策时，这些因素和癫痫复发风险的量化同样重要。

参考文献

[1] Cockerell, O.C., Johnson, A.L., Sander, J.W., and Shorvon, S.D. (1997). Prognosis of epilepsy: a review and further analysis of the first nine years of the British National General Practice Study of Epilepsy, a prospective population-based study. *Epilepsia* 38 (1): 31–46.

[2] Schmidt, D. and Sillanpaa, M. (2017). Stopping epilepsy treatment in seizure remission: good or bad or both? *Seizure* 44: 157–161.

[3] Lossius, M.I., Hessen, E., Mowinckel, P. et al. (2008). Consequences of antiepileptic drug withdrawal: a randomized, double-blind study (Akershus Study). *Epilepsia* 49 (3): 455–463.

[4] Baker, G.A., Jacoby, A., Buck, D. et al. (1997). Quality of life of people with epilepsy: a European study. *Epilepsia* 38 (3): 353–362.

[5] Sillanpaa, M. and Schmidt, D. (2006). Prognosis of seizure recurrence after stopping antiepileptic drugs in seizure-free patients: a long-term population-based study of childhood-onset epilepsy. *Epilepsy Behav.* 8 (4): 713–719.

[6] Tomson, T., Battino, D., Bonizzoni, E. et al. (2018). Comparative risk of major congenital malformations with eight different antiepileptic drugs: a prospective cohort study of the EURAP registry. *Lancet Neurol.* 17 (6): 530–538.

[7] Johannessen, S. and Johannessen Landmark, C. (2010). Antiepileptic drug interactions- principles and clinical implications. *Curr. Neuropharmacol.* 8 (3): 254–267.

[8] Strozzi, I., Nolan, S.J., Sperling, M.R. et al. (2015). Early versus late antiepileptic drug withdrawal for people with epilepsy in remission. *Cochrane Database Syst. Rev.* (2): CD001902.

[9] Britton, J.W. (ed.) (2002). *Antiepileptic Drug Withdrawal: Literature Review*. Mayo Clinic Proceedings. Elsevier.

[10] Sillanpää, M., Haataja, L., and Shinnar, S. (2004). Perceived impact of childhood-onset epilepsy on quality of life as an adult. *Epilepsia* 45 (8): 971–977.

[11] Gordon, K., MacSween, J., Dooley, J. et al. (1996). Families are content to discontinue antiepileptic drugs at different risks than their physicians. *Epilepsia* 37 (6): 557–562.

[12] Kilinc, S. and Campbell, C. (2008). The experience of discontinuing antiepileptic drug treatment: an exploratory investigation. *Seizure* 17 (6): 505–513.

[13] Jacoby, A., Johnson, A., and Chadwick, D. (1992). Psychosocial outcomes of antiepileptic drug discontinuation. The Medical Research Council Antiepileptic Drug Withdrawal Study Group. *Epilepsia* 33 (6): 1123–1131.

[14] Buna, D.K. (1998). Antiepileptic drug withdrawal – a good idea? *Pharmacotherapy* 18 (2): 235–241.

[15] Verrotti, A., Trotta, D., Salladini, C. et al. (2003). Risk factors for recurrence of epilepsy and withdrawal of antiepileptic therapy: a practical approach. *Ann. Med.* 35 (3): 207–215.

[16] Specchio, L.M. and Beghi, E. (2004). Should antiepileptic drugs be withdrawn in seizure- free patients? *CNS Drugs* 18 (4): 201–212.

[17] Shih, J.J. and Ochoa, J.G. (2009). A systematic review of antiepileptic drug initiation and withdrawal. *Neurologist* 15 (3): 122–131.

[18] Beghi, E., Giussani, G., Grosso, S. et al. (2013). Withdrawal of antiepileptic drugs: guidelines of the Italian League Against Epilepsy. *Epilepsia* 54 (Suppl 7): 2–12.

[19] Braun, K.P. and Schmidt, D. (2014). Stopping antiepileptic drugs in seizure-free patients. *Curr. Opin. Neurol.* 27 (2): 219–226.

[20] Berg, A.T. and Shinnar, S. (1994). Relapse following discontinuation of antiepileptic drugs: a meta-analysis. *Neurology* 44 (4): 601.

[21] Medical Research Council Antiepileptic Drug Withdrawal Study Group (1991). Randomised study of antiepileptic drug withdrawal in patients in remission. *Lancet* 337 (8751): 1175–1180.

[22] Verrotti, A., D'Egidio, C., Agostinelli, S. et al. (2012). Antiepileptic drug withdrawal in childhood epilepsy: what are the risk factors associated with seizure relapse? *Eur.J. Paediatr. Neurol.* 16 (6): 599–604.

[23] Ramos-Lizana, J., Aguirre-Rodriguez, J., Aguilera-Lopez, P., and Cassinello-Garcia, E. (2010). Recurrence risk after withdrawal of antiepileptic drugs in children with epilepsy: a prospective study. *Eur. J. Paediatr. Neurol.* 14 (2): 116–124.

[24] Olmez, A., Arslan, U., Turanli, G., and Aysun, S. (2009). Risk of recurrence after drug withdrawal in childhood epilepsy. *Seizure* 18 (4): 251–256.

[25] Ohta, H., Ohtsuka, Y., Tsuda, T., and Oka, E. (2004). Prognosis after withdrawal of antiepileptic drugs in childhood-onset cryptogenic localization-related epilepsies. *Brain Dev.* 26 (1): 19–25.

[26] Altunbasak, S., Artar, O., Burgut, R., and Yildiztas, D. (1999). Relapse risk analysis after drug withdrawal in epileptic children with uncomplicated seizures. *Seizure* 8 (7): 384–389.

[27] Caviedes, B.E. and Herranz, J.L. (1998). Seizure recurrence and risk factors after withdrawal of chronic antiepileptic therapy in children. *Seizure* 7 (2): 107–114.

[28] Li, W., Si, Y., X-m, Z. et al. (2014). Prospective study on the withdrawal and reinstitution of antiepileptic drugs among seizure-free patients in west China. *J. Clin. Neurosci.* 21 (6): 997–1001.

[29] Su, L., Di, Q., Yu, N., and Zhang, Y. (2013). Predictors for relapse after antiepileptic drug withdrawal in seizure-free patients with epilepsy. *J. Clin. Neurosci.* 20 (6): 790–794.

[30] Pavlović, M., Jović, N., and Pekmezović, T. (2011). Antiepileptic drugs withdrawal in patients with idiopathic generalized epilepsy. *Seizure* 20 (7): 520–525.

[31] Specchio, L.M., Tramacere, L., La Neve, A., and Beghi, E. (2002). Discontinuing antiepileptic drugs in patients who are seizure free on monotherapy. [see comment]. *J. Neurol., Neurosurg. Psychiatry* 72 (1): 22–25.

[32] Tang, L. and Xiao, Z. (2017). Can electroencephalograms provide guidance for the withdrawal of antiepileptic drugs: a meta-analysis. *Clin. Neurophysiol.* 128 (2): 297–302.

[33] Lamberink, H.J., Otte, W.M., Geerts, A.T. et al. (2017). Individualised prediction model of seizure recurrence and long-term outcomes after withdrawal of antiepileptic drugs in seizure-free patients: a systematic review and individual participant data meta-analysis. *Lancet Neurol.* 16 (7): 523–531.

[34] Lamberink, H.J., Otte, W.M., Geleijns, K., and Braun, K.P. (2015). Antiepileptic drug withdrawal in medically and surgically treated patients: a meta-analysis of seizure recurrence and systematic review of its predictors. *Epileptic Disord.* 17 (3): 211–228.

[35] Ladino, L.D., Hernandez-Ronquillo, L., and Tellez-Zenteno, J.F. (2014). Management of antiepileptic drugs following epilepsy surgery: a meta-analysis. *Epilepsy Res.* 108 (4): 765–774.

[36] Ranganathan, L.N. and Ramaratnam, S. (2006). Rapid versus slow withdrawal of antiepileptic drugs. *Cochrane Database Syst. Rev.* (2): CD005003.

[37] Berg, A.T. and Shinnar, S. (1994). Discontinuing antiepileptic drugs in children: a meta- analysis. *Neurology* 28 (10): 87–88.

[38] Schmidt, D. and Loscher, W. (2005). Uncontrolled epilepsy following discontinuation of antiepileptic drugs in seizure-free patients: a review of current clinical experience. *Acta Neurol. Scand.* 111 (5): 291–300.

[39] American Academy of Neurology Quality Standards Subcommittee (1996). Practice parameter: a guideline for discontinuing antiepileptic drugs in seizure-free patients (summary statement). *Neurology* 47: 600–602.

[40] Murakami, M., Konishi, T., Naganuma, Y. et al. (1995). Withdrawal of antiepileptic drug treatment in childhood epilepsy: factors related to age. *J. Neurol. Neurosurg. Psychiatry* 59 (5): 477–481.

[41] Camfield, C.S. and Camfield, P.R. (2009). Juvenile myoclonic epilepsy 25 years after seizure onset: a population-based study. *Neurology* 73 (13): 1041–1045.

[42] Britton, J.W. (2010). Significance of the EEG and epileptiform abnormalities in antiepileptic drug discontinuance. *J. Clin. Neurophysiol.* 27 (4): 249–254.

[43] Britton, J.W. (2010). Antiepileptic drug therapy: when to start, when to stop. *Continuum* (*Minneap MN*) 16 (3): 105–120.

[44] Tennison, M., Greenwood, R., Lewis, D., and Thorn, M. (1994). Discontinuing antiepileptic drugs in children with epilepsy. A comparison of a six-week and a nine-month taper period. *N. Engl. J. Med.* 330 (20): 1407–1410.

[45] Peters, A., Brouwer, O., Geerts, A. et al. (1998). Randomized prospective study of early discontinuation of antiepileptic drugs in children with epilepsy. *Neurology* 50 (3): 724–730.

[46] Andersson, T., Braathen, G., Persson, A., and Theorell, K. (1997). A comparison between one and three years of treatment in uncomplicated childhood epilepsy: a prospective study.II. The EEG as predictor of outcome after withdrawal of treatment. *Epilepsia* 38 (2): 225–232.

[47] Uesugi, H., Kojima, T., Miyasaka, M. et al. (1994). Discontinuation of antiepileptic drug treatment in controlled seizure patients. *Psychiatry Clin. Neurosci.* 48 (2): 255–258.

[48] Tinuper, P., Avoni, P., Riva, R. et al. (1996). The prognostic value of the electroencephalogram in antiepileptic drug withdrawal in partial epilepsies. *Neurology* 47 (1): 76–78.

[49] Overweg, J., Binnie, C., Oosting, J., and Rowan, A. (1987). Clinical and EEG prediction of seizure recurrence following antiepileptic drug withdrawal. *Epilepsy Res.* 1 (5): 272–283.

[50] Medical Research Council Antiepileptic Drug Withdrawal Study Group (1993). Prognostic index for recurrence of seizures after remission of epilepsy. *Br. Med. J.*: 1374–1378.

[51] Dooley, J., Gordon, K., Camfield, P. et al. (1996). Discontinuation of anticonvulsant therapy in children free of seizures for 1 year: a prospective study. *Neurology* 46 (4): 969–974.

[52] Braathen, G. and Melander, H. (1997). Early discontinuation of treatment in children with uncomplicated epilepsy: a prospective study with a model for prediction of outcome. *Epilepsia* 38 (5): 561–569.

[53] Geerts, A.T., Niermeijer, J.M., Peters, A.B. et al. (2005). Four-year outcome after early withdrawal of antiepileptic drugs in childhood epilepsy. *Neurology* 64 (12): 2136–2138.

[54] Gasparini, S., Ferlazzo, E., Giussani, G. et al. (2016). Rapid versus slow withdrawal of antiepileptic monotherapy in 2-year seizure-free adult patients with epilepsy (RASLOW) study: a pragmatic multicentre, prospective, randomized, controlled study. *Neurol. Sci.* 37 (4): 579–583.

[55] Bonnett, L.J., Shukralla, A., Tudur-Smith, C. et al. (2011). Seizure recurrence after antiepileptic drug withdrawal and the implications for driving: further results from the MRC Antiepileptic Drug Withdrawal Study and a systematic review. *J. Neurol. Neurosurg. Psychiatry* 82 (12): 1328–1333.

第17章

美国的药物批准流程和大麻二酚治疗的研究

Gregory Sprout, Joseph I. Sirven, Gregory D. Cascino

（译者：刘周杰　林玮玮）

引言

　　近几年，随着对癫痫及发病机制的进一步研究，癫痫新疗法的发展已经成为该领域一个活跃的焦点。然而，在新疗法适用于人类之前，都必须通过大量研究以确保该疗法的有效性和安全性。在外人看来，这一流程从最初的开发到最终被批准应用于人类患者，似乎是复杂且艰巨的。但从监管机构角度来看，这一流程的要求是合理的。本章将对这一复杂癫痫新疗法的批准流程进行直接阐述，且仅关注那些治疗癫痫的药物或研究治疗方案。在本章的最后部分，介绍了一种新批准用于抗癫痫发作的药物，即大麻二酚（CBD）。

　　癫痫患者的主要治疗方式是使用抗癫痫药物。药物治疗的目标是减少癫痫发作频率和发作时的严重程度，并控制由可能由药物引起的不良反应。然而，即使多次调整不同抗癫痫药物治疗方案，仍有15%~30%癫痫患者对药物治疗有耐药性[1]。对于药物难治性癫痫，很可能探索另一种替代疗法。本书已经讨论了一些替代疗法：手术治疗、迷走神经刺激（VNS）、脑深部电刺激（DBS）、反应式神经刺激（RNS）、立体定向放射治疗，以及其他。

　　一种新疗法从开发到将其用于人类患者的批准流程因治疗类型而异，这些差异将在本章中讨论。

美国食品和药品监督管理局

　　美国食品和药品监督管理局（FDA或USFDA）是美国境内药品及研究疗法的主要管理机构，制定批准使用的监管流程。同时，FDA隶属美国卫生与公众服务部（HHS）直辖的联邦政府机构，其食品药品理事由总统任命并经参议院批准。该理事直接向HHS部长报告，没有固定的任期。此外，虽然不是硬性规定[2]，但FDA任命的理事通常是一名医生。截至2019年3月31日，FDA已经历了全国政府机构范围内的重组，现细分为8个中心和12个办公室隶属理事办事处（图17.1）[3]。本章所涉及中心是药品评估研究中心（CDER）和设备放疗健康中心（CDRH）。

　　FDA的职责是"保护公众健康，通过确保人类和兽类药品、生物产品和医疗设备的安全性和有效性及美国本国食品、化妆品、放射产品的安全[2]"。此外，FDA有责任帮助公众获得与医疗产品、食品和其他产品相关的准确、科学的信息，并以此来规范烟草产品和促进公众健康[2]。为了履行使命，FDA保证对任何用于癫痫治疗的医疗设备和/或生物制剂的新药或其他疗法进行彻底的科

Epilepsy, Second Edition. Edited by Gregory D. Cascino, Joseph I. Sirven and William O. Tatum.
© 2021 John Wiley & Sons Ltd. Published 2021 by John Wiley & Sons Ltd.

学审查，并确保向消费者（如癫痫患者）提供的产品是安全有效的。这种审查程序很完整，以至于事实上，每项新的药物疗法预计需要10~15年才能进入市场，估计成本超过10亿美元[4-5]。虽然将医疗设备推向市场要快得多，但也仍需要3~7年[6]。

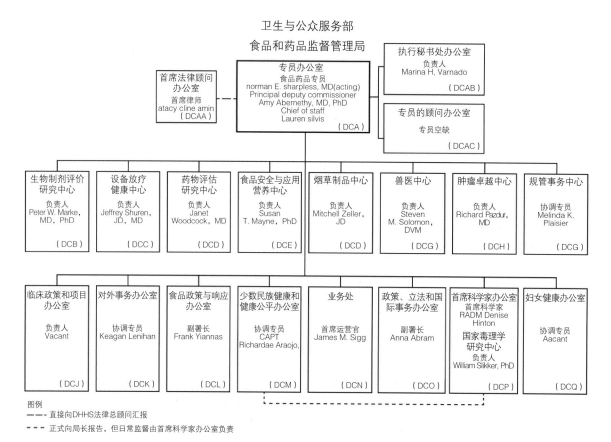

图17.1　FDA组织机构一览（来源：www.fda.gov[3].访问网址：https://www.fda.gov/about-fda/fda-organization-charts/fda-organization-overview.访问日期：2019-5-18）

药物研发与批准流程

药物研发（如抗癫痫药物），经过FDA批准，入市后在患者中开放使用[7]的流程通常分为5个阶段[7]。图17.2为一种药物的研发时间表[8]。

5个阶段

（1）药物发现。

（2）临床前研究。

（3）临床研究。

（4）FDA审查。

（5）FDA批准后的风险评估。

现在，更深入地了解每个阶段：

药物发现

药物发现开始于广泛的研究和概念化，然后再证实某一特定分子或化合物可能具有潜在的治疗作用。接着通过临床前研究将初始概念化进一步研究，开发出一种有用的药物[7,9]。

临床前研究

临床前研究阶段是利用体外（在实验室）和体内（动物体内）实验的研究方法，对药物做进一步研究，重点在于确定药物的有效剂量及中毒剂量。该药物是否能进入下一步审批流程，通常很大程度上取决于在动物实验中的安全性和有效性[7,9-10]。据研究估计，在美国，只有千分之一的潜在药物在经过临床前试验后才能进入人体临床试验阶段，表明了这一过程的不可预知性[10-11]。

对于那些在临床前研究中显现出有潜力的药品，由负责研究的机构或制药公司（这里一般指的是药物研究发起者）向FDA的CDER提交新药

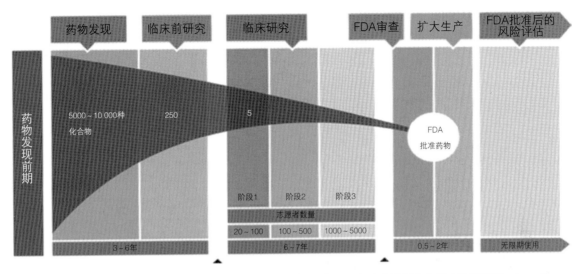

图17.2 一种药物的研发时间表。来源：美国癌症研究会的《2017癌症进展报告》[8]（访问网址：http://www.cancerprogressreport−digitalr.org/cancer progress report/2011?pg=52.访问日期：2019−5−20）

研究申请表（IND）。IND包括所有临床前研究数据，具体的药物成分和生产信息，以及临床试验中人体试验的总体建议。CDER评估临床前研究结果的强度和有效性，确保发起者发起的临床试验计划不会对人体造成不合理损害，还要确保充分收集患者知情同意书。有一个30天的审查期，如果CDER没有异议，临床试验就可以开始。如果CDER提出改变的强制要求，那么在未按要求作出改变之前，人体试验就不能开始。此外，根据联邦法律的要求，IND必须在跨州运输或分散之前获得批准。在获得CDER批准后，发起者才可将药品分发给全国各地的研究机构进一步研究[7,9-10]。此外，除了提供咨询，FDA还通过www.fda.gov上的公开文件，向发起者提供有关IND提交及申请的有关指导[12]。

临床研究

在IND获得CDER批准后，必须由发起者的当地机构审查委员会（IRB）批准该临床试验方案。

该方案应包括：受试人群类型，研究的药物及剂量，试验和流程的安排表，研究时长及其他信息[7]。一旦获得IRB的批准，人体临床试验就可以开始了。

临床试验旨在研究该新药的药物安全性、药物疗效及药物效能。试验通常分为5个阶段：0期（或前期）、Ⅰ期、Ⅱ期、Ⅲ期和Ⅳ期。每个阶段的基本特征如表17.1[10]所示。每个试验都有所不同，不同阶段的特征（研究参与者数量、测量指标等）也可能发生变化[10]。

在癫痫临床试验中最主要的考量指标是治疗期间癫痫的发作频率。然而，癫痫发作频率在不同参与者中通常是有很大差异的，这就使得任何结论性统计都难以评估。为了减轻该试验的困难，大多数癫痫试验都包括一段6~12周的治疗前时间测量，用以建立癫痫发作频率基线，以便于每个参与者治疗前与治疗后的癫痫发作频率的比较更有效[13]。

一般来说，临床试验阶段0期（前期）是可

表17-1 药物临床试验的一般特征

	0期（前期）"探索性"	Ⅰ期	Ⅱ期	Ⅲ期	Ⅳ期
目的	首次体内试验，以确定药物是否达到预期目标	初步的安全性评估，确定安全剂量范围，分析一般不良反应，药物毒性研究	在保证药物安全性的情况下，探索药物疗效	药物安全性和有效性的最后确认	FDA批准后的药物试验
例数	10～15名健康的志愿者	20～80名健康的志愿者	100～300名患有研究疾病的志愿者	1000～3000名患有研究疾病的受试者	受试者数量取决于试验终点
剂量	单次，低剂量（低于可产生临床疗效剂量的1%）	• 单次剂量 • 单剂量提升 • 多剂量提升	多剂量试验，通常与安慰剂组对比	多剂量试验、提升剂量	可变的
终点	未表现出临床疗效或有严重不良反应。有助于从多种相互竞争的化学类似中选择以便进行下一步研究	当出现不可耐受的不良反应，停止剂量提升；之前的剂量已被认为是最大耐受剂量	探索针对研究疾病的临床疗效，并揭示最小不良反应	确认药物对研究疾病的临床疗效，并评估安全性和有效性	确认药物的临床疗效和安全性，并探索药物的其他临床作用；可能会要求作为药品批准的条件
启动时间	在未提交最终IND审查时，以确定是否可以先批准进行	在IND过程中，进行的首次临床试验	向FDA报告阶段Ⅰ期试验结果后进行	向FDA报告阶段Ⅱ期试验结果后进行	FDA批准该药物上市后进行

来源：取自诺曼《第一部分：药品审批流程概述》[10]。访问日期：2019-5-18

选的，其本质上是"探索性"。它们通常包括指定数量的健康受试者，此阶段目标是确定新药是否可能在人类身上显示出预期的临床疗效。Ⅰ期试验是0期试验的延伸，仍涉及相对较小数量的健康受试者，其目标是确定药物在人体内的安全性及药物代谢和排泄模式。通过缓慢的增加剂量以确定该药物可能的不良反应和毒性水平。按照方案完成Ⅰ期试验后，将结果以报告的形式递交给FDA，获得批准后，Ⅱ期试验方可开始[7,9-10]。

Ⅱ期试验仍以建立药物安全性为目标，并且也期望通过更大的目标受试者人群（如癫痫患者）来探索药效。发现不常见的不良反应，一般临床疗效是与安慰剂或测量基线进行对比。根据Ⅱ期试验结果，更新了报告后再次提交给FDA审批，发起者在审批通过后，方可进行Ⅲ期试验[7,9-10]。

Ⅲ期试验将扩大到更大的目标受试者人群，这项试验与其他药物或疗法比较临床效果以寻找评估该新药的疗效。药物的理想剂量和药物安全

成分也在Ⅲ期试验中被考察出来[7,9-10]。

Ⅳ期试验或上市后的临床试验，是在FDA批准该药物后按要求进行的。虽然临床安全性和有效性已经得到确定，但该期的目标仍是进一步评估药物安全性、有效性或最佳使用方法。据研究统计，近9/10的新药在临床试验中失败，从未上市，这也说明了药物进展到这一阶段的可行性很低[10-11]。

在Ⅲ期临床试验成功后，FDA和药物发起者通常会达成一致。在充分收集和分析相关信息后，新药申请（NDA）由发起人完成并提交CDER。按该新药在美国上市和销售的FDA批准要求，正式提交NDA。NDA通常包括所有人体和动物数据、数据分析、药物在体内如何发挥作用的药理学数据、相关生产和标签信息。提交后，FDA有60天的时间决定是否对提交的NDA进行审查。如果审查开始，程序将继续进行。然而，FDA也保留拒绝那些被判定为"不完整"NDA的权利[7,9-10]。

FDA审查

提交NDA审查后，由医生、化学家、药理学家、统计学家和其他科学家组成的CDER审查小组评估所有提交的数据，并评估发起者所提交新药的研究程度，特别是安全性和有效性。获得CDER的批准很大程度上取决于对NDA申请提交的已知数据进行的风险/效益分析。批准将意味着这类药物对目标人群带来的好处大于潜在风险。CDER审查小组也将评估其他方面，包括产品标签，生产设备，营销和广告计划，以及其他与药物生产和销售有关的要素[7,9-10]。

CDER尽可能在收到NDA后的10个月内，对提交的至少90%NDA进行审查。如果满足某些条件，该批准可通过不同途径加快推进[7,9-10]。这些加速审批流程将在稍后予以说明。

FDA批准后的风险评估

最后，在CDER完成完整的审查流程后，将提交一份意见书：申请批准或回复函。如果NDA获批，那么发起者的研究药物将受到FDA的认可，并附有"该药物在说明书指导下使用，是安全有效的"[7,9-10]。该药品就被正式批准，可在临床试验之外的人群中销售和使用，发起者就被允许在美国境内开始销售。由于临床试验期间，不可能预测和识别药物所有的不良反应，因此，批准上市后的安全性再评估是必不可少的。发起者通常被要求定期向FDA更新药品安全信息，如果出现严重或意外的不良事件，应立即提醒公众，只有在极少数情况下，该药品会被撤出市场[7,9-10]。

加速药物治疗的审批途径

为了努力改善经常拖延的审查和批准流程，FDA已制定了4种方法来加快在某些关键情况下的审批流程（表17.2）[14]。

快速通道

"快速通道"是为了加快那些能治疗严重疾病或填补未能满足医疗需求的药品而开发建立的审查进程。一般来说，如果该药品对生存、日常功能或减缓严重疾病的进展等因素有显著影响，那么就有可能获得快速通道认定。严重疾病包括获得性免疫缺陷综合征、阿尔茨海默病、癫痫、心力衰竭、癌症等。获得该认定的药物，有资格与FDA进行更频繁的会面和书面交流。发起者必须提出这一认定要求，FDA将在60天内对该要求作出回应。此外，如果满足某些标准，快速通道的药物可能有资格获得加速批准和优先审查[15]。

突破性疗法

"突破性疗法"认定是为了加快治疗严重疾病药物的开发和审查，此外，源自临床的初步数据必须表明，在"临床重要终点"，该药品比其他现有疗法具有更显著的改善潜力。这些终点指的是不可逆的发病率或死亡率的措施，或表示病情严重后果的症状。

一个被认定为具有"突破性疗法"的药品，有资格使用"快速通道"的所有特权，以及获得药品开发计划和其他组织承诺的强化指导。同样，发起者必须提出这一认定要求，FDA将在60天内对该要求作出回应[16]。

加速审批

2012年，美国国会通过了《食品与药品管理安全创新法案》（FDASIA），允许FDA建立加速审批流程。这一流程是专门是针对病程较长的情况而开发的，需要较长的时间来评估真正的"临床效益"。要获得此资格，一种药品必须在可合理预测临床效益的"替代"或中间终点上，显示出比其他疗法更有疗效和希望的前景。举个例子，等待知晓一种药品是否具有延长癌症患者生命的临床益处，审批依据可能就是基于该药品

表17.2　FDA加速药品审批程序的概述

	快速通道	加速审批	优先审查	突破性疗法
建立的时间	1988年	1992年	1992年	2012年
符合的标准	必须是用于治疗严重疾病；可以解决某种未满足的医疗需求；支持的数据可以是临床的或非临床的	必须是能治疗严重疾病；早期证据显示，与现有疗法相比，治疗效果有了很大改善；可以用其他可替代的终点来说明临床疗效	必须是能治疗严重疾病；与现有疗法相比，在安全性或有效性方面有显著改善	必须是能治疗严重疾病；早期证据显示，与现有疗法相比，治疗效果有了很大改善；支持的数据必须是临床的
审批申请和FDA回复的时间表	可以在IND提交或申请后的任何时间点。FDA回复时间为60天	无正式过程。支持药品研究发起者在药品研发期间与FDA讨论申请该进程的可能性	申请药品审批时提出。FDA回复时间为60天	可以在IND提交或申请后的任何时间点。FDA回复时间为60天
该进程的重要特征	需要在药品研发过程中，更早、更频繁地与FDA沟通交流；滚动的审查申请；如果药品不符合合格标准，该认定可能被取消	按要求给予批准；药品研发发起者必须进行批准后的试验以确认疗效；申请打包后提交；药品是可快速停药的	药品审查进程缩短至6个月（从10个月）	具备快速通道的所有特征；整个药品研发过程，FDA高级官员会给予密集的指导；如果药品不符合合格标准，该认定可能被取消

来源：取自www.fda.gov[14]。访问网址：https://www.fda.gov/regulatory-information/search-fda-guidance-documents/expedited-programs-serious-conditions-drugs-and-biologics.访问日期：2019-5-20

可缩小肿瘤大小，因为肿瘤缩小是一个可"替代终点"，可以相对合理地预测实际的临床效益。发起者仍需进行纵向研究，以评估与实际临床终点的临床效益，但加速审批流程的药品其上市速度可远快于经过正常临床研究和审查情况下的药品[17]。

优先审查

1992年的《处方药收费法案》（PDUFA）建立了双重的审查流程：标准审查和优先审查。标准审查正如"临床研究"部分所讨论的；它适用于任何只比市场上现有药品有微小改善的药品。如前所述，对于提交的NDA申请，标准审查通常有10个月周期。优先审查给予两类药品特殊优先，一类是在治疗方面比现有治疗方法有重大进展的药品，一类是为目前无治疗方法的疾病提供治疗的药品。认定为优先审查将使NDA的申请周期加快至6个月。FDA针对每项申请，自动认定审查流程（即标准或优先）；但是，发起者可以明确要求获得优先审查资格，这种情况下，FDA将

在60天内对请求作出回应[18]。

此外，FDA对此提供了具体指导，包括加速审查药品和生物制品申请的所有要求，可在www.fda.gov找到相关资讯[14]。

仿制药

1984年的《药品价格竞争与专利期限恢复法案》或《Hatch Waxman法案》都允许FDA对仿制药品使用加速审批流程。与验证临床等效性的传统要求相反，该法案形成了基于"生物等效性"的批准基础。加速新药申请（ANDA），它可使符合条件的仿制药绕过FDA批准的临床前和临床研究要求，只需表明其与原始创新药品有相同作用机制。ANDA使得仿制药品更快地进入市场，大大加快了批准流程[19]。

医疗器械开发和批准流程

对于耐药性或难治性癫痫患者，先前本文

中提到的疗法，例如迷走神经刺激、脑深层刺激术、重复神经电刺激，可通过使用置入式医疗设备帮助缓解癫痫发作的症状。与制药产品类似，医疗器械必须经过严格的FDA审批流程，并克服独特的监管问题，尽管过程略有不同（图17.3）[6]。FDA对医疗器械的定义范围很广，医疗器械可被定义为"仪器、设备、工具、机器、装置、置入体或体外试剂"，可用于诊断、预防、减轻或治疗某种疾病[6]。

医疗器械的临床前研究，包括原型开发和试验–首先进行初步的实验室实验，然后可能进行动物实验。在申请临床试验时，FDA将该设备分为3

类：Ⅰ类（受伤或患病风险较低）、Ⅱ类（中度风险）以及Ⅲ类（在"支持或维持人类生命上，对于防止人类健康损害或造成潜在的、不合理的疾病或伤害风险具有重大意义"）[6]。不同类别受到不同程度的监管：Ⅲ类是最严格的，Ⅰ类是最不严格的。大约75%Ⅰ类和小部分Ⅱ类的医疗器械符合"豁免"资质——意味着它们不需要通过安全性或有效性验证，也不需要经过临床试验就能获得FDA的批准[20]。

不具备"豁免"资质的器械要通过以下3种审批途径中的一种，要获得向公众销售该器械的FDA批准，每种途径都有其各自的申请要求：上

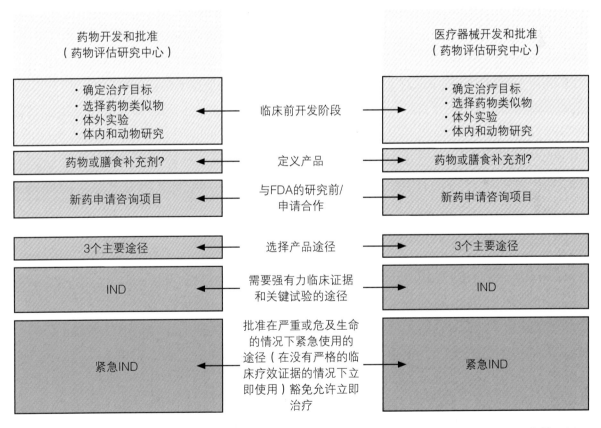

图17.3 药物与医疗器械FDA审批流程的相似之处（来源：取自诺曼《第二部分：医疗器械的FDA批准》[6]。访问日期：2019-5-21）

市前的审批（PMA），上市前通知（PMN），人源性器械豁免（HDE）[21]。

PMA的申请过程最为复杂，最常用于评估Ⅲ类器械的安全性和有效性。它要求通过临床试验

获得广泛的科学依据，以表明使用该器械可能带来的健康益处大于潜在的风险。此外，还需要证明该设备将显著帮助大部分目标人群。接受PMA审查的器械必须明确建立安全性和有效性的证

据，独立于其他器械的数据支持。通过PMA批准的器械还要经过更严格的FDA检查，包括生产设备和实验室的检查[6,21]。

PMN也被称为510（K）申请。对于通过PMN或510（K）流程获得FDA批准的医疗器械，发起者必须证明该器械与已经合法上市的不受PMA约束的器械，在本质上是相同。要通过此途径批准，发起者必须证明，与FDA批准的另一器械相比，该器械具备相同的技术特征和预期用途[6,21]。要获得HUD资质，在美国，一台器械每年治疗或诊断的人数必须少于4000人。除了发起者不需要展示有效性的重要证据外，HDE的申请与PMA流程相似。但是，HDE申请需要标明该器械的安全性和可能的健康益处[6,21]。

在完成必要的审批途径要求后，医疗器械申请将提交给FDA，之后，由一组专家组成的FDA咨询委员会给出一个结论[22]。如果批准通过，FDA将继续监测该器械的性能、生产设施和上市后的不良事件[23]。

大麻二酚在癫痫治疗中的作用

近年来，作为大麻中发现的80多种天然活性化学物质之一，大麻二酚（CBD），其在某些癫痫症状中的治疗已被热议。CBD，与其他药物一样，必须经过严格的临床前和临床研究试验及批准流程，才能获得FDA的正式医疗用途批准。最近，FDA批准了首款用于特发性癫痫的大麻衍生药物Epidiolex®，它的成分里就包含CBD。2018年6月，FDA批准了一种CBD口服溶液，用于治疗2岁及以上患者的特定罕见性癫痫发作，Lennox-Gastaut综合征和Dravet综合征。由于之前没有FDA批准的用于治疗Dravet综合征的药物，因此该药物的批准过程可通过优先审查和快速通道认定。经过3项随机、双盲、安慰剂对照临床试验，表明CBD药物与安慰剂相比，在降低癫痫发作频率方面更有效[24]。

随着对CBD的持续研究，CBD可能会对不同形式的癫痫发作展现出更多的缓解症状作用，因此，FDA可能会批准CBD用于治疗更多情形的癫痫发作。

政府在监管中的作用

可以说，美国在药品、医疗器械的审批方面拥有全世界较严格的监管程序。最近，FDA受到了公众的批评，公众呼吁放松监管，他们声称目前美国药品、医疗器械的批准程序太长、太贵。然而，这些批评遭到了驳斥，因为一些通过FDA批准的药品、医疗器械上市后，仍出现患者受到伤害甚至死亡事件[10]。

加快审批和确保安全性、有效性，以最大限度地减少不良事件之间的平衡始终存在，而这取决于美国政府旗下的监管机构以及所有从事药品和医疗器械工作的科学团体来一起努力实现这一平衡。

目前途径、未来疗法以及监管方面的影响

当前来看，各种癫痫有关的最新报道，包括它们的发展阶段、发起者/合作者、发作机制及其他相关信息，都可在http://www.epilepsy.com的癫痫跟踪器中查阅[25]。

正如在第13章中所简要介绍的，许多未来可提供较少或非侵入性治疗癫痫的方法目前正处于研究讨论中。基因疗法，通过病毒载体向大脑内导入新型的"治疗性"基因，在未来，将是一种癫痫治疗的领先疗法[26]。其他推荐疗法包括工程细胞移植，可释放抑制性的神经递质或神经活性化合物[27-28]。对于这类无有效治疗方法的难治性局灶性癫痫，这些疗法可能有一定潜力。但是，把这类可能涉及脑组织不可逆转变化的疗法用于治疗人类癫痫患者之前，必须获得更多的安全性和有效性措施[29]。

随着推荐的疗法越来越复杂——其对患者内在风险就越高，那么当前FDA的批准流程是否能符合未来疗法的内在复杂性呢？或者，当前的监管体系是否到位呢？随着更先进的干预措施得以实施，监管机构将面临着患者风险和获益的潜在变化，而这些，只有时间才能告诉我们答案。

参考文献

[1] Kwan, P., Schachter, S.C., and Brodie, M.J. (2011). Drug-resistant epilepsy. *N. Engl. J. Med.*365 (10): 919–926.

[2] U.S. Food and Drug Administration. https://www.fda.gov (accessed 21 May 2019).

[3] U.S. Food and Drug Administration (2019). FDA Organization Overview. http://www.fda.gov/about-fda/fda-organization-charts/fda-organization-overview (accessed 18 May 2019).

[4] Morgan, S., Grootendorst, P., Lexchin, J. et al. (2011). The cost of drug development: a systematic review. *Health Policy* 100 (1): 4–17.

[5] DiMasi, J.A., Grabowski, H.G., and Hansen, R.W. (2016). Innovation in the pharmaceutical industry: new estimates of R&D costs. *J Health Econ.* 47: 20–33.

[6] Van Norman, G.A. (2016). Drugs, devices, and the FDA: part 2: FDA approval of medical devices. *JACC Basic Transl. Sci.* 1 (4): 277–287.

[7] Center for Drug Evaluation and Research (CDER) (2019). The FDA's Drug Review Process: Ensuring Drugs Are Safe and Effective. http://www.fda.gov/drugs/drug-information-consumers/fdas-drug-review-process-ensuring-drugs-are-safe-and-effective (accessed 7 May 2020).

[8] American Association for Cancer Research (2011). Cancer Progress Report. http://www.cancerprogressreport-digital.org/cancerprogressreport/2011?pg=1&lm=1507392815000 (accessed 20 May 2019).

[9] U.S. Food and Drug Administration (2019). FDA's Drug Review Process: Continued.http://www.fda.gov/drugs/drug-information-consumers/fdas-drug-review-process-continued (accessed 20 May 2020).

[10] Van Norman, G.A. (2016). Drugs, devices, and the FDA: part 1: an overview of approval processes for drugs. *JACC Basic Transl. Sci.* 1 (3): 170–179.

[11] Arrowsmith, J. (2011). Phase III and submission failures: 2007–2010. *Nat. Rev. Drug Discovery* 10: 87.

[12] U.S. Food and Drug Administration (2018). Guidance Documents for Drug Applications.http://www.fda.gov/drugs/development-approval-process-drugs/guidance-documents-drug-applications (accessed 19 May 2019).

[13] Pollard, J.R., Ellenberg, S.S., and French, J.A. (2012). Chapter 25:). Epilepsy. In: *Clinical Trials in Neurology* (eds. B. Ravina, J. Cummings, M. McDermott and R.M. Poole), 284–294. Cambridge University Press.

[14] U.S. Food and Drug Administration (2014). Expedited Programs for Serious Conditions--Drugs and Biologics. http://www.fda.gov/regulatory-information/search-fda-guidance-documents/expedited-programs-serious-conditions-drugs-and-biologics (accessed 20 May 2019).

[15] U.S. Food and Drug Administration (2018). Fast Track. http://www.fda.gov/patients/fast-track-breakthrough-therapy-accelerated-approval-priority-review/fast-track (accessed 19 May 2019).

[16] U.S. Food and Drug Administration (2018). Breakthrough Therapy. 2019 from http://www.fda.gov/patients/fast-track-breakthrough-therapy-accelerated-approval-priority-review/breakthrough-therapy (accessed 21 May 2019).

[17] U.S. Food and Drug Administration (2018). Accelerated Approval. http://www.fda.gov/patients/fast-track-breakthrough-therapy-accelerated-approval-priority-review/accelerated-approval (accessed 21 May 2019).

[18] U.S. Food and Drug Administration (2019). Frequently Asked Questions about the FDA Drug Approval Process. http://www.fda.gov/drugs/special-features/frequently-asked-questions-about-fda-drug-approval-process (accessed 18 May 2019).

[19] U.S. Food and Drug Administration (2019). Abbreviated New Drug Application (ANDA).http://www.fda.gov/drugs/types-applications/abbreviated-new-drug-application-anda (accessed 19 May 2019).

[20] Naghshineh, N., Brown, S., Cederna, P.S. et al. (2014). Demystifying the US Food and Drug Administration: understanding regulatory pathways. *Plast. Reconstr. Surg.* 134 (3): 559–569.

[21] U.S. Food and Drug Administration (2019). Step 3: Pathway to Approval. http://www.fda.gov/patients/device-development-process/step-3-pathway-approval (accessed 8 July 2020).

[22] U.S. Food and Drug Administration (2019). Step 4: FDA Device Review. http://www.fda.gov/patients/device-development-process/step-4-fda-device-review (accessed 8 July 2020).

[23] U.S. Food and Drug Administration (2018). Step 5: FDA Post-Market Device Safety Monitoring.http://www.fda.gov/patients/device-development-process/step-5-fda-postmarket-device-safety-monitoring (accessed 8 May 2020).

[24] U.S. Food and Drug Administration (2018). FDA approves first drug comprised of an active ingredient derived from marijuana to treat rare, severe forms of epilepsy. http://www.fda.gov/news-events/press-announcements/fda-approves-first-drug-comprised-active-ingredient-derived-marijuana-treat-rare-severe-forms (accessed 24 May 2019).

[25] Epilepsy Foundation(2019). Epilepsy Pipeline Tracker. https://www.epilepsy.com/pipeline-listing-page (accessed 21 May 2019).

[26] Vezzani, A. (2004). Gene therapy in epilepsy. *Epilepsy Curr.* 4 (3): 87–90.

[27] Gernert, M., Thompson, K.W., Löscher, W. et al. (2002). Genetically engineered GABA-producing cells demonstrate anticonvulsant effects and long-term transgene expression when transplanted into the central piriform cortex of rats. *Exp. Neurol.* 176 (1): 183–192.

[28] Huber, A., Padrun, V., Déglon, N. et al. (2001). Grafts of adenosine-releasing cells suppress seizures in kindling epilepsy. *Proc. Natl. Acad. Sci. U.S.A.* 98 (13): 7611–7616.

[29] Snowball, A., Chabrol, E., Wykes, R.C. et al. (2019). Epilepsy gene therapy using an engineered potassium channel.*J. Neurosci.* 39 (16): 3159–3169.

第18章

监测和定位癫痫的设备

Nicholas M. Gregg, Amy Z. Crepeau

（译者：林元相　王丰　洪文瑶）

引言

癫痫是最常见的神经系统疾病之一，在美国有1.2%的人患有癫痫[1]。其中，约2/3的患者抗癫痫发作药物（ASM）治疗有效[2]，而那些无法控制的患者不得不应对癫痫随时复发的问题。癫痫发作与生活质量（QoL）降低有关[3]。癫痫不仅降低患者的生活质量（QoL）[4]，同样也影响到其家人的生活质量。因此，家属和医护人员都表示需要掌握癫痫发作的时间，以便为患者提供紧急救治。癫痫发作是危险的，与普通人相比，癫痫患者的死亡率明显更高[5]，这与意识不清、跌倒、外伤、癫痫持续状态和癫痫猝死（SUDEP）有关[6]。最后，患者记录的癫痫发作日记相当不可靠[7]，癫痫患者可能有癫痫样事件与非癫痫样事件，这两种情况都会影响对药物反应的判断。

随着医疗设备硬件和软件的进步使得人们能够开发一种移动设备，可以持续监测和识别癫痫发作并向医护人员报警。这些工具通过测量各种生物信号来识别癫痫发作，包括大脑活动传感器［头皮脑电图（EEG）和颅内脑电图］，测量脑外信号的体内传感器［加速度计（ACM）、皮肤电活动（EDA）、肌电图（EMG）、光电容积描计（PPG）等］，另有离体视频或基于雷达的传感器以及癫痫预警犬等。这些设备可以通过减少与癫痫发作相关的不确定性来改善患者和医护人员的生活质量，通过向医护人员示警以获得快速干预来帮助预防癫痫猝死，并通过生成可靠的癫痫发作日记来改善临床护理。

本章将回顾分析癫痫发作生物信号的产生与来源，评估癫痫发作检测设备有效性的指标，指导患者选择设备时应着重考虑的因素（何种设备适用何种癫痫类型），总结市场上可以买到的癫痫检测系统以及这些设备成本的相关信息。

生物信号的产生与来源

癫痫检测设备记录生物信号数据，分析并判断每个时间段记录的数据是否代表癫痫发作。对于具有报警功能的设备，该设备可向医护人员拨打一个电话或者发一条带有全球定位系统（GPS）位置的SMS消息，或者可能会发出本地警报以通知医护人员（如一些床头警报系统）。值得注意的是，带有GPS数据的实时医护人员报警功能通常需要持续支付该服务的订阅费。那些被归为癫痫发作的时间段会被记录在电子日记中，以备日后审查。

Epilepsy, Second Edition. Edited by Gregory D. Cascino, Joseph I. Sirven and William O. Tatum.
© 2021 John Wiley & Sons Ltd. Published 2021 by John Wiley & Sons Ltd.

基于脑电图的传感器（头皮、头皮下、颅内）

头皮脑电图

脑电图是诊断癫痫发作的"金标准"。脑电图测量的是头皮上两点之间的电位差。这些电位来源于皮质中锥体神经元的兴奋性突触后电位（EPSP）和抑制性突触后电位（IPSP）[8]。标准视频脑电监测是识别癫痫发作准确而可靠的手段[9]。尽管标准的10～20全导联动态脑电图系统记录头皮脑电图对于发现运动性和非运动性癫痫发作很敏感，但是受限于设备笨重以及头皮电极安放时容易脱落等问题，制约了对癫痫发作长程完整的监测和识别[9]。

最近，人们对可穿戴的长程低通道数EEG监测设备越来越感兴趣。近期开发的一个正在接受临床验证的系统是无线EpiLog EEG设备，它记录来自单个双极通道的数据，并提供实时蓝牙遥测[10]。该装置通过一层黏性导电膜与皮肤接触，比传统头皮脑电图系统小得多。如果对癫痫发作部位有预先了解，指导在患者头皮上电极放置的位置，这类设备将是最有用的。

头皮下脑电图

头皮下脑电图与头皮脑电图原理相似，具备同样的临床适用性。据我们所知，长程监测设备目前正在开发中，但还没有临床应用[11]。这类设备由①从少量脑电图电极记录的置入皮下的组件和②外部单元组成。外部单元使用感应链路为置入组件供电，并从内部接收和存储脑电图数据[11]。与低通道数头皮脑电图设备类似，在对癫痫发作部位有预先了解的基础上，需要以少量脑电图电极进行长时程记录的情况下，这些设备将很有价值。

颅内脑电图

长期动态颅内脑电图（iEEG）系统记录皮质脑电数据的方式与癫痫监测单元（EMU）常规的侵入性监测类似。硬膜下或深部电极阵列能直接记录到大脑皮层表面或脑实质内关于癫痫起源区的数据。与头皮脑电图相比，这种颅内电极避免了头皮和颅骨的衰减效应，并以更高的空间分辨率记录信号[12]。记录的iEEG数据随后被连续传输到置入的计算单元。先前测试的系统已证实能够：①对异常iEEG活动提供自动化的神经刺激，记录异常活动的时间点，并保存简短的iEEG追踪以供日后审查（NeuroPace RNS系统）[13]；②运行预测癫痫发作可能性的算法，为患者提供癫痫风险级别（高、中、低）的实时警报，保存为全带宽iEEG，并记作客观的癫痫日记（NeuroVista癫痫咨询系统）[14]。目前，美国食品和药品监督管理局（FDA）批准了反应性神经刺激（RNS）系统应用于治疗耐药性局灶性癫痫，使用iEEG时的警报设备仍在开发中。

脑外传感器

加速仪/陀螺仪/磁力仪

鉴于许多伴随躯体运动的癫痫的固有特性，有大量文献支持使用基于运动的自动癫痫检测。三轴加速仪（ACM）提供了可靠的运动模式和三维加速度的测量方法[15]。ACM已经被彻底研究过，并且已开发出的算法对全面性强直-阵挛发作[16]和肌阵挛发作[17]以及过度运动性发作[18]具有较高的敏感性（在EMU设置中＞90%）。高误报率（FAR）是一个挑战。在门诊环境中的可靠研究尚未完成。ACM传感器可以装在一种腕带设备中[16,19]，该设备还包含一个用于数据分析和存储的微处理器以及一个可充电电池。陀螺仪也被整合到多模态癫痫检测系统中，3D陀螺仪提供关于旋转运动的信息[20]。磁力仪依靠地球磁场来确定可穿戴设备在空间中的方向[21-22]。

皮肤电活动（EDA）

EDA是测量皮肤电阻的一种方法，皮肤电阻随汗腺状态的变化而变化，而汗腺是由交感神经系统调节的[19]。EDA也被称为皮肤电导或皮肤电反应。EDA用于癫痫检测的基本原理是：①皮肤电阻随皮肤汗腺的分泌活动而变化；②出汗受交感神经系统的调节；③皮肤电导是心理或生理觉醒的指示，而癫痫可以调节皮肤电导。运动性和非运动性癫痫发作都会影响自主神经系统，这使得EDA成为监测癫痫时值得考虑的一种生物信号。此外，研究表明，与癫痫发作相关的EDA变化可能是即将发生癫痫猝死的标志[23]，因此这种变化可能是医护人员警报系统的关键点。EDA可以使用可穿戴设备（腕带）进行监测[19,24]。

体表肌电图（EMG）

体表肌电图提供了肌肉活动的无创测量。许多癫痫发作类型与运动有关，包括癫痫性痉挛和全面性强直-阵挛、肌阵挛、强直和过度运动性发作。表面肌电图的目标肌群包括三角肌、肱二头肌、肱三头肌和胫前肌，并且肌电图装置可以通过带子固定在肌群上。这种监测模式非常敏感，尤其是在夜间监测中，但白天使用可能受到高FAR的限制[25]。

心脏和呼吸监测器

心率变化可以反映癫痫引起的肌肉活动、自主交感神经活动的变化以及癫痫对边缘系统的影响，并且心率可能在癫痫发作之前、发作期间和发作之后发生变化[26]。对癫痫猝死的研究表明，严重的呼吸和心脏功能障碍会在癫痫猝死[6]之前发生，使得这些生物信号成为癫痫检测和医护人员警报系统的关键点。

光电容积脉搏波（PPG）

PPG是一种光学技术，可以通过测量微血管血容量的变化来监测心率和心律[27]。PPG还可以准确测量呼吸频率[28]。PPG是一种热门技术，因为PPG传感器可以集成到腕带设备中[19,29]，以监测心率和呼吸频率。

心电图（ECG）

心电图可以测量心脏产生的电活动。心率的变化可以反映癫痫引起的肌肉活动和自主神经活动的改变以及对边缘系统的影响，这种变化可能发生在癫痫发作之前、发作期间和发作之后[26]。在新型迷走神经刺激（VNS）装置（AspireSR和SenTiva装置）中使用的心率监测就依赖这种关联[30]。无线移动单通道心电可以进行不连续的、耐受性良好的心电监测[31]。

呼吸力运作带

呼吸力运作带可以应用多种技术测量呼吸频率和呼吸力。包括了电感容积描记法、应变计和带有压电传感器的绑带。这些设备产生并输出信号，反映了围绕胸部的呼吸带总表面积的变化或呼吸带内测得的张力变化[32]。这些设备很精确，但不像戴在手腕上的传感器那样方便。

温度传感器

温度传感器，如热电堆红外传感器或温度计提供无创的温度测量。目前，尚在研究皮肤温度是否为癫痫发作的有用标志。

床垫传感器

基于床垫的传感器是一种很有吸引力的工具，可用于探测夜间运动性癫痫并发出警报。研究表明夜间癫痫发作是癫痫猝死[33]的危险因素。有多种床垫下设备可以探测与强直-阵挛发作相关的节律性抽动所引起的压力变化[34-35]。

基于视频和雷达的设备

自动化视频和雷达癫痫监测设备是一种离体

工具，主要用于识别伴有运动表现的癫痫发作。基于雷达和视频的系统能够根据图像分析法（如光流算法）识别身体位置和身体运动[36]。这些设备不容易察觉，因为患者不需要与它进行身体接触。然而，患者和设备必须在同一个房间内。一些研究已经显示，针对处于家庭护理环境的患者，基于视频的自动监测夜间癫痫发作的成果令人振奋。根据我们的经验，一些家庭使用市面上出售的家庭视频监控系统来监测夜间发作，特别是对于癫痫患儿。这些装置尚未被验证是否适用于癫痫的识别，我们也无法评论其有效性。

癫痫犬

至少从20世纪90年代开始，人们就对能为癫痫患者服务的癫痫犬产生了兴趣。最初，这种兴趣源于一些轶事报道，这些报道称狗天生就对癫痫发作敏感。多年来，人们对能够识别和应对癫痫发作的癫痫反应犬（SRD）以及能够提供即将发作癫痫警报的癫痫预警犬（SAD）进行了研究。早期的初步报告乐观地认为，经过训练的癫痫预警犬可以在癫痫发作前提供可靠的警报[37]。在发现癫痫预警犬/癫痫反应犬的主人有非癫痫发作期后，后续的报道引起了人们的关注[38-39]。最近的文献综述发现，尚缺乏支持癫痫预警犬/癫痫反应犬有效性的经验证据，需要进一步的研究[40]。然而，他们也注意到，服务性动物对情绪和生活质量都有积极影响是公认的。

患者记录的癫痫日记

网站上和手机/平板电脑上有很多种癫痫日记工具和应用程序供患者免费使用。也可以在线获得传统的纸质日记编辑的PDF格式。规范的癫痫日记对于药物反应性的跟踪非常重要。但必须记住，患者自己记录的癫痫日记在可靠性方面存在重大问题。

多模态监测装置

多模态癫痫发作检测系统将多个测得的生物信号结合到一个系统中，以提高癫痫发作检测的灵敏度并降低误识率[19-20]。

灵敏度、特异性、虚警率和受试者工作特性曲线

理解用于评估癫痫检测设备性能的统计指标非常重要。敏感性和特异性是衡量这些设备诊断准确性的指标（即时确定癫痫是否发作）。在这种情况下，敏感性或真阳性率是癫痫发作被正确识别的比例，特异性或真阴性率是非癫痫发作被正确识别的比例。

虽然敏感性和特异性是诊断性试验的公认特性，但对癫痫发作检测设备更有帮助的评估指标是对于误识率或假阳性率（FPR）（误识率=100%－特异性）敏感性的比较。在本文中，误识率和假阳性率可以相互替代。例如，最近一项基于Emu的新型多模态可穿戴式癫痫探测器的研究报告显示，其灵敏度为95%，误识率为0.2次/天[41]。虽然这些数字表明这是一种高度特异的装置，但真阳性与假阳性检测/警报的比例取决于每个患者的发作频率。如果一个患者每天发作2次，那么大约每10次正确的癫痫检测对应1次错误警报：

$$95\% \frac{\text{检测的癫痫发作}}{\text{实际癫痫发作}} \times 2 \frac{\text{实际癫痫发作}}{\text{天数}} = 1.9 \frac{\text{检测的癫痫发作}}{\text{天数}} \cong 2 \frac{\text{检测的癫痫发作}}{\text{天数}}$$

$$2 \frac{\text{检测的癫痫发作}}{\text{实际癫痫发作}} : 0.2 \frac{\text{误报}}{\text{天数}} = 10 \text{检测的癫痫发作} : 1 \text{误报}$$

或者说，如果一个患者每5天发作一次癫痫（0.2次/天），那么同理可得，大约每1次正确的癫痫检测对应1次错误警报。

癫痫检测系统另一个重要的概念是受试者工作特性（ROC）曲线。ROC曲线是在y轴上绘制的相对于（1-特异性）的灵敏度图或在x轴上绘制的FAR图。ROC曲线是通过测定不同决策阈值或临界点（发作与未发作）[42]的灵敏度和假阳性率生成

的。通过改变临界点来增加阳性检出率，可以提高检测的敏感性，而代价是更高的假阳性率和误识率，如示例的ROC曲线（图18.1）所示。对ROC曲线的进一步讨论不在本文赘述。

不同类型癫痫发作的检测

癫痫有许多不同的临床表现，这使得为每一种癫痫类型确定合适的检测方法变得困难（表18.1）。癫痫检测的"金标准"是视频脑电图监测，尽管这种方式在很大程度上仅限于住院患者。在现实环境中，可以利用运动以及生理变化或结合

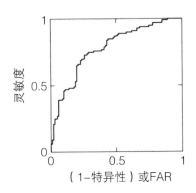

图18.1 ROC曲线

表18.1 癫痫发作检测方法

发作类型	检测方法		
	运动	心率	皮电活动
全面性			
强直阵挛发作	+	+	+
强直性发作	+	+	+
失张力性发作	±	±	−
阵挛性发作	+	−	−
失神发作	−	−	−
局灶性			
知觉保留型发作	±	±	±
知觉障碍型发作	±	+	+
运动症状起始发作	+	+	+
非运动症状起始发作	−	±	±

两者进行检测[22]。

全面性强直阵挛发作具有节律性运动、肌张力增高和生理变化，因此可以得出多种检测方法。强直性和阵挛性发作引起肌张力增高，这会刺激体表肌电探测器。伴有意识丧失的局灶性癫痫发作中的不自主运动不会连续刺激产生ACM或体表肌电，但自主神经的改变是显而易见的。局灶性知觉性或局灶非运动性发作的检测依赖于特定的症状。

商业化的设备

市面上可买到的癫痫检测设备旨在癫痫发作期间提供帮助。FDA批准的两种可穿戴式癫痫检测设备，主要依靠运动来检测。Brain Sentinel戴在肱二头肌上，利用肌电来检测运动。该设备能够提供触发事件的音频记录，并向医护人员发送警报。在可控的住院环境中，将该设备准确安置在肱二头肌上，该设备能100%检测到全面性强直阵挛发作，并在发作后平均7.7s触发检测[25]。

Empatica Embrace 2是一款手表型设备，通过加速计和陀螺仪监测运动变化，以及通过温度和皮肤电活动的改变监测生理变化。该装置在多个年龄段的多种癫痫类型中进行了测试，使用了多模态检测器，展现了高灵敏度和误识率[43]。虽然目前还没获得FDA的批准，但可以听到很多商业建议。SmartWatch Inspyre是一款可以安装在其他上市的可穿戴式设备的应用程序。重复的抖动会触发该设备向医护人员发出警报，拨打电话并提供GPS坐标。该程序还能在触发事件期间监测心率。Emfit是一个装在床垫下的监测器，它可以探测到有节奏的运动，提醒医护人员夜间癫痫的发作。在住院患者进行视频脑电图监测期间进行测试时，在平均9s内可检测到双侧阵挛运动。假阳性均是在清醒期间检测到[44]。SAMi警报系统是一种视频设备，旨在检测和提醒医护人员夜间癫痫发作。这个便携式视频系统是在检测到持续至少

15s的异常运动后触发的。触发后，该设备将与智能手机共享视频，允许远程监控和响应。

在过去的10～15年中，技术的进步促成了如今癫痫检测设备的发展。随着这些设备的改进，其实用性和可靠性将会得到提高。

成本

每台设备的成本各不相同。所有设备都有一次性购买的价格。那些带有报警系统的设备可能需要每月的订购费。在目前的保险市场中，商用设备的保险覆盖范围仍在不断发展。在商业保险公司中，承保范围是可变的。这些设备目前不在医保范围内。长期护理保险计划可能涵盖医疗报警设备中的癫痫检测装置。可以通过组建患者代表团体来获得财务支持。

结论

过去20年技术的进步促成了多种设备的发展，这些设备能够监测癫痫发作，并提醒医护人员在发作期间提供救助。这些设备还可提供客观的癫痫发作次数统计，有助于评估对药物的反应，识别耐药的癫痫患者，并指导治疗决策。医护人员报警装置的目的是能够在癫痫发作期间进行干预，潜在地降低癫痫猝死的风险。尽管前景光明，但仍需要更多的工作来证明该设备在现实环境中的临床效用，并优化癫痫检测的准确性。

参考文献

[1] Zack, M.M. and Kobau, R. (2017). National and state estimates of the numbers of adults and children with active epilepsy–United States, 2015. *Morb. Mortal. Wkly. Rep.* 66 (31): 821–825. https://doi.org/10.15585/mmwr.mm6631a1.

[2] Kwan, P. and Brodie, M.J. (2000). Early identification of refractory epilepsy. *N. Engl. J. Med.* 342 (5): 314–319. https://doi.org/10.1056/NEJM200002033420503.

[3] Baker, G.A., Jacoby, A., Buck, D. et al. (1997). Quality of life of people with epilepsy: a European study. *Epilepsia* 38 (3): 353–362.

[4] van Andel, J., Zijlmans, M., Fischer, K., and Leijten, F.S. (2009). Quality of life of caregivers of patients with intractable epilepsy. *Epilepsia* 50 (5): 1294–1296. https://doi.org/10.1111/j.1528-1167.2009.02032.x.

[5] Neligan, A., Bell, G.S., Shorvon, S.D., and Sander, J.W. (2010). Temporal trends in the mortality of people with epilepsy: a review. *Epilepsia* 51 (11): 2241–2246. https://doi.org/10.1111/j.1528–1167.2010.02711.x.

[6] Ryvlin, P., Nashef, L., Lhatoo, S.D. et al. (2013). Incidence and mechanisms of cardiorespiratory arrests in epilepsy monitoring units (MORTEMUS): a retrospective study. *Lancet Neurol.* 12 (10): 966–977. https://doi.org/10.1016/S1474-4422(13)70214-X.

[7] Hoppe, C., Poepel, A., and Elger, C.E. (2007). Epilepsy: accuracy of patient seizure counts. *Arch. Neurol.* 64 (11): 1595–1599. https://doi.org/10.1001/archneur.64.11.1595.

[8] Ebersole, J.S. (2014). *Current Practice of Clinical Electroencephalography*, 4e. Lippincott Williams & Wilkins.

[9] Sinha, S.R., Sullivan, L., Sabau, D. et al. (2016). American Clinical Neurophysiology Society guideline 1: minimum technical requirements for performing clinical electroencephalography. *J. Clin. Neurophysiol.* 33 (4): 303–307. https://doi.org/10.1097/WNP.0000000000000308.

[10] Hiscott, R. (2015). News from the American Epilepsy Society annual meeting: researchers develop wearable EEG device to record seizure activity. *Neurol. Today* 15 (24): 1–13. https://doi.org/10.1097/01.NT.0000476301.99381.e1.

[11] Weisdorf, S., Gangstad, S.W., Duun-Henriksen, J. et al. (2018). High similarity between EEG from subcutaneous and proximate scalp electrodes in patients with temporal lobe epilepsy. *J. Neurophysiol.* 120 (3): 1451–1460. https://doi.org/10.1152/jn.00320.2018.

[12] Buzsaki, G., Anastassiou, C.A., and Koch, C. (2012). The origin of extracellular fields and currents – EEG, ECoG, LFP and spikes. *Nat. Rev. Neurosci.* 13 (6): 407–420. https://doi.org/10.1038/nrn3241.

[13] Morrell, M.J. and RNS System in Epilepsy Study Group (2011). Responsive cortical stimulation for the treatment of medically intractable partial epilepsy. *Neurology* 77 (13): 1295–1304. https://doi.org/10.1212/WNL.0b013e3182302056.

[14] Cook, M.J., O'Brien, T.J., Berkovic, S.F. et al. (2013). Prediction of seizure likelihood with a long-term, implanted seizure advisory system in patients with drug-resistant epilepsy: a first-in-man study. *Lancet Neurol.* 12 (6): 563–571. https://doi.org/10.1016/S1474-4422(13)70075-9.

[15] Kavanagh, J.J. and Menz, H.B. (2008). Accelerometry: a technique for quantifying movement patterns during walking. *Gait Posture* 28 (1): 1–15. https://doi.org/10.1016/j.gaitpost.2007.10.010.

[16] Beniczky, S., Polster, T., Kjaer, T.W., and Hjalgrim, H. (2013). Detection of generalized tonic-clonic seizures by a wireless wrist accelerometer: a prospective, multicenter study. *Epilepsia* 54 (4): e58–e61. https://doi.org/10.1111/epi.12120.

[17] Nijsen, T.M., Aarts, R.M., Cluitmans, P.J., and Griep, P.A. (2010). Time-frequency analysis of accelerometry data for detection of myoclonic seizures. *IEEE Trans. Inf. Technol. Biomed.* 14 (5): 1197–1203. https://doi.org/10.1109/TITB.2010.2058123.

[18] Van de Vel, A., Cuppens, K., Bonroy, B. et al. (2013). Long-term home monitoring of hypermotor seizures by patient-worn accelerometers. *Epilepsy Behav.* 26 (1): 118–125. https://doi.

org/10.1016/j.yebeh.2012.10.006.

[19] Poh, M.Z., Loddenkemper, T., Reinsberger, C. et al. (2012). Convulsive seizure detection using a wrist-worn electrodermal activity and accelerometry biosensor. *Epilepsia* 53 (5): e93–e97. https://doi.org/10.1111/j.1528-1167.2012.03444.x.

[20] Conradsen, I., Beniczky, S., Wolf, P. et al. (2012). Automatic multi-modal intelligent seizure acquisition (MISA) system for detection of motor seizures from electromyographic data and motion data. *Comput. Meth. Programs Biomed.* 107 (2): 97–110. https://doi. org/10.1016/j.cmpb.2011.06.005.

[21] Bonnet, S. and Heliot, R. (2007). A magnetometer-based approach for studying human movements. *IEEE Trans. Biomed. Eng.* 54 (7): 1353–1355. https://doi.org/10.1109/TBME.2007.890742.

[22] Ulate-Campos, A., Coughlin, F., Gainza-Lein, M. et al. (2016). Automated seizure detection systems and their effectiveness for each type of seizure. *Seizure* 40: 88–101. https://doi.org/10.1016/j.seizure.2016.06.008.

[23] Picard, R.W., Migliorini, M., Caborni, C. et al. (2017). Wrist sensor reveals sympathetic hyperactivity and hypoventilation before probable SUDEP. *Neurology* 89 (6): 633–635. https://doi.org/10.1212/WNL.0000000000004208.

[24] Poh M., Loddenkemper T., Swenson N.C. et al. (2010). Continuous monitoring of electrodermal activity during epileptic seizures using a wearable sensor. *Annual International Conference of the IEEE Engineering in Medicine and Biology Society*, Buenos Aires, Argentina, (31 Aug.–4 Sept. 2010). Piscataway, NJ, USA: IEEE.

[25] Halford, J.J., Sperling, M.R., Nair, D.R. et al. (2017). Detection of generalized tonic-clonic seizures using surface electromyographic monitoring. *Epilepsia* 58 (11): 1861–1869. https://doi.org/10.1111/epi.13897.

[26] Zijlmans, M., Flanagan, D., and Gotman, J. (2002). Heart rate changes and ECG abnormalities during epileptic seizures: prevalence and definition of an objective clinical sign. *Epilepsia* 43 (8): 847–854.

[27] Allen, J. (2007). Photoplethysmography and its application in clinical physiological measurement. *Physiol. Meas.* 28 (3): R1–R39. https://doi.org/10.1088/0967-3334/28/3/r01.

[28] Fusco A., Locatelli D., Onorati F. et al.. (2015). On how to extract breathing rate from PPG signal using wearable devices. *IEEE Biomedical Circuits and Systems Conference (BioCAS)*, Atlanta, Georgia, USA, (22–24 Oct. 2015). Piscataway, NJ, USA: IEEE.

[29] Turakhia, M.P., Desai, M., Hedlin, H. et al. (2019). Rationale and design of a large-scale, app-based study to identify cardiac arrhythmias using a smartwatch: the Apple Heart Study. *Am. Heart J.* 207: 66–75. https://doi.org/10.1016/j.ahj.2018.09.002.

[30] Fisher, R.S., Afra, P., Macken, M. et al. (2016). Automatic vagus nerve stimulation triggered by ictal tachycardia: clinical outcomes and device performance–the U.S. E-37 trial. *Neuromodulation* 19 (2): 188–195. https://doi.org/10.1111/ner.12376.

[31] Massé, F., Penders, J., Serteyn, A. et al. (2010). Miniaturized wireless ecg monitor for real-time detection of epileptic seizures. *ACM Tran. Embedded Comput. Syst.* 12 (4): 111–117.

[32] Berry, R.B., Budhiraja, R., Gottlieb, D.J. et al. (2012). Rules for scoring respiratory events in sleep: update of the 2007 AASM manual for the scoring of sleep and associated events. Deliberations of the sleep apnea definitions Task Force of the American Academy of Sleep Medicine. *J. Clin. Sleep Med.* 8 (5): 597–619. https://doi.org/10.5664/jcsm.2172.

[33] Lamberts, R.J., Thijs, R.D., Laffan, A. et al. (2012). Sudden unexpected death in epilepsy: people with nocturnal seizures may be at highest risk. *Epilepsia* 53 (2): 253–257. https://doi.org/10.1111/j.1528-1167.2011.03360.x.

[34] Poppel, K.V., Fulton, S.P., McGregor, A. et al. (2013). Prospective study of the Emfit movement monitor. *J. Child Neurol.* 28 (11): 1434–1436. https://doi.org/10.1177/0883073812471858.

[35] Van de Vel, A., Verhaert, K., and Ceulemans, B. (2014). Critical evaluation of four different seizure detection systems tested on one patient with focal and generalized tonic and clonic seizures. *Epilepsy Behav.* 37: 91–94. https://doi.org/10.1016/j.yebeh.2014.06.014.

[36] Geertsema, E.E., Thijs, R.D., Gutter, T. et al. (2018). Automated video-based detection of nocturnal convulsive seizures in a residential care setting. *Epilepsia* 59 (Suppl 1): 53–60. https://doi.org/10.1111/epi.14050.

[37] Strong, V., Brown, S.W., and Walker, R. (1999). Seizure-alert dogs – fact or fiction? *Seizure* 8 (1): 62–65. https://doi.org/10.1053/seiz.1998.0250.

[38] Krauss, G.L., Choi, J.S., and Lesser, R.P. (2007). Pseudoseizure dogs. Neurology 68 (4): 308–309. https://doi.org/10.1212/01.wnl.0000250345.23677.6b.

[39] Doherty, M.J. and Haltiner, A.M. (2007). Wag the dog: skepticism on seizure alert canines. *Neurology* 68 (4): 309. https://doi.org/10.1212/01.wnl.0000252369.82956.a3.

[40] Catala, A., Cousillas, H., Hausberger, M., and Grandgeorge, M. (2018). Dog alerting and/or responding to epileptic seizures: a scoping review. *PLoS One* 13 (12): e0208280. https://doi.org/10.1371/journal.pone.0208280.

[41] Onorati, F., Regalia, G., Caborni, C. et al. (2017). Multicenter clinical assessment of improved wearable multimodal convulsive seizure detectors. *Epilepsia* 58 (11): 1870–1879. https://doi.org/10.1111/epi.13899.

[42] Obuchowski, N.A. (2003). Receiver operating characteristic curves and their use in radiology. *Radiology* 229 (1): 3–8. https://doi.org/10.1148/radiol.2291010898.

[43] Martinez-Cagigal V. (2018). ROC Curve. MATLAB Central File Exchange. https://www.mathworks.com/matlabcentral/fileexchange/52442-roc-curve (accessed 8 July 2020).

[44] Narechania, A.P., Garic, I.I., Sen-Gupta, I. et al. (2013). Assessment of a quasi-piezoelectric mattress monitor as a detection system for generalized convulsions. *Epilepsy Behav.* 28 (2): 172–176. https://doi.org/10.1016/j.yebeh.2013.04.017.

癫痫之旅5：癫痫突发事件（包括癫痫持续状态、严重发作、护理、癫痫急救和癫痫连续发作）

Anteneh M. Feyissa, Matthew T. Hoerth, Eric T. Payne

（译者：林元相　王丰）

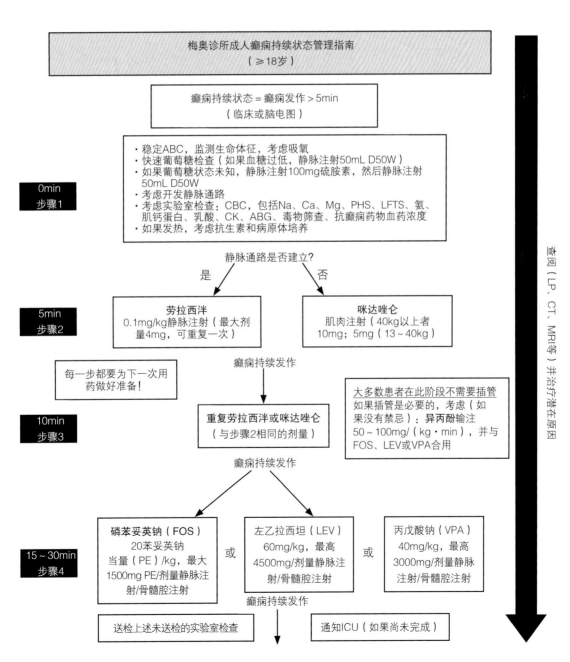

Epilepsy, Second Edition. Edited by Gregory D. Cascino, Joseph I. Sirven and William O. Tatum.
© 2021 John Wiley & Sons Ltd. Published 2021 by John Wiley & Sons Ltd.

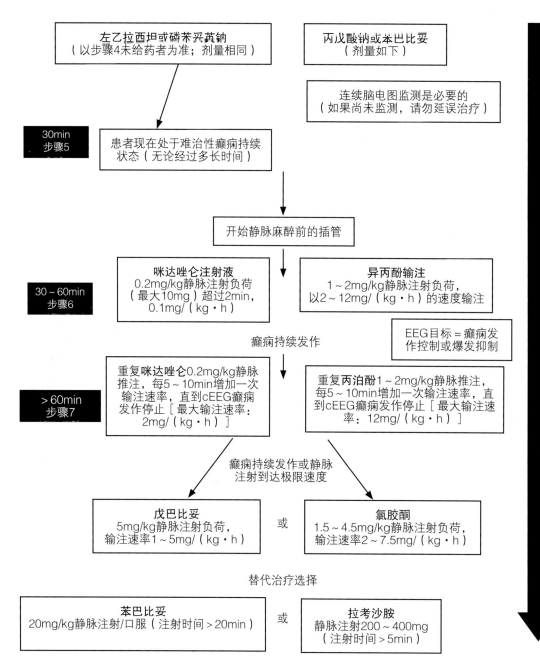

癫痫之旅6：首次癫痫发作的评估：小儿篇

Korwyn Williams

（译者：林希　张元隆）

　　儿科医生经常为可能发生癫痫发作的患者诊治。通常，患儿的发作是癫痫性的，但有时不是。通常情况下，"记录病史并开始体检"是做出诊断的最初"测试"。然而，30%的情况下，即使是有经验的儿童神经科医生在最初的病史询问后，也不能确定发作是什么性质的[1]。在这些情况下，辅助检查有时是有帮助的，但即使是进入癫痫监护病房，也有25%的情况下是非癫痫发作。在这种情况下，时间可能是评估诊断的重要方面。

　　系统的方法有助于确定发作是否为癫痫。

　　最初的任务是排除可能类似癫痫发作的情况[2]。从病史来看，某些因素可能提示癫痫的病因：

- 先兆（经验性或感觉性的）；
- 行为停止；
- 活动过程中无反应或精神运动减慢；
- 强迫凝视或头部偏转；
- 某些类型的运动活动（阵挛性、肌阵挛性、强直性、肌张力障碍）；
- 颜色变化（发绀、苍白）；
- 尿失禁；
- 发作后的症状，如偏头痛、失语、构音障碍或单侧肢体无力。

　　这些症状单独出现不是典型的，但在适当的情况下，这些症状如果同时出现将提示癫痫样事件的发生。

　　然而，在儿童中可以看到一些类似癫痫的症状，根据患者的年龄，鉴别诊断可能会发生变化。

　　新生儿/婴儿：胃食管反流、绞痛、呼吸暂停、先天性心脏病、原始反射、斜颈、刻板印象。

　　幼儿：屏气发作、心律失常、晕厥、噩梦/夜惊、睡眠呼吸暂停。

　　青少年：偏头痛，做白日梦，注意缺陷/多动障碍，学习障碍，精神疾病，如抑郁、焦虑、强迫性障碍或躯体形式障碍。

　　如果是癫痫性的，则确定事件是否是由诱发因素（如发热/感染、外伤、代谢紊乱）引起的。单纯发热性癫痫发作的复发率为30%，但日后癫痫发生率 < 3%，通常无须治疗[3]。然而，脑炎患者可能不符合癫痫的诊断，但在短期内癫痫反复发作的风险很高，需要治疗。

　　如果是非诱发性的，考虑到复发的可能性很高，要确定之前是否有类似的非诱发性事件，以确定癫痫的诊断。如果该事件是孤立的，需要确定病史的其他方面（智力残疾、半身轻瘫）或辅助检查（脑电图癫痫样放电、神经影像显著结构异常）是否预示复发的高风险并符合癫痫的标准[4]。

　　如果癫痫已确诊，则通常建议开始每日抗惊厥治疗。

Epilepsy, Second Edition. Edited by Gregory D. Cascino, Joseph I. Sirven and William O. Tatum.
© 2021 John Wiley & Sons Ltd. Published 2021 by John Wiley & Sons Ltd.

癫痫发作的流程图

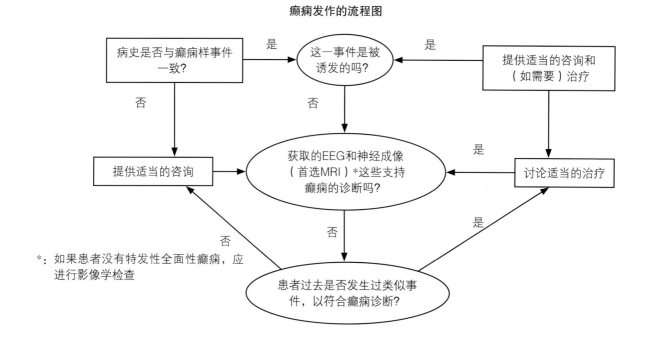

＊：如果患者没有特发性全面性癫痫，应进行影像学检查

参考文献

[1] Stroink, H., van Donselaar, C.A., Geerts, A.T. et al. (2003). The accuracy of the diagnosis of paroxysmal events in children. *Neurology* 60: 979–982.

[2] Scottish Intercollegiate Guidelines Network (2018). Epilepsies in children and young people: Investigative procedures and management. https://epi-care.eu/wp-content/uploads/2019/03/SIGN-81_Diagnosis-and-management-of-epilepsy-in-children-and-young-people_2005.pdf.

[3] Shinnar and Glauser (2002). Febrile Seizures. *J. Child Neurol.* 17: S44–S52.

[4] Fisher, R.S., Acevedo, C., Arzimanoglou, A. et al. (2014). A practical clinical definition of epilepsy. *Epilepsia* 55: 475–482.

癫痫之旅7：首次癫痫发作的评估：成人篇

Paul M. Magtibay, Joseph I. Sirven

（译者：王华燕　吴仰宗）

在美国，每年大约有150 000名成年人会发生不明原因的癫痫首次发作[1]。基于成年人癫痫首次发作对其潜在身体、心理和社会的影响[2-3]，建立下一步处理的规则显得尤其重要。

Krumholtz等提出了3个临床问题来处理成人癫痫首次发作的临床指南[4]，这些问题是：

（1）癫痫首次发作后再次发作的可能性如何[4]？

（2）癫痫首次发作后是否马上需要抗癫痫药物治疗[4]？

（3）抗癫痫药物治疗的风险是什么[4]？

当出现可能为癫痫发作时，通常会询问病史和初步的体格检查，以做出诊断，并确定癫痫发生是否有诱因。一旦确定癫痫的诊断，就可以根据目前的证据给患者提供适当的建议和/或治疗方案。不明原因癫痫首次发作的成年患者在首次发作后头两年内再发风险为21%～45%[4]。此外，首次发作即用抗癫痫药治疗有减少患者前2年内再发风险，然而并不改善癫痫缓解的远期疗效[4]。当首次发作就立即使用抗癫痫药物治疗时，认识到抗癫痫药物的不良反应是非常重要的。必须告知患者抗癫痫药物治疗的不良反应发生率为7%～31%[4]。对于患者首次发作后是否立即启动AED治疗，临床医生应根据患者的病史、患者个人的意愿、未使用抗癫痫药物的风险和使用抗癫痫药物后的不良反应综合评估。

Epilepsy, Second Edition. Edited by Gregory D. Cascino, Joseph I. Sirven and William O. Tatum.
© 2021 John Wiley & Sons Ltd. Published 2021 by John Wiley & Sons Ltd.

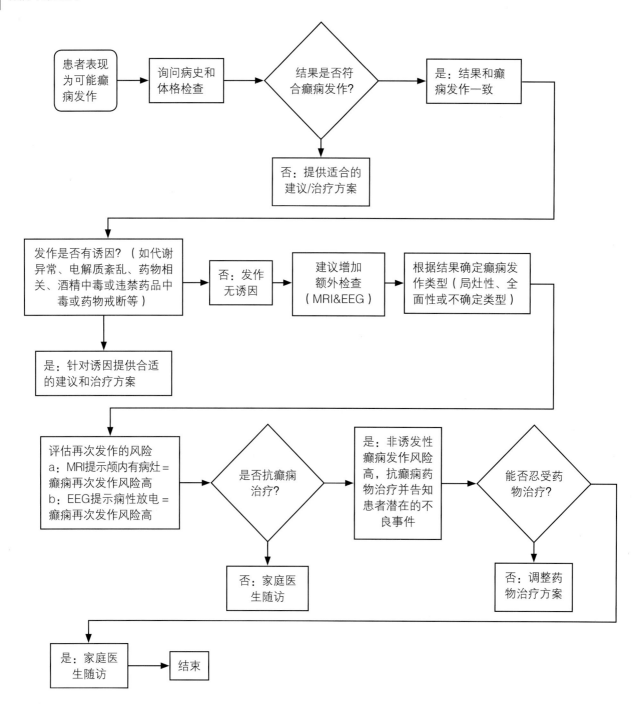

参考文献

[1] Hauser, W.A. and Beghi, E. (2008). First seizure definitions and worldwide incidence and mortality. *Epilepsia* 49 (suppl 1): 8–12.

[2] England, M.J., Livermari, C.T., Schultz, A.M., and Strawbridge, L.M. (2012). Institute of medicine (US) committee on the public health dimensions of the epilepsies. In: *Epilepsy Across the Spectrum*: *Promoting Health and Understanding* (eds. M.J. England, C.T. Livermari, A.M. Schultz and L.M. Strawbridge).

Washington, DC: The National Academies Press.

[3] Krumholz, A., Wiebe, S., Gronseth, G. et al. (2007). Practice parameter: evaluating an apparent unprovoked first seizure in adults (an evidence-based review): report of the quality standards subcommittee of the American academy of neurology and the American epilepsy society. *Neurology* 69: 1996–2007.

[4] Krumholz, A., Wiebe, S., Gronseth, G.S. et al. (2015). Evidence-based guideline: management of an unprovoked first seizure in adults French. *Neurology* 84 (16).

癫痫之旅8：如何选择药物：用于癫痫治疗后再发的方案

Amy Z. Crepeau

（译者：王华燕　吴仰宗）

对于癫痫患者而言，癫痫治疗的目标是没有癫痫发作和无明显的药物副作用。大约70%的癫痫患者在首次使用抗癫痫药物后无癫痫发作[1]。药物的副作用需引起重视，然而每种药物都有副作用，而且个体差异较大，副作用也相对比较普遍。首次癫痫发作即予治疗而未推迟治疗的患者，在2年内不良反应有差异，这些不良反应包括认知功能损害和抑郁表现[2]。对那些少部分首次癫痫发作未治疗的患者来说，确定最合适的下一步治疗方案尤为重要。

当第一次给予抗癫痫发作药物治疗后仍有癫痫发作时，需评估抗癫痫药物是否选择正确和剂量是否充足。血药浓度的测定有助于判断剂量是否充足，传统的抗癫痫发作药物如卡马西平和苯妥英钠治疗量的范围较小。血药浓度水平低于治疗范围量需根据临床反应调整用量。最近的新型抗癫痫药物治疗量的范围较大，血药浓度测定对治疗用量判断是否充足有帮助，但不一定完全适合每个患者。总的来说，早晨的血药浓度处于低谷，可以判断抗癫痫药物用量是否充足。低于中毒剂量且超治疗量的药物使用于临床，应该告知患者相关的副作用[3]。根据已知的癫痫发作类型重新考虑抗癫痫药物的选择。广谱抗癫痫药物，包括左乙拉西坦、丙戊酸钠、苯二氮䓬类和拉莫三嗪，对局灶性和全面性癫痫均有效，对根据病史

和临床表现无法确定癫痫发作类型的患者也可以考虑使用。有些确诊为局灶性癫痫，窄谱抗癫痫药物对此类癫痫类型更为有效。这些药物包括卡马西平、奥卡西平和普瑞巴林。有些抗癫痫药物仅适用于一小部分癫痫发作类型，包括乙琥胺适用于失神发作[4]。

当首次抗癫痫药物剂量合适的情况下仍有癫痫发作，此时需充分考虑使用作用机制不同的抗癫痫药物。例如，患者使用左乙拉西坦后仍有癫痫发作，这时需考虑离子通道阻滞剂类抗癫痫药物，而不是使用和左乙拉西坦同一种类型的布瓦西坦。

选择第二种抗癫痫药物时需更加考虑药物的副作用。如果是由于无法忍受的副作用而调整药物，接下来的使用的抗癫痫药物的副作用需明显与之不同。如果是由于药物无效而选择别的抗癫痫药物，与首次抗癫痫药物相同副作用的抗癫痫药物可作为选择。

国际抗癫痫联盟对药物难治性癫痫的定义为：根据癫痫发作类型选择正确且能耐受的两种抗癫痫药物，癫痫仍未得到控制[5]。当患者达到药物难治性癫痫的诊断标准，尽管抗癫痫药物调整可达到一定作用，但此时，需对患者进一步的评估。首先，癫痫的诊断必须明确。如果对诊断有疑问，再次发作是否为癫痫，明确诊断需使用视

Epilepsy, Second Edition. Edited by Gregory D. Cascino, Joseph I. Sirven and William O. Tatum.
© 2021 John Wiley & Sons Ltd. Published 2021 by John Wiley & Sons Ltd.

频脑电图。

　　治疗方法还包括饮食疗法和外科手术切除癫

痫灶。确定癫痫灶对癫痫手术的选择提供了非常重要的作用，也为癫痫治愈提供潜在的可能。

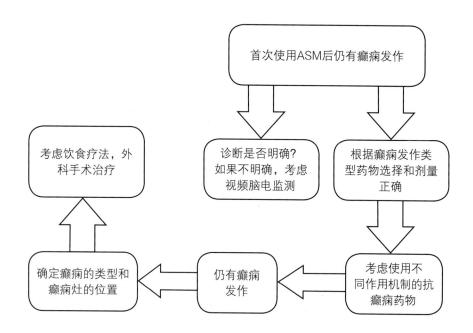

参考文献

[1] Kwan, P. and Brodie, M.J. (2000). Early identification of refractory epilepsy. *N. Engl. J. Med.* 342 (5): 314–319.

[2] Jacoby, A., Gamble, C., Doughty, J. et al. (2007). Medical research council MSG. Quality of life outcomes of immediate or delayed treatment of early epilepsy and single seizures. *Neurology* 68 (15): 1188–1196.

[3] St Louis, E.K. (2009). Minimizing AED adverse effects: improving quality of life in the interictal state in epilepsy care. *Curr. Neuropharmacol.* 7 (2): 106–114.

[4] Crepeau, A.Z. and Sirven, J.I. (2017). Management of adult onset seizures. *Mayo Clin. Proc.* 92 (2): 306–318.

[5] Kwan, P., Arzimanoglou, A., Berg, A.T. et al. (2010). Definition of drug resistant epilepsy: consensus proposal by the ad hoc task force of the ILAE commission on therapeutic strategies. *Epilepsia* 51 (6): 1069–1077.

癫痫之旅9：癫痫持续状态治疗流程

Sara E. Hocker, Eric T. Payne

（译者：林元相　林堃）

梅奥诊所儿童癫痫持续状态管理指南（校正概念年龄为1个月～18岁）

癫痫持续状态 = 癫痫发作 > 5min（临床或脑电图）

发作0min 步骤1
- 稳定呼吸、循环系统，保持气道开放，监测生命体征，考虑补充氧气
- 快速血糖检测（假如血糖低，给予25%葡萄糖2mL/kg静脉注射）
- 考虑建立静脉通道
- 考虑实验室检查：电解质、钙、镁、磷、全血细胞计数、肝功能检测、肌酐、动脉血气分析、毒性分析、抗惊厥药物的血药浓度
- 如果发热，考虑抗生素治疗和微生物培养
- 考虑请呼吸治疗师会诊（特别是在内科病房）
- 考虑气道保护的必要性

是否可以获得静脉通道?

是 → **劳拉西泮** 0.1mg/kg静脉注射（最大剂量4mg）（注射时间 > 2min）

否 → **咪达唑仑** 滴鼻0.4mg/kg（最大剂量10mg）或肌肉注射0.4mg/kg（最大剂量10mg）

发作5min 步骤2

每一步都要为下一次用药做好准备!

癫痫持续 ↓

发作10min 步骤3
重复劳拉西泮或咪达唑仑（与步骤2相同的剂量）

在这个阶段大部分患者不需要气管插管
如果需要插管，考虑（如果没有禁忌）：
异丙酚2mg/kg，罗库溴铵1mg/kg
当患者麻痹时或直到持续脑电监测可用时（最长4h）：
异丙酚注射50～100μg/（kg·min），并用25PE/kg的负荷剂量的磷苯妥英钠静脉注射/骨髓腔注射

癫痫持续 ↓

考虑请儿童神经科医师行持续脑电图监测

发作15min 步骤4
左乙拉西坦 50mg/kg静脉注射/骨髓腔注射（注射时间 > 5min）

或

磷苯妥英钠 25PE/kg静脉注射/骨髓腔注射［最大剂量2PE/（kg·min）或150PE/min］

癫痫持续 ↓

送检上述未送实验室检查的样本

联系儿童重症监护室（如果尚未完成）

Epilepsy, Second Edition. Edited by Gregory D. Cascino, Joseph I. Sirven and William O. Tatum.
© 2021 John Wiley & Sons Ltd. Published 2021 by John Wiley & Sons Ltd.

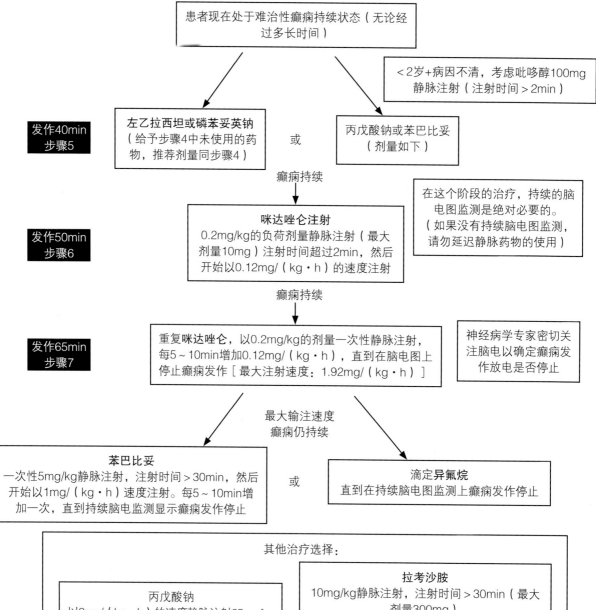

患者现在处于难治性癫痫持续状态（无论经过多长时间）

<2岁+病因不清，考虑吡哆醇100mg静脉注射（注射时间>2min）

发作40min 步骤5

左乙拉西坦或磷苯妥英钠（给予步骤4中未使用的药物，推荐剂量同步骤4）

或

丙戊酸钠或苯巴比妥（剂量如下）

癫痫持续

发作50min 步骤6

咪达唑仑注射
0.2mg/kg的负荷剂量静脉注射（最大剂量10mg）注射时间超过2min，然后开始以0.12mg/（kg·h）的速度注射

在这个阶段的治疗，持续的脑电图监测是绝对必要的。（如果没有持续脑电图监测，请勿延迟静脉药物的使用）

癫痫持续

发作65min 步骤7

重复**咪达唑仑**，以0.2mg/kg的剂量一次性静脉注射，每5~10min增加0.12mg/（kg·h），直到在脑电图上停止癫痫发作［最大注射速度：1.92mg/（kg·h）］

神经病学专家密切关注脑电以确定癫痫发作放电是否停止

最大输注速度
癫痫仍持续

苯巴比妥
一次性5mg/kg静脉注射，注射时间>30min，然后开始以1mg/（kg·h）速度注射。每5~10min增加一次，直到持续脑电监测显示癫痫发作停止

或

滴定异氟烷
直到在持续脑电图监测上癫痫发作停止

其他治疗选择：

丙戊酸钠
以3mg/（kg·h）的速度静脉注射25mg/kg（禁忌证：年龄<2岁，肝病，血小板减少，疑似代谢性疾病）

拉考沙胺
10mg/kg静脉注射，注射时间>30min（最大剂量300mg）

苯巴比妥
20mg/kg静脉注射或骨髓腔注射，注射时间>20min［最大速度1mg/（kg·h）］

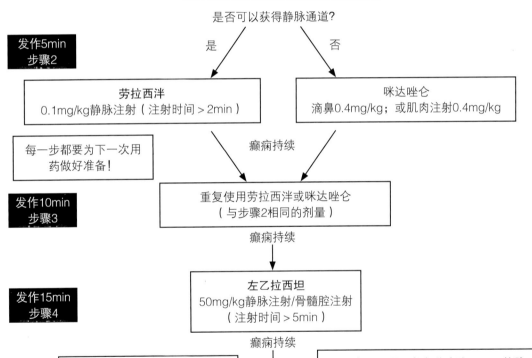

梅奥诊所新生儿癫痫持续状态管理指南
（校正年龄为＜1个月）

癫痫发作

发作开始时 步骤1

- 稳定呼吸、循环系统，保持气道开放，监测生命体征，考虑补充氧气
- 快速血糖检测（假如血糖低，给予10%葡萄糖2mL/kg静脉注射）
- 考虑建立静脉通道
- 考虑实验室检查：电解质、钙、镁、磷、全血细胞计数、肝功能检测、肌酐、动脉血气分析、毒物分析、抗惊厥药物的血药浓度
- 如果发热，考虑抗生素治疗和微生物培养
- 考虑请呼吸治疗师会诊（特别是在内科病房）
- 考虑气道保护的必要性

应用CFM电极或放置在儿童神经病学病房行持续脑电图监测
（可以行新生儿脑电监测的场所）

癫痫持续状态 = 癫痫发作 ＞ 5min
（临床或脑电图）

是否可以获得静脉通道?

发作5min 步骤2

是　　　　　　否

劳拉西泮
0.1mg/kg静脉注射（注射时间＞2min）

咪达唑仑
滴鼻0.4mg/kg；或肌肉注射0.4mg/kg

每一步都要为下一次用药做好准备!

癫痫持续

发作10min 步骤3

重复使用劳拉西泮或咪达唑仑
（与步骤2相同的剂量）

癫痫持续

发作15min 步骤4

左乙拉西坦
50mg/kg静脉注射/骨髓腔注射
（注射时间＞5min）

癫痫持续

送检上述未送实验室检查的样本

如果病因不明，考虑吡哆醇100mg静脉注射（注射时间＞2min）

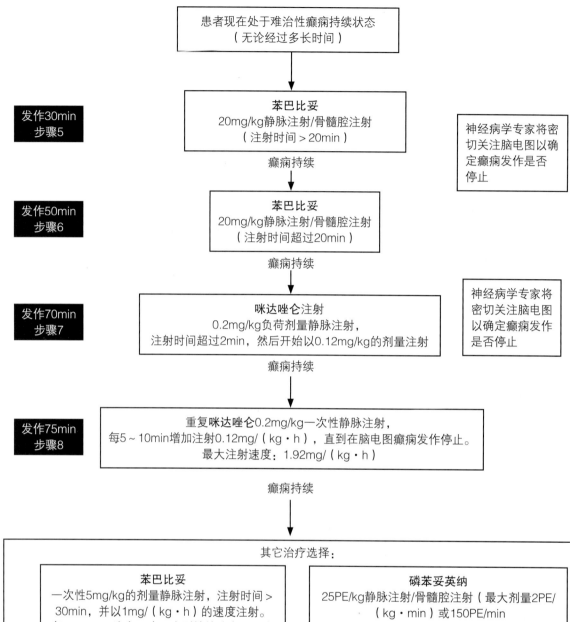

患者现在处于难治性癫痫持续状态
（无论经过多长时间）

发作30min 步骤5

苯巴比妥
20mg/kg静脉注射/骨髓腔注射
（注射时间＞20min）

神经病学专家将密切关注脑电图以确定癫痫发作是否停止

癫痫持续

发作50min 步骤6

苯巴比妥
20mg/kg静脉注射/骨髓腔注射
（注射时间超过20min）

癫痫持续

发作70min 步骤7

咪达唑仑注射
0.2mg/kg负荷剂量静脉注射，
注射时间超过2min，然后开始以0.12mg/kg的剂量注射

神经病学专家将密切关注脑电图以确定癫痫发作是否停止

癫痫持续

发作75min 步骤8

重复**咪达唑仑**0.2mg/kg一次性静脉注射，
每5～10min增加注射0.12mg/（kg·h），直到在脑电图癫痫发作停止。
最大注射速度：1.92mg/（kg·h）

癫痫持续

其它治疗选择：

苯巴比妥
一次性5mg/kg的剂量静脉注射，注射时间＞30min，并以1mg/（kg·h）的速度注射。每5～10min滴定一次，直到持续脑电图上癫痫发作停止

磷苯妥英纳
25PE/kg静脉注射/骨髓腔注射（最大剂量2PE/（kg·min）或150PE/min

异氟醚（滴定至脑电图癫痫发作抑制）

利多卡因
一次性2mg/kg的剂量静脉注射，开始以6mg/（kg·h）的速度注射（最大剂量40mg/kg）

如果断奶，注射有困难，
考虑加用**托吡酯**5mg/kg，一天2次

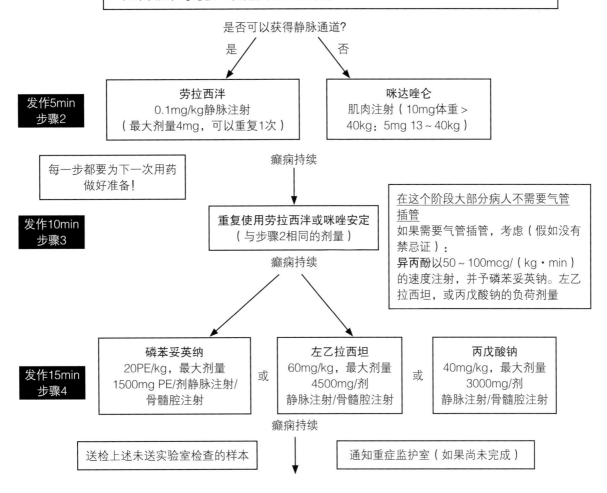

梅奥诊所成人癫痫持续状态管理指南
（≥18岁）

癫痫持续状态 = 癫痫发作 > 5min
（临床或脑电图）

发作开始时 步骤1

- 稳定呼吸、循环系统，保持气道开放，监测生命体征，考虑补充氧气
- 快速血糖检测（假如血糖低，给予50%葡萄糖50mL静脉注射）
- 如果血糖状态未知，静脉注射100mg硫胺素，然后静脉注射50%葡萄糖50mL
- 考虑建立静脉通道
- 考虑实验室检查：全血细胞计数，完整的生化检查，包括钠、钙、镁、磷、肝功能、氨、肌钙蛋白、乳酸、肌酸激酶、动脉血气、毒物筛查、抗惊厥药物血药浓度
- 如果发热，考虑抗生素治疗和微生物培养

是否可以获得静脉通道？

是　　　否

发作5min 步骤2

劳拉西泮
0.1mg/kg静脉注射
（最大剂量4mg，可以重复1次）

咪达唑仑
肌肉注射（10mg体重 >
40kg：5mg 13~40kg）

每一步都要为下一次用药
做好准备！

癫痫持续

发作10min 步骤3

重复使用劳拉西泮或咪唑安定
（与步骤2相同的剂量）

在这个阶段大部分病人不需要气管插管
如果需要气管插管，考虑（假如没有禁忌证）：
异丙酚以50~100mcg/（kg·min）的速度注射，并予磷苯妥英钠。左乙拉西坦，或丙戊酸钠的负荷剂量

癫痫持续

发作15min 步骤4

磷苯妥英纳
20PE/kg，最大剂量
1500mg PE/剂静脉注射/
骨髓腔注射

或

左乙拉西坦
60mg/kg，最大剂量
4500mg/剂
静脉注射/骨髓腔注射

或

丙戊酸钠
40mg/kg，最大剂量
3000mg/剂
静脉注射/骨髓腔注射

癫痫持续

送检上述未送实验室检查的样本

通知重症监护室（如果尚未完成）

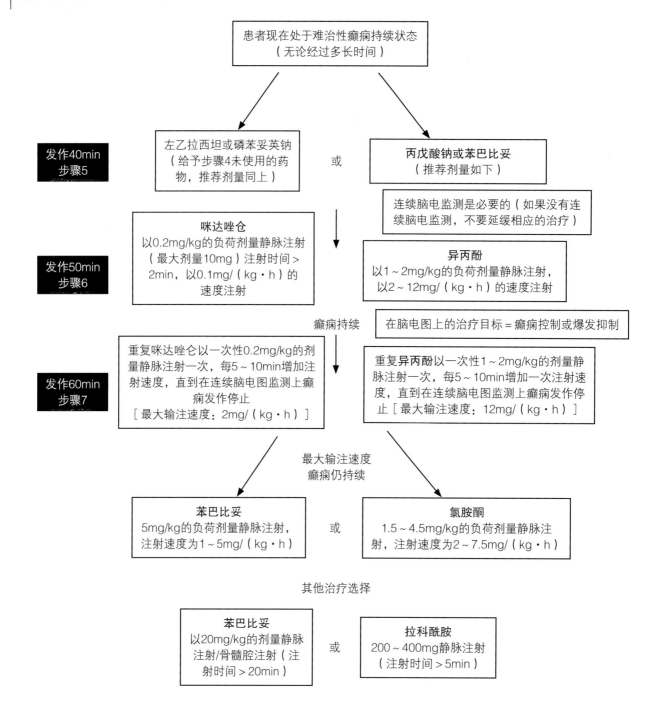

患者现在处于难治性癫痫持续状态
（无论经过多长时间）

**发作40min
步骤5**

左乙拉西坦或磷苯妥英钠
（给予步骤4未使用的药物，推荐剂量同上）

或

丙戊酸钠或苯巴比妥
（推荐剂量如下）

连续脑电监测是必要的（如果没有连续脑电监测，不要延缓相应的治疗）

**发作50min
步骤6**

咪达唑仑
以0.2mg/kg的负荷剂量静脉注射（最大剂量10mg）注射时间 > 2min，以0.1mg/（kg·h）的速度注射

异丙酚
以1~2mg/kg的负荷剂量静脉注射，以2~12mg/（kg·h）的速度注射

在脑电图上的治疗目标＝癫痫控制或爆发抑制

癫痫持续

**发作60min
步骤7**

重复咪达唑仑以一次性0.2mg/kg的剂量静脉注射一次，每5~10min增加注射速度，直到在连续脑电图监测上癫痫发作停止
［最大输注速度：2mg/（kg·h）］

重复**异丙酚**以一次性1~2mg/kg的剂量静脉注射一次，每5~10min增加一次注射速度，直到在连续脑电图监测上癫痫发作停止［最大输注速度：12mg/（kg·h）］

最大输注速度
癫痫仍持续

苯巴比妥
5mg/kg的负荷剂量静脉注射，注射速度为1~5mg/（kg·h）

或

氯胺酮
1.5~4.5mg/kg的负荷剂量静脉注射，注射速度为2~7.5mg/（kg·h）

其他治疗选择

苯巴比妥
以20mg/kg的剂量静脉注射/骨髓腔注射（注射时间 > 20min）

或

拉科酰胺
200~400mg静脉注射
（注射时间 > 5min）

癫痫之旅10：成人抗癫痫药物的停用

Sarah A. Merrill, Kent R. Richter, Joseph I. Sirven

（译者：林元相　林堃）

成人抗癫痫药物的停用：抗癫痫药物停用时机的治疗算法[1-4,6-7]

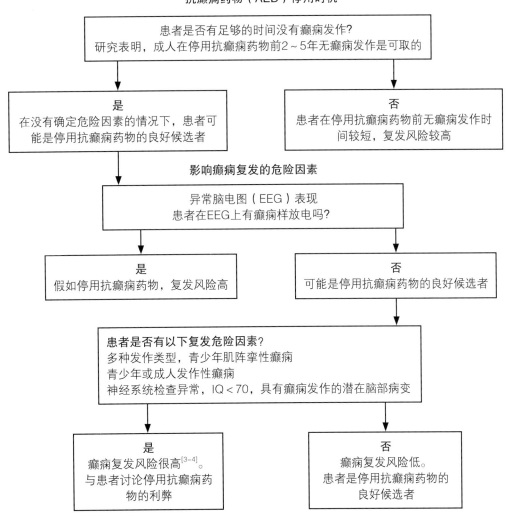

抗癫痫药物（AED）停用时机

患者是否有足够的时间没有癫痫发作？
研究表明，成人在停用抗癫痫药物前2~5年无癫痫发作是可取的

是
在没有确定危险因素的情况下，患者可能是停用抗癫痫药物的良好候选者

否
患者在停用抗癫痫药物前无癫痫发作时间较短，复发风险较高

影响癫痫复发的危险因素

异常脑电图（EEG）表现
患者在EEG上有癫痫样放电吗？

是
假如停用抗癫痫药物，复发风险高

否
可能是停用抗癫痫药物的良好候选者

患者是否有以下复发危险因素？
多种发作类型，青少年肌阵挛性癫痫
青少年或成人发作性癫痫
神经系统检查异常，IQ<70，具有癫痫发作的潜在脑部病变

是
癫痫复发风险很高[3-4]。
与患者讨论停用抗癫痫药物的利弊

否
癫痫复发风险低。
患者是停用抗癫痫药物的良好候选者

Epilepsy, Second Edition. Edited by Gregory D. Cascino, Joseph I. Sirven and William O. Tatum.
© 2021 John Wiley & Sons Ltd. Published 2021 by John Wiley & Sons Ltd.

停用抗癫痫药物的时机和速度[3,8-9]

抗癫痫药物的停药时机和速度

理想情况下，应在情况稳定和最小压力或其它刺激因素期间尝试停用抗癫痫药物。大多数癫痫复发发生在抗癫痫药物停药后的前12个月。12个月后癫痫发作的风险大致相当于持续抗癫痫药物治疗的患者的风险[3]

抗癫痫药物的停用速度具有灵活性，是被允许的[9]。研究表明，儿童停药时间6周和9个月在停用效率和安全性方面的差别是极小的[8]。目前，仍没有成人停用抗癫痫药物速度方面的研究

成人停用抗癫痫药物的特殊注意事项

· 抗癫痫药物的使用降低了口服避孕药的有效性[4]。鉴于某些抗癫痫药物的致畸作用，这可能会影响育龄妇女的停药时机[5]

· 抗癫痫药物的使用可能会导致嗜睡和注意力不集中，从而对患者的工作和家庭生活产生负面影响。神经心理学评估显示，与继续接受抗癫痫药物治疗的患者相比，停用抗癫痫药物后的患者大多数指标均有增加[4]

· 停药期间建议患者放弃驾驶车辆

· 告知患者在停药期间，癫痫复发的风险可能会增加

· 在开始使用或停用抗癫痫药物之前，必须考虑患者的共患病和慢性病。抗癫痫药物可能与其它药物相互作用，这可能促使抗癫痫药物提前停药或实施更谨慎的停药方案

参考文献

[1] Kilpatrick, C.J. (2004). Withdrawal of antiepileptic drugs in seizure-free adults. *Aust. Prescr.* 27: 114–117.

[2] Strozzi, I., Nolan, S.J., Sperling, M.R. et al. (2015). Early versus late antiepileptic drug withdrawal for people with epilepsy in remission. *Cochrane Database Syst. Rev.* 11 (2): CD001902.

[3] Lossius, M.I., Hessen, E., Mowinckel, P. et al. (2007). Consequences of antiepileptic drug withdrawal: a randomized, double-blinded study. *Epilepsia* 49 (3).

[4] Hixson, J.D. (2010). Stopping antiepileptic drugs: when and why? *Curr. Treat. Options Neurol.* 12 (5): 434–442.

[5] Güveli, B.T., Rosti, R.Ö., Güzeltaş, A. et al. (2017). Teratogenicity of antiepileptic drugs. *Clin. Psychopharmacol. Neurosci.* 15 (1): 19–27.

[6] American Academy of Neurology (1996). Practice parameter: a guideline for discontinuing antiepileptic drugs in seizure-free patients--summary statement. Report of the quality standards Subcommittee of the American Academy of neurology. *Neurology* 47 (2): 600–602.

[7] Otte, W.M., Geerts, A.T. et al. (2017). Individualised prediction model of seizure recurrence and long-term outcomes after withdrawal of antiepileptic drugs in seizure-free patients: a systematic review and individual participant data meta-analysis. *Lancet Neurol.* 16 (7): 523–531.

[8] Tennison, M., Greenwood, R., Lewis, D., and Thorn, M. (1994). Discontinuing antiepileptic drugs in children with epilepsy. A comparison of a six-week and a nine-month taper period. *New Engl. J. Med.* 330 (20): 1407–1410.

[9] (2003). When and how to stop antiepileptic drugs in adults. *Drug Ther. Bull.* 41: 41–43.

癫痫之旅11：无癫痫发作患儿的抗癫痫药停用：儿科神经学家的观点

Elaine C. Wirrell

（译者：林玮玮　张元隆）

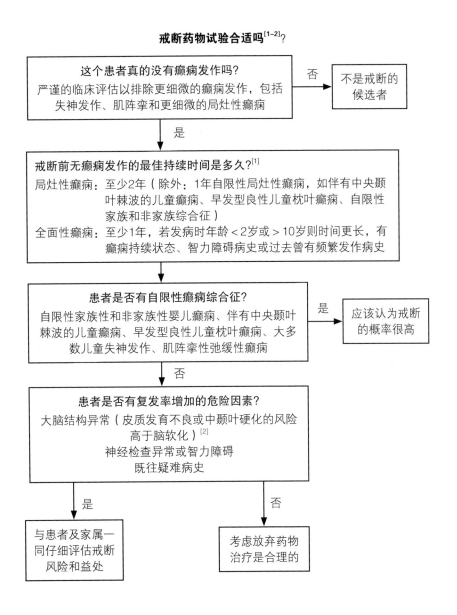

Epilepsy, Second Edition. Edited by Gregory D. Cascino, Joseph I. Sirven and William O. Tatum.
© 2021 John Wiley & Sons Ltd. Published 2021 by John Wiley & Sons Ltd.

脑电图对成功预测有帮助吗[3-4]?

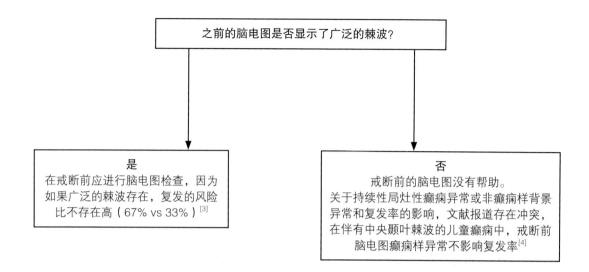

之前的脑电图是否显示了广泛的棘波？

是
在戒断前应进行脑电图检查，因为如果广泛的棘波存在，复发的风险比不存在高（67% vs 33%）[3]

否
戒断前的脑电图没有帮助。
关于持续性局灶性癫痫异常或非癫痫样背景异常和复发率的影响，文献报道存在冲突，在伴有中央颞叶棘波的儿童癫痫中，戒断前脑电图癫痫样异常不影响复发率[4]

患者及其家属是否了解癫痫复发的风险与继续服用抗癫痫药物的风险？

- 事故和伤害——解决生活方式问题——驾驶、高风险运动、某些职业、洗澡等
- 癫痫猝死
- 癫痫持续状态
- 难治性癫痫复发——风险非常低，大约1%[5]
- 社会后果——学校、就业、驾驶

- 认知和行为方面的副作用
- 潜在的神经元凋亡[6]
- 骨质疏松症/骨量减少
- 激素与妊娠问题
- 其他不良反应——体重增加，肝功能障碍
- 需要持续的医疗随访和实验室检查
- 药物与药物之间相互作用的可能性
- 药物的耻辱感

如果患者是戒断的适合者，且复发的风险在患者和家属可接受的情况下，应如何戒断抗癫痫药物（AED）[7-8]？

现在是停药的好时机吗？
理想的目标是在停药后可以驾驶，过渡到成年神经科
其他时间可能不是最佳时间，例如学年开始、家庭假期之前等

↓

停止用药的速度应该有多快？
数据有限，但是更快和更慢停药复发率差不多[7-8]
通常情况下，在1个月或更长时间内，一次只停止服用一种药物

参考文献

[1] Strozzi, I., Nolan, S.J., Sperling, M.R. et al. (2015). Early versus late antiepileptic drug withdrawal for people with epilepsy in remission. *Cochrane Database Syst. Rev.* 11 (2): CD001902.

[2] Dhamija, R., Moseley, B.D., Cascino, G.D., and Wirrell, E.C. (2011). A population-based study of long-term outcome of epilepsy in childhood with a focal or hemispheric lesion on neuroimaging. *Epilepsia* 52 (8): 1522–1526.

[3] Andersson, T., Braathen, G., Persson, A., and Theorell, K. (1997). A comparison between one and three years of treatment in uncomplicated childhood epilepsy: a prospective study. II. The EEG as predictor of outcome after withdrawal of treatment. *Epilepsia* 38 (2): 225–232.

[4] Kim, H., Kim, S.Y., Lim, B.C. et al. (2018). Spike persistence and normalization in benign epilepsy with centrotemporal spikes–implications for management. *Brain Dev.* 40 (8): 693–698.

[5] Camfield, P. and Camfield, C. (2005). The frequency of intractable seizures after stopping AEDs in seizure-free children with epilepsy. *Neurology* 64 (6): 973–975.

[6] Kim, J.S., Kondratyev, A., Tomita, A., and Gale, K. (2007). Neurodevelopmental impact of antiepileptic drugs and seizures in the immature brain. *Epilepsia* 48 (Suppl. 5): 19–26.

[7] Tennison, M., Greenwood, R., Lewis, D., and Thorn, M. (1994). Discontinuing antiepileptic drugs in children with epilepsy. A comparison of a six-week and a nine-month taper period. *New Engl. J. Med.* 330 (20): 1407–1410.

[8] Serra, J.G., Montenegro, M.A., and Guerreiro, M.M. (2005). Antiepileptic drug withdrawal in childhood: does te duration of tapering off matter for seizure recurrence? *J. Child Neurol.* 20 (7): 624–626.

癫痫之旅12：成人癫痫手术后抗癫痫药物的停用

Christian Rosenow, Luca Farrugia, Andrew Pines, Joseph I. Sirven

（译者：林玮玮　林云清）

1）进行了哪种外科手术？

难治性癫痫的外科手术包括前颞叶切除术（ATL）、病灶切除术、胼胝体切除术、选择性杏仁海马切除术和局灶性皮质切除术[1]。有数据表明，所进行的手术不能显著预测患者对AED停药的耐受性[2]。然而，对于特定的手术，如前颞叶切除术[3]，是独立的撤药成功的预测因子

2）开始抗癫痫药物（AED）停药的最佳时间表

术后AED停药的标准时间是1年无癫痫发作（超过80%的自然复发发生在第1年[4]），但几乎没有证据确定最佳时间点。一项研究提供的证据表明，在10个月前开始减药可能是有害的，但撤药时间在试验之间是可变的[5]。如果患者服用一种以上的抗癫痫药物，则应在手术后1年内开始停药[2-3]

3）术后预后的预测因素

预后良好的预测因素
· 癫痫病程 < 20年
· 手术年龄 < 30岁[6]
· 手术至停药期间无癫痫发作[7]
· 发作间期无癫痫样放电
· 无胶质增生和局灶性皮质发育不良
· 无海马硬化[8]
· 无热性惊厥——这是ATL所特有的
· 术后1年后脑电图正常
· 完整的手术切除[9]

4）停药的禁忌证

AED停药的障碍
医生在考虑停用AED时，应该考虑患者的生活方式和职业。对于可能对自己或他人造成危险的患者（如操作重型机械、驾驶飞机等）应格外小心

Epilepsy, Second Edition. Edited by Gregory D. Cascino, Joseph I. Sirven and William O. Tatum.
© 2021 John Wiley & Sons Ltd. Published 2021 by John Wiley & Sons Ltd.

5）患者–家庭–医生决策模式

考虑因素
- 研究中大约有35%的复发率
- 即使在AED再优化后仍有大约30%的撤药患者继续癫痫发作[2]
- 然而，50%的AED再优化复发患者恢复到比撤药前更低的剂量
- 心理合并症阻止了完全撤药
- 与长期使用AED的相关风险
- 致畸和神经发育影响[10]
- 骨密度下降[11]
- 对认知和行为的副作用

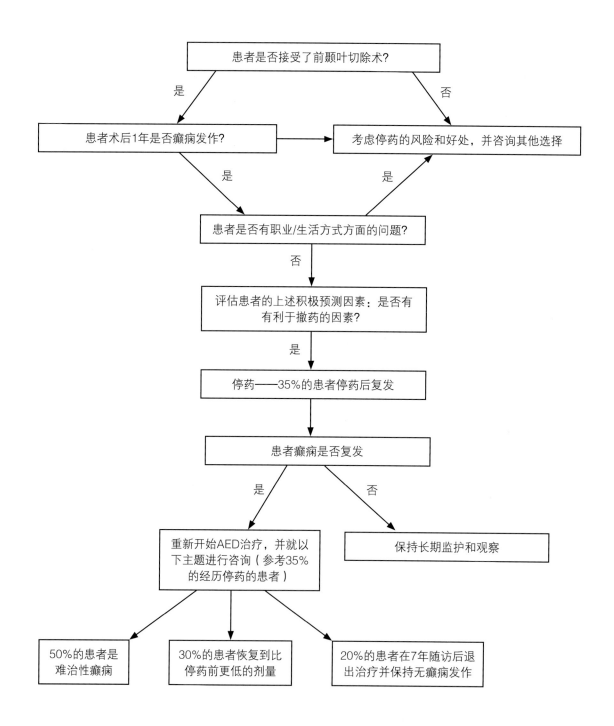

参考文献

[1] Zimmerman, R.S. and Sirven, J.I. (2003). An overview of surgery for chronic seizures. *Mayo Clin. Proc.* 78: 109–117.

[2] Menon, R., Rathore, C., Sarma, S.P., and Radhakrishnan, K. (2012). Feasibility of antiepileptic drug withdrawal following extratemporal resective epilepsy surgery. *Neurology* 79: 770–776.

[3] Rathore, C., Jeyaraj, M.K., Dash, G.K. et al. (2018). Outcome after seizure recurrence on antiepileptic drug withdrawal following temporal lobectomy. *Neurology* 91: e208–e216.

[4] Ramesha, K.N., Mooney, T., Sarma, P.S., and Radhakrishnan, K. (2011). Long-term seizure outcome and its predictors in patients with recurrent seizures during the first year aftertemporal lobe resective epilepsy surgery. *Epilepsia* 52: 917–924.

[5] Lee, S.Y., Lee, J.Y., Kim, D.W. et al. (2008). Factors related to successful antiepileptic drug withdrawal after anterior temporal lobectomy for medial temporal lobe epilepsy. *Seizure* 17: 11–18.

[6] Al-Kaylani, M., Konrad, P., Lazenby, B. et al. (2007). Seizure freedom off antiepileptic drugs after temporal lobe epilepsy surgery. *Seizure* 16: 95–98.

[7] Lamberink, H.J., Otte, W.M., Geleijns, K., and Braun, K.P. (2015). Antiepileptic drug withdrawal in medically and surgically treated patients: a meta-analysis of seizure recurrence and systematic review of its predictors. *Epileptic Disord.* 17: 211–228.

[8] Rathore, C., Panda, S., Sarma, P.S., and Radhakrishnan, K. (2011). How safe is it to withdraw antiepileptic drugs following successful surgery for mesial temporal lobe epilepsy? *Epilepsia* 52: 627–635.

[9] Park, K.I., Lee, S.K., Chu, K. et al. (2010). Withdrawal of antiepileptic drugs after neocortical epilepsy surgery. *Ann. Neurol.* 67: 230–238.

[10] Gaitatzis, A. and Sander, J.W. (2013). The long-term safety of antiepileptic drugs. *CNS Drugs* 27: 435–455.

[11] Shiek Ahmad, B., Petty, S.J., Gorelik, A. et al. (2017). Bone loss with antiepileptic drug therapy: a twin and sibling study. *Osteoporos. Int.* 28: 2591–2600.

癫痫之旅13：妊娠期癫痫患者：分析学

Katherine Noe

（译者：王华燕　洪舒婷）

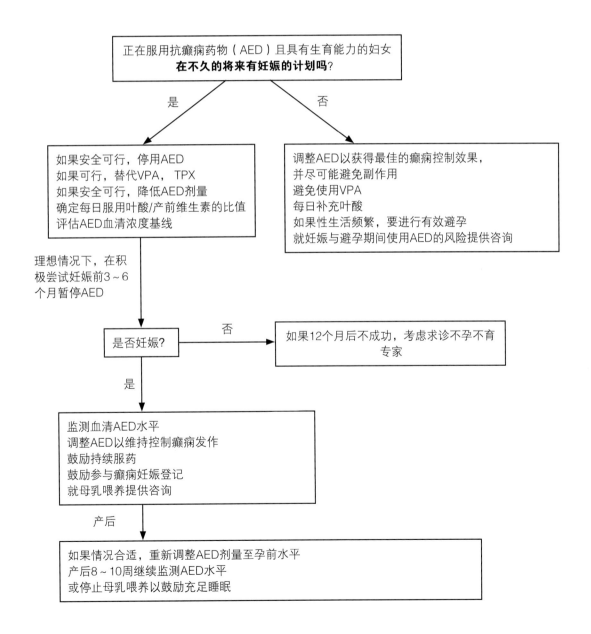

正在服用抗癫痫药物（AED）且具有生育能力的妇女
在不久的将来有妊娠的计划吗？

是　　　　　　否

如果安全可行，停用AED
如果可行，替代VPA，TPX
如果安全可行，降低AED剂量
确定每日服用叶酸/产前维生素的比值
评估AED血清浓度基线

调整AED以获得最佳的癫痫控制效果，
并尽可能避免副作用
避免使用VPA
每日补充叶酸
如果性生活频繁，要进行有效避孕
就妊娠与避孕期间使用AED的风险提供咨询

理想情况下，在积
极尝试妊娠前3～6
个月暂停AED

是否妊娠？　　　否　　　如果12个月后不成功，考虑求诊不孕不育
专家

是

监测血清AED水平
调整AED以维持控制癫痫发作
鼓励持续服药
鼓励参与癫痫妊娠登记
就母乳喂养提供咨询

产后

如果情况合适，重新调整AED剂量至孕前水平
产后8～10周继续监测AED水平
或停止母乳喂养以鼓励充足睡眠

Epilepsy, Second Edition. Edited by Gregory D. Cascino, Joseph I. Sirven and William O. Tatum.
© 2021 John Wiley & Sons Ltd. Published 2021 by John Wiley & Sons Ltd.

第三部分

癫痫的治疗方法：外科治疗

第19章

手术前评估

David B. Burkholder, Anthony L. Ritaccio, Cheolsu Shin

（译者：王丰）

引言

手术是药物难治性癫痫的一种重要的治疗手段。大约1/3的癫痫患者最终会发展为药物难治性癫痫[1-2]，其中相当一部分可通过手术达到癫痫发作完全缓解。有随机对照试验（RCT）专门评估了颞叶切除术与内科治疗相比较的有效性，证明了手术在实现颞叶癫痫发作完全缓解方面有明显优势[3-4]。尽管如此，手术治疗仍然没有得到充分推广应用，而且常常直到患者病程的晚期才被采用。

术前评估对于确定患者是否可能从手术治疗中获益至关重要。综合患者的病史、症状学分析、电生理检查结果、解剖和功能成像以及其他检测结果，以确认癫痫灶定位假说。并对术后癫痫发作完全缓解率和术后功能缺陷的可能性进行风险评估，从而对是否执行手术做出知情决定。

患者选择

在选择适合进行术前评估的患者时，许多因素都很重要。癫痫类型、对药物的反应和患者的期望值都是决策过程中需要考虑的。

癫痫类型

单一癫痫灶是适合于癫痫术前评估的类型。

理想的手术患者应该有支持局灶性癫痫发作的单一症状学。即使症状一致，癫痫发作之间仍可存在一定程度的差异。对于具有超过一种发作症状学的患者仍可以考虑进行术前评估，但对不止一个部位起源的发作应持怀疑态度，并需要对每种发作症状进行适当的分析。

有时，患者的癫痫症状表现不明确。症状学描述缺乏足够的信息来明确诊断局灶性癫痫。脑影像学检查可能无法识别致痫性病变，脑电图（EEG）可能正常，也可能无法充分描述发作间期局灶性与全面性癫痫样放电。在这种情况下，需要住院进入癫痫监测单元（EMU）进一步记录癫痫发作，以便对癫痫类型进行评估。而且通常可以与多种术前评估相结合。

虽然大多数术前评估是对局灶性癫痫患者进行的，但也有例外。患有药物难治性癫痫性脑病（包括强直或失张力发作）的儿童可受益于胼胝体切开术，应考虑进行评估。从一侧大脑半球发作起源的灾难性癫痫患儿，即使发作起源广泛分布于一侧半球或从该半球的多个不同区域起源，也应考虑行半球切开术。这些患者通常在婴儿期就患有严重癫痫，如果在年龄较小时尽早进行手术干预，可终止或减少发作，从而减少长期功能障碍的发生。因此，早期转诊进行手术评估至关重要。

Epilepsy, Second Edition. Edited by Gregory D. Cascino, Joseph I. Sirven and William O. Tatum.
© 2021 John Wiley & Sons Ltd. Published 2021 by John Wiley & Sons Ltd.

药物难治性

在评估手术适应证时，药物难治性是一项重要的条件。药物难治性癫痫的定义为单独或联合使用两种正确选择且剂量合理的抗癫痫发作药物（ASM），在足够长的治疗时间里，仍不能有效控制的非诱发性发作[5]。这一定义是基于成熟的数据，该数据表明癫痫患者在经历前两种药物治疗失败后，不太可能仅靠药物治疗能有效控制癫痫发作。尽管不断有新的ASM问世，但癫痫对药物的反应性并没有随着时间的推移而改变。从1984—1997年对一组新诊断为癫痫患者的研究[1]，以及2012年对新诊断为癫痫的患者进行的随访研究都显示，在第一、二种ASM治疗无效时，即使添加第三种ASM，仍不能有效控制癫痫发作[2]。因此，当患者被证明为药物难治性时，应考虑进行癫痫手术。

ASM的耐受性是一个常见的问题，大约1/3的癫痫患者出现了影响生活的副作用[6]。一旦出现了不可耐受的药物副作用，往往需要改变药物，替换为可耐受的方案。尽管因为不耐受而调整药物的情况很常见，但应该记住，药物治疗失败的定义是不能控制癫痫发作，而不是药物不耐受。

在少数情况下，如果认为尚未达到药物难治性癫痫诊断标准，如果有极高的癫痫猝死（SUDEP）的风险（通常是曾有接近SUDEP的经历），并且有一个清晰可识别的致痫性病变，手术后癫痫发作完全缓解的可能性很高，则可考虑手术。

对癫痫手术的错误认识

由于人们对癫痫手术存在一些错误认识，导致很多药物难治性癫痫患者无法及时进入术前评估。尽管有高质量的证据支持癫痫手术在癫痫治疗中的重要作用[3]，但患者对癫痫手术的认知常常是"最后的治疗办法"和"治疗起来很困难"。这些想法并不是患者独有的，也存在于医疗工作者之间，即使在患者非常适合外科治疗的情况下。在一个较小规模的癫痫手术系列研究中，纳入的研究对象术后有83%癫痫发作完全缓解。本研究中接近40%的患者是自我转诊到外科，而不是医务人员建议转诊；14%的患者在接受术前评估之前，神经科医师建议不要接受手术[7]。此外，即便在经典的RCT研究证明癫痫手术有效之后的10年中，这种转诊模式也没有得到显著改变[8]，这可能部分反映了人们对脑部手术存在的误解。许多误解和错误认识与两个因素有关：对适合手术评估的对象缺乏认识，以及对手术可能带来的不良结果的错误认识。

患者期望值

与任何其他治疗决策一样，接受癫痫手术与否必须基于患者或其合法医疗决策者的个体化的期望值。在临床诊疗期间，可能要做出很多的治疗选择，包括药物治疗、设备治疗、饮食治疗和手术。在每个决策点，应告知患者及其家属所有可行的方案及其风险、好处和原理，以便诊疗始终以患者为中心。

与药物治疗相比，手术和器械治疗具有侵入性。当患者权衡其治疗方案时，手术往往难以概念化。在癫痫患者的早期诊疗中，简要地沟通这些更进一步的治疗方案和技术通常是有帮助的，可以加深患者对癫痫诊疗的认识，使其了解如果标准药物治疗失败，何时可以开始考虑更进一步的治疗，以及在随后的治疗中的预期是什么。这些沟通不需要十分深入或者面面俱到。相反，应该以一种介绍的形式进行沟通，以便患者知悉更全面的癫痫治疗方案，在患者逐渐出现癫痫耐药性的情况下能考虑到更多的可能性。

当患者发觉自己为耐药性癫痫，并提出手术治疗的可能性时，是全面的咨询的合适时机。咨询内容应包括对术前评估过程的介绍，如果可能，还应包括对癫痫发作完全缓解的现实期望。通常，基于术前评估之前的现有临床资料，是无法推测癫痫手术预后的，应该对患者明确说明这一问题。如果不能事先提供足够的癫痫发作完全控制可能性的估计，患者在决定开始术前评估时可能会犹豫不决。在这种情况下，还应该强调的是，评估本身得到的结果才能明确预后的估计，并且应该向患者保证，开始术前评估不会让他们承诺必须接受手术，即使他们是非常适合手术的患者。

许多患者进行癫痫手术的目的是完全停用ASM。尽管手术后一部分癫痫患者完全无发作能够停用药物，但癫痫手术的目的是术后在有或无持续用药的情况下终止癫痫发作。应告知患者即使在成功的癫痫手术后，仍要继续使用ASM。如果患者术前服用多种药物，在手术成功后通常能够减少药物剂量，可以实现单药治疗。

关于外科手术适应证的误解

手术适应证对于确保最佳的疗效非常重要，并且需要得到术者的认可。不幸的是，许多因素可能导致术者认为患者不适合手术。药物难治性作为最客观的因素之一，常常被术者误解。在美国和瑞典进行的调查中，只有不到20%的神经学家正确地将药物难治性认定为两种ASM治疗失败[9-10]。对药物难治性的错误认识会导致治疗延误。其他特征，如患者年龄、癫痫发作频率、发作区域和影像学表现，也可导致不将患者转诊进行术前评估的决策（表19.1）。药物难治性的评估是客观的，但是不进行术前评估的决定可能更加主观，这是基于对癫痫手术适应证的误解。术者应该意识到这些偏见，并对患者和其他医务人员进行癫

表19.1 关于癫痫手术适应证的常见误解

误解	事实
癫痫发作频率较低的患者不值得术前评估	任何频率的癫痫发作都会导致丧失独立生活能力，对生活质量产生负面影响，可以通过手术解决[11] 即使每年只有一到两次发作，也会使SUDEP的风险增加5～10倍[12]
年幼患者在年龄足够大之前不应考虑进行癫痫手术，直到他们自己做出决定	在一些年轻患者中延迟癫痫手术可能导致不可逆转的功能恶化、患病率，并且随着时间的推移，有与失控癫痫相关的较小的死亡率
老年患者不适合做外科手术	所有年龄段的患者，包括老年患者，都可以从癫痫手术中获益，应该与年轻患者一样考虑手术评估[13]
癫痫手术对发育迟缓、智能障碍或IQ低下的患者无效	任何认知功能水平的患者都可能受益于癫痫手术[14]
患有颞叶癫痫才能从手术中获益	颞外癫痫也可以通过切除或消融手术有效治疗
患者必须MRI上有异常才能从手术中获益	MRI阴性癫痫可能仍然对癫痫手术有反应

痫进阶诊疗的教育。

对手术和预后的误解

当患者决定是否进行癫痫手术时，往往存在认知差异，这可能导致不必要的焦虑和决策延迟。患者也许不愿意接受任何导致癫痫发作无法缓解的情况，这可能与过度担忧手术风险有关。在一项研究中，大约1/3的患者错误地认为脑部手术比不受控制的癫痫更危险，并且几乎60%的患者高估了手术的严重并发症发生率[15]。准确地教育患者接受癫痫手术的原因及其时机，并如实告知手术风险以及术后癫痫发作完全缓解的可能性，与不做手术癫痫持续发作的风险相比较，可以帮助患者做出决策，尽管这似乎不太可能改变不愿接受癫痫手术的患者的想法[16]。是否接受癫痫手术的决定是复杂的，不同患者的想法存在显著差

异。当然，所有决策都应基于患者个人的潜在风险和利益的预期。然而，这些决定必须以患者能得到准确的信息为基础。

诊断评估

任何癫痫术前评估的目标都是明确手术适应证，包括术后癫痫发作完全缓解和术后并发症的可能性。因此，必须做出癫痫发作起源区的假设。术前评估用于确认、反驳或进一步完善这一假设，同时提供有关致痫区的信息。如果没有一个合理的假设，无论是侵入性颅内监测还是治疗性手术切除都无法进行。

在耐药性癫痫患者术前评估阶段，许多检测手段有助于定位癫痫灶。需要使用哪些技术手段取决于许多因素，包括实践中的偏好、评估中心的设备条件以及患者癫痫的个体化病因。事实上，术前癫痫评估的方式存在显著的差异。一项对欧洲25个综合性癫痫中心的调查显示，在术前评估中使用的影像学成像技术和癫痫灶源定位技术有很大的差异[17]。这种差异的存在表明，癫痫手术前评估没有统一的"最佳方法"。

初步评估

术前评估旨在发现致痫性结构性病变，并通过视频脑电图监测确定癫痫类型和发作起始区域，同时还要评估认知功能情况。在此期间收集的信息是术前评估中最重要的数据。

磁共振成像（MRI）

所有接受术前评估的药物难治性癫痫患者都应进行脑磁共振成像以评估是否存在结构性病因。致痫性局灶性结构病变的存在是癫痫手术后癫痫发作完全缓解的最佳预测因素[18]。由于其他病因，如炎症、免疫介导或感染性病因，也可能在MRI中发现病变，并可能影响治疗方案。

国际上已经制定了癫痫磁共振成像的理想序列（表19.2）[19]，尽管各个中心之间可能存在差异。建议尽可能将场强提高到1.5T以上，高场强神经成像（如头部3T MRI），为细微异常提供更好的分辨率。MRI可以通过后处理技术进一步优化，如海马体积测量，以评估海马大小和不对称性，或对细微的皮质异常进行形态学计量分析。

表19.2 门诊癫痫评估的理想MRI序列

三维
T1（1mm）
角度：前连合–后连合
轴位
FLAIR（≤3mm）
T2（≤3mm）
含铁血黄素敏感（≤3mm）
角度：海马平面
冠状位
FLAIR（≤3mm）
T2（≤3mm）
角度：海马平面

对于许多接受术前评估的患者，当初诊断癫痫时，可能已经做过MRI检查，如果成像质量足够好，可不需要重复进行。然而，先前的MRI应该由接受过亚专业培训的神经放射学专家进行仔细审查，因为一般的放射学专家可能无法识别细微的异常，因为他们不擅长阅读癫痫患者的头部MRI。

癫痫监测与发作分类

绝大多数接受癫痫手术评估的患者需要使用长程视频EEG在EMU中进行癫痫发作分类。在EMU中允许癫痫学家观察头皮EEG数据与同步的视频记录的癫痫发作症状学，以便为癫痫发作分类。应记录到患者所有代表性的癫痫发作类型，尤其是当患者有一种以上的临床发作表现。在家中发生见证过典型癫痫发作的目击者，如家人和朋友，也可以在EMU查看录像记录的癫痫发作，以确认是否记录到了患者典型的癫痫发作。

符合头皮脑电图的症状学有助于支持癫痫发作起始区的定位。以颞叶内侧癫痫为例，与发作临床症状学相一致的单侧颞叶发作期EEG变化，支持颞叶癫痫发作的假设。相反，如果症状学和脑电图表现不一致，那么在做出进一步决策之前，应该考虑做更多的检查。进入EMU评估还能收集其他有助于手术预后判断的信息，如记录到的癫痫发作以外区域是否存在独立的发作间期癫痫样放电。

在某些特定情况下，手术决策可在不经过脑电图监测的情况下做出。主要是指术前评估期间具有一致临床信息的患者，如MRI上致痫性病变与发作症状学在解剖学上完全一致，同时与发作间期EEG癫痫样异常放电位置吻合，就无须经过长程脑电图监测，可"跳过"这一评估阶段。一项研究对MRI提示单侧海马硬化（HS）所致内侧颞叶癫痫（MTLE）患者进行了分析，根据是否接受长程视频EEG监测进行分组。所有患者的发作均符合MTLE，多次门诊EEG提示其发作间期癫痫样放电或脑电图发作中 > 80%发生在HS同侧。无论是否接受监测，术后患者的癫痫发作完全缓解率没有显著差异，但是，未接受监测的患者等待手术的时间明显短于接受监测的患者[20]。

神经心理学测验

正式的神经心理学评估有助于术前决策和咨询。认知缺陷在癫痫中很常见，需要在进行切除或消融手术前确定明确。如果患者存在认知功能的缺陷，这将作为手术后的一个有价值的比较指标，并且在术后可以指导认知康复治疗。通过神经心理学测试发现的认知缺陷还可以用于定位或定侧，从而为癫痫网络假说提供有用的信息。所有这些信息都可用于指导手术过程[21]。

附加评估

部分患者可凭借上述评估手段做出临床治疗决策。然而，一些患者需要进一步评估，以更好地完善术前假设和/或评估潜在的手术风险。例如MRI上无明显致痫性病变、头皮EEG定位不确切和根据现有资料无法定位的患者，可能需要进一步评估，以更好地明确致痫灶，并评估术后神经功能缺失的风险。

单光子发射计算机断层扫描（SPECT）

发作期或癫痫发作过程中行单光子发射计算机断层扫描，通过观察局部脑灌注的变化，能更好地帮助找出发作起源区域。当癫痫发作开始时，患者被注射^{99m}Tc放射性同位素。放射性示踪剂循环到大脑，穿过血脑屏障，储留在癫痫发作起源区中，留下一过性的放射性信号。这个增高的异常信号，与当时正在进行的发作活动导致大脑灌注增加的区域相对应。

发作期SPECT有一些局限性。放射性示踪剂循环到大脑大约需要30s，这使得短暂性发作的癫痫患者很难进行发作期SPECT。此外，任何发作波及的大脑区域都可能与放射性示踪剂结合，因此除了癫痫发作起源区外，还可能出现更大的过度灌注区域。因此，尽早注射放射性示踪剂对于防止发作传播导致的假阳性至关重要[22]。

发作期SPECT可与发作间期基线SPECT进行比较，并与MRI融合，称为发作期SPECT减影MRI融合技术（SISCOM）。SISCOM可提供比标准的发作间期SPECT更可靠的定位数据[23]。在颞叶癫痫和颞外癫痫手术时，完全切除发作期SPECT异常，与更好的癫痫发作终止预后相关[23-24]。统计参数定位方法也可用于减影过程，称为与MRI融合的统计发作SPECT（STATISCOM），以获得更精确的分辨率（图19.1）[25]。

正电子发射断层扫描（PET）

正电子发射断层扫描在发作间期进行，以帮助确定致痫区域。18F-氟脱氧葡萄糖是最常用的放射性示踪剂。PET用于评估发作间期时大脑低

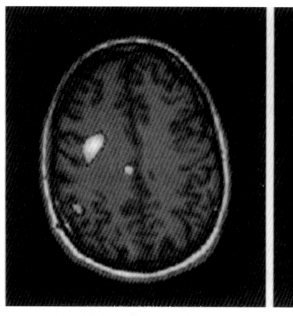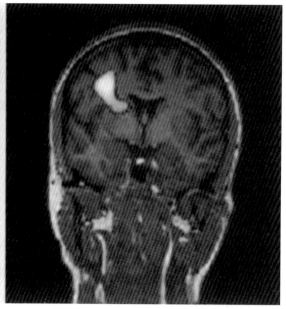

图19.1　右额叶癫痫患者的STATISCOM显示癫痫发作区域放射性示踪物摄取阳性。近期有MRI相关综述提出STATISCOM上定位的皮质区域存在细微的不规则，术后病理符合局灶性皮质发育不良

代谢区，其对应于致病区。PET图像通常以计算机断层扫描（CT）方式获得，也有基于MRI的PET技术，可同时将PET数据与高质量脑MRI进行融合（图19.2）。

除了定位价值外，PET还可以帮助筛选手术预后好的患者。多项研究表明，在MRI阴性颞叶癫痫患者中，癫痫发作时颞叶PET为低代谢，术后癫痫发作完全缓解率与HS患者相似[26-29]。

脑磁图

与脑电图类似，脑磁图（MEG）主要用于发作间期识别致痫脑区。然而，EEG和MEG之间存在一些重要的差异，这使得它们的检查结果是互补的。MEG检测由同步突触后细胞内电流形成的磁场变化，而非EEG检测到的细胞外电流。MEG比EEG具有更好的时空分辨率，对切线方向的信号更敏感，而EEG对切向和径向信号都敏感。与标准EEG一样，MEG对深层结构（如颞叶内侧）的信号检测也不如浅层皮层信号敏感[30]。

使用磁源成像（MSI）技术将MEG采集的数据与MRI结构像数据进行融合。这些数据以图形方式

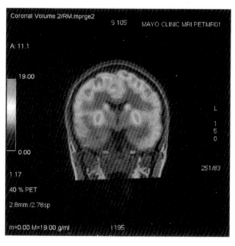

图19.2　MRI阴性的右颞叶癫痫患者的MRI-PET显示右颞叶低代谢

表示为皮层表面上的偶极子集合。通常认为，孤立且密集的单一偶极子簇更有意义，提示非常集中的致痫区域，比定位于广泛区域更易于手术。当MEG与其他诊断信息一致时，癫痫手术后癫痫发作完全缓解的可能性更大[31-32]。

MEG也有明显的局限性。首先，需要一个磁屏蔽室，因此不便于移动。其次，MEG数据采集可以持续数小时，但如长程脑电图监测那样连续

几天采集是不可行的，这就使记录发作期变得不切实际。另外，MEG的成本也高于EEG。

电源成像技术（ESI）

在电源成像技术中，头皮EEG数据用于癫痫样异常区域的估计和建模。最常用的技术包括对多个发作间期放电的平均值进行建模，显示致痫区可能的位置以及MRI结构像或大脑模型上的定向偶极子，并通过图像呈现。也可以对发作期放电进行分析，但鉴于发作和传播的动态复杂性，以及通常伴随发作时的伪影，准确定位不太可靠[33]。

ESI的准确性在一定程度上取决于信号的可靠性，故用于分析的EEG应无伪影。使用高密度EEG阵列也可以提高准确性和精确度，但是，不建议使用超过100个电极[34]。这种估计致痫区的技术，在额叶癫痫、MRI阴性癫痫或病变为皮质发育不良时最有用[35]。

除了定位外，ESI可在预测手术成功率方面发挥作用。在一项主要针对MRI阳性患者的研究中，与PET和/或SPECT与MRI一致性相比，高密度EEG阵列ESI与MRI一致性是手术后癫痫发作完全缓解结局的最佳预测指标[36]。

颈内动脉异戊巴比妥试验

在癫痫手术前，使用颈内动脉异戊巴比妥试验（IAP）进行语言侧化和记忆测试。它也被称为"Wada测试"，以神经学家Juhn Wada的名字命名，Juhn Wada在20世纪40年代末率先使用该测试。有趣的是，Wada博士首先将其用作电休克治疗中防止癫痫发作的一种方法，后来又将其用于治疗一名患者左大脑半球的难治性癫痫持续状态。正是在后一种情况下，他观察到患者出现短暂的缄默症，随后言语恢复。从此以后，他开始将其应用于确定语言优势的侧化[37]。

在IAP中，置入动脉导管并将其推进到颈内动脉（ICA）。然后将异戊巴比妥直接应用于大脑前循环，分别麻醉每个半球。每次注射药物后都要进行测试，以评估目标半球麻醉时的语言和记忆。异戊巴比妥的作用通过体格检查和脑电图监测来判断。语言和记忆测试的结果被用来评估颞叶切除术的可能导致的功能缺失。

IAP曾经是一种常用的评估技术，但随着时间的推移，随着功能性MRI作为一种非侵入性的替代方法被越来越广泛应用，IAP的使用率逐渐降低。

功能磁共振成像

功能磁共振成像（fMRI）有助于在颅脑手术前绘制出大脑功能区。当大脑的某个区域处于激活状态时，消耗的能量会增加，相应的血流动力学会产生变化。当氧气被输送到相应区域，血红蛋白从含氧状态变为脱氧状态时，其磁性会发生相关变化，可以通过MRI检测到。该信号称为血氧水平依赖性（BOLD）对比信号。运动、语言、记忆或网络任务期间的BOLD信号变化可以显示在MRI结构像上[38]。

美国神经病学学会（AAN）最近制定了术前评估中功能磁共振成像使用指南。AAN建议，功能磁共振成像可替代IAP，作为颞叶癫痫手术患者语言和视觉空间记忆偏侧化和预测记忆损害的方法。AAN还建议，功能磁共振成像可以替代IAP，用于颞叶内侧、全颞叶和颞叶以外癫痫的语言偏侧化，以及预测前颞叶切除术对语言功能的影响[39]。

外科治疗癫痫综合征

有些癫痫综合征对癫痫手术预后良好。在发展为耐药性癫痫之前，这些综合征通常在癫痫发作的早期就能被识别出来。在谨慎的随诊下，癫痫医生和患者可以做好准备，在耐药性癫痫诊断成立后，尽早有效地开始术前评估。

颞叶内侧癫痫

MTLE是典型的适合外科治疗的癫痫。HS通常被认为是一种病理改变（图19.3）。国际抗癫痫联盟提出了一种基于神经元丢失严重程度和亚区位置的HS分类方案。HS最典型的形式是神经元丢失和胶质增生，主要发生在CA1、CA3和CA4亚区，CA2区较少[40]。患者有刻板的颞叶内侧癫痫发作症状学特征。表19.3概述了MTLE的常见症状学表现。病史中常在早年患热性惊厥或癫痫持续状态。

随机对照试验清楚地证明了MTLE患者的手术治疗优于药物治疗，58%～73%的患者在长期随访中没有致残性癫痫发作[3-4]。无对照组病例系列报道，高达83.7%的HS相关MTLE患者在术后长期随访中未出现致残性癫痫发作[41]。前颞叶切除术（ATL）联合杏仁核-海马切除术是MTLE的标准手术方法。术前评估明确显示MTLE的患者亦可行选择性杏仁核-海马切除术（SAHC）或激光间质热疗（LITT），以保留颞叶外侧新皮质，尽管这些手术方式的癫痫发作预后可能没有ATL好[42-43]。

局灶性皮质发育不良

局灶性皮质发育不良（FCD）是癫痫的常见病因（图19.4）。FCD根据是否存在特定的皮质构筑异常和是否合并存在其他病理改变进行分类（表

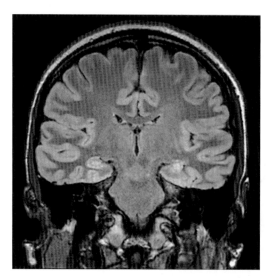

图19.3 MRI大脑冠状面FLAIR序列显示左侧海马硬化。请注意，与正常的右侧海马相比，左侧海马的高信号、萎缩的外观和模糊的结构

表19.3 内侧颞叶癫痫的常见症状学特征

发作早期（先兆）
似曾相识感
上腹部不适
胃气上升感
嗅幻觉或味幻觉
发作后期
意识改变
口舌和消化系统自动症
・抿嘴唇
・咀嚼
・舌动
・吞咽
手动自动（同侧）
手张力障碍姿势（对侧）
发作后
擦鼻子（同侧）

19.4）[44]。在7000多名患者的一系列尸检报告中，显示出1.5%的患者存在典型的皮质异常，另有6%的患者存在"微发育不良"。在癫痫患者中，约有14%存在典型皮质发育畸形，37.7%存在"微发育不良"[45]。尽管有这些发现，但由于外科病例系列研究的偏倚和活检技术的局限性，FCD作为癫痫病因（包括药物难治性癫痫）的准确患病率统计起来仍然很困难，为5%～25%[46]。

一篇统计分析了36项相关研究的荟萃分析显示，FCD患者接受癫痫术后癫痫发作完全缓解率的差异较大，波动在35%～86%，总体约为55%。导致预后较好的预测因素包括切除的病变位于颞叶、术前MRI可明确显示异常、病理分类为FCD II型以及完全切除解剖或脑电图异常的部位[47]。最近对32例患者的一项研究，描述了"沟底"发育不良（BOSD）综合征，其特征在表19.5中显示。在这一系列研究中，尽管大多数患者都有颞叶外癫痫，但88%的患者在局部切除后获得了癫痫发作完全缓解，62%的患者能够完全停用抗癫痫药物[48]。

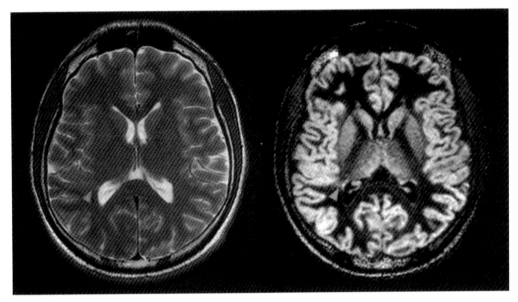

图19.4　轴位T2（左）和双反转恢复（DIR；右）序列显示局灶性皮质发育不良。T2序列上显示灰白分化不清（箭头）和明显的Transmantle征，在DIR序列的高对比度下更明显

表19.4　国际抗癫痫联盟局灶性皮质发育不良分类

Ⅰ型：皮质层状结构异常

· Ⅰa：仅存在放射状皮质层状结构异常

· Ⅰb：存在切线方向上的结构异常

· Ⅰc：同时存在放射状及切线方向异常

Ⅱ型：存在细胞学上的异常

· Ⅱa：仅存在异型神经元

· Ⅱb：存在异型神经元及气球样细胞

Ⅲ型：与其他病变相关的皮质分层或细胞结构异常

· Ⅲa：同时伴有海马硬化

· Ⅲb：同时伴有胶质瘤或神经节细胞肿瘤

· Ⅲc：同时伴有血管畸形

· Ⅲd：同时伴有出生后早期获得性脑损害

结节性硬化

　　结节性硬化症（TS）是一种常染色体显性遗传疾病，*TSC1*或*TSC2*基因突变导致多系统的多种异常，包括形成先天性"结节"的脑实质错构瘤。这些错构瘤可引起癫痫，在TS患者中癫痫很常见。如果在功能区以外发现致痫性错构瘤，可以成功切除，但如果癫痫发作起源灶位置与错构瘤不一致，则术后癫痫发作完全缓解的概率会降低。总的来说，根据对两项荟萃分析结果，56%～57%的TS患者能够通过手术获得癫痫发作完全缓解的结果，大部分的患者可以明显减少癫痫发作[49-50]。

表19.5　提示伴"沟底"局灶性皮质发育不良癫痫的特征

临床病史

婴儿期或儿童期发病

伴颞叶外症状学的局灶性发作

· 过度运动或不对称强直发作

· 感觉或感觉运动发作

· 自主神经发作

罕见的全面性癫痫发作

发作频率高——每日发作

日间和夜间发作

· 可能会随着年龄的增长而夜间移动

缺乏家族史

发育正常或接近正常（儿童时期发病）

影像学表现

MRI与FCD一致

· 脑沟最深处皮质增厚

（续表）

- 灰白质交界区分化不清
- Transmantle征

如果MRI上有细微变化，PET低代谢有帮助

脑电图结果

局灶性尖波与癫痫发作

与影像学和临床病史一致

FCD：局灶性皮质发育不良

与癫痫长期发作相关的肿瘤

与癫痫长期发作相关的肿瘤（LEAT）是一组低级别胶质瘤或神经胶质混合性肿瘤，通常生长缓慢，常为良性，但与癫痫发作高度相关。胚胎发育不良性的神经上皮肿瘤和神经节细胞胶质瘤是最常见的，占所有LEAT的2/3[51]。虽然临床表现可能因肿瘤位置而异，LEAT通常发生在颞叶，通常有特征性的影像学表现。大多数患者可通过手术切除达到癫痫发作完全缓解[52-53]。应注意的是，肿瘤周围的脑皮层可能为致痫病灶，伴有或不伴有Ⅲb型皮质发育不良，因此仅切除肿瘤有时可能不够[51]。

血管病变

海绵状血管畸形（CM）和动静脉畸形（AVM）通常伴有癫痫发作。这可能是CM患者含铁血黄素沉积导致的局部效应，因为CM是不包含脑实质的体积较小的低压力血管病变。AVM的致痫机制仍存在争议，其与CM在解剖学方面有差异。和其他占位性病变一样，癫痫症状学取决于血管畸形的解剖定位。当能手术分离并切除时，CM和AVM均具有良好的癫痫发作完全缓解率[54]。

儿童半球癫痫综合征

儿科患者是一个特殊人群，具有独特的癫痫发作模式和外科治疗方法。儿童多种先天性或后天性的病因均可导致影响单侧半球大部分区域的癫痫。这通常与神经功能缺陷有关，患有这些缺陷对儿童来说是毁灭性的。相关癫痫通常始于婴儿期，可包括多种发作类型，包括痉挛。先天性的例子包括半球巨头症、Sturge-Weber综合征和大脑半球皮质发育畸形。后天获得的例子包括围产期缺血性梗死或出血性卒中和Rasmussen脑炎。患有这些半球性癫痫的儿童可考虑行半球离断手术，如大脑半球切除术或功能性半球切除术，术后有高达85%的癫痫发作完全缓解率[54]。受这些半球疾病的影响，许多儿童术前就有显著的偏瘫，因此术后可能不会加重功能性运动缺陷（半球切除）。此外，儿童大脑的自然可塑性可能有利于因大脑半球切除而导致的功能缺陷的恢复，因此早期康复非常重要[55]。

结论

药物难治性癫痫患者应考虑进行术前评估，以确定是否有好的手术选择来治疗其癫痫。虽然这里没有"最佳方法"来评估每个不同患者，但通常需要结合多种检测手段来评估手术后癫痫发作完全缓解的可能性。手术的获益必须与导致神经功能缺损的机会相权衡，并且必须与患者进行讨论以做出合理的决定。有几种癫痫综合征通过癫痫手术可以得到有效治疗，应早发现早治疗。

参考文献

[1] Kwan, P. and Brodie, M.J. (2000). Early identification of refractory epilepsy. *N. Engl. J. Med.* 342 (5): 314–319.

[2] Chen, Z., Brodie, M.J., Liew, D., and Kwan, P. (2018). Treatment outcomes in patients with newly diagnosed epilepsy treated with established and new antiepileptic drugs: a 30-year longitudinal cohort study. *JAMA Neurol.* 75 (3): 279–286.

[3] Wiebe, S., Blume, W.T., Girvin, J.P. et al. (2001). A randomized, controlled trial of surgery for temporal-lobe epilepsy. *N. Engl. J. Med.* 345 (5): 311–318.

[4] Engel, J. Jr., McDermott, M.P., Wiebe, S. et al. (2012). Early surgical therapy for drug- resistant temporal lobe epilepsy: a randomized trial. *JAMA* 307 (9): 922–930.

[5] Kwan, P., Arzimanoglou, A., Berg, A.T. et al. (2010). Definition of drug resistant epilepsy: consensus proposal by the ad hoc Task

Force of the Commission on Therapeutic Strategies. *Epilepsia* 51 (6): 1069–1077.

[6] Marson, A., Jacoby, A., Johnson, A. et al. (2005). Immediate versus deferred antiepileptic drug treatment for early epilepsy and single seizures: a randomized controlled trial. *Lancet* 365 (9476): 2007–2013.

[7] Benbadis, S.R., Heriaud, L., Tatum, W.O., and Vale, F.L. (2003). Epilepsy surgery, delays and referral patterns-are your epilepsy patients controlled? *Seizure* 12 (3): 167–170.

[8] Haneef, Z., Stern, J., Dewar, S., and Engel, J. Jr. (2010). Referral pattern for epilepsy surgery after evidenced-based recommendations: a retrospective study. *Neurology* 75 (8): 699–704.

[9] Hakimi, A.S., Spanaki, M.V., Schuh, L.A. et al. (2008). A survey of neurologists' views on epilepsy surgery and medically refractory epilepsy. *Epilepsy Behav.* 13 (1): 96–101.

[10] Kumlien, E. and Mattsson, P. (2010). Attitudes towards epilepsy surgery: a nationwide survey among Swedish neurologists. *Seizure* 19 (4): 253–255.

[11] Kwon, C.S., Neal, J., Tellez-Zenteno, J. et al. (2016). Resective focal epilepsy surgery–has selection of candidates changed? A systematic review. *Epilepsy Res.* 122: 37–43.

[12] Hersdorffer, D.C., Thomson, T., Benn, E. et al. (2011). Combined analysis of risk factors for SUDEP. *Epilepsia* 52 (6): 1150–1159.

[13] O'Dwyer, R., Byrne, R., Lynn, F. et al. (2018). Age is but a number when considering epilepsy surgery in older adults. *Epilepsy Behav.* https://doi.org/10.1016/j.yebeh.2018.05.22.

[14] Liang, S., Li, A., Zhao, M. et al. (2010). Epilepsy surgery in tuberous sclerosis complex: emphasis on surgical candidates and neuropsychology. *Epilepsia* 51 (11): 2316–2321.

[15] Hrazdil, C., Roberts, J.I., Wiebe, S. et al. (2013). Patient perceptions and barriers to epilepsy surgery: evaluation in a large health region. *Epilepsy Behav.* 28 (1): 52–65.

[16] Erba, G., Messina, P., Pupillo, E. et al. (2012). Acceptance of epilepsy surgery among adults with epilepsy–what do patients think? *Epilepsy Behav.* 24 (3): 352–358.

[17] Mouthaan, B.E., Rados, M., Barsi, P. et al. (2016). Current use of imaging and electromagnetic source imaging procedures in epilepsy surgery centers across Europe. *Epilepsia* 57 (5): 770–776.

[18] Tellez-Zenteno, J.F., Ronquillo, L.H., Moien-Asfshari, F., and Wiebe, S. (2010). Surgical outcomes in lesional and non-lesional epilepsy: a systematic review and meta-analysis. *Epilepsy Res.* 89: 310–318.

[19] Wellmer, J., Quesada, C.M., Rothe, L. et al. (2013). Proposal for a magnetic resonance imaging protocol for the detection of epileptogenic lesions at early outpatient stages. *Epilepsia* 54 (11): 1977–1987.

[20] Alvim, M.K.M., Morita, M.E., Yasuda, C.L. et al. (2018). Is inpatient ictal video-electroencephalographic monitoring mandatory in mesial temporal lobe epilepsy with unilateral hippocampal sclerosis? A prospective study. *Epilepsia* 59 (2): 410–419.

[21] Vogt, V.L., Äikiä, M., del Bario, A. et al. (2017). Current standards of neuropsychological assessment in epilepsy surgery centers across Europe. *Epilepsia* 58 (3): 343–355.

[22] Jayalakshmi, S., Sudhakar, P., and Panigrahi, M. (2010). Role of single photon emission computed tomography in epilepsy. *Int. J. Mol. Imaging* https://doi. org/10.1155/2011/803920.

[23] O'Brien, T.J., So, E.L., Mullan, B.P. et al. (1998). Subtraction ictal SPECT co-registered to MRI improves clinical usefulness of SPECT in localizing the surgical seizure focus. *Neurology* 50 (2): 445–454.

[24] O'Brien, T.J., So, E.L., Mullan, B.P. et al. (2000). Subtraction peri-ictal SPECT is predictive of extratemporal epilepsy surgery outcome. *Neurology* 55 (11): 1668–1677.

[25] Kazemi, N.J., Worrell, G.A., Stead, S.M. et al. (2010). Ictal SPECT statistical parametric mapping in temporal lobe epilepsy surgery. *Neurology* 74 (1): 70–76.

[26] Carne, R.P., O'Brien, T.J., Kilpatrick, C.J. et al. (2004). MRI-negative PET-positive temporal lobe epilepsy: a distinct surgically remediable syndrome. *Brain* 127: 2276–2285.

[27] LoPinto-Khoury, C., Sperling, M.R., Skidmore, C. et al. (2012). Surgical outcome inPET-positive, MRI-negative patients with temporal lobe epilepsy. *Epilepsia* 53 (2): 342–348.

[28] Yang, P.F., Pei, J.S., Zhang, H.J. et al. (2014). Long-term epilepsy surgery outcomes in patients with PET-positive, MRI-negative temporal lobe epilepsy. *Epilepsy Behav.* 41: 91–97.

[29] Capraz, I.Y., Kurt, G., Akdemir, Ö. et al. (2015). Surgical outcome in patients with MRI-negative, PET-positive temporal lobe epilepsy. *Seizure* 29: 63–68.

[30] Funke, M., Contantino, T., Van Orman, C., and Rodin, E. (2009). Magnetoencephalography and magnetic source imaging in epilepsy. Clin. EEG *Neurosci.* 40 (4): 271–280.

[31] Englot, D.J., Nagarajan, S.S., Imber, B.S. et al. (2015). Epileptogenic zone localization using magnetoencephalography predicts seizure freedom in epilepsy surgery. *Epilepsia* 56 (6): 949–958.

[32] Murakami, H., Wang, Z.I., Marashly, A. et al. (2016). Correlating magnetoencephalography to stereo-encephalography in patients undergoing epilepsy surgery. *Brain* 139 (11): 2935–2947.

[33] Kaiboriboon, K., Lüders, H.O., Hamaneh, M. et al. (2012). EEG source imaging in epilepsy–practicalities and pitfalls. *Nat. Rev. Neurol.* 8 (9): 498–507.

[34] Michel, C.M., Murray, M.M., Lantz, G. et al. (2004). EEG source imaging. *Clin. Neurophysiol.* 115: 2195–2222.

[35] Abdallah, C., Maillard, L.G., Rikir, E. et al. (2017). Localizing value of electrical source imaging: frontal lobe, malformations of cortical development and negative MRI related epilepsies are the best candidates. *Neuroimage Clin.* 16: 319–329.

[36] Lascano, A.M., Perneger, T., Vulliemoz, S. et al. (2016). Yield of MRI, high-density electric source imaging (HD-ESI), SPECT and PET in epilepsy surgery candidates. *Clin. Neurophysiol.* 127 (1): 150–155.

[37] Wada, J.A. (2008). A fateful encounter: sixty years later – reflections on the Wada test. *Epilepsia* 48 (4): 726–727.

[38] Glover, G.H. (2011). Overview of functional magnetic resonance imaging. *Neurosurg. Clin. North Am.* 22 (2): 133–139.

[39] Szaflarski, J.P., Gloss, D., Binder, J.R. et al. (2017). Practice guideline summary: use of fMRI in the presurgical evaluation of patients with epilepsy: Report of the Guideline Development, Dissemination, and Implementation Subcommittee of the American Academy of neurology. *Neurology* 88 (4): 395–402.

[40] Thom, M. (2014). Review: hippocampal sclerosis in epilepsy: a neuropathology review. *Neuropathol. Appl. Neurobiol.* 40 (5): 520–543.

[41] Mathon, B., Bielle, F., Samson, S. et al. (2017). Predictive factors of long-term outcomes of surgery for mesial temporal lobe epilepsy associated with hippocampal sclerosis. *Epilepsia* 58 (8): 1473–1485.

[42] Mohan, M., Keller, S., Nicolson, A. et al. (2018). The long-term outcomes of epilepsy surgery. PLoS One 13 (5) https://doi. org/10.1371/journal.pone.0196274.

[43] Gross, R.E., Stern, M.A., Willie, J.T. et al. (2018). Stereotactic laser amygdalohippocampotomy for mesial temporal lobe epilepsy. *Ann. Neurol.* 83 (3): 575–587.

[44] Blümke, I., Thom, M., Aronica, E. et al. (2011). The clinicopathologic spectrum of focal cortical dysplasias: a consensus classification proposed by an ad hoc Task Force of the ILAE Diagnostic Methods Commission. *Epilepsia* 52 (1): 158–174.

[45] Mencke, H.J. and Veith, G. (1992). Migration disturbances in epilepsy. In: *Molecular Neurobiology of Epilepsy* (eds. J. Engel Jr., C. Wasterlain, E.A. Cavalheiro, et al.), 31–40. Amsterdam: Elsevier.

[46] Bast, T., Ramantani, G., Seitz, A., and Rating, D. (2006). Focal cortical dysplasia: prevalence, clinical presentation and epilepsy in children and adults. *Acta Neurol. Scand.* 113 (2): 72–81.

[47] Rowland, N.C., Englot, D.J., Cage, T.A. et al. (2012). A meta-analysis of predictors of seizure freedom in the surgical management of focal cortical dysplasia. *J. Neurosurg.* 116 (5): 1035–1041.

[48] Harvey, A.S., Mandelstam, S.E., Maixner, W.J. et al. (2015). The surgically remediable syndrome of epilepsy associated with bottom-of-sulcus dysplasia. *Neurology* 84 (20): 2021–2028.

[49] Jansen, F.E., van Huffelen, A.C., Algra, A., and van Nieuwenhuizen, O. (2007). Epilepsy surgery in tuberous sclerosis: a systematic review. *Epilepsia* 48 (8): 1477–1484.

[50] Fallah, A., Guyatt, G.H., Snead, O.C. 3rd et al. (2013). Predictors of seizure outcomes in children with tuberous sclerosis complex and intractable epilepsy undergoing resective epilepsy surgery: an individual participant data meta-analysis. *PLoS One* 8 (2) https://doi.org/10.1371/journal.pone.0053565.

[51] Blümke, I., Aronica, E., Urbach, H. et al. (2014). A neuropathology-based approach to epilepsy surgery in brain tumors and proposal for a new terminology use for long-term epilepsy-associated brain tumors. *Acta Neuropathol.* 128 (1): 39–54.

[52] Radhakrishnan, A., Abraham, M., Vilanilam, G. et al. (2016). Surgery for "long-term epilepsy associated tumors (LEATs)": seizure outcome and its predictors. *Clin. Neurol. Neurosurg.* 141: 98–105.

[53] Vogt, V.V., Witt, J.A., Delev, D. et al. (2018). Cognitive and surgical outcome of patients with long-term epilepsy-associated tumors (LEATs) within the temporal lobe. *Epilepsy Behav.* 88: 25–32.

[54] Englot, D.J. and Chang, E.F. (2014). Rates and predictors of seizure freedom in resective epilepsy surgery: an update. *Neurosurg. Rev.* 37 (3): 389–405.

[55] Wiebe, S. and Berg, A.T. (2013). Big epilepsy surgery for little people. What's the full story on hemispherectomy? *Neurology* 80 (3): 232–233.

第20章

癫痫微创手术

Sanjeet S. Grewal, Robert E. Wharen Jr., William O. Tatum
（译者：林元相　王丰　庞悦）

美国有近350万人患有癫痫，其中约1/3的人用ASM控制不佳，但每年只有22万人在综合性癫痫中心（4级；全国癫痫中心协会）接受评估[1-2]。这意味着近100万癫痫患者没有接受手术评估。外科手术可以是耐药性局灶性癫痫患者的一种非常有效的治疗方法。例如，在颞叶癫痫（TLE）中，60%~80%接受前颞叶切除术（ATL）的患者实现癫痫无发作[3-4]。癫痫无发作是癫痫患者生活质量最佳的预后指标，因为反复发作会显著增加致残率，同时潜在地导致死亡率增加[5-6]。尽管有Ⅰ级证据和美国神经病学学会的临床实践指南建议将患者转诊至癫痫中心进行手术评估，但癫痫手术仍然没有得到充分应用[7-9]。手术通常被视为最后的选择，通常是在长期反复发作导致不可逆神经功能损伤后选择[6,10]。为了降低手术风险并缩小治疗差距，不断开发出新的治疗局灶性癫痫的微创技术（表20.1）。虽然ATL仍然是TLE最成熟和最有效的外科治疗方法，但新的微创疗法已经促使人们重新燃起对癫痫外科手术的兴趣。本章将重点介绍射频热消融（RFTA）、立体定向放射外科（SRS）和激光间质热疗在治疗耐药局灶性癫痫患者中的作用。

射频热消融

自1940年以来，不同的物理原理（化学试剂、电流、聚焦超声、声音和射频消融）被用于毁损性治疗[11]。早在1960年，RFTA就比其他方法更受欢迎，是治疗包括癫痫在内的各种神经疾病最常用的方法。这主要归因于技术的发展，使得治疗过程中能通过控制温度的变化停止消融。RFTA在时间和温度控制上有显著优势，热凝产生的毁损灶边界清晰，在升温过程中不会导致组织沸腾或炭化。这种控制可以通过测量通电电极尖端的阻抗和温度来实现。此外，不同的温度选择使脑组织能够暴露在较低的温度（40~60℃）下，这使组织损伤具有可逆性，而不是产生永久性损伤。此外，这种方法允许在进行最终治疗之前进行预消融以评估神经功能缺损。射频（RF）系统的核心部分是RF发生器，它通过连接电缆将RF电流从其输出端引入电极。治疗可以采用单极或双极的方法进行。

1958年，Spiegel和Wycis采用立体定向射频消融技术完成苍白球孤立（苍白球切开术）和杏仁核孤立术（苍白球-杏仁核切开术）[12]。该技术

表20.1 耐药局灶性癫痫患者的外科手术类型

- 切除性手术
  - 病灶切除术（如SAHC）
  - 脑叶或多脑叶切除术
- 联络纤维切断术
  - 大脑半球切除术
  - 胼胝体切开术
  - 多处软膜下横切术
- 微创手术
  - 激光间质热凝
  - 射频消融术
  - 伽马刀

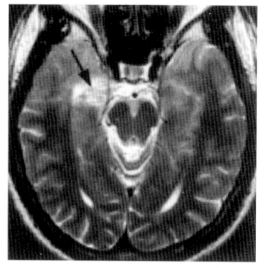

图20.1 显示右侧内侧颞叶射频消融后痕迹的轴位T2 MRI

最初用于难治性行为障碍，外科医生后来逐渐将RFTA用于癫痫治疗领域。1963—1978年报告了4个病例系列，共124例接受了单侧或双侧杏仁核切除术的患者，目的是治疗行为障碍和癫痫[13]。15%的患者术后实现了癫痫无发作，近43%的患者癫痫发作减少50%以上。1973年，Nadvornik及其同事描述了一种将电极沿海马长轴置入的技术，使其能够产生纵向长条形毁损灶[14]（图20.1），这项技术取得了进展。20世纪70年代和80年代，在颞叶内多点毁损并断开神经网络连接的技术（也称为Rhinevielic射频消融）进一步被标准化[15]。Liscak等采用枕部入路对51名患者进行杏仁核-海马切除术，以获得通向颞叶长轴的轨迹。从杏仁核开始，使用电极在几个点分段热凝异常组织后冷却，靶点间隔5mm，总长32～37mm[16]。据报道，不到2/3的患者接受了2年或更长时间的随访后，有78%实现了癫痫无发作。

这些对RFTA的使用最初的研究集中在使用专门的射频电极进行热消融上，但近期利用立体定向脑电图（sEEG）电极进行RFTA逐渐引起关注。这项技术的优点之一是，在癫痫监测后，它不需要再在大脑中置入任何额外的电极，因为已经置入侵入性诊断电极。然而，该技术的主要局限性在于缺乏通过诊断电极监测温度的能力。最近的

一项研究详细介绍了该技术基于动物体内外研究的指南[17]。作者建议使用双极电极并不断提高能量直到阻抗迅速增加，以达到最佳毁损灶大小。这种快速变化可达到热凝的效果[17]。这种方法使RFTA治疗可适用于其他病变，如脑室周围结节性异位（PVNH）、局灶性皮质发育不良、结节性硬化和其他病变，以及MRI阴性的患者的癫痫起源区。回顾性研究近期接受该技术治疗的251例患者，发现41%的患者发作频率下降超过50%，而11%的患者实现了癫痫无发作[18]。

虽然RFTA的效果明显不如传统的切除手术，但对于不适合开颅手术或不能耐受开颅手术的患者，这种方法可以作为切除手术的辅助手段。该技术的主要局限性在于缺乏对毁损病灶的实时反馈，这导致患者之间预后的差异。

立体定向放射外科（SRS）

在过去的20年中，SRS作为传统显微外科的一种替代，被越来越多地应用于神经外科。在各种的放射外科技术中，伽马刀是癫痫手术中最常用的一种。该手术步骤需要将伽马射线聚焦于致痫区，覆盖的脑组织与其体积应大致相符。该治疗是通过诱发局部缺血性坏死和引起相关的抑制作

用来破坏其致痫性，从而减少癫痫发作[20-21]。

随着SRS在神经外科手术中的作用不断发展，最近的研究都在评估SRS对癫痫患者的疗效[22]。SRS的推荐方案是每次门诊治疗使用24Gy剂量的门诊治疗，最低剂量为50%该剂量，作用区面积为5.5~7.5cm²，包括杏仁核、海马前2cm和海马旁回。没有为等中心的数量指定限制。安全剂量在脑干不得超过10Gy，视神经和交叉最大不超过8Gy[22]。在最近的一项荟萃分析中，接受SRS治疗的患者的总体癫痫无发作比例为42%[23]。本研究还对一组病变患者进行了进一步分析，其中内侧颞叶硬化（MTS）占大多数。在这些接受SRS的患者中，50%的患者实现了癫痫无发作[23]。SRS并发症发生率为32%。SRS最常见的并发症是视野缺损（12%）、脑水肿（7%）和神经心理并发症（4%）[23]。Barbaro等最近进行的一项临床试验，比较了伽马刀SRS与ATL的治疗结果，发现放射外科共有12种并发症，但并发症并未详细说明[22]。据推测，在进行SRS时，较高数量的放射靶点和较低的剂量体积比与较低的并发症相关。

当SRS治疗不能使癫痫发作终止时，可以考虑进行ATL手术。Rheims等和Srikijvilaikul等分别报告了3例SRS失败后接受ATL治疗的患者，两项研究中的所有6例患者（分别为20%和60%）二次术后均获得了癫痫无发作[24-25]。Hoggard等报道了1例患者需要放置迷走神经刺激（VNS）设备以控制SRS后仍存在的全面性癫痫发作[26]。最后，在Kawamura等的系列研究中，4名患者因与SRS相关的迟发性并发症接受了ATL治疗[27]。

随着SRS在内侧TLE患者中的作用不断发展，仍有许多问题有待回答。为了平衡疗效和安全性，该术式中使用的剂量有显著变化，为10~24Gy，较高剂量可以明显提高效果[28]。除了确定最佳剂量外，关于理想靶点和治疗区体积的选择也存在争议[29]。需要更多的研究来确定内侧颞叶结构是否存在某个更局限的亚区，当以其为中心设计靶区进行治疗时，更有可能达到SRS后癫痫无发作。

除了治疗内侧TLE外，SRS还用于治疗与结构性病变相关的癫痫，如下丘脑错构瘤（HH）。下丘脑错构瘤传统上采用经胼胝体入路和内镜入路等手术入路治疗，但这些手术可能导致通路损伤相关的并发症发病率显著增高，因为在手术中接近病变部位时，穹隆和丘脑很可能受到损伤。像SRS这样的微创手术可能可以很好地治疗HH，因为它可以降低手术并发症发生率。在设计治疗方案时，重要的是避开相邻结构，如乳头体和下丘脑。虽然即使不完全移除该病灶也能实现癫痫无发作，但目前尚不清楚必须治疗多大范围的病变才能确保疗效[30]。一个大型系列研究显示，癫痫无发作率为37%，另外22%的患者的癫痫发作明显得到控制[31]。

SRS在癫痫治疗中的作用仍在不断发展，需要进一步的研究来确定这种治疗方法的最佳适应证。深部和中线病变相关癫痫似乎最适合这种技术，因为可以最小化手术入路带来的损伤，改善围手术期并发症发生率，同时保证预后。

激光间质热疗

神经外科的激光技术手术最初是使用红外和CO_2激光治疗胶质瘤[32-33]。然而，由于这些设备体积庞大且缺乏实时反馈，因此没有被广泛采用。在1983年Bown首次描述激光间质热疗（LITT）之前，神经外科在激光技术研究有一段时间处于停滞状态[34]。在此之后，Sugiyama等于1990年[35]开发了一种薄纤维导管，可用于深部病变的消融。然而，这些技术仍然不精确，因为无法在术中监测消融的程度。这种情况随着磁共振热成像（MRT）的发展而改变，通过MRT几乎可以做到实时连续监测热损伤。MRT指导下的LITT（又名MRgLITT）由于其准确性和近乎实时的监测[36-38]（表20.2），已经得到神经外科医生的认可。

MRT用于在手术过程中限定温度水平下连续监测消融程度。温度升高的数据由数学模型

（Arrhenius模型）进行计算[39]，该模型通过显示监视器上显示的覆盖脑部MRI的靶区的温度特定彩色图表实时提供估计的消融/坏死程度。

通过受激辐射（激光）使从光纤探针发射的光子得到最佳利用，这些光子被大脑中生物分子的生色团吸收。在吸收过程中，这些光子与生色团相互作用，导致分子构象发生变化，从而释放热能使目标区域温度升高[40-41]。46~60℃的温度诱导酶不可逆分解、DNA和蛋白质变性、膜溶解、血管硬化和凝固性坏死，导致细胞死亡[42-43]。温度高于60℃会导致组织瞬时凝固坏死[41,43]。在手术过程中，通常使用自动关闭机制将导管尖端的温度限制在90℃，以消融靶区，但避免该区域内的炭化或汽化，并在靶区周围将温度限制在50℃，以避免损伤相邻脑实质[44-45]。该机制用于优化激光光纤尖端的温度，同时保护周围结构[45-47]。最常用的商用LITT系统是Visualase®（Medtronic Inc.，明尼苏达州明尼阿波利斯市）和NeuroBlate®（明尼苏达州普利茅斯蒙特利医疗公司），前者使用15W、980nm的二极管激光器，后者使用12W、1064nm的Nd: YAG激光器。

内侧颞叶

颞叶癫痫是成人中最常见的耐药性癫痫类型，其中MTS是引起内侧TLE（MTLE）的最常见原因[48-52]。这种疾病的外科治疗包括ATL、中下

表20.2　MRgLITT治疗的病理学

- 下丘脑错构瘤（痴笑性癫痫）
- 海马硬化/手术失败
- 皮层发育不良
- 脑室旁灰质异位
- 结节性硬化综合征的皮质结节
- 海绵状血管瘤
- 低级别胶质瘤
- 正常脑组织

回ATL和选择性杏仁核-海马切除术（SAHC）。这些是最有效的治疗方法，接受ATL的患者1年内无癫痫发作的比例为55%~70%，10年无癫痫发作的比例为40%，MTS患者1年无癫痫发作的比例为65%~67%，10年无癫痫发作的结果为50%[7,53-55]。尽管ATL仍然被认为是目前治疗耐药性MTLE的"金标准"，但它也与术后各种的认知下降有关，包括语言和非语言记忆、单词识别、面部识别和命名方面的缺陷[56-60]。在颞叶切除术后，视野缺损（VFD）也很常见。Schmeiser等的一项回顾性研究发现，83%的患者在ATL术后出现VFD，74%的患者在选择性经外侧裂入路并发蛛网膜下腔出血后出现VFD，56%的患者在选择性颞下入路并发蛛网膜下腔出血后出现VFD。值得注意的是，最常见的视野缺损类型是上象限性盲，通常与临床症状无关。据认为，这些并发症是由于在进行ATL或SAH时，累及Meyer环的邻近白质受损所致。MRgLITT试图通过采用一种具有实时MRI反馈的微创技术，将对邻近结构的损伤降至最低。利用沿海马长轴至杏仁核的脑室外侧通路，将LITT导管经枕部插入。首先进行杏仁核毁损，完成后，拔出导管过程中经停并在不同深度/水平重复毁损，以确保完全覆盖杏仁核-海马复合体（图20.2）。已有多项研究分析了毁损的体积，到目前为止，癫痫发作预后与毁损体积之间没有发现相关性[61-63]。然而，有人认为，涉及杏仁核和海马内侧的消融程度可能与癫痫发作控制预后相关，更完整的颞叶内侧毁损可改善癫痫发作预后[62]。在我们的研究所，我们通常在中脑外侧沟的后部进行消融，过多的后部消融可能会损害视神经。虽然没有Ⅰ类证据比较ATL和SLAH之间无癫痫发作结果的疗效（使用Engel分类）和并发症发生率[60,64-67]，但病例系列的现有文献表明，LITT的疗效几乎与ATL相当，手术相关并发症发生率更低[60,62-63,68-70]。这一过程对神经认知结果和视野的影响目前正在进行前瞻性多中心研究。

特定病灶

许多耐药性癫痫的病变类型已经使用MRgLITT治疗。这些病变包括MTS、HH、PVNH、局灶性皮质发育不良、结节性硬化综合征、海绵状血管畸形、低级别肿瘤和未显示明显病变的脑组织[71]。病变范围从皮质到皮质下，从非特异性结构异常到高分辨率脑MRI显示的正常组织。

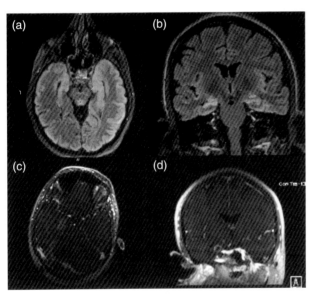

图20.2　a. 显示右侧颞叶内侧硬化的轴位T2 FLAIR序列。b. 显示右侧颞叶内侧硬化的冠状位T2 Flair序列。c. 显示通过MRgLITT产生的病变的轴位T1增强造影。d. 显示海马和海马旁回消融的冠状位T1增强造影

对LITT特别敏感的病变类型包括PVNH。病因是神经元从脑室周围基质生发区迁移的缺陷，形成大小不等的室管膜下灰质结节，导致抗药性癫痫[72-74]。手术切除这些病变相当困难，因为它们通常位于深部，与重要的白质束相关脑功能区域非常接近。针对灰质异位的治疗，已经采取了放射外科和射频热凝等微创手术，但所有这些技术都未能在病变毁损过程中提供实时监测。这对于有效治疗患者并准确保护周围结构至关重要。MRgLITT实时监测的功能使其在实时定位方面有巨大的优势[73]。尽管暂未有高水平文献证据，但现有报告表明，与开放性切除术相比，采用MRgLITT可达到相同的癫痫发作控制预后[72-74]。

下丘脑错构瘤是一种罕见的发育性非肿瘤性病变，由异位神经元或下丘脑区的正常神经元组成[75]。HH患者典型的表现为从儿童期开始的痴笑和/或哭闹癫痫发作，通常合并发育迟缓[75-76]。开放手术癫痫发作预后一般，但并发症发生率高[75,77-79]。回顾性研究显示，MRgLITT等微创技术可显著减少相关并发症，1年内无癫痫发作的比例为86%～93%，与开颅手术相比，疗效显著提高[80]。

微创胼胝体切开术

胼胝体切开术是一种姑息性手术，用于治疗与耐药性癫痫高度相关的跌倒发作。目的是在癫痫发作期间中断双侧半球间的联络，限制其传播至对侧演变为全面性癫痫发作。必要时可切开胼胝体前2/3并横切后1/3，胼胝体切开术可减轻发作程度的同时减少发作频率[81]。虽然胼胝体切开术是治疗跌倒发作的有效方法，但它需要开颅，且可能导致相关的暂时性神经功能缺损，如因大脑辅助运动区和扣带回损伤导致的运动性缄默症。包括MRgLITT在内的微创方法已用于癫痫患者，并与良好的预后相关[82-83]。MRgLITT的优势在于，它可以中断联络的白质束，同时不需要开颅手术，无须对可能导致并发症的脑区进行二次手术。

结论

经确诊后，只有大约7000例患者接受癫痫手术，其余患者或不符合手术适应证，或拒绝手术[55]。微创癫痫外科手术提供了一种与切除手术同样有效，但更为患者和主诊医生所接受的外科技术，可以填补治疗缺口。

参考文献

[1] Gumnit, R., Labiner, D., and Fountain, N. (2012). *Prepared

by the National Association of Epilepsy Centers. Data on Specialized Epilepsy Centers: Report to the Institute of Medicine's Committee on the Public Health Dimensions of the Epilepsies. In: Institute of Medicine (US) Committee on the Public Health Dimensions of the Epilepsies (eds. M. England, C. Liverman and A. Schultz). Washington DC: National Academies Press.

[2] Zack, M.M. and Kobau, R. (2017). National and State Estimates of the Numbers of Adults and Children with Active Epilepsy-United States, 2015. MMWR Morb. Mortal. Wkly Rep. 66 (31): 821–825.

[3] Jeha, L.E., Najm, I.M., Bingaman, W.E. et al. (2006). Predictors of outcome after temporal lobectomy for the treatment of intractable epilepsy. Neurology 66 (12): 1938–1940.

[4] Vadera, S., Kshettry, V.R., Klaas, P. et al. (2012). Seizure-free and neuropsychological outcomes after temporal lobectomy with amygdalohippocampectomy in pediatric patients with hippocampal sclerosis. J. Neurosurg. Pediatr. 10 (2): 103–107.

[5] Elliott, I., Kadis, D.S., Lack, L. et al. (2012). Quality of life in young adults who underwent resective surgery for epilepsy in childhood. Epilepsia 53 (9): 1577–1586.

[6] Helmstaedter, C. and Kockelmann, E. (2006). Cognitive outcomes in patients with chronic temporal lobe epilepsy. Epilepsia 47 (Suppl 2): 96–98.

[7] Englot, D.J. (2015). The persistent under-utilization of epilepsy surgery. Epilepsy Res. 118: 68.

[8] Englot, D.J., Ouyang, D., Garcia, P.A. et al. (2012). Epilepsy surgery trends in the United States, 1990–2008. Neurology 78 (16): 1200–1206.

[9] Englot, D.J., Ouyang, D., Wang, D.D. et al. (2013). Relationship between hospital surgical volume, lobectomy rates, and adverse perioperative events at US epilepsy centers. J. Neurosurg. 118 (1): 169–174.

[10] Bonilha, L., Rorden, C., Appenzeller, S. et al. (2006). Gray matter atrophy associated with duration of temporal lobe epilepsy. NeuroImage 32 (3): 1070–1079.

[11] Gildenberg, P.L. (2004). The birth of stereotactic surgery: a personal retrospective. Neurosurgery 54 (1): 199–207. discussion 207–208.

[12] Flanigin, H.F. and Nashold, B.S. (1976). Stereotactic lesions of the amygdala and hippocampus in epilepsy. Acta Neurochir. (23 Suppl): 235–239.

[13] Parrent, A.G. and Lozano, A.M. (2000). Stereotactic surgery for temporal lobe epilepsy. Can. J. Neurol. Sci. 27 (Suppl 1): S79–S84; discussion S92–96.

[14] Nadvornik, P. and Sramka, M. (1973). Stereotaxic "longitudinal" approach to the hippocampal gyrus. Cesk. Neurol. 36 (6): 346–348.

[15] Marossero, F., Ravagnati, L., Sironi, V.A. et al. (1980). Late results of stereotactic radiofrequency lesions in epilepsy. Acta Neurochir. Suppl. (Wien) 30: 145–149.

[16] Liscak, R., Malikova, H., Kalina, M. et al. (2010). Stereotactic radiofrequency amygdalohippocampectomy in the treatment of mesial temporal lobe epilepsy. Acta Neurochir. 152 (8): 1291–1298.

[17] Bourdillon, P., Isnard, J., Catenoiz, H. et al. (2016). Stereo-electro-encephalography-Guided Radiofrequency Thermocoagulation: From In Vitro and In Vivo Data to Technical Guidelines. World Neurosurg. 94: 73–79.

[18] Catenoix, H., Bourdillon, P., Guénot, M., and Isnard, J. (2018). The combination of stereo-EEG and radiofrequency ablation. Epilepsy Res. 142: 117–120.

[19] McGonigal, A., Sahgal, A., De Salles, A. et al. (2017). Radiosurgery for epilepsy: Systematic review and International Stereotactic Radiosurgery Society (ISRS) practice guideline. Epilepsy Res. 137: 123–131.

[20] Quigg, M., Rolston, J., and Barbaro, N.M. (2012). Radiosurgery for epilepsy: clinical experience and potential antiepileptic mechanisms. Epilepsia 53 (1): 7–15.

[21] Regis, J., Carron, R., and Park, M. (2010). Is radiosurgery a neuromodulation therapy? : A 2009 Fabrikant award lecture. J. Neuro-Oncol. 98 (2): 155–162.

[22] Barbaro, N.M., Quigg, M., Ward, M.M. et al. (2018). Radiosurgery versus open surgery for mesial temporal lobe epilepsy: The randomized, controlled ROSE trial. Epilepsia 59 (6): 1198–1207.

[23] Grewal, S.S., Alvi, M.A., Lu, V.M. et al. (2018). Magnetic Resonance-Guided Laser Interstitial Thermal Therapy Versus Stereotactic Radiosurgery for Medically Intractable Temporal Lobe Epilepsy: A Systematic Review and Meta-Analysis of Seizure Outcomes and Complications. World Neurosurg.

[24] Rheims, S., Fischer, C., Ryvlin, P. et al. (2008). Long-term outcome of gamma-knife surgery in temporal lobe epilepsy. Epilepsy Res. 80 (1): 23–29.

[25] Srikijvilaikul, T., Hajm, I., Foldvary-Schaefer, N. et al. (2004). Failure of gamma knife radiosurgery for mesial temporal lobe epilepsy: report of five cases. Neurosurgery 54 (6): 1395–1402. discussion 1402–1404.

[26] Hoggard, N., Wilkinson, I.D., Griffiths, P.D. et al. (2008). The clinical course after stereotactic radiosurgical amygdalohippocampectomy with neuroradiological correlates. Neurosurgery 62 (2): 336–344. discussion 344–346.

[27] Kawamura, T., Onishi, H., Kohda, Y., and Hirose, G. (2012). Serious adverse effects of gamma knife radiosurgery for mesial temporal lobe epilepsy. Neurol. Med. Chir. (Tokyo) 52 (12): 892–898.

[28] Hayashi, M., Regis, J., and Hori, T. (2003). Current treatment strategy with gamma knife surgery for mesial temporal lobe epilepsy. No Shinkei Geka 31 (2): 141–155.

[29] Hayashi, M., Bartolomei, F., and Rey, M. (2002). MR changes after Gamma Knife radiosurgery for mesial temporal lobe epilepsy: an evidence for the efficacy of subnecrotic doses. In: Radiosurgery (ed. D. Kondziolka), 192–202. Basel: Karger.

[30] Rosenfeld, J.V., Harvey, A.S., Wrennall, J. et al. (2001). Transcallosal resection of hypothalamic hamartomas, with control of seizures, in children with gelastic epilepsy. Neurosurgery 48 (1): 108–118.

[31] Regis, J., Scavarda, D., Tamura, M. et al. (2004). Gamma knife surgery for epilepsy related to hypothalamic hamartomas. Acta Neurochir. Suppl. 91: 33–50.

[32] Ryan, R.W., Spetzler, R.F., and Preul, M.C. (2009). Aura of technology and the cutting edge: a history of lasers in neurosurgery. Neurosurg. Focus. 27 (3): E6.

[33] ROSOMOFF, H.L. and CARROLL, F. (1966). Reaction of neoplasm and brain to laser. Arch. Neurol. 14 (2): 143–148.

[34] Bown, S. (1983). Phototherapy of tumors. World J. Surg. 7 (6): 700–709.

[35] Sugiyama, K., Sakai, T., Fujishima, I. et al. (1990). Stereotactic interstitial laser- hyperthermia using Nd-YAG laser. Stereotact. Funct. Neurosurg. 54 (1–8): 501–505.

[36] Jolesz, F.A., Bleier, A.R., Jakab, P. et al. (1988). MR imaging of laser-tissue interactions. Radiology 168 (1): 249–253.

[37] Anzai, Y., Lufkin, R., DeSalles, A. et al. (1995). Preliminary experience with MR-guided thermal ablation of brain tumors.

Am. J. Neuroradiol. 16 (1): 39–48.

[38] Matsumoto, R., Mulkern, R.V., Hushek, S.G., and Jolesz, F.A. (1994). *Tissue temperature monitoring for thermal interventional therapy: Comparison of T1-weighted MR sequences.* J. Magn. Reson. Imaging 4 (1): 65–70.

[39] Carpentier, A., McNichols, R.J., Stafford, R.J. et al. (2008). *Real-time magnetic resonance-guided laser thermal therapy for focal metastatic brain tumors.* Oper. Neurosurg. 63 (suppl_1): ONS21–ONS29.

[40] Franck, P., Henderson, P.W., and Rothaus, K.O. (2016). *Basics of Lasers: History, Physics, and Clinical Applications.* Clin. Plast. Surg. 43 (3): 505–513.

[41] Larson, T.R., Bostwick, D.G., and Corica, A. (1996). *Temperature-correlated histo pathologic changes following microwave thermoablation of obstructive tissue in patients with benign prostatic hyperplasia.* Urology 47 (4): 463–469.

[42] Heisterkamp, J., van Hillegersberg, R., Zondervan, P.E. et al. (2001). *Metabolic activity and DNA integrity in human hepatic metastases after interstitial laser coagulation (ILC).* Lasers Surg. Med. 28 (1): 80–86.

[43] Goldberg, S.N., Gazelle, G.S., and Mueller, P.R. (2000). *Thermal ablation therapy for focal malignancy: a unified approach to underlying principles, techniques, and diagnostic imaging guidance.* Am. J. Roentgenol. 174 (2): 323–331.

[44] Jethwa, P.R., Jethwa, P.R., Barrese, J.C. et al. (2012). *Magnetic resonance thermometry- guided laser-induced thermal therapy for intracranial neoplasms: initial experience.* Oper. Neurosurg. 71 (suppl_1): ons133–ons145.

[45] Patel, P.D. et al. (2016). *The role of MRgLITT in overcoming the challenges in managing infield recurrence after radiation for brain metastasis.* Neurosurgery 79 (suppl_1): S40–S58.

[46] Jethwa, P.R., Barrese, J.C., Gowda, A. et al. (2012). *Magnetic resonance thermometry-guided laser-induced thermal therapy for intracranial neoplasms: initial experience.* Neurosurgery 71 (1 Suppl Operative): 133–144; 144–145.

[47] Yaroslavsky, A.N., Schulze, P.C., Yaroslavsky, I.V. et al. (2002). *Optical properties of selected native and coagulated human brain tissues in vitro in the visible and near infrared spectral range.* Phys. Med. Biol. 47 (12): 2059–2073.

[48] Gastaut, H., Gastaut, J.L., Gonçalvese Silva, G.E. et al. (1975). *Relative frequency of different types of epilepsy: a study employing the classification of the International League Against Epilepsy.* Epilepsia 16 (3): 457–461.

[49] Labate, A., Ventura, P., Gambardella, A. et al. (2006). *MRI evidence of mesial temporal sclerosis in sporadic "benign" temporal lobe epilepsy.* Neurology 66 (4): 562–565.

[50] Kim, W.J., Park, S.C., Lee, S.J. et al. (1999). *The prognosis for control of seizures with medications in patients with MRI evidence for mesial temporal sclerosis.* Epilepsia 40 (3): 290–293.

[51] Kurita, T., Sakurai, K., Takeda, Y. et al. (2016). *Very long-term outcome of non-surgically treated patients with temporal lobe epilepsy with hippocampal sclerosis: a retrospective study.* PLoS One 11 (7): e0159464.

[52] Picot, M.C., Baldy-Moulinier, M., Daurès, J.-P. et al. (2008). *The prevalence of epilepsy and pharmacoresistant epilepsy in adults: a population-based study in a Western European country.* Epilepsia 49 (7): 1230–1238.

[53] Kaiboriboon, K., Malkhachroum, A.M., Zrik, A. et al. (2015). *Epilepsy surgery in the United States: analysis of data from the National Association of Epilepsy Centers.* Epilepsy Res. 116: 105–109.

[54] Wiebe, S., Blume, W.T., Girvin, J.P. et al. (2001). *A randomized, controlled trial of surgery for temporal-lobe epilepsy.* N. Engl. J. Med. 345 (5): 311–318.

[55] Engel, J., McDermott, M.P., Wiebe, S. et al. (2012). *Early surgical therapy for drug-resistant temporal lobe epilepsy: a randomized trial.* JAMA 307 (9): 922–930.

[56] Phillips, N.A. and McGlone, J. (1995). *Grouped data do not tell the whole story: individual analysis of cognitive change after temporal lobectomy.* J. Clin. Exp. Neuropsychol. 17 (5): 713–724.

[57] Helmstaedter, C. (2013). *Cognitive outcomes of different surgical approaches in temporal lobe epilepsy.* Epileptic Disord. 15 (3): 221–239.

[58] Hermann, B.P., Wyler, A.R., Bush, A.J. et al. (1992). *Differential effects of left and right anterior temporal lobectomy on verbal learning and memory performance.* Epilepsia 33 (2): 289–297.

[59] Drane, D.L., Ojemann, G.A., Aylward, E. et al. (2008). *Category-specific naming and recognition deficits in temporal lobe epilepsy surgical patients.* Neuropsychologia 46 (5): 1242–1255.

[60] Petito, G.T., Wharen, R.E., Feyissa, A.M. et al. (2018). *The impact of stereotactic laser ablation at a typical epilepsy center.* Epilepsy Behav. 78: 37–44.

[61] Grewal, S.S., Zimmerman, R.S., Worrell, G. et al. (2018). *Laser ablation for mesial temporal epilepsy: a multi-site, single institutional series.* J. Neurosurg.: 1–8.

[62] Jermakowicz, W.J., Kanner, A.M., Sur, S. et al. (2017). *Laser thermal ablation for mesiotemporal epilepsy: Analysis of ablation volumes and trajectories.* Epilepsia 58 (5): 801–810.

[63] Kang, J.Y., Wu, C., Tracy, J. et al. (2016). *Laser interstitial thermal therapy for medically intractable mesial temporal lobe epilepsy.* Epilepsia 57 (2): 325–334.

[64] Curry, D.J., Gowda, A., McNichols, R.J. et al. (2012). *MR-guided stereotactic laser ablation of epileptogenic foci in children.* Epilepsy Behav. 24 (4): 408–414.

[65] North, R.Y., Raskin, J.S., and Curry, D.J. (2017). *MRI-Guided Laser Interstitial Thermal Therapy for Epilepsy.* Neurosurg. Clin. N. Am. 28 (4): 545–557.

[66] Prince, E., Hakimian, S., Ko, A.L. et al. (2017). *Laser Interstitial Thermal Therapy for Epilepsy.* Curr. Neurol. Neurosci. Rep. 17 (9): 63.

[67] Gross, R.E., Stern, M.A., Willie, J.T. et al. (2018). *Stereotactic laser amygdalohippocampotomy for mesial temporal lobe epilepsy.* Ann. Neurol. 83 (3): 575–587.

[68] Gross, R.E., Willie, J.T., and Drane, D.L. (2016). *The Role of Stereotactic Laser Amygdalohippocampotomy in Mesial Temporal Lobe Epilepsy.* Neurosurg. Clin. N. Am. 27 (1): 37–50.

[69] Drane, D.L., Loring, D.W., Voets, N.L. et al. (2015). *Better object recognition and naming outcome with MRI-guided stereotactic laser amygdalohippocampotomy for temporal lobe epilepsy.* Epilepsia 56 (1): 101–113.

[70] Waseem, H., Osborn, K.E., Schoenberg, M.R. et al. (2015). *Laser ablation therapy: An alternative treatment for medically resistant mesial temporal lobe epilepsy after age 50.* Epilepsy Behav. 51: 152–157.

[71] Gross, R.E., Mahmoudi, B., and Rilcy, J.P. (2015). *Less is more: novel less-invasive surgical techniques for mesial temporal lobe epilepsy that minimize cognitive impairment.* Curr. Opin. Neurol. 28 (2): 182–191.

[72] Esquenazi, Y., Kalamangalam, G.P., Slater, J.D. et al. (2014). *Stereotactic laser ablation of epileptogenic periventricular nodular heterotopia.* Epilepsy Res. 108 (3): 547–554.

[73] Gonzalez-Martinez, J., Vadera, S., Mullin, J. et al. (2014). *Robot-*

assisted stereotactic laser ablation in medically intractable epilepsy: operative technique. *Neurosurgery* 10 (Suppl 2): 167–172. discussion 172–173.

[74] Battaglia, G., Chiapparini, L., Franceschetti, S. et al. (2006). *Periventricular nodular heterotopia: classification, epileptic history, and genesis of epileptic discharges. Epilepsia* 47 (1): 86–97.

[75] Wilfong, A.A. and Curry, D.J. (2013). *Hypothalamic hamartomas: optimal approach to clinical evaluation and diagnosis. Epilepsia* 54: 109–114.

[76] Wagner, K., Wethe, J.V., Schulze-Bonhage, A. et al. (2017). *Cognition in epilepsy patients with hypothalamic hamartomas. Epilepsia* 58 (Suppl 2): 85–93.

[77] Ng, Y.T., Freeman, J.L., Berkovic, S.F., and Rosenfeld, J.V. (2006). *Transcallosal resection of hypothalamic hamartoma for intractable epilepsy. Epilepsia* 47 (7): 1192–1202.

[78] Harvey, A.S., Freeman, J.L., Berkovic, S.F., and Rosenfeld, J.V. (2003). *Transcallosal resection of hypothalamic hamartomas*

in patients with intractable epilepsy. *Epileptic Disord.* 5 (4): 257–265.

[79] Abla, A.A., Rekate, H.L., Wilson, D.A. et al. (2011) *Orbitozygomatic resection for hypothalamic hamartoma and epilepsy: patient selection and outcome. Childs Nerv. Syst.* 27 (2): 265–277.

[80] Curry, D.J., Raskin, J., Ali, I., and Wilfong, A.A. (2018). *MR-guided laser ablation for the treatment of hypothalamic hamartomas. Epilepsy Res.* 142: 131–134.

[81] Schaller, K. and Cabrilo, I. (2016). *Corpus callosotomy. Acta Neurochir.* 158 (1): 155–160.

[82] Falowski, S. and Byrne, R. (2012). *Corpus callosotomy with the CO_2 laser suction device: a technical note. Stereotact. Funct. Neurosurg.* 90 (3): 137–140.

[83] Ho, A.L., Miller, K.J., Cartmell, S. et al. (2016). *Stereotactic laser ablation of the splenium for intractable epilepsy. Epilepsy Behav. Case Rep.* 5: 23–26.

第21章

颅内脑电图监测

Jamie J. Van Gompel, Katherine Noe, Richard S. Zimmerman

（译者：林元相　王丰）

引言

　　长程颅内脑电图监测用于确定致痫区和勾画出功能区皮质区域。这是一个关键的步骤，以确定患者是否适合进行癫痫手术，并确定最佳的手术策略。多学科（MDT）癫痫治疗团队必须综合在无创性术前检查中收集的所有数据，以创建一个可能的假设，用于制定颅内脑电监测的计划，这一点再怎么强调也不为过。随意置入电极，即所谓的"钓鱼探测"，成功定位的可能性有限，对患者是不利的。近年来，立体定向脑电图（sEEG）在欧洲和加拿大使用多年后，在美国癫痫中心越来越受到青睐。这项技术并不完全取代硬膜下网格和条形电极监测，两种手术方式具有不同的作用，相互补充。在本章中，我们将讨论这些技术及其常见缺陷。

确定适合有创脑电图监测的对象

　　未控制的癫痫与生活质量下降、死亡风险增加、抑郁症和自杀率升高相关，并阻碍就业和人际关系[1]。耐药性癫痫被定义为在服用两种适当的抗癫痫发作药物（ASM）仍未能实现癫痫发作完全缓解[2]。建议耐药性癫痫患者应接受癫痫手术评估，无论年龄大小和病程长短[3]。取得良好的手术

效果的关键在于能否充分切除致痫区，同时避免医源性损伤。最理想的情况是，患者适合进行可治愈癫痫的手术：脑叶切除术、病灶切除术或局灶性皮质切除术。在不能理想地进行完全切除的情况下，患者仍然可以考虑进行姑息性手术。

　　术前评估的目标是准确定位癫痫发作起源的脑区，并确定是否可以安全地进行切除。非侵入性检查的关键组成部分包括仔细考虑发作症状学、发作期和发作间期EEG所见、神经心理学测试和磁共振成像。在特定情况下，还需要补充其他评估，如功能磁共振成像（fMRI）、正电子发射断层扫描（PET）、单光子发射计算机断层扫描（SPECT）、脑磁图和Wada测试。在大多数情况下，结合这些测试足以定位癫痫灶，可以直接进行切除手术。当脑MRI显示明显的致痫性病变不在功能区皮质附近时，这种情况最常见，功能区皮质对感觉传导、运动、视觉或语言功能很重要，并且与其他测试的定位一致。

有创脑电图监测的适应证

　　当非侵入性检查不能提供足够的定位线索，或当计划切除区域涉及功能区皮质时，应进行颅内EEG监测（表21.1）。当检查结果强烈表明癫痫发作为全面性或多灶性发作时，或无法对癫痫发

Epilepsy, Second Edition. Edited by Gregory D. Cascino, Joseph I. Sirven and William O. Tatum.
© 2021 John Wiley & Sons Ltd. Published 2021 by John Wiley & Sons Ltd.

作的来源作出明确的假设时，不应采用该方法。在目前的实践中，大约1/3的颞叶癫痫患者和2/3的无病灶性颞叶外癫痫患者需要进行侵入性监测[4-5]。与头皮脑电图记录相比，视频脑电图监测中使用的颅内电极提供了更好的信噪比、更高的灵敏度和更高的空间分辨率[6]。置入侵入性电极的具体位置应根据非侵入性检查结果中获得的信息仔细规划。侵入式电极记录到的脑电活动是在有限范围里的，就像试图通过钥匙孔看到广阔的景色一样。颅内电极放置不当且远离真正的致痫区可能导致记录到的结果无法得出诊断或错误定位，因为电极记录到的脑电活动是从置入位置区域以外的区域传播而来的。此外，没有经验的神经外科医生在将侵入性电极插入或置于大脑表面时，手术操作导致定位不准确是另一个潜在的技术错误来源；如所提供的示例中所示，可以通过术后成

表21.1 有创脑电图监测的适应证

1）当目标是进行选择性切除时，区分内侧颞叶癫痫发作与新皮质颞叶癫痫发作

2）当非侵入性检查提示可能为独立的双侧近中颞叶发作的癫痫，用于确定偏侧化发作起源

3）MRI阴性时癫痫发作的定位

4）怀疑癫痫灶位于影像学发现的病变边界以外的其他位置时的定位

5）同一患者多个病灶的癫痫发作区定位

6）无法完全切除的大病灶内癫痫发作区的定位

7）致痫区位于功能区皮质附近，不能切除时

8）当非侵入性检查结果相互矛盾或需要改进时，对癫痫发作区的定位

9）先前癫痫手术失败时癫痫发作区的定位

像来验证电极放置情况。

选择置入策略：好处和风险

植入物的具体类型取决于解剖学、对于癫痫发作起源的假设和手术目的。sEEG、硬膜下网格和条形电极各有优缺点（表21.2），应视为补充技术。常规深部电极和sEEG适用于深部解剖目标（如海马、扣带回、岛叶）、深部皮质发育畸形（如室管膜下结节性异位）和沟底。虽然sEEG可用于确定与癫痫起源相关的皮质区域，但当需要准确定位皮质边缘时，如定位功能区的皮质时，硬膜下网格电极可能更合适。鉴于其尺寸，网格电极主要用于定位涉及侧半球凸面的病灶。较小的条形电极操作更灵活，便于监测半球内侧、额叶和颞叶下方区域。同时置入双侧硬脑膜下网格和条形电极是可能的，但在技术上具有挑战性。深部电极或sEEG监测时，患者的舒适度通常更好。而且相比网格电极需要开颅手术放置，深部或sEEG电极仅需通过钻小孔即可放置。然而，这两种方法通常都能得到很好的耐受性，监测通常可以持续1~2周[7-8]。虽然功能区刺激可以通过sEEG导联进行，但在功能区皮层附近测定时，缺乏生成更大范围连续的皮层功能图的能力。当记录到癫痫发作并确定致痫区的范围后，手术拟切除的边界由sEEG监测所得的神经解剖学和癫痫网络的知识确定，而不是由沿硬膜下水平放置的网格或条形电极确定。切除的时机也是一个值得考虑的因素。在行硬膜下电极监测后，通常在移除电极的同时进行切除手术。相比之下，我们通常建议sEEG电极拔除后6周左右再进行切除手术，以减少感染的机会。最后，如果需要进行第二次有

表21.2 各种颅内电极置入技术对比：优缺点

	立体定向脑电图	硬膜下网格/条形电极
优点	适合于双半球置入，用于致痫网络的区域识别	覆盖新皮质的大范围区域，以确定癫痫发作/传播模式
	能记录到脑沟底部的深层结构信号	更适合电刺激，进行脑功能区定位
	适用于从多灶性病变中确定单灶致痫区的假设	能够生成电极覆盖区域的大脑皮层功能和致痫区域的高分辨率连续图层
	不需要开颅手术置入电极	
	患者能更好的耐受监测	
缺点	皮层功能测定的效果有限	通常仅限于评估通过开颅术可达到的单侧病灶
	选择性评估皮质和皮质下脑电图的采样误差风险	需要大骨瓣开颅术和多个开颅部位/钻孔位置
	电刺激结果图形分布更分散	可能导致硬膜下出血
	可能导致脑室出血	
	可能需要再次开颅手术切除致痫区	

针对性的侵入性监测以更好地确定致痫区，通常在sEEG术后置入硬膜下网格电极可能很困难，因为sEEG电极进入部位存在脑膜粘连。

有创脑电图监测并非没有风险。严重的潜在并发症包括出血、感染、脑脊液（CSF）漏和脑水肿引起的颅内压增高。总的来说，sEEG的并发症发生率似乎低于硬膜下电极[9-10]。最近对sEEG电极已发表结果的荟萃分析显示，每放置一个电极，感染率增加0.8%，出血率增加1%[11]。据报道，所有并发症的患病率约为3%，0.8%的患者出现需要手术干预或导致永久性神经功能缺损的严重并发症[9,12]。相比之下，在先前的病例系列研究中，仅放置传统深部电极的严重并发症发生率为2%~4%[13-14]。这种差异有可能是由于成像和机器人制导技术的进步而改善了目标定位。硬膜下条形或网格电极置入的严重并发症发生率为2.5%~19%[7-9,15-18]。1996—2004年，在梅奥诊所，6.6%的置入病例有明显的并发症[8]。外科医生的经验对并发症的发生有重大影响[13,15,17]。应慎重考虑所用电极的数量，因为植入物数量越多，总体风险就越大[7,17-18]。

即使是最精心计划的有创脑电图记录也不一定能为手术切除提供足够的致痫区定位。在梅奥诊所对接受硬膜下电极侵入性监测的患者进行的回顾性分析中，71%的患者癫痫发作能够定位，69%的患者进行了切除[8]。应适当选择患者，并对其进行切除手术和最终获得癫痫发作完全缓解结果的概率进行评估。尽管当置入电极后仍诊断不明确或不能导致得出切除计划时，对所有相关人员来说无疑是令人失望的，但这仍然胜过切除术后仍不能改善癫痫或术后出现神经功能缺损。

使用sEEG电极的侵入性脑电图：技术考虑

每次sEEG置入都必须根据所评估的个体患者进行细致的调整，并根据非侵入性检查中得出的致痫区或致痫网络的假设仔细选择靶点。埋置硬膜下电极时，神经外科医生可在直视下确认大脑皮层上的电极位置，与其不同的是，准确埋置sEEG电极需要事先根据脑结构和血管成像进行计算机处理，作出手术规划。每根电极置入的最佳轨迹设计以便于EEG采样，尽量使电极导联经过尽可能多的期望区域，并将出血风险降至最低。可以使用机器人引导或标准立体定向头架来引导电极置入。在本书出版之时，有两种机器人可用于sEEG靶向电极放置，第三种机器人系统将很快用于临床。机器人引导下置入电极的优点包括加快手术流程和提高电极放置的准确性。通常需要电极置入的目标区域足够大，所以sEEG记录的亚毫米精度不太可能对置入的结果产生不利的影响。与传统深部电极相比，放置sEEG电极时，进入角度具有更大的选择性（图21.1～图21.4）。

sEEG记录的解释需要准确了解电极位置，通常通过影像学成像进行验证，如所提供的示例所示。尽管各中心的命名并不标准化，但通常的惯例是，置入立体定向电极的大脑区域由字母表中的字母指定（表21.3）。通常，L或R放在表示大脑位置的字母前面，以表示侧别。例如，X、Y和Z表示扣带回：X表示前扣带回，Y表示中扣带回，Z表示后扣带回。如果电极放置左侧半球，它们将被命名为LX、LY和LZ。电极放置的汇总结果是术者在术前计划期间可能使用的示意图。个体化sEEG靶点的选择需要我们进行个体化导联分析。此外，置入电极放置的一致性有助于识别和分析其他患者的类似致痫网络（图21.1）。侵入性脑电图应始终伴随无创头皮视频脑电图监测。当使用侵入性EEG时，临床上需要将头皮EEG记录与sEEG监测结合起来，以了解个体患者发作时的头皮电极与颅内电极的关系。到目前为止，我们还没有遇到感染导致的不良结果或更高的感染率。大多数最初的植入物设计用于探索3D致痫网络。在适当的情况下，如果使用sEEG识别出功能区皮层区域的手术靶点，则可以考虑使用高密度sEEG（图21.5）或硬膜下电极进行二次置入（图21.6），以获得更大范围的功能性脑定位。图21.1病例展示了sEEG的过程：通过无创术前评估进行分析、制订手术计划、电极置入和sEEG记录。

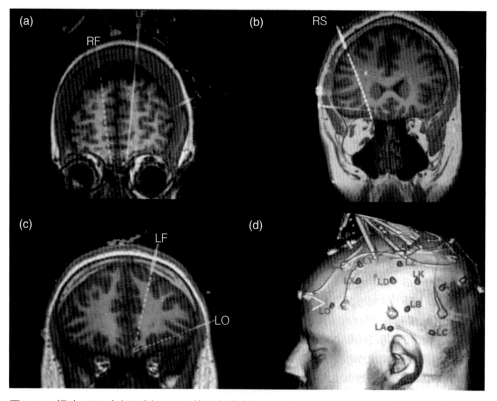

图21.1 额叶sEEG电极示例：a. 左前和右前电极示例，采样额叶内侧的数个脑回，终止于筛窦中央凹正上方的直回。b. S电极起始于SMA，终止于眶后回。c. 经典的O形电极从眼眶顶部穿过，对眶上回进行取样。d. LO（箭头）显示通常为O位置的下方起点和横向起点。注意：通常这是面部的唯一入点

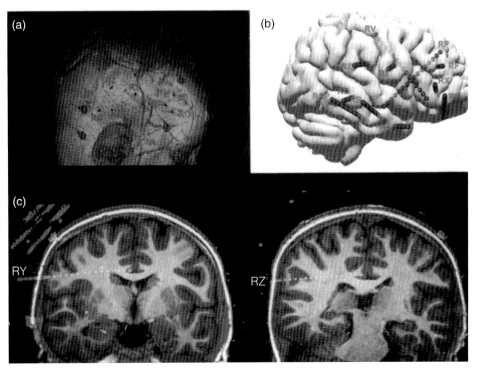

图21.2 扣带回电极：a. 这些是扣带回电极RX、RY和RZ的额下回常见的入点，但是基于皮质的血管解剖，它们可以选择由额中回进入。b. 右侧边缘系统置入电极示例，扣带回（RX、RY和RZ）、岛叶（RV、RP）、额叶（RO、RF）和覆盖颞叶内侧电极（RA、RB和RC）。c. 放置好的RY和RZ扣带回电极术后融合影像

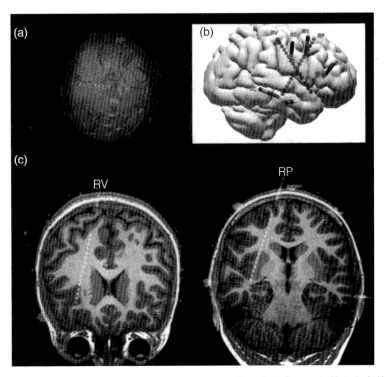

图21.3 长路径岛叶电极：a. 岛叶电极（RP和RV）的入点最常见于矢状窦上方的皮肤，定位在窦外侧无血管区。b. RV电极从头后部象限插入，与前岛叶皮质成一定角度，通常在MCA上方终止。RP电极从头前部插入，终止于岛叶后部的岛长回，两个电极通常在脑岛交叉，对脑岛的4个象限进行良好采样。c. RP和RV电极轨迹示例

一般技术：放置sEEG电极相对容易，一般不考虑硬件的差异。制订初始计划后，我们通常进行术中CTV检查，并使用对比剂将检查结果融合到MRI中。如果我们计划的电极路径较长（V和P），通常需要放置Leksell框架，计算框架的基准点，以提高注册精度。然而，如果电极较短，我们将使用简单的皮肤标记物配准。一旦患者进入

手术室，就要剃光头发。当需要大范围置入时，需剃光整个头部，这是我们的首选。首先在头皮上标记所有的入点，从头部的前上方开始放置电极。用立体定向导航系统校准靶点。然后在经皮穿刺后放置引导套管。取下皮肤穿刺导管，使用Kelly探针电凝止血。随后，在CTV图像上测量颅骨厚度，如果头骨厚度为1.0cm，则将限位器设置

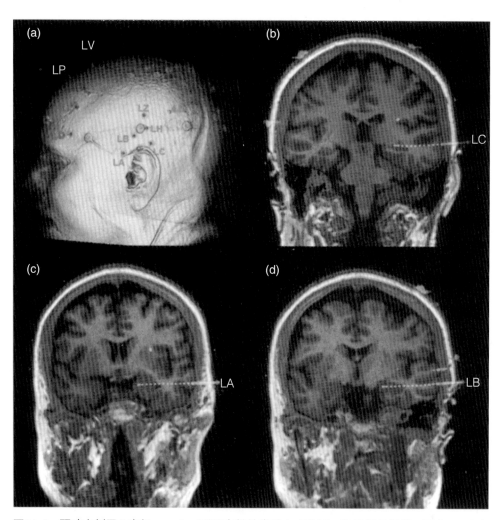

图21.4　颞叶内侧置入电极。a. A、B和C电极的常用入点位置。这里颅骨很薄，因此sEEG电极在颞中回入点位置更高，以改善螺钉的固定，并减轻与颞部穿刺相关的疼痛。b. 靶点位于海马体的电极。c. 杏仁核电极（LA）。d. 放置于海马头部的电极

为1.2cm，注意钻头尖端有一个斜面。然后钻穿颅骨的内外板，并确保所有骨碎片都被移除。然后，用Kelly探针穿刺硬脑膜，必要时辅以小功率烧灼。螺钉穿过套管放置，通常需要拧6.5圈直到

其固定。先后测量从螺栓背外侧缘到靶点距离和所需的颅内电极长度。将标示条带固定在电极所测量长度处，以确保sEEG电极置入长度不会超过靶点，随后放置电极。

硬膜下电极的颅内脑电图

在美国，传统概念里，硬膜下电极（网格和条形电极）的有创脑电图监测是"金标准"，现在仍然是癫痫外科评估的重要工具。当需要对大脑表面表浅目标的皮质功能进行横向传导的详细分析时，仍倾向于使用硬膜下网格电极和条形电极，也可考虑使用深部电极。在担心双侧颞内侧区可能受累的情况下，传统深部电极仍然是一种合适的选择（图21.7）。使用硬膜下电极进行癫痫监测的主要原因是在切除区域可能与功能区皮层重叠的情况下，直接的皮层电刺激有利于功能区定位（图21.8）。网格电极也有助于确定已知病变周围致痫区的边界（图21.9）。

技术流程概述： 在到达手术室之前，必须充分了解置入手术计划。利用当前的手术计划工作站，可以在术前对置入计划进行可视化。根据置入计划的设计，皮瓣通常在头部的左侧或右侧

表21.3 sEEG常用的术语

L，R	左（L）或者右（R）
F	额极
O	眶额
E	额眼区
M	手运动
N	运动前区或辅助运动区
S	中央后区，感觉区
A	颞下回或者梭状回或者杏仁体
B	海马头
C	海马尾
X	前扣带回
Y	中扣带回
Z	后扣带回或者楔前叶
K	缘上回
Q	顶上小叶或楔前叶
V	前岛叶
P	后岛叶
Oc	枕叶

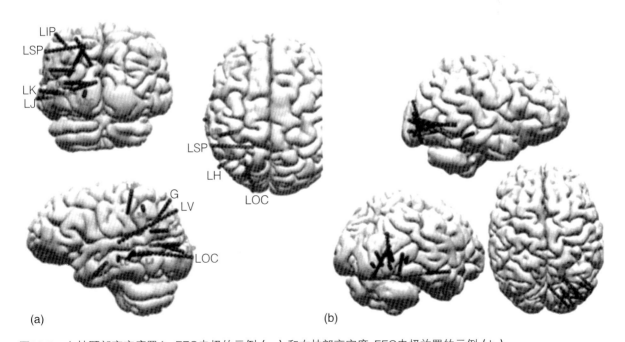

(a)　　　　　(b)

图21.5 左枕颞部高密度置入sEEG电极的示例（a）和右枕部高密度sEEG电极放置的示例（b）

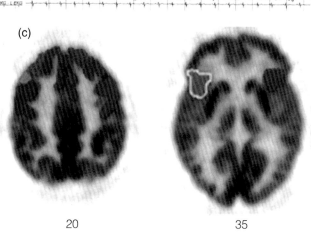

20　　　　　　　35

图21.6　sEEG置入。患者为25岁，右利手。被诊断为具有两种不同症状学的耐药局灶性癫痫。患者有似曾相识、被"冻结"的感觉先兆，逐渐演变为双眼凝视和失去反应，左脚抽搐，头部和眼睛向左偏转。头部MRI（3T）正常。头皮记录的视频脑电图显示发作间期右额颞尖波。癫痫监测单元记录了多次临床发作，在出现临床症状前5min或更长时间出现发作期脑电图改变。两种发作类型的发作期EEG均表现为低波幅节律性电活动，广泛分布于右额颞部和左额区域（a，15mm/s），随后发作性EEG活动增强，右额颞部显著（b所示为a片段后60s）。氟脱氧葡萄糖正电子发射断层扫描（FDG-PET）显示右额叶低代谢（c）。脑磁图（MEG）显示右额叶下部和近中部以及右颞下部存在偶极子。神经心理学测试表明，在处理速度、执行功能和视觉空间能力方面存在轻度损伤，语言和视觉空间记忆完整。假设该癫痫网络假说起源于右额叶，但鉴于似曾相识感的先兆以及头皮EEG和MEG结果中的颞叶受累，颞叶和岛叶靶点也包括在sEEG的置入计划中（d、e）。sEEG记录了多次癫痫发作，脑电图发作从右额中回的触点开始（f，速度15mm/s，灵敏度50μV/mm。为方便起见，仅显示了电极轨迹的有限部分），从而确定了拟手术切除的局限皮质区域

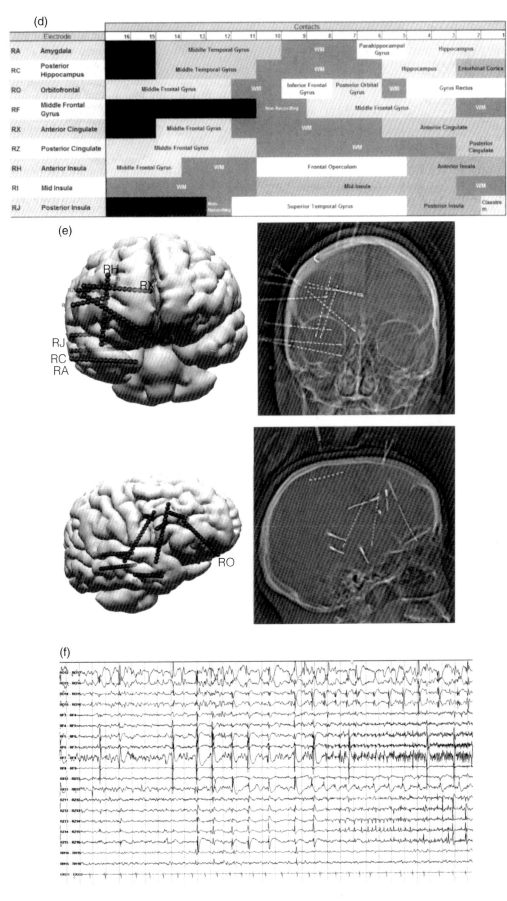

(d)

Electrode		16	15	14	13	12	11	10	9	8	7	6	5	4	3	2	1
RA	Amygdala			Middle Temporal Gyrus				WM		Parahippocampal Gyrus				Hippocampus		
RC	Posterior Hippocampus			Middle Temporal Gyrus				WM				Hippocampus			Entorhinal Cortex	
RO	Orbitofrontal		Middle Frontal Gyrus			WM		Inferior Frontal Gyrus		Posterior Orbital Gyrus		WM		Gyrus Rectus		
RF	Middle Frontal Gyrus						Non Recording			Middle Frontal Gyrus					WM	
RX	Anterior Cingulate				Middle Frontal Gyrus				WM				Anterior Cingulate			
RZ	Posterior Cingulate			Middle Frontal Gyrus					WM						Posterior Cingulate	
RH	Anterior Insula		Middle Frontal Gyrus		WM			Frontal Operculum					Anterior Insula			
RI	Mid Insula			WM					Mid Insula						WM	
RJ	Posterior Insula				Non-Recording		Superior Temporal Gyrus						Posterior Insula		Claustrum	

图21.6 （续）

做一个大问号形切口。切口从耳后开始，采用岩骨入路，为皮瓣提供较大的基底，确保颞浅动脉保持完整，有助于切口愈合和防止感染。在肌皮瓣形成后，暴露、切开并悬吊硬脑膜。如果出现脑肿胀，使用甘露醇并抬高头部后无明显缓解，可以分开一两个小脑沟，释放脑脊液以松弛脑组织。然后，我们将电极放在目标区域，并将其固定到硬脑膜边缘。然后，使用血管导管将电极导线引导至切口旁至少1cm。将电极导线从头顶部穿出，因为此部位是切口最少涉及的区域。这些操作可以防止脑脊液漏和低颅压性头痛，并在监测过程中尽量减少感染。在术中置入电极前拍摄皮质照片，然后在电极放置后再拍摄一张，以绘制置入电极阵列的示意图（图21.10）。随后对硬脑

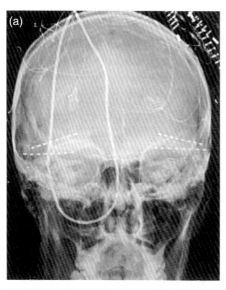

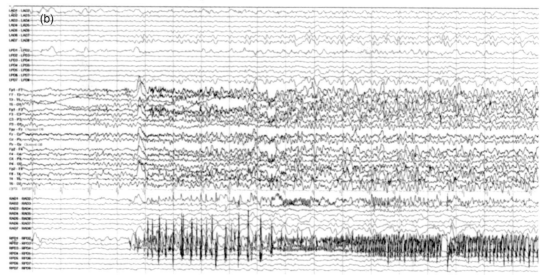

图21.7 双侧颞叶深部电极监测。一名30岁右利手患者，出现耐药性局灶性癫痫发作，其特征为似曾相识感，然后反应丧失，伴有口部自动症，但无明显的侧化特征。头皮脑电图显示发作间期右侧颞叶尖波和几种典型的右侧颞叶癫痫发作。然而，头部MRI（3T）正常，正电子发射断层扫描（PET）也是正常的。神经心理学测试显示视觉和语言记忆都有损害。如置入电极后头部X线片（a）所示，通过侧方入路将双侧深部电极置于杏仁核和海马中，以在iEEG上确定的癫痫发作的侧别。（b）显示了发作记录模式。在这种情况下，一套标准的头皮脑电图电极也用于同步记录。深部电极iEEG的癫痫发作期表现为右颞后方近内侧面的深部电极（RPD1，2）的高波幅节律性尖波。头皮脑电图没有记录到任何可见的癫痫样活动，表明颅内脑电图监测的高敏感性。这名患者后续接受了右颞叶内侧结构激光热消融。（b）为颅内脑电图，电极标记如下：L表示左侧，R表示右侧，AD表示前颞叶深部，PD表示后颞叶深部

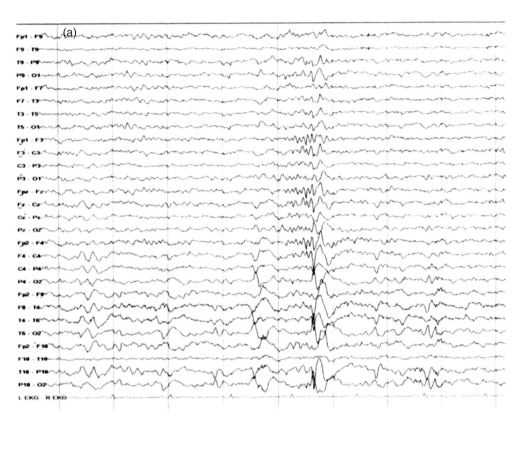

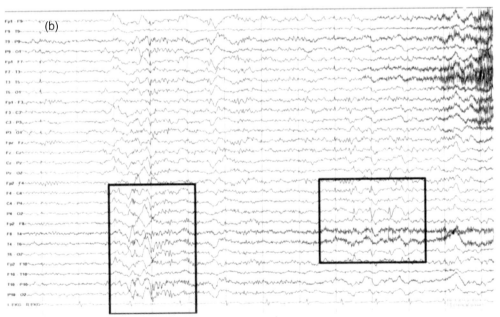

图21.8 硬膜下网格电极置入。这名患者表现为耐药性局灶性癫痫发作，首先是面部幻觉，然后出现意识丧失。3T脑磁共振是正常的。头皮脑电图显示发作间期右侧后方象限尖波（a）。发作期头皮脑电图表现为右后颞顶叶棘波节律（b）的脑电图起源，并快速传播至左半球（c）。神经心理学测试显示，在记忆力完好的情况下，视觉空间处理存在细微缺陷。氟脱氧葡萄糖正电子发射断层扫描（FDG-PET）和SPECT联合MRI（SISCOM）显示右颞叶后部新皮质过度代谢。致痫网络的假设是右后颞叶新皮质发作。随后置入硬脑膜下电极，网格电极置于右后颞枕交界、条形电极置入右颞下方和深部电极置入于右颞内侧（d），以确认术前假设，并确定必要的切除范围，以及应用皮层电刺激进行功能区定位，以识别可能影响视觉空间功能的功能区皮层。颅内电极发作期记录显示发作起源涉及右后颞区网格电极（RPTG）（e）中心位置的多个电极。皮质电刺激未显示计划切除区域的任何视觉或感觉功能。局部皮质切除术后效果良好（f）

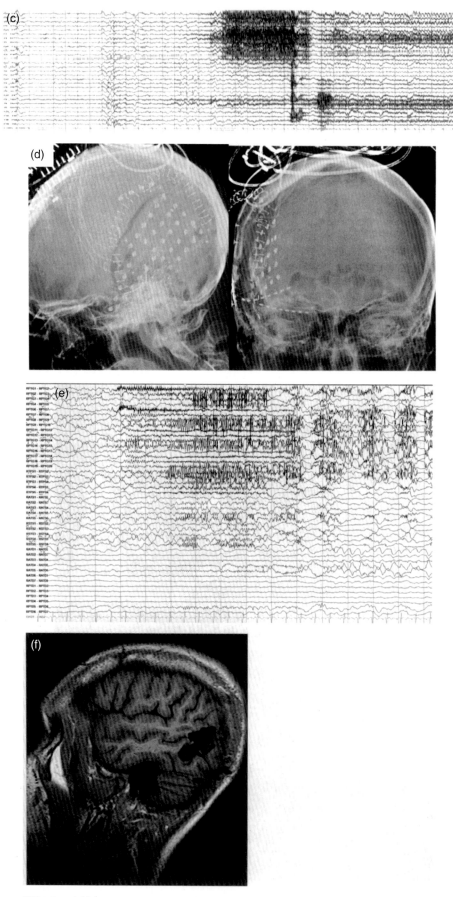

图21.8 （续）

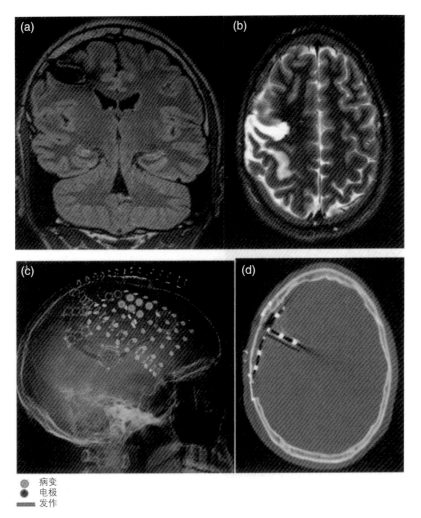

图21.9　置于已知病变周围的网格和条形硬膜下电极。冠状位T2 FLAIR MRI序列（a）显示一例药物难治性左侧局灶性运动发作癫痫患者的海绵状血管畸形切除术后远期出现右后额叶软化灶并继发全面性癫痫。功能MRI图像（b）显示术前切除区域后方的运动功能区。根据癫痫症状学和病灶与初级运动皮质的关联程度，采用硬膜下电极进行颅内监测（c、d）。X线（c）和颅脑CT（d）显示，在病变的皮质表面放置硬膜下网格和条形电极，并在之前的术腔中放置双面条形电极。皮质脑电图显示术腔后部有运动功能（红色）。发作起源发生在术腔的前方深部（绿色）。进行小范围局部切除，患者术后无癫痫发作，无运动障碍

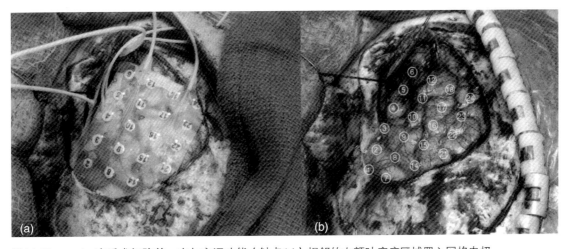

图21.10　a、b. 在手术切除前，在与言语功能（触点14）相邻的左额叶癫痫区域置入网格电极

膜再次进行双氧水冲洗，当需要更多空间容纳电极时，通常需要使用移植材料扩张硬脑膜。用止血纱布覆盖电极导线出口的区域，以防止血液通过开口渗漏到硬膜外腔。把骨瓣取下，放在无菌条件下冷藏。然后，在帽状腱膜下放置引流管，并逐层闭合切口。在硬膜下电极视频脑电图监测期间，头部被包裹，引流管保持在原位，以记录癫痫发作。监测完成后，将患者带回手术室，使用2L杆菌肽/庆大霉素冲洗液清洁和清创伤口，骨瓣加温后将其回纳到颅骨上。在侵入性电极置入期间，通常使用头孢菌素和万古霉素的组合来预防感染。

结论

无论采用何种特定的技术，有创性颅内脑电图监测通常是安全的，且耐受性良好。当需要识别致痫皮质时，它也是一种非常有效的工具。与非侵入性脑电图监测相比，侵入性脑电图使识别和定位切除目标成为可能（前者无法充分判别癫痫灶），从而让部分患者实现术后癫痫无发作的结果。sEEG是一种越来越广泛使用的监测技术，鉴于其精准性，其在iEEG监测中的应用得到了迅速扩展。有创式的脑电图监测，如sEEG和iEEG（硬膜下电极等），应被视为补充技术。适当的侵入性脑电图策略取决于每个接受癫痫手术评估的患者的个体化需求。

参考文献

[1] England, M.J. (2012). *Institute of Medicine Committee of the Public Health Dimensions of the Epilepsies. Epilepsy across the Spectrum: Promoting Health and Understanding.* Washington DC: National Academies Press.

[2] Kwan, P., Arzimanoglou, A., Berg, A.T. et al. (2010). Definition of drug resistant epilepsy: consensus proposal by the ad hoc task force of the ILAE commission on Therapeuatic strategies. *Epilepsia* 51: 1069–1077.

[3] Kwon, C.S., Neal, J.N., Tellez-Zenteno, J. et al. (2016). Resective epilepsy surgery–has selection of candidates changed? A systematic review. *Epilepsy Res.* 122: 37–43.

[4] Noe, K., Sulc, V., Wong-Kiesel, L. et al. (2013). Long term outcomes of non-lesional extratemporal lobe epilepsy surgery. *JAMA Neurol.* 70 (8): 1003–1008.

[5] Zunsteg, D. and Wieser, H.G. (2000). Presurgical evaluation: current role of invasive EEG. *Epilepsia* 41 (suppl 3): S55–S60.

[6] Ojemann, G.A. and Engel, J. (2004). Acute and chronic intracranial recording and stimulation. In: *Surgical Treatment of the Epilepsies*, 3rde (ed. J. Engel Jr.), 1719–1747. New York, NY: Raven Press.

[7] Arya, R., Mangano, F.T., Horn, P.S. et al. (2013). Adverse events related to extraoperative invasive EEG monitoring with subdural grid electrodes: a systematic review and meta-analysis. *Epilepsia* 54 (5): 828–839.

[8] Van Gompel, J.J., Worrell, G.A., Bell, M.L. et al. (2008). Intracranial electroencephalography with subdural grid electrodes: techniques, complications, and outcomes. *Neurosurgery* 63 (3): 498–506.

[9] Sacino, M.F., Huang, S.S., Schreiber, J. et al. (2018). Is the use of stereotactic electroencephalography safe and effective in children? A meta-analysis of the use of stereotactic electroencephalography in comparison to subdural grids for invasive monitoring in pediatric subjects. *Neurosurgery* 0: 1–11.

[10] Tandon, N., Tong, B.A., Friedman, E.R. et al. (2019). Analysis of morbidity and outcomes associated with use of subdural grids vs stereoelectroencephalography in patients with intractable epilepsy. *JAMA Neurol.* 76 (6): 672–681.

[11] Mullin, J.P., Shriver, M., Alomar, S. et al. (2016). Is SEEG safe? A systematic review and meta-analysis of stereo-electroencephalography-related complications. *Epilepsia* 57: 386–401.

[12] Cardinale, F., Casaceli, G., Raneri, F. et al. (2016). Implantation of stereoelectroencephalography electrodes: a systematic review. *J. Clin. Neurophysiol.* 33 (6): 490–502.

[13] Ross, D.A., Brunberg, J.A., Drury, I., and Henry, T.R. (1996). Intracerebral depth electrode monitoring in partial epilepsy: the morbidity and efficacy of placement using magnetic resonance image-guided stereotactic surgery. *Neurosurgery* 39 (2): 327–333.

[14] Van Buren, J.M. (1987). Complications of surgical procedures in the diagnosis and treatment of epilepsy. In: *Surgical Treatment of the Epilepsies* (ed. J. Engel Jr.), 465–475. New York: Raven Press.

[15] Behrens, E., Schramm, J., Zentner, J., and Konig, R. (1997). Surgical and neurological complications in a series of 708 epilepsy surgery procedures. *Neurosurgery* 41: 1–10.

[16] Pilcher, W., Roberts, D.W., Flanigin, H.F. et al. (1993). Complications of epilepsy surgery. In: *Surgical Treatment of the Epilepsies*, 2nde (ed. J. Engel Jr.), 565–581. New York, NY: Raven Press.

[17] Hamer, H.M., Morris, H.H., Mascha, E.J. et al. (2002). Complications of invasive video- EEG monitoring with subdural grid electrodes. *Neurology* 58: 97–103.

[18] Wiggins, G.C., Elisevich, K., and Smith, B.J. (1999). Morbidity and infection in combined subdural grid and strip electrode investigation for intractable epilepsy. *Epilepsy Res.* 37: 73–80.

第22章

手术策略（包括皮质切除、病灶切除、皮质刺激和功能标测、大脑半球切开术）

Angela Bohnen, W. Richard Marsh, Alfredo Quinones-Hinojosa

（译者：王丰　赖学邈）

引言

就伤残调整生命年而言，癫痫占全球疾病负担的1%，据估计，20%～40%的患者使用单药治疗控制效果不佳[1]。此外，大部分医保费支出，用于未控制癫痫症状的患者[1-3]。1995年前对罹患癫痫的所有患者整个生命周期所需的医疗费用估计在110亿美元以上[3]。

众所周知，手术对于药物控制不佳的癫痫患者的治疗中起着重要作用。对于药物难治性局灶性癫痫的患者，切除手术始终是一个潜在选择。这包括基于解剖和功能神经成像、长程视频脑电图监测，以及部分患者所需的颅内脑电图和术中皮层脑电图（ECOG）监测下，进行癫痫发作起源区的切除术。大多数成年癫痫患者分类为颞叶癫痫，需要切除颞叶内侧结构，包括杏仁核、海马、内嗅皮层，可能还包括颞叶和/或其他区域的新皮层[4]。

病灶相关癫痫，包括颞叶内侧硬化、皮质发育不良、海绵状血管瘤和低级别胶质瘤，已被证明对切除手术反应良好[5-6]。在所有癫痫患者中，内侧颞叶癫痫（MTLE）是最难用抗癫痫发作药物（ASM）控制的[7]。多项研究表明，与没有多发病灶的患者相比，病灶相关癫痫手术达到癫痫无发作的概率要高2.5倍[6]。比较所切除的癫痫灶的部位，位于颞叶的癫痫灶切除后癫痫发作控制预后最好，癫痫无发作率约为76%，而颞叶外癫痫的术后无发作率则下降至34%～56%[4,8]。

从历史上看，神经外科医生开展癫痫切除手术已经有几十年的历史了。经皮质杏仁核-海马切除术（AHC）最早由Niemeyer于1958年提出[7,9]。最初是通过进入颞中回进行的。随着时间的推移，这项技术已经被修改为包括由颞上回、颞上沟、颞中回和颞下沟的水平进入[10-14]。前颞叶切除术（ATL）治疗颞叶癫痫于1968年由Falconer&Taylor提出[9]，Yasargil于1973年提出经外侧裂入路行选择性杏仁核-海马切除术（SAHC）[15]。

过去几十年间癫痫外科手术方式已经取得了很大的进展，目前已经有占比例较小的耐药性局灶性癫痫患者被推荐接受手术治疗[4,16]。多项研究表明，自2003年美国神经病学学会（AAN）推荐早期手术转诊以来[17]，转诊模式一直保持不变[18-19]。在符合手术条件的患者中，目前每年接受手术治疗的比例仅仅为惊人的1.5%[16]。这可能是由于家属和患者对手术并发症的恐惧，如记忆障碍、神经心理学和认知减退[4]，以及缺乏相关知识等原因。手术切除必须平衡切除程度和术后功能缺损的风险。然而，值得注意的是，与颞叶癫痫手术相比，耐药性癫痫持续发作可导致进行性认知下降、突然意外死亡的概率提高[20]。

Epilepsy, Second Edition. Edited by Gregory D. Cascino, Joseph I. Sirven and William O. Tatum.
© 2021 John Wiley & Sons Ltd. Published 2021 by John Wiley & Sons Ltd.

手术方式

皮质切除的手术方式是根据病变的位置灵活选择的。这样的手术可以包括病变切除、ATL、采用或不采用AHC的颞叶切除手术，以及SAHC。下面将讨论这些式式。

病灶切除术

对于局灶性病变，如局灶性皮质发育不良（FCD）、血管畸形、肿瘤和其他引起癫痫发作的少见病变，手术切除是一种有效的治疗措施[21]。在考虑行切除手术前，患者必须有神经影像学上明确显示的病变，并在相应区域具有电临床定位意义的癫痫样放电，为特定病变引发的耐药性局灶性癫痫发作。确定单一的致痫区是很重要的，因为癫痫发作本身可能是由病灶周围或邻近的皮质组织引起的[21]。

皮质发育不良，或称FCD，是一种先天性神经元移行发育障碍，导致皮质细胞层次结构异常。FCD是"皮质发育异常所致畸形"的一个亚型，主要位于皮质内的病变。异常的组织病理学包括皮质分层异常、柱状结构紊乱、巨大神经元、变形神经元和/或气球样细胞的存在[22]。FCD是耐药性癫痫的常见病因，尤其是在儿童中。目前的研究已经表明，完全切除FCD在获得癫痫无发作方面非常有效[23]。大量人群Meta分析估计，55.8%±16.2%的外科手术后患者获得了Engel Ⅰ级的癫痫发作控制。此外，与切除手术成功相关的其他重要因素包括临床局灶性癫痫发作、病灶位于颞叶、脑MRI上有明确影像学表现以及符合Ⅱ型Palmini分类的组织病理学[24]。

在海绵状血管瘤手术中，是否应该切除含铁血黄素和/或扩大的病灶周围组织，对于切除的程度存在争议。扩大的病变切除术可能从病变周围几厘米到更大的皮质切除术甚至脑叶切除术。Meta分析表明切除含铁血黄素环可改善癫痫发作预后[25]。目前鲜有关于病灶切除术与病灶

扩大切除术的文献，然而，对非随机研究文献（Newcastle-Ottawa量表＞4分）的回顾显示，进行扩大病灶切除术对癫痫发作控制预后无统计学意义[26]。

为了帮助识别潜在的致痫灶周围组织，术中脑电图可用于指导手术切除的范围。当病变和周围组织边界不清时，这么做更加有意义[21]。细胞变化确实发生在病灶周围的组织中，一些研究发现切除周围的致痫灶带来了更好的癫痫控制[27]。

颞叶癫痫

杏仁核和海马与MTLE相关，并可受到内侧颞叶硬化症、低级别肿瘤、皮质发育不良、胶质增生、创伤和灰质异位等病因的影响[21]。颞叶切除术治疗癫痫是根据患者临床表现、影像学检查以及术中发现所确定的。切除可以从针对局部病灶的切除（包括皮质部分切除）到更大范围的切除（包括脑叶切除）不等。

前颞叶切除术

2001年，Wiebe等[16]发表了一项随机对照试验（RCT），评估颞叶癫痫手术切除的安全性和有效性。将40例接受ATL治疗的患者（右侧6～6.5cm或左侧4～4.5cm）与单纯药物治疗的患者进行比较。除了切除外侧皮质、内侧颞叶结构还包括杏仁核和长达4.0cm的海马。总体而言，64%的手术患者获得了癫痫完全缓解的结果，且只有4例患者出现并发症，包括一个严重并发症[16]。此外，一项多中心研究——早期随机癫痫外科手术（ERSET）的发表证实了ATL对两种抗癫痫药物无效的MTLE患者的良好疗效[8]。

术中患者取仰卧位，头部偏向一侧或侧卧位，选择问号形切口来获得适当的视野以进行脑叶切除术。

临床典型病例：43岁女性，在一次机动车碰撞后诱发癫痫发作，多年来表现为耐药性的局灶知觉保留性发作和局灶知觉损害性发作。在多种

抗癫痫药物治疗失败后，目前的药物方案包括分别每天2次左乙拉西坦1500mg、托吡酯500mg和拉考沙胺150mg，患者每周仍出现多次癫痫发作。脑MRI符合右侧颞叶内侧硬化改变。FDG-PET扫描显示右侧颞叶代谢降低。癫痫中心的视频脑电图监测确定了患者临床发作脑电图表现呈右侧偏向性。患者ATL手术前后接受了ECOG监测，ECOG显示中颞叶和前颞叶局限性癫痫样放电。术后，患者的癫痫发作用现有的抗癫痫药物控制良好（图22.1）。

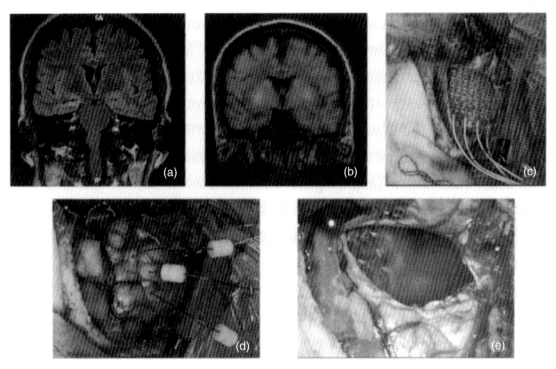

图22.1 a. MRI显示右侧海马头部和体部结构异常和萎缩，T2/FLAIR信号不对称增加。b. FDG-PETCT显示与MTS相对应的右侧内侧颞叶代谢低下。c. 术中使用高密度硬膜下网格电极ECOG显示局限性颞叶癫痫样放电模式。d. 术中深部电极ECOG显示癫痫样放电累及近中颞叶结构。e. ATL术后术腔

选择性杏仁核–海马切除术

为了保留未受影响的颞叶并降低前颞叶切除术后并发症的发生率，我们开发了一种更具选择性的切除近中颞叶结构的方法。这使得外科医生能够有针对性地切除内侧颞叶的病变。同样的，手术指征为仅局限于定位在内侧颞叶结构的耐药局灶性癫痫患者[7]。

术前癫痫发作的位置的准确定位对手术方案的成功率至关重要。有了MRI和EEG的有力佐证，很少需要进一步的诊断评估。然而，当MRI阴性时，神经外科医生更倾向于在进行手术切除前，利用颅内脑电图监测，使用硬膜下条形电极、网格电极和深部电极来定位癫痫发作起始区，进一步确定侧别和定位内侧结构[7]。

到达内侧颞叶结构有多种途径，但最常用的方法是经皮质、经外侧裂和经颞下入路[7,21]。患者所采用的体位与ATL切除手术相似；然而，手术切口和颅骨骨瓣的大小和类型根据手术路径而有所不同。

经皮质入路需要利用一个"皮层窗口"，最常见的是颞中回造瘘，以便允许显微外科手术逐步向深部解剖至脑室，并切除颞叶内侧结构。该术式的优点是，可以通过小骨瓣开颅来完成，但

确实需要破坏外侧皮质，这可能会对颞干新皮质的白质造成损害[7]。

另一种选择是，利用外侧裂作为手术入路，颞叶新皮层就可以保留。这里，侧裂从颈动脉分叉向外侧延伸至M1/M2分叉部，在这里切开位于侧脑室上方的颞干表面的结构。这样就巧妙地通过这个狭窄的工作窗口切除了内侧结构[7,21]。然而，这种方式的缺点是外科医生必须通过紧贴重要血管[7]的狭小通道进行工作。

相反，颞下入路也能保留颞叶外侧皮质，可以通过小骨瓣开颅，但入路角度可能需要对颞叶基底进行一些牵拉，否则可能很难实现良好的可视角度[7]。

SAHC最大的挑战之一是杏仁核切除的范围。一些作者建议切除连接大脑中动脉和脉络点的连线前的所有组织[21]。

皮层刺激与功能定位

癫痫相关肿瘤和血管病变是引起颞叶外癫痫的常见原因。切除这些病变可以帮助患者缓解癫痫，然而当病变位于功能区皮层内时，手术就存在困难。研究证实了最大范围安全切除原发性脑肿瘤对预后的重要性，我们针对功能皮层中的病灶的导航方案必须相应改变以适应这种理念[28-35]。术中皮层电刺激和功能定位用于指导外科医生的手术入路和切除范围，特别是当病变位于大脑的运动区、感觉区、语言区和视觉空间代表区时。曾经被认为不可切除的病变现在可以通过特殊的方法来切除，以保存完好的功能皮层脑组织。

术中功能定位已经使得初级运动皮质肿瘤的全切除率从58%增加到75%[36]。在一项大型回顾性研究中，直接皮质电刺激在90%的患者中出现阳性反应，在皮质下部位进行刺激则为74%[36]。虽然大多数患者术后会出现新的或更严重的神经功能缺损（60%），但仅38%是永久性的，且严重的功能损伤只有10%。关于清醒与睡眠时进行脑功能区定位是否在更好的预示结果和更佳的切除率方面存在差异仍有争议。来自经验丰富的中心的最新文献没有显示出显著差异[36]。

虽然有新的方式来协助外科医生完成脑功能区定位，但最常见的还是通过Ojemann双极刺激器（Integra Neurosciences™）进行。一般来说，刺激由1ms-60Hz的波脉冲提供，刺激电流从1mA开始，对于清醒患者增加到6~8mA，对于睡眠患者则增加到16mA。病变切除是由电刺激引导下得到的个性化脑功能图谱来指导的。在刺激过程中，重点包括：①引起体征或症状；②已经达到最大刺激强度但没有引发任何症状出现；③出现后放电限制测试进一步进行。刺激通常至少重复两次，以确保诱发出的功能或功能缺失可得到重现。然后清醒状态下对患者进行切除手术，以便观察功能（如语言、运动）反应的下降，或者观察睡眠患者对电刺激的临床反应或脑电图反应。

临床典型病例：24岁男性，表现为新发的局灶性意识减退、癫痫发作、右下肢足部运动症状和言语障碍。MRI发现位于左额顶叶一个巨大占位性病变，表现为T2/FLAIR高信号，T1低信号，增强无强化的病灶，且伴有脑回增宽。出于诊断和治疗目的，患者接受了术中唤醒手术，并进行了功能区定位，以指导原发性脑肿瘤的切除。术后，患者有轻微的暂时性言语障碍，经治疗后有所改善（图22.2）。

大脑半球离断术

大脑半球切除术自20世纪20年代问世以来，自1938年以来一直用于癫痫的治疗。Pioneers同Rasmussen、Dandy和Penfield等先驱一样继续改进这项技术，并显著控制了癫痫发作。为了减少术后大空腔、含铁血黄素沉着症和晚期剩余脑功能衰退等并发症，在20世纪90年代，大脑半球离断术开始应用[37]。大脑半球离断术是指在不切除整个大脑半球的情况下将其功能性联络纤维切断[21,37]。这包括基底神经节和脑干[21]。此类手术的适应证包括患有致残性耐药性半球癫痫的儿童，

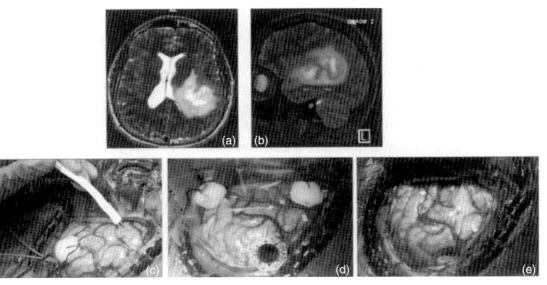

图22.2 T2轴位（a）和T2矢状位（b）MRI图像。c. 术中使用Ojemann神经刺激器®进行电刺激及用于指示通过电刺激识别出的功能区而放置的标记。d. 使用微创管状牵开器（Brain Path, Nico Corporation）在刺激阴性区域进入病变所在区域。e. 切除后取出牵引器

这些癫痫与导致单侧大脑半球损伤的先天性、获得性和进行性疾病相关[21,37]。最常见的情况是，发生在一些患有多叶皮质发育不良、半球巨脑症、围产期血管损伤或Rasmussen综合征[21,37]、Sturge-Weber综合征、偏侧惊厥-偏瘫-癫痫综合征、感染或创伤的儿童身上[37]。

这个过程利用多个皮质切口来断开两个半球的连接。外侧裂上方大脑半球的离断是通过将额顶盖皮质分离至侧脑室深处，从而断开胼胝体来实现的。颞盖皮质也以同样的方式断开，而杏仁核、钩回和海马前份则被切除。岛叶可以被切除，也可以沿着其与最外囊的连接断开[21]。

该手术并非没有并发症，它是治疗严重难治性癫痫的理想抢救性术式。其结果在文献报道中有所不同，术后癫痫完全缓解率为50%～85%。在术后可能出现同侧偏盲、偏瘫、语言困难、阅读困难和认知变化等并发症[21]。

并发症

癫痫手术与其他标准开颅手术有相似的潜在并发症：感染、血肿、头痛。癫痫手术特有的并发症与病灶切除的位置有关。这些症状可能包括与Meyer环损伤相关的视野缺陷[7,21]、动眼神经麻痹[7]、偏瘫[7]、失语症[7]、面瘫、语言学习困难[21]、视觉记忆缺陷[21]以及癫痫发作控制不佳等。术后死亡极为罕见，约为0.4%[38]。

结局

癫痫发作控制情况

手术的成功取决于癫痫发作的控制情况。术后停用ASM的概率取决于许多因素，但主要受到术前是否存在明确病变和术后有无发作间期癫痫样放电的影响。有利于良好预后的特征包括癫痫发作时无意识丧失[8,24]、病灶存在并完全切除[8,24]、长期热性惊厥发作[8]、癫痫灶位于颞叶[24]以及术后长时间无癫痫发作[8]等。Rowland等[24]进行的Meta分析发现，病变完全切除是FCD相关癫痫预后良好的唯一最具预测性的因素。与不良预后相关的因素包括：无明显病变的癫痫、颅脑MRI阴性、术前全面性癫痫发作、需要行颅内EEG监测的病例、婴儿痉挛和强直性癫痫[8]等。

截至2014年，已发表的研究有55篇[4]，其中有两篇是关于颞叶癫痫发作结局的随机对照试验的。这些研究发现，与仅用药物治疗的患者相

比，手术治疗的患者在致残性癫痫发作控制率的统计学意义有显著性，接受治疗1年内的控制率之比为58%：8%[16]，2年内接受手术治疗和药物治疗的耐药性TLE患者控制率之比为73%：0%[8]。对于完成术后2年随访的患者，这一比例增加到85%[8]。

安大略省健康质量研究组发现，与药物治疗对照组相比，手术组患者术后无癫痫发作的可能性高4.26（95%可信区间，3.03~5.98）~4.30倍（95%可信区间，3.14~5.87）[39]。但是，已发表的文献结果的一致性各不相同，因此存在的分歧仍值得关注[4]。

在一项比较ATL和经皮质SAHC的荟萃分析中，ATL导致更好的癫痫完全缓解率[9]，这可能与双重病理的存在有关[21]。

Giridharan等[40]发现，癫痫手术后22%的患者经历了术后急性期癫痫发作（<30天）。在1年的随访中，与那些没有经历术后急性期癫痫发作的患者相比，对癫痫发作预后的预测在统计学上有差异（73.49% vs 38.96%）[41]。Meta分析发现，切除后长期（>5年）的平均无癫痫发生率，按部位划分：颞叶为66%，额叶为27%，顶叶为46%，枕叶为46%，半球切除为16%[42]。此外，一项多中心研究发现，颞叶切除术后1年癫痫完全缓解率为77%。然而，在达到1年癫痫完全缓解的患者中，有22%的患者会出现复发[43]。

生活质量

癫痫患者在个人、职业和社交生活中往往是存在缺陷的。此外，未控制发作的癫痫患者意外死亡的风险更高[2]。

Engel等发现，术后6个月、12个月和18个月时，与健康相关的生活质量逐渐提高（P<0.009）[8]。无癫痫发作的外科术后患者倾向于参加更多的社交活动，有更好的驾驶机会，他们在职业生涯中没有受到不利影响[8]。疾病得到良好控制的患者因功能缺陷而错过的工作年限较少[2]。

认知

有人认为，接受手术治疗的患者在术后即刻的认知能力和药物治疗的患者的认知水平是相同的；然而，延迟（12min）语言回忆和命名能力在术后2年的患者和药物治疗患者之间显示出统计学上的差异，分别为36% vs 0%（P=0.03）和55% vs 7%（P=0.02）[44]。术后可能出现言语记忆和物体命名困难，尤其是左侧病灶切除。在接受左侧病灶切除的患者中，大约44%会出现语言记忆障碍，而右侧病灶切除的患者中，这一比例则为20%[44]。癫痫病灶切除与术后精神障碍之间的关系是不确定的[4]。据报道，在癫痫未控制的患者中，抑郁症的发生率高达77%[45]。此外，持续的药物难治性癫痫已被证明会对认知产生负面影响[8]。

驾驶

Engel等发现，22%接受药物治疗的患者和80%接受外科治疗的患者在治疗后2年能够胜任驾驶[8]。

手术时机的选择

不幸的是，自21世纪初AAN推荐手术以来，抗癫痫药物失效后的手术时机并没有减少[17-18]。已有研究表明，患者在首次发病后平均15~20年，即在达到耐药标准10年后，才会转入手术评估[8]。对于耐药癫痫的手术治疗时机或类型尚无普遍共识。然而，随着功能神经外科的进步，越来越多的患者将成为手术干预的对象。癫痫的早期外科治疗随机研究小组一致将2年确定为早期耐药性癫痫的药物治疗截止时间[46]。Engel等发现，通过早期手术来治疗多种抗癫痫药治疗无效的患者比继续接受药物治疗的患者更有可能在术后第2年达到癫痫完全缓解[8,46]。对于MTLE，他们发现在癫痫达到难治后2年内接受手术的患者的癫痫完全缓解率为73%[7-8,46]。总而言之，许多研究表明，一旦患者服用两种抗癫痫药物仍无法有效控制癫痫发作，则手术应该成为一种选择[17,46]。

参考文献

[1] Berg, A.T. (2004). Understanding the delay before epilepsy surgery: who develops intractable focal epilepsy and when? *CNS Spectr.* 9 (2): 136–144. http://www.ncbi.nlm.nih. gov/pubmed/14999169. Accessed March 20, 2019.

[2] Engel, J. (2008). Surgical Treatment for Epilepsy. *JAMA* 300 (21): 2548. https://doi. org/10.1001/jama.2008.756.

[3] Begley, C.E., Famulari, M., Annegers, J.F. et al. (2000). The cost of epilepsy in the United States: an estimate from population-based clinical and survey data. *Epilepsia* 41 (3): 342–351. http://www.ncbi.nlm.nih.gov/pubmed/10714408. Accessed March 20, 2019.

[4] Jobst, B.C. and Cascino, G.D. (2015). Resective Epilepsy Surgery for Drug-Resistant Focal Epilepsy. *JAMA* 313 (3): 285. https://doi.org/10.1001/jama.2014.17426.

[5] Englot, D.J., Wang, D.D., Rolston, J.D. et al. (2012). Rates and predictors of long-term seizure freedom after frontal lobe epilepsy surgery: a systematic review and meta-analysis. *J. Neurosurg.* 116 (5): 1042–1048. https://doi.org/10.3171/2012.1.JNS111620.

[6] Téllez-Zenteno, J.F., Hernández Ronquillo, L., Moien-Afshari, F., and Wiebe, S. (2010). Surgical outcomes in lesional and non-lesional epilepsy: a systematic review and meta- analysis. *Epilepsy Res.* 89 (2-3): 310–318. https://doi.org/10.1016/j.eplepsyres.2010.02.007.

[7] Hoyt, A.T. and Smith, K.A. (2016). Selective Amygdalohippocampectomy. *Neurosurg. Clin. N. Am.* 27 (1): 1–17. https://doi.org/10.1016/j.nec.2015.08.009.

[8] Engel, J., McDermott, M.P., Wiebe, S. et al. (2012). Early Surgical Therapy for Drug-Resistant Temporal Lobe Epilepsy. *JAMA* 307 (9): 922. https://doi.org/10.1001/jama.2012.220.

[9] Hu, W.-H., Zhang, C., Zhang, K. et al. (2013). Selective amygdalohippocampectomy versus anterior temporal lobectomy in the management of mesial temporal lobe epilepsy: a meta-analysis of comparative studies. *J. Neurosurg.* 119 (5): 1089–1097. https://doi.org/10.3171/2013.8.JNS121854.

[10] Spencer, D. and Burchiel, K. (2012). Selective Amygdalohippocampectomy. *Epilepsy Res. Treat.* 2012: 1–8. https://doi.org/10.1155/2012/382095.

[11] Olivier, A. (1991). Relevance of removal of limbic structures in surgery for temporal lobe epilepsy. *Can. J. Neurol. Sci.* 18 (4 Suppl): 628–635. http://www.ncbi.nlm.nih.gov/pubmed/1777883. Accessed January 2, 2019.

[12] Miyagi, Y., Shima, F., Ishido, K. et al. (2003). Inferior temporal sulcus approach for amygdalohippocampectomy guided by a laser beam of stereotactic navigator. *Neurosurgery* 52 (5): 1117–1123; discussion 1123–4. http://www.ncbi.nlm.nih.gov/pubmed/12699556. Accessed January 2, 2019.

[13] Wheatley, B.M. (2008). Selective amygdalohippocampectomy: the trans-middle temporal gyrus approach. *Neurosurg. Focus.* 25 (3): E4. https://doi.org/10.3171/FOC/2008/25/9/E4.

[14] Olivier, A. (2000). Transcortical selective amygdalohippocampectomy in temporal lobe epilepsy. *Can. J. Neurol. Sci.* 27 (Suppl 1): S68–S76; discussion S92–96. http://www.ncbi.nlm.nih.gov/pubmed/10830331. Accessed January 2, 2019.

[15] Wieser, H.G. and Yaşargil, M.G. (1982). Selective amygdalohippocampectomy as a surgical treatment of mesiobasal limbic epilepsy. *Surg. Neurol.* 17 (6): 445–457. https://doi.org/10.1016/S0090-3019(82)80016-5.

[16] Wiebe, S., Blume, W.T., Girvin, J.P., and Eliasziw, M. (2001). Effectiveness and Efficiency of Surgery for Temporal Lobe Epilepsy Study Group. A Randomized, Controlled Trial of Surgery for Temporal-Lobe Epilepsy. *N. Engl. J. Med.* 345 (5): 311–318. https://doi.org/10.1056/NEJM200108023450501.

[17] Engel, J., Wiebe, S., French, J. et al. (2003). Practice parameter: temporal lobe and localized neocortical resections for epilepsy: report of the Quality Standards Subcommittee of the American Academy of Neurology, in association with the American Epilepsy Society and the American Association of Neurological Surgeons. *Neurology* 60 (4): 538–547. https://doi.org/10.1212/01.WNL.0000055086.35806.2D.

[18] Haneef, Z., Stern, J., Dewar, S., and Engel, J. (2010). Referral pattern for epilepsy surgery after evidence-based recommendations: a retrospective study. *Neurology* 75 (8): 699–704. https://doi.org/10.1212/WNL.0b013e3181eee457.

[19] Choi, H., Carlino, R., Heiman, G. et al. (2009). Evaluation of duration of epilepsy prior to temporal lobe epilepsy surgery during the past two decades. *Epilepsy Res.* 86 (2-3): 224–227. https://doi.org/10.1016/j.eplepsyres.2009.05.014.

[20] Helmstaedter, C., Kurthen, M., Lux, S. et al. (2003). Chronic epilepsy and cognition: A longitudinal study in temporal lobe epilepsy. *Ann. Neurol.* 54 (4): 425–432. https://doi.org/10.1002/ana.10692.

[21] Dallas, J., Englot, D.J., and Naftel, R.P. (2018). Neurosurgical approaches to pediatric epilepsy: Indications, techniques, and outcomes of common surgical procedures. *Seizure* https://doi.org/10.1016/j.seizure.2018.11.007.

[22] Palmini, A., Najm, I., Avanzini, G. et al. (2004). Terminology and classification of the cortical dysplasias. *Neurology* 62 (6 Suppl 3): S2–S8. http://www.ncbi.nlm.nih.geov/pubmed/15037671. Accessed January 22, 2019.

[23] Krsek, P., Maton, B., Jayakar, P. et al. (2009). Incomplete resection of focal cortical dysplasia is the main predictor of poor postsurgical outcome. *Neurology* 72 (3): 217–223. https://doi.org/10.1212/01.wnl.0000334365.22854.d3.

[24] Nathan, C. (2012). Rowland, Dario J. Englot, Tene A. Cage, Michael E. Sughrue NMB and EFC. A meta-analysis of predictors of seizure freedom in the surgical management of focal cortical dysplasia. *J. Neurosurg.* 116 (5): 1035–1041.

[25] Ruan, D., Yu, X.B., Shrestha, S., and GC, L.W. (2015). The role of hemosiderin excision in seizure outcome in cerebral cavernous malformation surgery: a systematic review and meta-analysis. *PLoS One* 10: e0136619.

[26] Shang-Guan, H.-C., Wu, Z.-Y., Yao, P.-S. et al. (2018). Is Extended Lesionectomy Needed for Patients with Cerebral Cavernous Malformations Presenting with Epilepsy? A Meta-Analysis. *World Neurosurg.* 120: e984–e990. https://doi.org/10.1016/j.wneu.2018.08.208.

[27] Giulioni, M., Rubboli, G., Marucci, G. et al. (2009). Seizure outcome of epilepsy surgery in focal epilepsies associated with temporomesial glioneuronal tumors: lesionectomy compared with tailored resection. *J. Neurosurg.* 111 (6): 1275–1282. https://doi.org/10.3171/2009.3.JNS081350.

[28] Eseonu, C., Eguia, F., ReFaey, K. et al. (2017). Comparative volumetric analysis of the extent of resection of molecularly and histologically distinct low-grade gliomas and its role on survival. *J. Neuro-Oncol.* 134: 65–74.

[29] Smith, J., Chang, E., Lamborn, K.R. et al. (2008). Role of extent

of resection in the long-term outcome of low-grade hemispheric gliomas. *J. Clin. Oncol.* 26 (8): 1338–1345.

[30] Claus, E.B., Horlacher, A., Hsu, L. et al. (2005). Survival rates in patients with low grade glioma after intraoperative magnetic resonance image guidance. *Cancer* 103 (6): 1227–1233. https://doi.org/10.1002/cncr.20867.

[31] Nakamura, M., Konishi, N., Tsunoda, S. et al. (2000). Analysis of prognostic and survival factors related to treatment of low-grade astrocytomas in adults. *Oncology* 58 (2): 108–116.

[32] Philippon, J.H., Clemenceau, S.H., Fauchon, F.H., and Foncin, J.F. (1993). Supratentorial Low-Grade Astrocytomas in Adults. *Neurosurgery* 32 (4): 554–559. https://doi.org/10.1097/00006123-199304000-00010.

[33] Leighton, C., Fisher, B., Bauman, G. et al. (1997). Supratentorial low-grade glioma in adults: an analysis of prognostic factors and timing of radiation. *J. Clin. Oncol.* 15 (4): 1294–1301.

[34] Yeh, S.-A., Ho, J.-T., Lui, C.-C. et al. (2005). Treatment outcomes and prognostic factors in patients with supratentorial low-grade gliomas. *Br. J. Radiol.* 78 (927): 230–235. https://doi.org/10.1259/bjr/28534346.

[35] Sanai, N. and Berger, M.S. (2008). Glioma Extent Of Resection And Its Impact On Patient Outcome. *Neurosurgery* 62 (4): 753–766. https://doi.org/10.1227/01.neu.0000318159.21731.cf.

[36] Magill, S.T., Han, S.J., Li, J., and Berger, M.S. (2018). Resection of primary motor cortex tumors: feasibility and surgical outcomes. *J. Neurosurg.* 129 (4): 961–972. https://doi.org/10.3171/2017.5.JNS163045.

[37] De Ribaupierre, S. and Delalande, O. (2008). Hemispherotomy and other disconnective techniques. *Neurosurg. Focus* 25 (3): E14.

[38] Jobst, B.C. and Cascino, G.D. (2015). Resective Epilepsy Surgery for Drug-Resistant Focal Epilepsy. *JAMA* 313 (3): 285. https://doi.org/10.1001/jama.2014.17426.

[39] Health Quality Ontario (2012). Epilepsy surgery: an evidence summary. *Ont. Health Technol. Assess. Ser.* 12 (17): 1–28. http://www.ncbi.nlm.nih.gov/pubmed/23074427. Accessed January 3, 2019.

[40] Giridharan, N., Horn, P.S., Greiner, H.M. et al. (2016). Acute postoperative seizures as predictors of seizure outcomes after epilepsy surgery. *Epilepsy Res.* 127: 119–125. https://doi.org/10.1016/j.eplepsyres.2016.08.026.

[41] Bell, M.L., Rao, S., So, E.L. et al. (2009). Epilepsy surgery outcomes in temporal lobe epilepsy with a normal MRI. *Epilepsia* 50 (9): 2053–2060. https://doi.org/10.1111/j.1528-1167.2009.02079.x.

[42] Téllez-Zenteno, J.F., Dhar, R., and Wiebe, S. (2005). Long-term seizure outcomes following epilepsy surgery: a systematic review and meta-analysis. *Brain* 128 (5): 1188–1198. https://doi.org/10.1093/brain/awh449.

[43] Spencer, S.S., Berg, A.T., Vickrey, B.G. et al. (2003). Initial outcomes in the Multicenter Study of Epilepsy Surgery. *Neurology* 61 (12): 1680–1685. https://doi.org/10.1212/01.WNL.0000098937.35486.A3.

[44] Sherman, E.M.S., Wiebe, S., Fay-McClymont, T.B. et al. (2011). Neuropsychological outcomes after epilepsy surgery: Systematic review and pooled estimates. *Epilepsia* 52 (5): 857–869. https://doi.org/10.1111/j.1528-1167.2011.03022.x.

[45] Gonçalves, E.B., de Oliveira Cardoso, T.A.M., Yasuda, C.L., and Cendes, F. (2018). Depressive disorders in patients with pharmaco-resistant mesial temporal lobe epilepsy. *J. Int. Med. Res.* 46 (2): 752–760. https://doi.org/10.1177/0300060517717825.

[46] Engel, J., McDermott, M.P., Wiebe, S. et al. (2010). Design considerations for a multicenter randomized controlled trial of early surgery for mesial temporal lobe epilepsy. *Epilepsia* 51 (10): 1978–1986. https://doi.org/10.1111/j.1528-1167.2010.02641.x.

第23章

胼胝体切开术

Elaine C. Wirrell, Lily C. Wong-Kisiel, Kai J. Miller
（译者：林元相　王丰　王艮波）

胼胝体切开术是部分药物难治性癫痫患者的一种重要的姑息性手术方式，特别是对于反复发作的癫痫性脑病患者。其假说是：该术式可以通过阻断双侧半球间的同步样癫痫样放电，进而治疗半球间同步放电所致的频繁跌倒发作。1940年Van Wagenen和Herren首次报道应用该术式治疗癫痫[1]。

胼胝体是癫痫样放电在双侧半球间扩散的主要解剖结构，同时前连合、后连合、丘脑和脑干也有助于癫痫样放电半球间双侧同步化。

胼胝体切开术的切开范围分为：前2/3（保留压部）切开术和全段切开术。目前关于胼胝体前2/3切开术是否优于全段切开术一直存在争议。一般认为胼胝体全段切开术可以更有效地控制癫痫发作，但是与胼胝体前2/3切开术相比，它的术后并发症发生率更高。最近，有报道称胼胝体前2/3切开术可显著减少癫痫发作，并可使智能低下患者的功能和行为得到进一步改善[2]。

适应证

胼胝体切开术的主要适应证是药物难治性癫痫，尤其是Lennox-Gastaut综合征相关的癫痫。胼胝体切开术对失张力、强直和强直阵挛发作最有帮助[3-6]。

一些研究表明，胼胝体切开术可使此类患者的双侧或双侧同步化癫痫样放电具有侧向性，从而使局灶性皮层切除成为可能。在Lin等的一项研究中，18例儿童患者（符合药物难治性癫痫，发作类型：强直和失张力发作，其中1/3患者有局灶性癫痫发作）首次手术同时进行了胼胝体切开术和双侧半球硬膜下电极置入术[7]。12例患者进行了局灶性致痫灶切除术，术后随访Engel Ⅰ级或Ⅱ级6例（50%）。在另一项研究中，18例患者在胼胝体切开术后进行了颅内脑电图监测，其中5例患者进行了局部致痫灶切除术，但是术后无一例完全无发作[8]。最后，在纳入7例Lennox-Gastaut综合征患儿的回顾性研究中，其中5例在胼胝体切开术后接受皮质切除术，取得了Engel Ⅰ级或Ⅱ级结果[9]。这些研究表明，胼胝体切开术后脑电图检查较术前可以发现有更多的局灶性放电，同时胼胝体切开术后发作间期PET检查可发现更多局灶性低代谢，发作期SPECT也可发现更多的局限性异常灌注。

外科手术技术

早期开展胼胝体切开术的严重并发症有半球脑水肿、半球中线区梗塞、严重时导致患者死亡[10]。然而，随着现代显微外科技术的进步和无

Epilepsy, Second Edition. Edited by Gregory D. Cascino, Joseph I. Sirven and William O. Tatum.

框架立体定向神经导航的发展显著降低了此类手术的并发症发生率。

离断手术根据其手术目的可分为三大类：阻断癫痫样放电在半球间传播和扩散、将癫痫样放电隔离到一侧半球的一个或多个脑叶内、阻断癫痫样放电从一侧半球向到间脑、脑干以及向对侧半球的皮质传播和皮质下传播。

神经信号可以通过多种结构直接在双侧大脑半球之间传递，包括：前后连合、丘脑间连合、缰连合、穹隆间连合，以及最重要的胼胝体。在脑干、小脑和脊髓中也发现了少量直接用于双侧大脑半球间信息传递的解剖结构。目前，阻断癫痫样放电在双侧半球间传播的手术方式主要集中在胼胝体上，余下的半球间连接结构是完整的[11-12]。胼胝体从前到后每个节段与相应的大脑皮层形成纤维投射，因此胼胝体次全切开术，可以选择性保留部分功能。

胼胝体切开术的体位采用仰卧位，头部应用头架固定[3,13-14]。上半身抬高，头部前倾30°～40°下颌收拢，头部居中不向两侧偏转。神经导航用于确认中线（矢状窦）、大脑大静脉、大的桥静脉、中央前回/冠状缝的位置（有时体表不能触及），并且可在手术前设计可视化的手术通道，确保术中可达胼胝体全段。头皮切口设计可以是冠状切开、额颞弧形切口或矢状窦旁直切口，相应切口设计应不影响手术定位以及术中牵开器的使用。设计一个长4～8cm的右侧旁正中骨窗，冠状缝前延伸3cm，1cm延伸至对侧过中线，以充分暴露上矢状窦，特别要注意的是在抬起骨瓣前要把硬脑膜/矢状窦与骨瓣分离，避免损伤（图23.1）。然后，在矢状窦的右侧剪开硬脑膜，将剪开的硬脑膜折叠于矢状窦，注意操作时避免撕脱任何桥静脉。在这里，通过神经导航以及硬脑膜的颜色有助于识别矢状窦的外侧缘和周围的任何

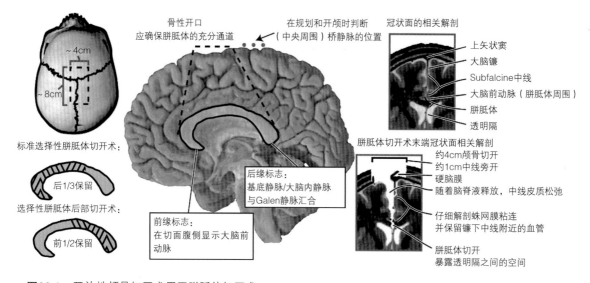

图23.1 开放性颅骨切开术用于胼胝体切开术

引流静脉。

应用棉片保护大脑皮层，使用脑压板通过大脑镰缓慢将右侧大脑牵拉开，吸出脑脊液（CSF）即通过主动或静态方式使脑组织回缩，获取手术通道。在大脑镰中线区，通过细致的蛛网膜剥离可将双侧大脑半球彼此分离，避免损伤内侧面血

管。将胼胝体周围（大脑前）动脉分开暴露胼胝体，应用超声吸引器或吸引器/解剖器切开胼胝体，形成一个5～7mm的槽，深度至暴露出透明隔腔的顶部。胼胝体向前切除看到大脑前动脉垂直段（A2-A3交界处）即达到切除的前界。胼胝体后部切开时避免切除过深至穹隆间连合，穹隆间连

合紧邻胼胝体体部，位于其下方。胼胝体后段的切除标志（通过软脑膜平面观察）为基底静脉和大脑内静脉与Galen静脉的汇合处。术中可使用神经导航协助定位。

胼胝体切开术通常在其后部停止，即保留胼胝体的压后部，以保留知觉信息的传导（标准选择性胼胝体切开术），知觉信息的丢失与多种胼胝体切开后的传导障碍有关[12,15-16]。当进行保留压部的胼胝体切开术时，手术在其他方面没有大的变化，只是需要较少的蛛网膜解剖分离，中央区周围的桥静脉对手术也不会产生大的影响，如果选择性胼胝体切开术后仍有频繁的发作，通常需再次手术（完成余下部分的胼胝体切开）达到胼胝体全段切开。

最近有学者提出并实施了胼胝体切开术的一种改进方法，并取得了一定的成功，即从后部手术入路切除胼胝体的整个后半部，保留胼胝体的前半部[2]。这种手术方案修改的理论假设是：跌倒发作不是双侧大脑半球同步放电引起的，而是由双侧感觉运动区域的选择性同步放电引起的。这个理论可以解释过去选择性胼胝体切开术结果差异性的原因。这是有可能的，先前假设的运动相关功能介导的癫痫发作位于胼胝体的前方，往往只是选择性部分切断前胼胝体前部。手术上，选择性后部胼胝体切开术也是通过中线入路进行的，在中央区周围皮层向两侧凸出的桥静脉后方即上矢状窦上方形成骨窗。手术导航有助于直接定位暴露胼胝体压部，同时也有助于定位切除前界，即：从胼胝体后部由后向前切除50%～60%（图23.1）。

神经内镜也被应用于胼胝体全段切开术和选择性胼胝体切开术，手术原理相同，但头皮切口和骨窗相对较小[17-18]。目前磁共振引导下激光间质热凝（LITT）也被应用于标准[19]、选择性[20-21]和部分胼胝体切开术[22]，即：通过插入激光纤维毁损胼胝体，而无须开颅手术。

胼胝体切开范围（程度）的评估

颅脑MRI检查最常应用于确定胼胝体切开的范围。其他检查如弥散张量成像（DTI）可以显示残留的胼胝体连接纤维[23]。

一项研究表明，胼胝体切开术后6个月和1年的DTI检查中的各向异性分数值（FA）与癫痫复发之间具有一定的相关性[24]。这项研究表明，癫痫复发的患者在第一次DTI研究中获得的FA显著降低，而1年后复查这种情况不再出现，表明一些被横断的胼胝体白质纤维束的重组可能与癫痫复发有关。

胼胝体切开术并发症

胼胝体切开术最严重的并发症是离断综合征，包括缄默、尿失禁、语言启动困难、非优势侧忽视和裂脑综合征：两半球的感觉及运动功能丧失联系。这些症状通常都是暂时的，通常在手术后3周内消失。虽然在回顾性研究中报告其并发症发病率相对较低，但在一项前瞻性研究中，24例患者中有23例记录到了不同程度的急性失连合综合征[25]。后部失连合综合征是胼胝体后部（包括压后部）切开所致，表现为涉及触觉和视觉信息的半球间转移连接缺陷。

虽然离断综合征在胼胝体全段切开中发生的可能性更高[15]，但是这一发现并未在大样本Meta分析中得到证实[26]。同时研究还发现，认知功能障碍在年龄较大的患者中发生的风险更高[5]。

在同一项胼胝体切开术的Meta分析中，Chan等注意到围手术期不良事件发生率为8.1%～12.4%，最常见的并发症包括一过性下肢无力、一过性失语或缄默症状以及伤口感染[26]，比较严重的并发症包括脑梗死、硬膜下积液、硬膜外或硬膜下血肿、脑室炎或脑膜炎以及脑积水[6]。

在最近发表的一项研究中，有55例儿童患者在两个大型儿科中心接受了胼胝体切开术，一过性轻微的手术并发症发生率为11%，其中只有一例出现了严重并发症（脑积水），没有死亡病例[27]。

胼胝体切开术可能会加重局灶性癫痫发作，最常见的是多种局灶性发作类型，发作时间通常是比较短暂的[6]。Gates等在一项24例胼胝体切开术后随访中发现，6例出现局灶性发作意识障碍加重，3例出现新的局灶性不伴有意识障碍发作（单纯部分性发作）[28]。对所有术后出现癫痫发作患者行视频脑电图记录发作期证实，这些新的发作症状表现是术前全面性发作终止后的表现。在最近的一系列研究中，55例儿童在两个大型医学中心接受胼胝体切开术，其中有7例在术后出现新发的局灶性癫痫症状[27]。

胼胝体切开术的疗效

最近一项关于胼胝体切开术后癫痫发作控制率和预测因素的Meta分析，纳入58篇研究文献中的1742例患者，术后癫痫无发作率和跌倒发作无发作率分别为18.8%和55.3%[26]。术后癫痫无发作率：胼胝体全段切开术高于部分切开术（21.8% vs 14.3%，P=0.030），MRI正常高于异常（36.5% vs 8.7%，P=0.018）、EEG检查结果无侧向性高于有侧向性（23.6% vs 7.3%，P=0.020）、癫痫病史＜15年的疗效较＞15年的疗效好（27.4% vs 14.1%，P=0.014），有婴儿痉挛症病史较无婴儿痉挛症病史患者术后癫痫无发作率更高（60% vs 16%，P＜0.001）。胼胝体全段切开较部分切开患者（63.3% vs 42.5%，P=0.002）、病因不明较病因明确患者（59.7% vs 43.3%，P=0.041）术后更易再次出现癫痫发作。

在一项对76例Lennox-Gastaut综合征或Lennox样综合征患者的研究中，胼胝体全段切开术与91%的全面性癫痫发作频率显著改善密切相关，68%的患者获得了发作减少超过90%的良好效果，9%的患者术后无发作[4]。

胼胝体切开术也能显著降低因癫痫发作跌倒引起的相关损伤，Graham等指出，胼胝体切开术前77%的儿童经常受到癫痫发作跌倒引起的伤害，但是在术后最后一次随访中时，这一数字已下降到21%[27]。此外，在最后一次随访时，反复发生跌倒损伤的儿童患者数量也显著降低（P＜0.05）。

有关研究胼胝体切开术前、术后的生活质量、注意力和行为的文献数量有限。在一项针对15名儿童的小型研究中，Yonekawa等发现胼胝体切开术后脑电图较术前改善的儿童患者，其注意力和儿童行为量表总分也有着显著改善[29]。在另一项针对15名成人的小型研究显示，40%的患者胼胝体切开术后生活质量较术前有所改善[30]。

药物难治性跌倒发作患者究竟是选择迷走神经刺激（VNS）还是选择胼胝体切开术，往往需要权衡利弊。在最新的一项回顾性研究中，Rolston等指出，与VNS相比胼胝体切开术患者能获得更有意义的癫痫发作减少频率（85.6% vs 57.6%，相对率1.5，95%置信区间1.1～2.1），术后不良事件发生率在迷走神经刺激中更常见，但通常是轻微的[31]。

多处软脑膜下横切术

多处软脑膜下横切术（MST）是Morrell等[32]最早提出的一种外科技术，被应用于累及功能区的致痫灶切除。MST试图通过保留垂直纤维来保护功能区的皮层功能，通过切开皮质内神经元之间的水平连接来达到控制癫痫发作的传播。它可以单独进行，更常见的是与离断术或切除性手术相结合。然而，对于应用MST治疗一些特定的癫痫综合征的收益，持保留意见。

MST治疗Landau-Kleffer综合征的疗效

Morrell等[33]最早提出MST对治疗Landau-Kleffner综合征具有一定的效果，共纳入14例儿童患者，术后随访7例达到同年龄段语言表达能力，4例在MST术后语言表达能力较术前明显改善。然而，Irwin等[34]在随后的一项研究中发现其结果并不乐观，神经认知功能只有轻微的改善。同时，术后认知功能的改善与术后随访间隔时间相关，间隔时间越长认知功能改善的越多[35]。由于Landau-Kleffner综合征随着时间的推移症状也会自行慢慢好转，因此需要一个非手术对照组进行比较来确定手术的收益。Downes等比较了14例接受MST的儿童患者和21例未行MST手术的睡眠中癫痫性电持续状态患者，研究发现两组患者语言的改善或恶化比例随时间的推移无明显差异，提示"没有足够的证据表明该技术在治疗Landau-Kleffner综合征方面除了常见获益外有其他额外的收益"[36]。

MST在累及运动性语言中枢的其他情况下的疗效

一项针对MST的来自6个中心共211例患者的Meta分析中发现，不论是单独运用该技术还是联合其他术式都是有效果的[37]。术后癫痫发作频率降低95%表示预后良好，MST联合致痫灶切除术的患者中，预后良好68%～87%，而仅接受MST治疗的患者中，预后良好的比例是62%～71%。19%～23%的病例出现新的神经功能损伤。其中与预后良好相关的因素包括：起病年龄小、癫痫病史短以及肿瘤、先天性和围产期损伤等病因所致的癫痫。

在中国的一项大样本随访研究中，共纳入了200例患者（80例仅行MST手术，120例行MST联合其他外科技术），术后随访癫痫无发作率为62.5%，无一例患者术后出现功能障碍[38]。

来自比利时的62例MST病例报道（12例行MST手术，50例行MST联合其他术式），仅行MST手术治疗，术后无发作率为33%；MST联合其他术式治疗，术后无发作率为42%[39]。只有3.2%的患者出现了与MST相关的功能障碍（均为轻度），作者将其归因于皮层穿刺部位受损，因为他们不是在神经导航和术中皮层脑电图监测下从单个皮质入口点进行放射状MST治疗。与上述Meta分析结果不同，癫痫起病年龄早是预后较差的预测因素。

多处海马横切术治疗颞叶癫痫的疗效

多处海马横切术是与MST相对应的海马离断术，被认为是治疗药物难治性颞叶癫痫避免术后记忆力下降的一种选择[40]。在一项前瞻性研究中，评估了24例接受多处海马横断术联合MST或病灶切除术的患者，长期随访，其术后癫痫无发作率与前颞叶切除术相似[41]。其记忆指数在术后1个月时出现短暂下降，然后恢复到术前水平，直到最后一次随访一直处于稳定水平。

大脑半球切除术

大脑半球切除术是一种离断手术，用于治疗一侧半球弥漫性致痫性病变。单侧大脑半球解剖异常可通过大脑半球切除术进行手术治疗，包括发育性病因（半侧巨脑症、多小脑回、广泛的皮质发育不良）、获得性病变［大动脉梗死、脑炎/创伤后遗症、偏侧惊厥（抽动）偏瘫综合征、围产期缺血性损伤］或进展性原因（Rasmussen脑炎、Sturge-Weber综合征）。

术前评估

所有患者都应进行详细的癫痫症状学病史采集、神经系统查体、视频脑电图监测和颅脑MRI检查，以确定电-临床-影像学一致性。

患者可能会有不同程度的偏瘫。需要区分现有偏瘫患者和运动能力较弱的患者：上肢和下肢远端肌肉组织萎缩，对指功能受限，脚尖着地（脚跟不能着地）。床旁视力检查可能发现存在偏盲和四周视野缺失，但可能需要正式的视野检查来检测较小的视野缺口。

大脑半球切除术的理想手术候选人的EEG具有单侧大脑半球异常，神经影像学和神经生理学研究一致[42]。明确的单侧癫痫样异常，与解剖学上受影响的一侧半球相对应的减慢或振幅异常，支持半球切除术的候选资格。然而，在75%的半球病变患者中可以观察到双侧独立发作间期EEG异常，并且在皮质发育畸形儿童中比后天性病变儿童更常见[43]。大脑半球异常的婴儿可能有全身性心律失常、多灶性或全面性发作间期癫痫样放电。单侧爆发抑制可见于病变同侧。在具有全身性癫痫样放电的儿童中，还可以看到背景活动的持续局灶性减慢和局灶性癫痫样异常[44]。

半球解剖异常的幼儿癫痫发作可能表现为全面性，但应注意微妙的不对称临床表现，如眼睛翻转、不对称痉挛或强直性癫痫发作[45]。双侧独立发作是大脑半球切除术的禁忌证。

脑部MRI用于描述大脑半球异常的程度和病因。应检查手术干预的对侧大脑半球是否存在潜在的致癫痫异常结构。基线神经心理学评估确定术前神经认知状态。语言优势通过神经心理学测试进行评估，并可以通过fMRI或Wada测试的结果得到支持。

在可选择的情况下，可能需要SPECT、PET、功能性MRI（fMRI）或侵入性EEG监测来确认半球疾病的定侧。在患有Rasmussen综合征的儿童中，SPECT显示发作间期局部或偏侧脑血流灌注不足和相对发作期灌注过度[46]。发作期SPECT可在大脑半球异常的儿童癫痫性痉挛簇集期间进行，显示脑血流量相对于发作间期脑血流量增加[44]。尽管发作间期或发作期SPECT可以定位或定侧半球病变，但SPECT对半球切除术的决策没有贡献，超出了解剖MRI结果[46]。氟脱氧葡萄糖-正电子发射断层扫描（FDG-PET）异常可能是对侧半球潜在致癫痫性的指标，双侧FDG-PET异常可使癫痫复发率增加2.5倍[47]。对于对侧运动功能障碍轻微的患者，弥散张量纤维束成像可显示受累皮质脊髓束向同侧远端束的重组，并预测运动功能的保留[48]。

手术技术

解剖性大脑半球切除术开始用于脑肿瘤患者，后来用于患有耐药性癫痫的偏瘫患者[49-50]。该手术包括切除整个患病的大脑半球，切除额叶、颞叶、顶叶和枕叶，保留基底神经节、丘脑和岛叶皮质。虽然在癫痫控制方面有效，但发现其经常导致延迟的并发症（通常是致命的），并且已经将患侧大脑半球与大脑的其余部分隔离，同时将大部分脑组织和脉管系统留在原位（即功能性大脑半球切除术或大脑半球切开术）[51]。

如图23.2和23.3所示，经外侧裂或矢状窦旁功能性半球切除术开始于从颞角顶部沿着侧脑室逐步离断至额角最前下部。进入颞角后行杏仁核-海马切除术，然后从侧脑室体部以胼周动脉为标志行胼胝体切开术。海马尾部和穹隆沿着枕角切除。然后在额叶前内侧面切除额下回和眶回的后部，完全离断额叶。最后，仔细切除岛叶灰质，保留完整的白质。精准的离断切除避免大范围切除以及减少术中出血，可以减少术后短期和长期并发症[51]。

大脑半球切除术会导致对侧偏瘫和同向性偏盲。但是对于术前即存在对侧无力、对指障碍和脚尖着地（行走跛行）的儿童患者，解剖和功能半球切除术一般不会显著加重现有的肢体无力症状，更容易被患者和家人接受。然而，当致病区弥漫性覆盖整侧大脑半球，但患者没有偏瘫症状，对侧远端肢体有自主运动功能时，可以选择保留运动功能的改良解剖性半球切除术。

（1）改良解剖性半球切除术是指解剖性半球切除术，但根据患者自身的致病区、解剖异常和病因，保留选定的脑叶。大脑半球下的手术是量身定制的，需包括覆盖整个致病病变，但要保留功能区，如额叶离断术、颞顶枕离断术和顶枕离断术[52]。

初级运动和感觉皮层可以通过术中解剖位置

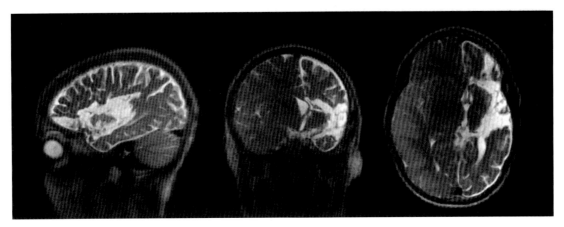

图23.2 6岁女性患儿，左侧偏侧惊厥-偏瘫-癫痫综合征（HHS），环岛叶大脑半球离断术后MRI

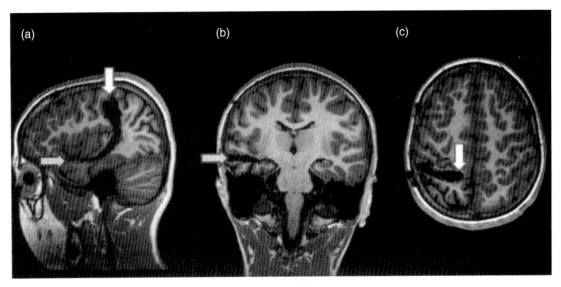

图23.3 环岛叶周围半球切除术（颞顶枕离断术）的手术技术

定位和术中电生理监测（如体感诱发电位和运动区皮层电刺激）来定位。

（2）大脑半球次全切除术是一种除初级感觉和运动皮层外，一侧大脑半球的整个皮层都被切除，避免术后出现肢体功能障碍[53]。

（3）后象限切除术（图23.4）：初级运动和感觉皮层通过颅脑MRI识别确定，硬脑膜切开后进一步精准解剖定位。异常的皮层结果在解剖学上保护完好，同时保留这些脑叶的动脉和静脉。颞叶内侧结构切除，颞叶新皮层和顶枕叶不做切除仅与初级感觉皮层离断。这一术式可以在不增加功能损伤的情况下保留现有偏盲儿童的运动功能[44,54]。

并发症

偏盲是大脑半球切除术可预料的并发症。关于运动功能，术前偏瘫可以保持不变或加重。对于优势半球后头部多脑叶手术患者，需要考虑语言功能的保护。对于那些有早期先天性病变和非优势半球手术的患者，术后语言功能障碍的可能性较低[55]。

术后即刻并发症包括出血、凝血功能障碍、无菌性脑膜炎、颅内感染和脑梗死。术后脑积水发生率为7%～16%，8%的儿童患者术中、术后可能需要输血[56-58]。迟发性并发症发生率约33%，包括梗阻性脑积水、颅内浅表含铁血黄素沉着症和颅内血肿[51,56]。浅表性脑含铁血黄素沉着症表现为进行性神经和认知功能下降，多发生于大脑半球切除术后约8年，可导致30%~40%的患者死亡[51]。

围手术期死亡率为2%~6%，与年龄相关。围手术期死亡主要与出血相关。2岁内接受半球手术的儿童患者，其出血的风险可能与血容量减少和广泛的脑皮质畸形需要更大范围的切除有关[59-61]。损伤颅脑供血动脉或引流静脉导致脑缺血，从而导致颅内压升高和死亡。

功能性大脑半球切除术和大脑半球离断术是为了减少长期的手术并发症。与解剖性半球切

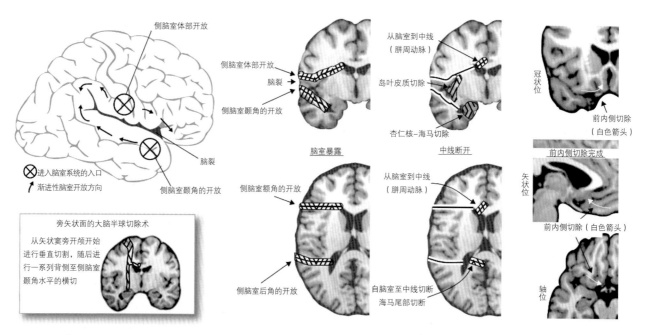

图23.4　8岁男童，无偏瘫和视野缺损，右侧后头部癫痫发作。PETCT显示右侧枕叶和颞枕叶低代谢，与右侧枕叶和右侧颞叶局灶性皮质发育不良的MRI表现一致。围侧裂（岛叶）皮层切除后MRI显示颞上回离断平面，然后进入侧脑室颞角，并通过中央后沟进入侧脑室体部和中线区的内侧面，海马后部离断，切除海马前部和杏仁核

除术相比，功能性半球切除术，术中暴露的范围小，失血量少，并发症更少。功能性大脑半球切除术的应用，降低了早期和晚期脑积水的发生率[58]。在一项对18名2岁以下儿童的研究中，大多数患者接受了功能性半球切除术，总体并发症发生率为16.7%，无死亡病例[45]。

癫痫预后/疗效

早期报道的大脑半球切除术，术后癫痫无发作率为54%~75%，然而目前最小样本数的研究显示，术后无发作率为60%~90%，另外10%~15%的患者发作频率较术前有明显改善[56,62-64]。除了术后急性期发作，如果术后癫痫复发，通常在术后前6个月内出现[47]。术后随访术后6个月内无癫痫发作的患者，其术后1年、2年和5~10年无癫痫发作的可能性分别为98%、92%和81%[47]。

随着大脑半球切除术的发展，越来越少地进行大脑半球切除术，而更多地行大脑半球离断术，大脑半球离断术是否会影响癫痫发作预后受到了质疑。

Cook等对115例接受了解剖半球切除术、功能性半球切除术或改良半球切除术的儿童患者进行了回顾性研究。发现不同的手术技术对术后癫痫发作的控制无差异[65]。同样，Daniel等随访研究了13例颞枕叶癫痫患者的手术入路的疗效，发现

离断术，包括功能性颞顶枕离断术和围侧裂（岛叶）后头部离断术，此类术式明显降低了围手术期的并发症发生率和长期并发症发生率，但是癫痫发作预后与解剖式后头部切除术相似[55]。

病因和病理结果似乎与大脑半球切除术后预后具有一定相关性。获得性或进展性病因的患者预后比皮质发育畸形预后好[56-57]，皮质发育畸形的儿童患者只有31%术后无发作率，而脑梗死、脑炎、创伤、偏侧抽动（惊厥）偏瘫综合征和围产期缺血病因的术后癫痫无发作率为82%，进展性病因（即Rasmussen脑炎和Sturge-Weber综合征）术后无发作率为50%[59]。在皮质发育畸形中半侧巨脑畸形患儿的癫痫无发作率更低（为17%），这可能是由于存在广泛的皮质下灰质结构和异位灰质，术中大脑半球离断不够完全[166]。与半侧巨脑畸形相比，50%~80%的多小脑回畸形儿童患者在大脑半球切除术后无发作[67-68]。

就术前评估中癫痫发作预后的其他预测因素而言，源自双侧大脑半球的发作间歇期癫痫样放电似乎并不是一个不好的预后因素。Doring等研究发现双侧半球的癫痫样放电，并不能预测短期预后，并得出结论：双侧半球发作间期癫痫样放电不应作为大脑半球切除术的禁忌证[43]。Greiner等报告了在两个癫痫中心接受大脑半球切除术的54例患者，术后至少随访1年；44%的患者发作间歇期癫痫样放电无侧向性，其与癫痫手术的不良预后无相关性[69]。在13例接受围侧裂区（岛叶）大脑半球切除术的患者中，9例术前有发作间歇期异常放电扩散到对侧大脑半球，5例出现双侧独立异常放电，其中9例中有6例获得了良好的预后[56]。双侧大脑半球间歇期脑电图异常并不是大脑半球切除术的手术禁忌，也不表明需要进一步行颅内脑电图对对侧大脑半球进行探查。

关于癫痫外科手术对侧大脑半球MRI存在异常改变，是否是癫痫术后复发的一项危险因素，目前仍存在争议。Boshuisen等发现：对侧有MRI异常患者大脑半球切除术后无发作率为45%，而对侧MRI无异常的患者其术后无发作率为88%[70]。另一项研究发现：对侧MRI有异常患者术后癫痫无发作率为59%与对侧半球MRI正常患者术后无发作率为69%，其结果无明显差异[47]。这两项研究形成了鲜明对比。

功能神经外科全球化结果

癫痫外科手术，除了控制癫痫以外，运动功能、视野缺损、语言功能、阅读能力、行为习惯、学习能力和未来的就业能力都是家庭和患者比较重视的部分。对于术前已经存在偏瘫的患者，术后其运动功能可能会出现短暂恶化，但是运动功能在术后数周或者数月经过康复治疗多数能恢复。Rasmussen脑炎患者，如果术前患侧半球仍有运动功能，早期手术就会加重运动功能障碍。非手术侧大脑半球存在结构异常、术前存在双侧运动功能障碍和术后癫痫复发与独立行走障碍有关[68]。在大脑半球切除术前怀疑有轻度偏瘫的婴儿，通常在术后随访时已可以独立行走[71]。

就语言功能结果而言，大脑半球切除术后左侧半球功能正常的患者似乎比右侧半球功能正常的患者具有更好的语言表达能力。语言能力差的影响因素包括非手术侧大脑半球的结构性MRI异常、术前即存在语言表达障碍或语言表达含糊不清以及术后出现癫痫发作。大脑半球切除术对语言发展的影响也可能与时间有关。与那些报告有轻微或无语言缺陷的研究（随访16~30年）相比，报告显示语言结果较差的研究其随访时间比较短（随访1~6年）。语言的发展也取决于病因学。Curtiss等对43例大脑半球切除术，年龄在5岁以上的儿童进行了为期6年以上的随访，其研究结果表明，癫痫起病年龄和手术时年龄仅是获得性病因（如Rasmussen脑炎和出生后脑梗死）右侧大脑半球切除术后，患者自身语言发育的预测因素；但是只有癫痫发作控制后才能有助于发育病因（如半侧巨脑回畸形、局灶性皮质发育不良、围产期梗死）患者的语言发育[72]，作者认为病因学决定了语言发展和语言偏侧性的进程。

人脑半球切除术后不会产生在手术前不存在的认知功能缺陷[71]。根据术后随访患者父母的问卷调查显示，包括愤怒和攻击性行为在内的行为问题在手术后得到改善[59]。年轻患者早期手术可能会使术前癫痫发作频繁和发育迟缓的儿童患者，术后获得更好的行为和认知发展。在Rasmussen脑炎患者中，早期手术可以在该疾病进行性恶化过程中保留部分认知功能。

手术失败/再手术

复发性癫痫发作可能是由于不完全断开或起源于非手术半球的癫痫发作。再次手术的评估应包括重复视频EEG监测和MRI。术后需要进行视频脑电图监测，以确认癫痫发作的半球，并排除对侧电临床癫痫发作。术后MRI可能显示不完全断开，但除术前畸形和损伤外，广泛断开手术的变形可能使不完全断开的可视化具有挑战性。弥散张量成像可能有助于评估连通性[73]。在额叶底部和岛叶区域可能存在白质纤维束，通过胼胝体的后下段和前段（即喙和膝）以及前连合进行连接[45,74]。

通过解剖性大脑半球切除术或离断残余的半球进行再手术的总体无发作率为19%～100%，另外45%的患者在再次手术后呈现出癫痫发作次数的显著减少[75]。与不理想的非局部脑电图患者相比，同侧发作脑电图重复监测的广义或非局部脑电图患者更有可能表现出改善。与不太理想的发作期泛发性或非局限性EEG放电患者相比，在重复视频脑电图监测中出现同侧发作期EEG起始模式的患者术后效果可能更好，术后癫痫发作可能获得较好改善。

结论

大脑半球离断术可以显著减少药物难治性癫痫患者的癫痫发作，有时甚至可以达到癫痫无发作。

参考文献

[1] Van Wagenen, W. and Herren, R. (1940). Surgical division of commussural pathways in the callosum: relation to spread of an epileptic attack. *Arch. Neurol. Psychiatry*. 44: 740–759.

[2] Paglioli, E., Martins, W.A., Azambuja, N. et al. (2016). Selective posterior callosotomy for drop attacks: a new approach sparing prefrontal connectivity. *Neurology* 87 (19): 1968–1974.

[3] Wong, T.T., Kwan, S.Y., Chang, K.P. et al. (2006). Corpus callosotomy in children. *Childs Nerv. Syst.* 22 (8): 999–1011.

[4] Cukiert, A., Burattini, J.A., Mariani, P.P. et al. (2006). Extended, one-stage callosal section for treatment of refractory secondarily generalized epilepsy in patients with Lennox-Gastaut and Lennox-like syndromes. *Epilepsia* 47 (2): 371–374.

[5] Bower, R.S., Wirrell, E., Nwojo, M. et al. (2013). Seizure outcomes after corpus callosotomy for drop attacks. *Neurosurgery* 73 (6): 993–1000.

[6] Douglass, L.M. and Salpekar, J. (2014). Surgical options for patients with Lennox-Gastaut syndrome. *Epilepsia* 55 (Suppl. 4): 21–28.

[7] Lin, J.S., Lew, S.M., Marcuccilli, C.J. et al. (2011). Corpus callosotomy in multistage epilepsy surgery in the pediatric population. *J. Neurosurg. Pediatr.* 7 (2): 189–200.

[8] Silverberg, A., Parker-Menzer, K., Devinsky, O. et al. (2010). Bilateral intracranial electroencephalographic monitoring immediately following corpus callosotomy. *Epilepsia* 51 (10): 2203–2206.

[9] Hur, Y.J., Kang, H.C., Kim, D.S. et al. (2011). Uncovered primary seizure foci in LennoxGastaut syndrome after corpus callosotomy. *Brain Dev.* 33 (8): 672–677.

[10] van Rijckevorsel, K. (2008). Treatment of Lennox-Gastaut syndrome: overview and recent findings. *Neuropsychiatr. Dis. Treat.* 4 (6): 1001–1019.

[11] Liang, J.G., Lee, D., Youn, S.E. et al. (2017). Electroencephalography network effects of corpus Callosotomy in patients with Lennox-Gastaut syndrome. *Front. Neurol.* 8: 456.

[12] Wilson, D.H., Reeves, A., and Gazzaniga, M. (1978). Division of the corpus callosum for uncontrollable epilepsy. *Neurology* 28 (7): 649–653.

[13] Schaller, K. and Cabrilo, I. (2016). Corpus callosotomy. *Acta Neurochir. (Wien)*. 158 (1):155–160.

[14] Sweet, W.H. and Schmidek, H.H. (1995). *Operative Neurosurgical Techniques: Indications, Methods, and Results*. Saunders.

[15] Graham, D., Tisdall, M.M., and Gill, D. (2016). Corpus callosotomy outcomes in pediatric patients: a systematic review. *Epilepsia* 57 (7): 1053–1068.

[16] Asadi-Pooya, A.A., Sharan, A., Nei, M., and Sperling, M.R. (2008). Corpus callosotomy. *Epilepsy Behav.* 13 (2): 271–278.

[17] Smyth, M.D., Vellimana, A.K., Asano, E., and Sood, S. (2017). Corpus callosotomy-open and endoscopic surgical techniques. *Epilepsia* 58 (Suppl. 1): 73–79.

[18] Sood, S., Marupudi, N.I., Asano, E. et al. (2015). Endoscopic corpus callosotomy and hemispherotomy. *J. Neurosurg. Pediatr.*

16 (6): 681–686.

[19] Singh, H., Essayed, W.I., Deb, S. et al. (2017). Minimally invasive robotic laser corpus Callosotomy: a proof of concept. *Cureus* 9 (2): e1021.

[20] Ball, T., Sharma, M., White, A.C., and Neimat, J.S. (2018). Anterior corpus Callosotomy using laser interstitial thermal therapy for refractory epilepsy. *Stereotact. Funct. Neurosurg.* 96 (6): 406–411.

[21] Karsy, M., Patel, D.M., Halvorson, K. et al. (2018). Anterior two-thirds corpus callosotomy via stereotactic laser ablation. *Neurosurg. Focus.* 44 (VideoSuppl. 2): V2.

[22] Ho, A.L., Miller, K.J., Cartmell, S. et al. (2016). Stereotactic laser ablation of the splenium for intractable epilepsy. *Epilepsy Behav. Case Rep.* 5: 23–26.

[23] Malmgren, K., Rydenhag, B., and Hallbook, T. (2015). Reappraisal of corpus callosotomy. *Curr. Opin. Neurol.* 28 (2): 175–181.

[24] Jung, D.E., Shim, W.H., Yoon, H.M. et al. (2014). Tract-based spatial statistics of diffusion tensor imaging after corpus callosotomy in relation to seizure recurrence. *Childs Nerv. Syst.* 30 (12): 2043–2049.

[25] Cukiert, A., Cukiert, C.M., Burattini, J.A. et al. (2013). Long-term outcome after callosotomy or vagus nerve stimulation in consecutive prospective cohorts of children with Lennox-Gastaut or Lennox-like syndrome and non-specific MRI findings. *Seizure* 22 (5): 396–400.

[26] Chan, A.Y., Rolston, J.D., Lee, B. et al. (2018). Rates and predictors of seizure outcome after corpus callosotomy for drug-resistant epilepsy: a meta-analysis. *J. Neurosurg.* 130:1039–1408.

[27] Graham, D., Gill, D., Dale, R.C., and Tisdall, M.M.; Corpus Callosotomy Outcomes Study Group (2018). Seizure outcome after corpus callosotomy in a large paediatric series. *Dev. Med. Child Neurol.* 60 (2): 199–206.

[28] Gates, J.R., Rosenfeld, W.E., Maxwell, R.E., and Lyons, R.E. (1987). Response of multiple seizure types to corpus callosum section. *Epilepsia* 28 (1): 28–34.

[29] Yonekawa, T., Nakagawa, E., Takeshita, E. et al. (2011). Effect of corpus callosotomy on attention deficit and behavioral problems in pediatric patients with intractable epilepsy. *Epilepsy Behav.* 22 (4): 697–704.

[30] Park, M.S., Nakagawa, E., Schoenberg, M.R. et al. (2013). Outcome of corpus callosotomy in adults. *Epilepsy Behav.* 28 (2): 181–184.

[31] Rolston, J.D., Englot, D.J., Wang, D.D. et al. (2015). Corpus callosotomy versus vagus nerve stimulation for atonic seizures and drop attacks: a systematic review. *Epilepsy Behav.* 51: 13–17.

[32] Morrell, F., Whisler, W.W., and Bleck, T.P. (1989). Multiple subpial transection: a new approach to the surgical treatment of focal epilepsy. *J. Neurosurg.* 70 (2): 231–239.

[33] Morrell, F., Whisler, W.W., Smith, M.C. et al. (1995). Landau–Kleffner syndrome. Treatment with subpial intracortical transection. *Brain* 118 (Pt. 6): 1529–1546.

[34] Irwin, K., Birch, V., Lees, J. et al. (2001). Multiple subpial transection in Landau–Kleffner syndrome. *Dev. Med. Child Neurol.* 43 (4): 248–252.

[35] Grote, C.L., Van Slyke, P., and Hoeppner, J.A. (1999). Language outcome following multiple subpial transection for Landau–Kleffner syndrome. *Brain* 122 (Pt. 3): 561–566.

[36] Downes, M., Greenaway, R., Clark, M. et al. (2015). Outcome following multiple subpial transection in Landau–Kleffner syndrome and related regression. *Epilepsia* 56 (11): 1760–1766.

[37] Spencer, S.S., Schramm, J., Wyler, A. et al. (2002). Multiple subpial transection for intractable partial epilepsy: an international meta-analysis. *Epilepsia* 43 (2): 141–145.

[38] Zhao, Q., Tian, Z., Liu, Z. et al. (2003). Evaluation of the combination of multiple subpial transection and other techniques for treatment of intractable epilepsy. *Chin. Med. J. (Engl.)* 116 (7): 1004–1007.

[39] Ntsambi-Eba, G., Vaz, G., Docquier, M.A. et al. (2013). Patients with refractory epilepsy treated using a modified multiple subpial transection technique. *Neurosurgery* 72 (6): 890–897; discussion 7–8.

[40] Shimizu, H., Kawai, K., Sunaga, S. et al. (2006). Hippocampal transection for treatment of left temporal lobe epilepsy with preservation of verbal memory. *J. Clin. Neurosci.* 13 (3): 322–328.

[41] Usami, K., Kubota, M., Kawai, K. et al. (2016). Long-term outcome and neuroradiologic changes after multiple hippocampal transection combined with multiple subpial transection or lesionectomy for temporal lobe epilepsy. *Epilepsia* 57 (6): 931–940.

[42] Limbrick, D.D., Narayan, P., Powers, A.K. et al. (2009). Hemispherotomy: efficacy and analysis of seizure recurrence. *J. Neurosurg. Pediatr.* 4 (4): 323–332.

[43] Doring, S., Cross, H., Boyd, S. et al. (1999). The significance of bilateral EEG abnormalities before and after hemispherectomy in children with unilateral major hemisphere lesions. *Epilepsy Res.* 34 (1): 65–73.

[44] Mohamed, A.R., Freeman, J.L., Maixner, W. et al. (2011). Temporoparietooccipital disconnection in children with intractable epilepsy. *J. Neurosurg. Pediatr.* 7 (6): 660–670.

[45] Gonzalez-Martinez, J.A., Gupta, A., Kotagal, P. et al. (2005). Hemispherectomy for catastrophic epilepsy in infants. *Epilepsia* 46 (9): 1518–1525.

[46] Hartley, L.M., Gordon, I., Harkness, W. et al. (2002). Correlation of SPECT with pathology and seizure outcome in children undergoing epilepsy surgery. *Dev. Med. Child Neurol.* 44 (10): 676–680.

[47] Moosa, A.N., Gupta, A., Jehi, L. et al. (2013). Longitudinal seizure outcome and prognostic predictors after hemispherectomy in 170 children. *Neurology* 80 (3): 253–260.

[48] Govindan, R.M., Chugani, H.T., Luat, A.F., and Sood, S. (2010). Presurgical prediction of motor functional loss using tractography. *Pediatr. Neurol.* 43 (1): 70–72.

[49] Dandy, W.E. (1928). Removal of right cerebral hemisphere for certain tumors with hemiplegia. *J. Am. Med. Assoc.* 90: 823–825.

[50] Krynauw, R.A. (1950). Infantile hemiplegia treated by removing one cerebral hemisphere. *J. Neurol. Neurosurg. Psychiatry* 13: 243–267.

[51] De Ribaupierre, S. and Delalande, O. (2008). Hemispherotomy and other disconnective techniques. *Neurosurg. Focus.* 35 (3): E14.

[52] Santos, M.V. and Machado, H.R. (2017). Extratemporal disconnective procedures for the treatment of epilepsy in children. *Epilepsia* 58 (Suppl. 1): 28–34.

[53] Chugani, H.T., Asano, E., Juhasz, C. et al. (2014). "Subtotal" hemispherectomy in children with intractable focal epilepsy. *Epilepsia* 55 (12): 1926–1933.

[54] Thomas, S.G., Chacko, A.G., Thomas, M.M. et al. (2012). Outcomes of disconnective surgery in intractable pediatric hemispheric and subhemispheric epilepsy. *Int. J. Pediatr.* 2012: 527891.

[55] Daniel, R.T., Meagher-Villemure, K., Farmer, J.P. et al. (2007).

Posterior quadrantic epilepsy surgery: technical variants, surgical anatomy, and case series. *Epilepsia* 48 (8): 1429–1437.

[56] Marras, C.E., Granata, T., Franzini, A. et al. (2010). Hemispherotomy and functional hemispherectomy: indications and outcome. *Epilepsy Res.* 89 (1): 104–112.

[57] Delalande, O., Bulteau, C., Dellatolas, G. et al. (2007). Vertical parasagittal hemispherotomy: surgical procedures and clinical long-term outcomes in a population of 83 children. *Neurosurgery* 60 (2 Suppl. 1): ONS19–32; discussion ONS.

[58] Villemure, J.G. and Daniel, R.T. (2006). Peri-insular hemispherotomy in paediatric epilepsy. *Childs Nerv. Syst.* 22 (8): 967–981.

[59] Devlin, A.M., Cross, J.H., Harkness, W. et al. (2003). Clinical outcomes of hemispherectomy for epilepsy in childhood and adolescence. *Brain* 126 (Pt. 3): 556–566.

[60] Vining, E.P., Freeman, J.M., Pillas, D.J. et al. (1997). Why would you remove half a brain? The outcome of 58 children after hemispherectomy-the Johns Hopkins experience: 1968 to1996. *Pediatrics* 100 (2 Pt. 1): 163–171.

[61] Peacock, W.J., Wehby-Grant, M.C., Shields, W.D. et al. (1996). Hemispherectomy for intractable seizures in children: a report of 58 cases. *Childs Nerv. Syst.* 12 (7): 376–384.

[62] Duchowny, M., Jayakar, P., Resnick, T. et al. (1998). Epilepsy surgery in the first three years of life. *Epilepsia* 39 (7): 737–743.

[63] Rasmussen, T. (1983). Hemispherectomy for seizures revisited. *Can. J. Neurol. Sci.* 10 (2): 71–78.

[64] Wyllie, E., Comair, Y.G., Kotagal, P. et al. (1998). Seizure outcome after epilepsy surgery in children and adolescents. *Ann. Neurol.* 44 (5): 740–748.

[65] Cook, S.W., Nguyen, S.T., Hu, B. et al. (2004). Cerebral hemispherectomy in pediatric patients with epilepsy: comparison of three techniques by pathological substrate in 115 patients. *J. Neurosurg.* 100 (2 Suppl. Pediatrics): 125–141.

[66] Carreno, M., Wyllie, E., Bingaman, W. et al. (2001). Seizure outcome after functional hemispherectomy for malformations of cortical development. *Neurology* 57 (2): 331–333.

[67] Jalloh, I., Cho, N., Nga, V.D.W. et al. (2018). The role of surgery in refractory epilepsy secondary to polymicrogyria in the pediatric population. *Epilepsia* 59 (10): 1982–1996.

[68] Wang, D.D., Knox, R., Rolston, J.D. et al. (2016). Surgical management of medically refractory epilepsy in patients with polymicrogyria. *Epilepsia* 57 (1): 151–161.

[69] Greiner, H.M., Park, Y.D., Holland, K. et al. (2011). Scalp EEG does not predict hemispherectomy outcome. *Seizure* 20 (10): 758–763.

[70] Boshuisen, K., van Schooneveld, M.M., Leijten, F.S. et al. (2010). Contralateral MRI abnormalities affect seizure and cognitive outcome after hemispherectomy. *Neurology* 75 (18): 1623–1630.

[71] Moosa, A.N., Jehi, L., Marashly, A. et al. (2013). Long-term functional outcomes and their predictors after hemispherectomy in 115 children. *Epilepsia* 54 (10): 1771–1779.

[72] Curtiss, S., de Bode, S., and Mathern, G.W. (2001). Spoken language outcomes after hemispherectomy: factoring in etiology. *Brain Lang.* 79 (3): 379–396.

[73] Kiehna, E.N., Widjaja, E., Holowka, S. et al. (2016). Utility of diffusion tensor imaging studies linked to neuronavigation and other modalities in repeat hemispherotomy for intractable epilepsy. *J. Neurosurg. Pediatr.* 17 (4): 483–490.

[74] Lamiman, K., Wong, K.K., Tamrazi, B. et al. (2016). A quantitative analysis of craniopharyngioma cyst expansion during and after radiation therapy and surgical implications. *Neurosurg. Focus.* 41 (6): E15.

[75] Vadera, S., Moosa, A.N., Jehi, L. et al. (2012). Reoperative hemispherectomy for intractable epilepsy: a report of 36 patients. *Neurosurgery* 71 (2): 388–392; discussion 92–93.

第24章

癫痫的神经调控治疗

Brian N. Lundstrom , Robert E. Wharen Jr. , William O. Tatum

（译者：姚培森　赖学邈）

引言

神经元专门用于传输电脉冲，是大脑的基本计算单元。在许多神经系统疾病中，神经元兴奋性障碍被认为是疾病过程的基础。癫痫被定义为突发性的癫痫样发作，表现为突发的、短暂的和暂时的有广泛特性的神经元兴奋性功能障碍。抗癫痫发作药物（ASM）是那些有反复癫痫样发作趋势或已被确诊为癫痫的患者的一线治疗药物，并持续性改变多数或大部分大脑神经元的兴奋性。当癫痫发作具有抗药性并有局灶性起始时，手术切除是治疗的"金标准"。如果癫痫发作可以充分定位，并且不涉及被认为对患者功能至关重要的大脑区域，那么大脑区域可以通过手术切除或消融。然而，当癫痫灶不能定位于可以切除的脑区时，或者当癫痫灶涉及功能区的皮层时，脑刺激提供了另一种治疗方法。此外，对于最初手术治疗失败的患者来说，控制癫痫发作仍然是一个挑战。

脑刺激包括非侵入性和侵入性两种方法。非侵入性方法包括经颅磁刺激（TMS）、经颅直流电刺激（TDCS）和经颅交流电刺激（TACS）。这些技术没有得到FDA批准用于治疗癫痫，目前也没有得到广泛应用。这里，我们重点介绍侵入性方法，包括迷走神经刺激（VNS）、反应性神经刺激（RNS）和脑深部刺激（DBS）。

历史背景

刺激治疗癫痫的历史相对有限。长期以来，人们一直认为刺激大脑以外的部位会影响大脑功能。早在19世纪末，通过颈动脉压迫和伴随直流电刺激进行机械的和电的迷走神经刺激被首次报道[1]。后来，动物的迷走神经电刺激具有抗癫痫发作的作用[2]。随后进行的人体临床试验使美国食品和药品监督管理局（FDA）于1997年批准置入VNS装置用于治疗药物难治性局灶性癫痫[3]。

最初的皮质刺激是在19世纪末出于诊断目的进行的[4]。一些最早的癫痫刺激研究以小脑皮质为靶点，以增强抑制性传出神经的活动[5]。在这些患者中，大部分最初是为了治疗脑瘫和痉挛而置入的，然而，研究发现，对小脑进行持续的电刺激可以控制癫痫发作[6]。在此期间，初步研究还探索了刺激丘脑和内囊的获益情况，包括改善疼痛、偏瘫、肌张力障碍、斜颈、震颤、言语障碍和癫痫[7]，随后重点研究了癫痫[8]。其他研究还探索了应用于颞叶内侧的持续慢性刺激。在颞叶切除前的临时侵入性脑电图监测期间，刺激（130Hz，0.45ms的脉冲，$0.2\sim0.4mA$的电流，$0.5\sim3\mu C/cm^2$）$2\sim3$周可使癫痫发作停止，发作间期放电减少且海马病理无任何刺激相关损害的迹象[9]。后来的研究还针对运动皮质，对该部位持续多年的刺激可以使癫痫发作减少90%[10-11]。以皮层为靶点的反应性脑刺激，即RNS系统[12]，于2013年被FDA批准用于治疗药物难治性局灶性癫痫。一项刺激双侧丘脑前核的双盲随机对照试验（RCT）于2018年获得FDA批准，用于治疗难治性局灶性癫痫。

VNS、RNS和DBS的刺激方法

目前，FDA批准了3种用于治疗癫痫的脑刺激方法：VNS、RNS和DBS。这些方法在刺激的靶点和刺激的方法上有所不同（图24.1）。VNS和DBS针对的是与癫痫发作部位无关但被认为是能影响控制兴奋性相关的神经网络的特定部位。其目的是降低癫痫发作的可能性，而不考虑个体癫痫发作何时何地发生。迷走神经是VNS的靶点，通过传入迷走神经纤维来逆行性刺激丘脑和其他皮质下结构，被认为可以改变脑电活动和神经递质水平[14]。DBS的靶点是丘脑前核，因为它在Papez环路中很重要，而且与边缘系统相关[15]。相反，RNS的目标是癫痫灶附近的皮层区域，其原理是通过调节致痫区域来检测和终止癫痫发作，以防止扩散。

对于VNS和DBS，刺激通常按照一定的占空比来进行，在此期间，在相对较短的时间段（如30～60s）内提供刺激，并且在相对较长的时间段（如5min）内停止刺激。除了诸如延长电池寿命等实际好处外，目前推测刺激的有效性可能会通过静默期得到增强，或比静默期持续的时间更长。因此，持续的刺激被认为会在远离刺激点的位置或以整体的方式长期改变神经兴奋性。例

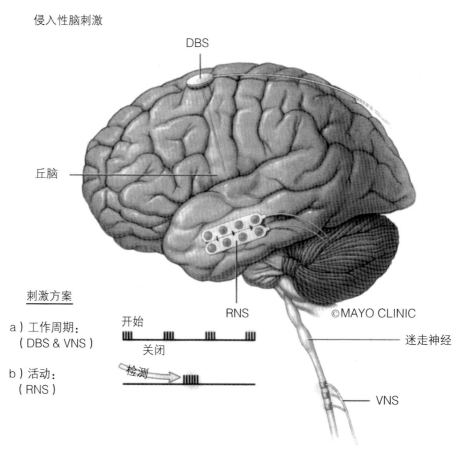

图24.1 侵入性脑刺激方法使用不同的刺激方案来减轻癫痫发作负担。a. DBS和VNS通常使用占空比刺激，在此期间，大部分时间刺激是关闭的。b. RNS只有在检测到潜在的癫痫活动时才会进行刺激

如，DBS刺激丘脑前核似乎增加了运动皮质中的抑制性驱动[16]。当有多灶性癫痫发作或不能确定单一发作起始区时，这种方法很有吸引力。

对于RNS来说，刺激是反应性的，或者说是闭环的，只要在正在进行的大脑活动中检测到程序化的特征时就能提供刺激。使用这种刺激方法，传递的刺激脉冲的数量和传递刺激的时间量比其他方法要少。RNS针对的是癫痫发作区。当癫痫发作区被识别但发现执行关键（或称为"重要"）脑功能时，这种方法尤其适用，如言语/语言功能、视觉功能和运动功能，此时要做到切除后没有继发功能缺陷是不切实际的。

VNS、RNS和DBS的有效性和安全性

对于VNS，来自多中心随机双盲试验的初步证据表明，3个月后平均癫痫发作频率降低约30%[17-18]。患者（$n=198$）被随机分配到低（平均1.2mA、1Hz、0.13ms脉冲宽度，开启时间30s，关闭时间180min）或高（平均1.3mA、30Hz、0.5ms脉冲宽度，开机时间30s，关闭时间5min）刺激参数组。高刺激组患者接受更高的频率、更长的脉冲宽度和更高的占空比的刺激。3个月后，在高刺激参数环境下接受刺激的患者（$n=92$）平均癫痫发作频率降低了28%，而在低刺激参数环境下接受刺激的患者（$n=102$）则减少了15%。在高刺激组和低刺激组中，分别有23%和16%的"响应者"，"响应者"被定义为癫痫发作频率至少减少了50%。低刺激参数包含与高刺激相似的振幅，但采用低得多的频率（1Hz vs 30Hz），并且刺激时间占比相当有限（<0.3% vs 9%）。使用低刺激设置作为主动对照组而不是安慰剂的基本原理是，患者通常能够感知到正在接受迷走神经刺激，如说话时发生的音调改变。咳嗽、头痛、疼痛、电极部位感觉异常和呼吸短促也是常见的症状性副作用。据报道，高达3%的患者出现了手术并发症，包括左声带损伤、下面部瘫痪、罕见的术中心动过缓/停搏[19]。据报道，1%~2%的患者术后出现感染导致设备取出。

包括VNS注册数据（$n=5554$）在内的最新更新显示目前的疗效和并发症的控制已经有所改善[20]，但也要注意到在解释结果时应考虑报告的偏倚和报告的误差。在所有登记的患者中，有局灶性癫痫（59%）、全身性癫痫（27%）和Lennox-Gastaut综合征或类似综合征（11%）。经过2年的治疗，显示典型的应答者比例为50%~60%，由于神经调节效应，随着时间的推移，结果往往会有所改善。结果显示，在0~4个月内，大约50%的患者有反应，5%的患者达到癫痫无发作。经过2~4年的刺激，此时大约60%的患者成为应答者，癫痫发作减少的中位数百分比为60%，8%的患者达到癫痫无发作。迟发性癫痫患者（>12岁，OR 1.9）和全面性癫痫发作（OR 1.4）的患者更可能无癫痫发作，但这些因素不影响应答率或中位癫痫发作减少率。然而，对VNS的总体反应是根据非损伤性癫痫（OR 1.4）来预测的。长期安全性数据表明永久性迷走神经损伤的风险为3%，导线断裂的风险为5%[21]。VNS将癫痫猝死（SUDEP）的风险从早期[22-23]每1000例患者年6~7次降低到每1000例患者年2次左右[24]，这种效果似乎随着时间的推移而增强。

对于RNS，皮质刺激的关键研究来自一项纳入了191例药物难治性局灶性癫痫患者的多中心、双盲、随机对照试验[12]。3个月时，治疗组癫痫发作频率降低38%，而假手术组癫痫发作频率降低17%。严重不良事件包括2%的非癫痫发作相关头部创伤导致的严重出血风险和5%的感染风险。治疗组和假手术组在认知或情绪不良事件方面没有显著差异。

揭盲试验部分的长期结果再次显示出改善的情况。在第1年和第2年，癫痫发作减少的中位数百分比分别为44%和53%[25]。到术后第6年，癫痫发作减少的中位数百分比和应答率分别为60%~70%和55%~70%[26-28]，颞叶新皮质和颞叶内侧癫痫发作的结果有所改善。对于颞叶内侧癫

痛，术后持续至少3个月、6个月和12个月的癫痫无发作的概率分别约为45%、30%和15%[27]，而新皮质癫痫的治疗结果则略差[26]。颞叶内侧癫痫的常见电荷密度参数设置为$1.5 \sim 2.5\mu C/cm^2$，而新皮质癫痫发作区的电荷密度通常为$6\mu C/cm^2$左右。长期数据显示，持续存在的感染风险为9%～12%，8%的患者需要将RNS刺激器取出，6%的患者由于损伤需要更换刺激电极[27,29]。关于颞叶内侧的反应性神经刺激，结果表明，刺激电极不需要精确地放置在海马体内，尽管靠近海马下托可能对疗效有帮助的[27]。既往是否接受过VNS治疗与RNS结果无关。

据报道，RNS的其他显著好处包括置入后1年和2年生活质量的改善[25]，以及在接受RNS系统治疗的患者中，SUDEP的发生率从每1000例患者年6～7次[22-23]降至每1000例患者年2次[30]。长期RNS系统数据收集的能力可以帮助进行颞叶内侧癫痫的定侧[31]，有助于评估辅助药物的效果，并可以揭示患者癫痫发作活动的昼夜节律和行为模式[32-33]。

对于DBS，支持双侧丘脑前核刺激的关键研究源自一项纳入了110例难治性局灶性癫痫患者多中心、双盲、随机试验[13]。在3个月的盲期后，刺激组癫痫发作的中位数减少了40%，而对照组的中位数则减少了15%。到2年时，刺激组癫痫发作的中位数减少了56%，应答率为54%。与额叶、顶叶或枕叶癫痫的患者相比，颞叶癫痫患者治疗后的结果改善更多。大约14%的患者经历了至少6个月的癫痫无发作期。常见的副作用包括抑郁、记忆障碍、焦虑和感觉异常。大约30%的患者发生了与设备相关的严重不良事件。13%的患者经历了感染，8%的患者需要移除设备，感染均未波及脑实质。5%的人出现了出血，尽管没有明显的症状或临床意义。

长期结果显示，5年内癫痫发作减少的中位数百分比为69%，应答率为68%[34]。16%的患者至少有6个月癫痫无发作。既往是否接受过VNS治疗与

结果无关。最常见的设备相关不良事件包括置入部位疼痛、感觉异常和头晕。虽然抑郁和记忆方面的困扰是DBS治疗癫痫的最初时期常见的主观主诉，但长期的客观结果显示神经心理结果略有改善[34]。主观主诉和客观发现之间存在差异的原因尚不清楚[35]，尽管很明显，少数患者的暂时性精神症状可能是由刺激引起的[36]。与其他刺激方法一样，丘脑前核电刺激可使SUDEP发生率降低至约每1000例患者年3～4次[34]。对于使用这些刺激方法治疗的患者，进行短波透热、微波透热或治疗性超声透热通常都是禁忌的，单极电灼也是如此。目前，对于那些置入RNS设备的患者，MRI也是禁止的，而置入VNS和DBS设备的患者可以接受MRI检查，但有一些限制。

刺激方法的选择和其他注意事项

对于这3种刺激方法，重要的是如何为特定患者推荐适合的方法（参见"癫痫之旅14"）。目前仍缺乏对这些方法有效性的直接比较，而且通常对于难治性局灶性癫痫患者，可能没有单一的明确的最佳方法（表24.1）。对于风险不利的患者，迷走神经刺激出现不可逆颅外缺损或需要移除刺激器的并发症机会最小。迷走神经刺激对多灶性和全面性癫痫也有疗效[20]。如果癫痫发作区可以定位，那么RNS提供了延长无癫痫发作时间段的最佳机会。RNS还提供了一种诊断优势，即能够记录实时的皮层电位情况[37]。例如，如果对双侧颞叶内侧进行监测并且发现癫痫发作最初仅来自一侧，则可再次考虑手术切除。尽管很难与

表24.1　4～7年的结果（百分比）

	MSR	RR	SF6	SF3	Risk
VNS	60	60	—	—	10
RNS	65	65	30	40	15
DBS	70	70	15	—	10

MSR：癫痫发作减少中位数；RR：应答率；SF6：癫痫无发作至少6个月；SF3：癫痫无发作至少3个月；Risk：由于感染或损伤而将刺激器取出

其他方法进行比较，但据报告，DBS在减少癫痫发作方面疗效最佳，尤其是对于颞叶癫痫。DBS和VNS相对简单，因为电极放置的位置在每个患者身上都有相对固定的标准靶点。其他需要考虑的因素是：VNS已被批准用于4岁以下的患者，而RNS和DBS只被批准用于成年人。接受了VNS和DBS的患者可以进行MRI检查，但目前在RNS患者中是禁忌的。与刺激、认知和情绪有关的问题仍然只有部分了解。关于认知和情绪，大多数证据表明，侵入性脑刺激不会显著改变或改善这些大脑功能[38]。

尽管VNS、RNS和DBS被批准应用的适应证是局灶性癫痫且有特定刺激靶点，但这些方法目前已被用于全面性癫痫并有超出规定外的其他靶点。既往的多项研究都有详细的VNS治疗全面性癫痫发作患者的结果，所得出的结论是疗效与治疗局灶性癫痫发作相似或有所改善[20-21,39]。目前，RNS已经被用来刺激丘脑[40]。截至2019年初，已有21例患者在丘脑前核或中央正中核置入了至少一根电极（Personal Communications，Tara Skarpaas，Neuropace，Inc.，2019年1月）。DBS目前已被用于除了前核以外的一些其他丘脑靶点[41]。

另一种被称为慢性阈下皮质刺激（CSCS）的刺激方法通过连续开环电刺激定位癫痫发作区，结合了DBS和RNS的优势，初步临床结果令人满意[42-43]。尽管受患者数量少和回顾性分析的限制，最后一次随访时致残性癫痫发作和无癫痫发作的患者分别减少了约80%和40%。这种方法的一个关键组成部分是试验性刺激的概念，这个过程需要在永久性置入之前进行。电刺激是通过侵入性脑电图监测期间使用的临时电极提供的，以帮助确定该方法的最佳刺激位置和潜在疗效。然后可能会进行永久性置入，这是通过FDA批准的设备的超适应证使用。

刺激的新功能和方法可能会提高疗效。例如，最近的证据表明，较新的VNS刺激器的心率感应功能可能会使之比以前的VNS刺激器提高疗效[44]。癫痫的脑刺激治疗的最大挑战之一是优化电极定位和刺激参数[37,45]。根据报告的癫痫发作次数进行"滴定式治疗"是低效和不精确的。在这方面，通过使用RNS获得正在进行的侵入性脑电图数据非常有帮助。尽管如此，仍然缺乏明确的原则方法来优化刺激效果，显然需要改进方法来估计癫痫皮质兴奋性和电生理生物标志物来指导治疗[46]。一种可能的解决方案是在侵入性脑电图监测期间加入临时试验性刺激[43]。在许多方面，神经调节对癫痫的治疗仍处于初级阶段，尽管有明确的证据表明通过多种刺激方法有效，但对其潜在的病理生理机制却知之甚少。

参考文献

[1] Lanska, D.J. (2002). J.L. corning and vagal nerve stimulation for seizures in the 1880s.*Neurology* 58 (3): 452–459.

[2] Zabara, J. (1992). Inhibition of experimental seizures in canines by repetitive vagal stimulation. *Epilepsia* 33 (6): 1005–1012.

[3] Morris, G.L., Gloss, D., Buchhalter, J. et al. (2013). Evidence-based guideline update: Vagus nerve stimulation for the treatment of epilepsy: report of the guideline development Subcommittee of the American Academy of neurology. *Neurology* 81 (16): 1453–1459. https://doi.org/10.1212/WNL.0b013e3182a393d1.

[4] Vilensky, J.A. and Gilman, S. (2002). Horsley was the first to use electrical stimulation of the human cerebral cortex Intraoperatively. Surgical *Neurology* 58 (6): 425–426.

[5] Cooper, I.S., Amin, I., and Gilman, S. (1973). The effect of chronic cerebellar stimulation upon epilepsy in man. *Transactions of the American Neurological Association* 98: 192–196.

[6] Davis, R., Gray, E., Engle, H., and Dusnak, A. (1983). Reduction of intractable seizures using cerebellar stimulation. *Applied Neurophysiology* 46 (1–4): 57–61.

[7] Cooper, I.S., Upton, A.R., and Amin, I. (1980). Reversibility of chronic neurologic deficits. Some effects of electrical stimulation of the thalamus and internal capsule in man. *Applied Neurophysiology* 43 (3–5): 244–258.

[8] Hodaie, M., Wennberg, R.A., Dostrovsky, J.O., and Lozano, A.M. (2002). Chronic anterior thalamus stimulation for intractable epilepsy. *Epilepsia* 43 (6): 603–608.

[9] Velasco, M., Velasco, F., Velasco, A.L. et al. (2000). Subacute electrical stimulation of the hippocampus blocks intractable temporal lobe seizures and paroxysmal EEG activities. *Epilepsia* 41 (2): 158–169.

[10] Elisevich, K., Jenrow, K., Schuh, L., and Smith, B. (2006). Long-term electrical stimulation- induced inhibition of partial epilepsy. Case report. *Journal of Neurosurgery* 105 (6): 894–897. https://doi.org/10.3171/jns.2006.105.6.894.

[11] Velasco, A.L., Velasco, F., Velasco, M. et al. (2009).

Neuromodulation of epileptic foci in patients with non-Lesional refractory motor epilepsy. *Int. J. Neural Syst.* 19 (3): 139–147. https://doi.org/10.1142/S0129065709001914.

[12] Morrell, M.J (2011). Responsive cortical stimulation for the treatment of medically intractable partial epilepsy. *Neurology* 77 (13): 1295–1304. https://doi.org/10.1212/WNL.0b013e3182302056.and RNS System in Epilepsy Study Group.

[13] Fisher, R., Salanova, V., Witt, T. et al. (2010). Electrical stimulation of the anterior nucleus of thalamus for treatment of refractory epilepsy. *Epilepsia* 51 (5): 899–908. https://doi.org/10.1111/j.1528–1167.2010.02536.x.

[14] Schachter, S.C. and Saper, C.B. (1998). Vagus nerve stimulation. *Epilepsia* 39 (7): 677–686.

[15] Mirski, M.A., Rossell, L.A., Terry, J.B., and Fisher, R.S. (1997). Anticonvulsant effect of anterior thalamic high frequency electrical stimulation in the rat. *Epilepsy Research* 28 (2): 89–100.

[16] Molnar, G.F., Sailer, A., Gunraj, C.A. et al. (2006). Changes in motor cortex excitability with stimulation of anterior thalamus in epilepsy. *Neurology* 66 (4): 566–571. https://doi.org/10.1212/01.wnl.0000198254.08581.6b.

[17] Ben-Menachem, E., Mañon-Espaillat, R., Ristanovic, R. et al. (1994). Vagus nerve stimulation for treatment of partial seizures: 1. A controlled study of effect on seizures. First International Vagus Nerve Stimulation Study Group. *Epilepsia* 35 (3): 616–626.

[18] Handforth, A., DeGiorgio, C.M., Schachter, S.C. et al. (1998). Vagus nerve stimulation therapy for partial-onset seizures: a randomized active-control trial. *Neurology* 51 (1): 48–55.

[19] Tatum, W.O., Moore, D.B., Stecker, M.M. et al. (1999). Ventricular Asystole during Vagus nerve stimulation for epilepsy in humans. *Neurology* 52 (6): 1267–1269.

[20] Englot, D.J., Rolston, J.D., Wright, C.W. et al. (2016). Rates and predictors of seizure freedom with Vagus nerve stimulation for intractable epilepsy. *Neurosurgery* 79 (3): 345–353. https://doi.org/10.1227/NEU.0000000000001165.

[21] Elliott, R.E., Morsi, A., Kalhorn, S.P. et al. (2011). Vagus nerve stimulation in 436 consecutive patients with treatment-resistant epilepsy: long-term outcomes and predictors of response. *Epilepsy & Behavior* 20 (1): 57–63. https://doi.org/10.1016/j.yebeh.2010.10.017.

[22] Nilsson, L., Ahlbom, A., Farahmand, B.Y., and Tomson, T. (2003). Mortality in a population-based cohort of epilepsy surgery patients. *Epilepsia* 44 (4): 575–581.

[23] Ryvlin, P., Cucherat, M., and Rheims, S. (2011). Risk of sudden unexpected death in epilepsy in patients given adjunctive antiepileptic treatment for refractory seizures: a meta-analysis of placebo-controlled randomised trials. *The Lancet. Neurology* 10 (11): 961–968. https://doi.org/10.1016/S1474–4422(11)70193–4.

[24] Ryvlin, P., So, E.L., Gordon, C.M. et al. (2018). Long-term surveillance of SUDEP in drug-resistant epilepsy patients treated with VNS therapy. *Epilepsia* 59 (3): 562–572. https://doi.org/10.1111/epi.14002.

[25] Heck, C.N., King-Stephens, D., Massey, A.D. et al. (2014). Two-year seizure reduction in adults with medically intractable partial onset epilepsy treated with responsive Neurostimulation: final results of the RNS system pivotal trial. *Epilepsia* 55 (3): 432–441. https://doi.org/10.1111/epi.12534.

[26] Bergey, G.K., Morrell, M.J., Mizrahi, E.M. et al. (2015). Long-term treatment with responsive brain stimulation in adults with refractory partial seizures. *Neurology* 84 (8): 810–817. https://doi.org/10.1212/WNL.0000000000001280.

[27] Geller, E.B., Skarpaas, T.L., Cross, R.E. et al. (2017). Brain-responsive Neurostimulation in patients with medically intractable mesial temporal lobe epilepsy. *Epilepsia* 58 (6): 994–1004. https://doi.org/10.1111/epi.13740.

[28] Jobst, B.C., Kapur, R., Barkley, G.L. et al. (2017). Brain-responsive Neurostimulation in patients with medically intractable seizures arising from eloquent and other neocortical areas. *Epilepsia* 58 (6): 1005–1014. https://doi.org/10.1111/epi.13739.

[29] Geller, E.B. (2018). Responsive Neurostimulation: review of clinical trials and insights into focal epilepsy. *Epilepsy & Behavior* 88 (November): 11–20. https://doi.org/10.1016/j.yebeh.2018.06.042.

[30] Devinsky, O., Friedman, D., Duckrow, R.B. et al. (2018). Sudden unexpected death in epilepsy in patients treated with brain-responsive Neurostimulation. *Epilepsia* 59 (3): 555–561. https://doi.org/10.1111/epi.13998.

[31] King-Stephens, D., Mirro, E., Weber, P.B. et al. (2015). Lateralization of mesial temporal lobe epilepsy with chronic ambulatory Electrocorticography. *Epilepsia* 56 (6): 959–967. https://doi.org/10.1111/epi.13010.

[32] Baud, M.O., Kleen, J.K., Mirro, E.A. et al. (2018). Multi-day rhythms modulate seizure risk in epilepsy. *Nat. Commun.* 9 (1): 88. https://doi.org/10.1038/s41467–017–02577–y.

[33] Spencer, D.C., Sun, F.T., Brown, S.N. et al. (2016). Circadian and Ultradian patterns of Epileptiform discharges differ by seizure-onset location during long-term ambulatory intracranial monitoring. *Epilepsia* 57 (9): 1495–1502. https://doi.org/10.1111/epi.13455.

[34] Salanova, V., Witt, T., Worth, R. et al. (2015). Long-term efficacy and safety of thalamic stimulation for drug-resistant partial epilepsy. *Neurology* 84 (10): 1017–1025. https://doi.org/10.1212/WNL.0000000000001334.

[35] Tröster, A.I., Meador, K.J., Irwin, C.P., and Fisher, R.S., and SANTE Study Group. (2017). Memory and mood outcomes after anterior thalamic stimulation for refractory partial epilepsy. *Seizure* 45 (February): 133–141. https://doi.org/10.1016/j.seizure.2016.12.014.

[36] Järvenpää, S., Peltola, J., Rainesalo, S. et al. (2018). Reversible psychiatric adverse effects related to deep brain stimulation of the anterior thalamus in patients with refractory epilepsy. *Epilepsy & Behavior* 88 (November): 373–379. https://doi.org/10.1016/j.yebeh.2018.09.006.

[37] Ma, B.B. and Rao, V.R. (2018). Responsive Neurostimulation: candidates and considerations. *Epilepsy & Behavior* 88 (November): 388–395. https://doi.org/10.1016/j.yebeh.2018.09.032.

[38] Chan, A.Y., Rolston, J.D., Rao, V.R., and Chang, E.F. (2018). Effect of Neurostimulation on Cognition and Mood in Refractory Epilepsy. *Epilepsia Open* 3 (1). Wiley-Blackwell: 18–29. doi: 10.1002/epi4.12100.

[39] Kostov, K., Kostov, H., and Taubøll, E. (2009). Long-term Vagus nerve stimulation in the treatment of Lennox-Gastaut syndrome. *Epilepsy & Behavior: E&B* 16 (2): 321–324. https:// doi.org/10.1016/j.yebeh.2009.07.038.

[40] Gummadavelli, A., Zaveri, H.P., Spencer, D.D., and Gerrard, J.L. (2018). Expanding brain-computer interfaces for controlling epilepsy networks: novel thalamic responsive Neurostimulation in refractory epilepsy. *Frontiers in Neuroscience* 12. Frontiers Media SA: 474. https://doi.org/10.3389/fnins.2018.00474.

[41] Li, M.C.H. and Cook, M.J. (2017). Deep brain stimulation for drug-resistant epilepsy.*Epilepsia* http://doi.org/10.1111/epi.13964.

[42] Kerezoudis, P., Grewal, S.S., Stead, M. et al. (2017). Chronic subthreshold cortical stimulation for adult drug-resistant focal epilepsy: safety, feasibility, and technique. *Journal of Neurosurgery* https://doi.org/10.3171/2017.5.JNS163134.

[43] Lundstrom, B.N., Van Gompel, J., Britton, J. et al. (2016). Chronic subthreshold cortical stimulation to treat focal epilepsy. *JAMA Neurology* 73 (11): 1370. https://doi.org/10.1001/jamaneurol.2016.2857.

[44] Hamilton, P., Soryal, I., Dhahri, P. et al. (2018). Clinical outcomes of VNS therapy with AspireSR ® (including cardiac-based seizure detection) at a large complex epilepsy and surgery Centre. *Seizure* 58 (May): 120–126. https://doi.org/10.1016/j.seizure.2018.03.022.

[45] Lundstrom, Nils, B., Worrell, G.A. et al. (2017). Chronic Subthreshold Cortical Stimulation: A Therapeutic and Potentially Restorative Therapy for Focal Epilepsy. *Expert Review of Neurotherapeutics May*, 1–6. https://doi.org/10.1080/14737175.2017.1331129.

[46] Staba, R.J., Stead, M., and Worrell, G.A. (2014). Electrophysiological biomarkers of epilepsy. *Neurotherapeutics* 11 (2): 334–346. https://doi.org/10.1007/s13311-014-0259-0.

第25章

癫痫的新疗法

Gregory A. Worrell, Benjamin H. Brinkmann, Brian N. Lundstrom, Matt Stead

（译者：林元相　王丰　王艮波）

引言

脑电刺激（EBS）已成为一种有效治疗各种神经和精神疾病的方法[1]。将可穿戴和置入式大脑刺激设备与本地和云计算资源相结合，有可能快速科学发现并改善颅脑疾病的管理。特别是癫痫的治疗，主要受益于生物标志物的发现、疾病追踪、实时分析和适应性治疗系统的发展。在本章中，我们描述了当前EBS系统的优点和局限性，并阐述了大脑协同处理器的概念，它将源自置入和可穿戴设备的数据与本地和分布式计算资源集合在一起。

目前获得美国食品和药品监督管理局（FDA）批准的EBS设备包括美敦力用于双侧丘脑前核（ANT）的脑深部刺激（DBS）设备[2-3]和Neuropace的反应式神经刺激（RNS）设备[4-5]。设计严谨的临床试验表明，EBS治疗具有较好的疗效，术后患者生活质量得到进一步改善，但患者很少能获得长期无发作[3,5]。此外，在目前的临床应用中，需要临床医生根据患者记录的癫痫发作日记进行参数的调整，但是这些日记的记录通常是不准确的[6-8]，同时治疗参数的调整是在没有癫痫发作的生物标志物替代物的情况下进行的。最后，探索性研究表明，EBS可改善癫痫的两种常见共患病[9]，即语言记忆障碍[10-11]和抑郁症[12-14]。FDA批准

迷走神经刺激（VNS）用于治疗癫痫有一段时间了[15-16]。本章将重点介绍EBS的管理和记录设备，但这一概念可以扩展到包括其他外周神经和颅神经具有的多部位电刺激。可以想象，结合颅内和颅外靶点控制致痫性脑网络是具有优势的。

总体上，目前FDA批准的EBS设备的临床缺陷包括：①缺乏"金标准"的癫痫发作日记。Neuropace RNS设备具有连续EEG监测、嵌入式检测器和数据存储，可用于治疗优化，但该设备不提供癫痫发作日记[17-18]，这是由于当前置入设备的计算和数据存储空间有限。经批准的Medtronic DBS尽管该设备具备脑电感应能力，但该设备不具备大脑感知能力[19]。②疗效中等（一般）和EBS治疗优化的低效性。目前，医生"选择"刺激参数（如电流波幅、频率、脉冲宽度和刺激配置），没有一种客观的方法来预测其有效性。医生和患者必须简单地等待，看癫痫发作是否停止，以此来判断电刺激的位置和参数是否有效。由于癫痫发作可能不频繁且记录不准确，因此治疗优化通常需要较长的时间。值得注意的是，美敦力ANT DBS[3]和Neuropace RNS[5]临床试验都报告了多年来达到的最佳治疗效果，但是长期癫痫无发作率目前仍属未知。这与运动障碍（如特发性震颤）的EBS治疗形成鲜明对比，在此类疾病的EBS治疗中，电极位置基于对产生震颤的皮层和皮层下网

Epilepsy, Second Edition. Edited by Gregory D. Cascino, Joseph I. Sirven and William O. Tatum.
© 2021 John Wiley & Sons Ltd. Published 2021 by John Wiley & Sons Ltd.

络的理解，刺激参数可以通过震颤时的即刻视觉反馈和患者的报告进行调整。③对EBS治疗癫痫相关认知、睡眠和精神等共患病的影响了解有限。重要的是，癫痫患者的生活质量受到共病的显著影响。在美敦力DBS ANT[20]和Neuropace RNS[21-23]试验中，研究了EBS对情绪和认知的影响，但其结果仍然受到即时评估的限制，且不容易与EBS参数相关联。尽管众所周知，良好的睡眠是癫痫临床管理中的一个关键方面[24]，但有关EBS对睡眠质量的影响相关研究较少[25]。

对脑网络的理解[26-27]结合电生理学和成像技术来识别目标[12,28-31]的进展，为EBS通过调节潜在的癫痫网络治疗癫痫和共患病提供了框架。此外，计算机信息处理技术和医疗设备也在逐步发展，可应用于癫痫疾病的管理，以解决上述临床问题，该系统汇聚了本地手持设备和云计算资源，可无线连接可穿戴设备和嵌入式置入设备（传感器、电刺激、机器-学习分类器和控制策略实施）。智能手机的迅速普及和可穿戴设备的进步创造了一个称为数字表型的新领域，可以提供密集的行为跟踪数据[32]。最后，计算机信息处理技术、大数据和机器学习的快速发展创造了人工智能的一个全新领域，可能会对置入设备和神经技术产生巨大影响。大脑协同处理器理念的提出，加上实时分析和适应性治疗的分布式计算资源，为癫痫的治疗开辟了一个新的治疗窗口。

神经工程的进步使置入设备能够进行多点电刺激、传感和数据遥测[4,19,33]。类似的，可穿戴测量设备用于监测癫痫发作的一系列生物信号已经被开发应用[34-35]。一种新型癫痫监测系统（NeuroVista Inc.）可以自动进行癫痫发作监测、记录电子癫痫日记和癫痫发作预测，目前已经在人类和犬类身上得到证实[7,36-38]，该系统由一个可提供连续颅内EEG（iEEG）遥测的置入设备和手持设备组成，并运行相应的算法。这些分析能力现在已经通过机器学习方法得到进一步扩展，通过在置入设备上嵌入超灵敏检测器并结合体外的

高精度癫痫检测装置（如手持设备或云计算），使用混合检测方法用于iEEC记录。该方法已被证实可以对在动物和人类身上的癫痫发作提供高精度的量化[39]。使用卷积神经网络对癫痫发作预测进行了改进[40-41]。使得追踪睡眠和觉醒行为状态的能力[42]，病理性发作间歇期癫痫样放电（IED）与癫痫发作的关系[43]，以及IED与使用EBS抑制癫痫发作之间的关系[44-45]已得到证实。这些进展为癫痫的治疗提供了一种新的治疗模式，即根据估算的癫痫发作概率、行为状态和生物标志物反应，动态调整刺激参数，以预防癫痫发作和重塑癫痫网络。这些电刺激参数的智能调整可以在对患者进行密集行为跟踪中根据患者的情绪[14,31,46]、认知和睡眠[32,34]的改变进行调整。

二代癫痫生物标志物的发现与管理系统

这些设备和计算方面的进步可以用来弥补药物难治性癫痫临床治疗的缺口。汇聚可穿戴设备、二代颅内置入设备和人体计算资源的癫痫管理系统有望改变癫痫的日常管理（图25.1）。这个系统最初使用的是个人手持辅助设备（PAD，如iPhone），通过蜂窝（移动网络）和Wi-Fi服务，为可穿戴设备、置入式神经刺激器（INS）和云端提供双向无线连接。INS嵌入了传感器、计算分类器和控制策略实施，以及提供电刺激的能力。

控制策略算法在INS、PAD和云环境中实施，提供从毫秒到数月不等的时间尺度上的自适应刺激。刺激"护栏"限制了自适应刺激参数空间，并在直接的医患实验期间设置，以确保安全操作。例如，嵌入在INS上的癫痫发作探测器将受到可用计算能力的限制，但可以在癫痫发作时提供快速（ms）响应的电刺激。高精度的癫痫检测器可以在PAD或云端运行，以提供获得治疗效果所需的准确的癫痫日记。在PAD和云上运行的大脑状态分类器和控制策略可以使用较长时间尺度（分钟、小时、天）的复杂算法运行，提供癫痫发作预测和行为状态跟踪。一种新的应用是将

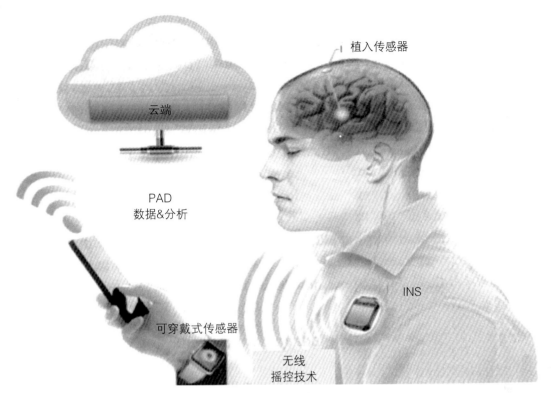

图25.1　二代癫痫管理系统。针对皮层和皮层下结构的多部位颅内电刺激，包括产生癫痫发作和潜在常见癫痫共患病的网络。置入式神经刺激器（INS）通过无线EEG遥测提供可程控刺激和多通道传感。患者的辅助设备（PAD）作为本地计算节点，用于从INS和患者可穿戴设备中获取实时生理数据。PAD是一个强大的计算节点和数据存储设备。PAD与INS和云计算资源之间具有双向连接功能，是连接大脑和计算机的一个强大的大脑协同处理器

EBS应用于发作后慢波睡眠中，选择性地破坏可能导致的再次癫痫发作，巩固疗效[47-48]。多种计算环境（嵌入式设备、PAD和云）创建了一个分布式计算和数据平台，用于分析病情，可用于医学研究、生物标记物的发现、疾病跟踪和适应性治疗。

　　PAD是一种在便携式计算设备（如手机或平板电脑）上运行的定制软件应用程序，提供与EBS置入设备、可穿戴传感器以及云计算和数据资源的双向通信。PAD还被用作本地计算节点和数据存储站点，具有当前一代可置入EBS设备无法实现的功能。通过云储存基础架构的双向通信功能，医生可以随诊多名患者，提供大量数据存储、远程数据查看和用于高级分析的大数据计算。重要的是，PAD是一种交流工具，患者可以输入与药物、症状、癫痫发作、情绪和其他行为

跟踪措施相关的记录和信息，这些信息对数字表型分析有用[32,34]。最后，PAD为患者-计算机之间的相互交流提供了一个平台，以运行与大脑活动同步的任务，以发现生物标记物，例如语言[49]和空间[50]记忆。

二代癫痫管理系统在犬癫痫中的临床前期试验

　　二代癫痫管理系统的一个实施例最近使用研究性Medtronic Summit系统和RC+S设备在犬癫痫中进行了测试[33]。Medtronic Summit系统是一种研究系统，具有可充电、16通道、可编程的集成电路系统（INS）（Medtronic Inc.RC+S）[19]。RC+S一次提供来自任何4个触点的可编程传感器，可同时进行16个触点的电刺激。自然发生的犬类癫痫在其临床发作和脑电图上与人类癫痫发作具有相似之处，使其成为临床前期的极好的实验工具。重

要的是，狗的体格足够大，可以容纳为人类设计的临床所用（置入）设备。狗可以和主人一起生活，模拟现实生活场景，可以降低置入设备、无线电遥测和云计算此类复杂系统的许多工程和后勤方面的风险。

RC+S装置最近被置入两只患有自然形成的药物难治性癫痫的宠物狗体内，然后它们和主人一起回家。INS与置入的双侧ANT和双侧海马（HC）的4根4触点的深部引线相连。该系统提供了多位点记录和刺激，同时在INS、PAD和云上进行运行和分析。在现实生活中，连续的iEEG遥测可能具有挑战性，主要原因是蓝牙连接中断导致数据出现空缺（例如，狗离开了网络覆盖范围）。

通过在INS上使用一种超灵敏嵌入式算法和在PAD系统或云上运行的第二阶段算法，实现了一种混合的癫痫检测方法[39]。癫痫发作检测系统可以提供准确的癫痫发作日记，并使用嵌入设备或在PAD上运行的算法进行闭环响应刺激。混合癫痫检测方法在样本外前瞻性数据中应用显示其灵敏度为100%，特异性为95.5%，对检测到的事件进行人工复检，连续多个月检查假阳性率（FPR）为0.67/天[33]，证明了癫痫发作日记的准确性和可行性。嵌入在设备上的最简单、灵敏度超高的算法，实现了对癫痫发作快速的毫秒级反应性电刺激。

癫痫发作预测分类器目前已经被证实可以识别发作间歇期和发作前期的大脑状态，其使用一周的发作间歇期数据和两个发作前1h数据进行离线训练，可以直接在发作前进行视觉验证。该算法能选择性能最好的分类算法［支持向量机分类算法（SVM）、随机森林算法，线性或逻辑回归模型］，然后将分类系数加载到PAD上。使用3次先前的癫痫发作共4h数据进行训练，可获得100%的敏感性、0.2 FPR和7%的总预警时间（TIW）。其结果稳定性强、可靠性高，具有个体特异性，使得高灵敏度、低FPR和TIW的癫痫预测得以实现。

癫痫治疗的新靶点[51-52]以及相关调节和优化[44] EBS的方法也在逐步呈现，已初见成效。在追踪[46]和治疗癫痫患者相关情绪共患病[31,53]方面也取得有令人鼓舞的成果。同时需要新的工具和设备来进一步更好地治疗癫痫。

伦理考量

新型治疗方法产出动机都是患者的临床需求驱动的，但潜在的风险和获益需要仔细评估和考量。EBS应用程序在早期应用时伦理依据不足是值得我们深思的[54]。美国国立卫生研究院的脑研究倡议，激发了大家对EBS的临床应用对脑网络的直接影响产生了浓厚兴趣（https://www.braininitiative.nih.gov），我们可以期待未来将有更多的靶向治疗工具的开发和应用。新型癫痫治疗设备的研发和应用，需要一个强大的多学科团队，其专业知识涵盖了伦理学、神经外科学、神经病学、精神病学、神经心理学、放射学和工程学。

实验性EBS设备的临床应用必须要考虑神经外科、内科（如睡眠、癫痫发作、点燃）和精神疾病的风险。精神疾病方面的风险是巨大的（如情绪、焦虑、自杀），也包括自我认知的潜在风险，如对个人身份的感知、代理和自由意志[55]。常规签署知情同意书是非常必要的，同时确保受试者在目前FDA批准的治疗方法的背景下进行，并理解相关协议，对于试验的知情权和决策权也非常重要。

结论

目前FDA批准的EBS系统具有很大的局限性，可能通过一个集成和分布式脑刺激平台来解决。二代癫痫管理系统设计使用PAD将患者报告与来自可穿戴和置入设备的生物信号整合和同步到云计算资源中。该方法最近通过Medtronic Summit系统在患有癫痫的犬类身上进行了一次实验，获得了一定成效。该方法展示了多项进展，包括癫痫自动检测、准确的癫痫电子日记和癫痫预测。门诊受试者与互联网服务的连接允许创建一个基于云的集中式数据查看和分析平台。类似的功能在未来的医疗应用中可能非常有用。

多学科团队对于开发新的癫痫治疗设备，具有至关重要的作用。

致谢

感谢美国国立卫生研究院脑研究倡议公私伙伴关系（UH2/UH3 NS-95495）对我们的支持。

参考文献

[1] Ramirez-Zamora, A., Giordano, J.J., Gunduz, A. et al. (2018). Evolving applications,technological challenges and future opportunities in neuromodulation: proceedings of the fifth annual deep brain stimulation think tank. *Front. Neurosci.* 11.

[2] Fisher, R., Salanova, V., Witt, T. et al. (2010). Electrical stimulation of the anterior nucleus of thalamus for treatment of refractory epilepsy. *Epilepsia* 51 (5): 899–908.

[3] Salanova, V., Witt, T., Worth, R. et al. (2015). Long-term efficacy and safety of thalamic stimulation for drug-resistant partial epilepsy. *Neurology* 84 (10): 1017–1025.

[4] Morrell, M.J. (2011). Responsive cortical stimulation for the treatment of medically intractable partial epilepsy. *Neurology* 77 (13): 1295–1304.R. N. S. S. in Epilepsy Study Group.

[5] Bergey, G.K., Morrell, M.J., Mizrahi, E.M. et al. (2015). Long-term treatment with responsive brain stimulation in adults with refractory partial seizures. *Neurology* 84 (8).

[6] Hoppe, C., Poepel, A., and Elger, C.E. (2007). Epilepsy: accuracy of patient seizure counts.*Arch. Neurol.* 64 (11): 1595–1599.

[7] Cook, M.J., O'Brien, T.J., Berkovic, S.F. et al. (2013). Prediction of seizure likelihood with a long-term, implanted seizure advisory system in patients with drug-resistant epilepsy: a first-in-man study. *Lancet Neurol.* 12 (6): 563–571.

[8] Elger, C.E. and Mormann, F. (2013). Seizure prediction and documentation-two important problems. *Lancet Neurol.* 12 (6): 531–532.

[9] Kanner, A.M. (2016). Management of psychiatric and neurological comorbidities in epilepsy. *Nat. Rev. Neurol.* 12 (2): 106–116.

[10] Ezzyat, Y., Wanda, P.A., Levy, D.F. et al. (2018). Closed-loop stimulation of temporal cortex rescues functional networks and improves memory. *Nat. Commun.* 9 (1).

[11] Kucewicz, M.T., Berry, B.M., Miller, L.R. et al. (2018). Evidence for verbal memory enhancement with electrical brain stimulation in the lateral temporal cortex. *Brain* 141 (4).

[12] Mayberg, H.S., Lozano, A.M., Voon, V. et al. (2005). Deep brain stimulation for treatmentresistant depression. *Neuron* 45 (5): 651–660.

[13] Raymaekers, S., Luyten, L., Bervoets, C. et al. (2017). Deep brain stimulation for treatmentresistant major depressive disorder: a comparison of two targets and long-term follow-up. *Transl. Psychiatry* 7 (10): e1251.

[14] Nahum, M., Van Vleet, T.M., Sohal, V.S. et al. (2017). Immediate mood Scaler: tracking symptoms of depression and anxiety using a novel Mobile mood scale. *JMIR Mhealth Uhealth* 5 (4): e44.

[15] Ben-Menachem, E. (2002). Vagus-nerve stimulation for the treatment of epilepsy. *Lancet Neurol.* 1 (8): 477–482.

[16] Uthman, B.M., Reichl, A.M., Dean, J.C. et al. (2004). Effectiveness of vagus nerve stimulation in epilepsy patients: a 12-year observation. *Neurology* 63 (6): 1124–1126.

[17] Osorio, I. (2014). The NeuroPace trial: missing knowledge and insights. *Epilepsia* 55 (9): 1469–1470.

[18] Morrell, M.J. (2014). In response: the RNS system multicenter randomized double-blinded controlled trial of responsive cortical stimulation for adjunctive treatment of intractable partial epilepsy: knowledge and insights gained. *Epilepsia* 55 (9): 1470–1471.

[19] Stanslaski, S., Herron, J., Chouinard, T. et al. (2018). A chronically implantable neural coprocessor for investigating the treatment of neurological disorders. *IEEE Trans. Biomed. Circuits Syst.* 12 (6).

[20] Tröster, A.I., Meador, K.J., Irwin, C.P., and Fisher, R.S. (2017). Memory and mood outcomes after anterior thalamic stimulation for refractory partial epilepsy. *Seizure* 45:133–141.and S. S. Group.

[21] Loring, D.W., Kapur, R., Meador, K.J., and Morrell, M.J. (2015). Differential neuropsychological outcomes following targeted responsive neurostimulation for partialonset epilepsy. *Epilepsia* 56 (11): 1836–1844.

[22] Meador, K.J., Kapur, R., Loring, D.W. et al. (2015). Quality of life and mood in patients with medically intractable epilepsy treated with targeted responsive neurostimulation. *Epilepsy Behav.* 45: 242–247.

[23] Jobst, B.C., Kapur, R., Barkley, G.L. et al. (2017). Brain responsive neurostimulation in patients with medically intractable seizures arising from eloquent and other neocortical areas. *Epilepsia* 58 (6).

[24] Voges, B.R., Schmitt, F.C., Hamel, W. et al. (2015). Deep brain stimulation of anterior nucleus thalami disrupts sleep in epilepsy patients. *Epilepsia* 56 (8): e99–e103.

[25] Bazil, C.W. (2017). Sleep and epilepsy. *Semin. Neurol.* 37 (4): 407–412.

[26] Sporns, O. (2011). *Networks of the Brain*. MIT press.

[27] Bassett, D.S., Khambhati, A.N., and Grafton, S.T. (2017). Emerging Frontiers of Neuroengineering: a network science of brain connectivity. *Annu. Rev. Biomed. Eng.* 19:327–352.

[28] Grewal, S.S., Middlebrooks, E.H., Kaufmann, T.J. et al. (2018). Fast gray matter acquisition T1 inversion recovery MRI to delineate the mammillothalamic tract for preoperative direct targeting of the anterior nucleus of the thalamus for deep brain stimulation in epilepsy. *Neurosurg. Focus* 45 (2).

[29] Van Gompel, J.J., Klassen, B.T., Worrell, G.A. et al. (2015). Anterior nuclear deep brain stimulation guided by concordant hippocampal recording. *Neurosurg. Focus* 38 (6).

[30] Gibson, W.S., Jo, H.J., Testini, P. et al. (2016). Functional correlates of the therapeutic and adverse effects evoked by thalamic stimulation for essential tremor. *Brain* 139 (8): 2198–2210.

[31] Rao, V.R., Sellers, K.K., Wallace, D.L. et al. (2018). Direct electrical stimulation of lateral orbitofrontal cortex acutely improves mood in individuals with symptoms of depression.

Curr. Biol. 28 (24): 3893–3902.e4.

[32] Insel, T.R. (2017). Digital Phenotyping: Technology for a new Science of behavior. *JAMA* 318 (13): 1215–1216.

[33] Kremen, V., Brinkmann, B.H., Kim, I. et al. (2018). Integrating brain implants with local and distributed computing devices: a next generation epilepsy management system. *IEEE J. Transl. Eng. Heal. Med.* 6.

[34] Bruno, E., Simblett, S., Lang, A. et al. (2018). Wearable technology in epilepsy: the views of patients, caregivers, and healthcare professionals. *Epilepsy Behav.* 85: 141–149.

[35] Dumanis, S.B., French, J.A., Bernard, C. et al. (2017). Seizure forecasting from idea to reality. Outcomes of the my seizure gauge epilepsy innovation institute workshop. *eNeuro* 4 (6).

[36] Davis, K.A., Sturges, B.K., Vite, C.H. et al. (2011). A novel implanted device to wirelessly record and analyze continuous intracranial canine EEG. *Epilepsy Res.* 96 (1–2).

[37] Howbert, J.J., Patterson, E.E., Stead, S.M. et al. (2014). Forecasting seizures in dogs with naturally occurring epilepsy. *PLoS One* 9 (1).

[38] Brinkmann, B.H., Wagenaar, J., Abbot, D. et al. (2016). Crowdsourcing reproducible seizure forecasting in human and canine epilepsy. *Brain* 139 (6).

[39] Baldassano, S.N., Brinkmann, B.H., Ung, H. et al. (2017). Crowdsourcing seizure detection: algorithm development and validation on human implanted device recordings. *Brain* 140 (6).

[40] Kiral-Kornek, I., Roy, S., Nurse, E. et al. (2018). Epileptic seizure prediction using big data and deep learning: toward a Mobile system. *EBioMedicine* 27: 103–111.

[41] Nejedly, P., Kremen, V., Sladky, V. et al. (2019). Deep-learning for seizure forecasting in canines with epilepsy. *J. Neural Eng.*

[42] Kremen, V., Duque, J.J., Brinkmann, B.H. et al. (2017). Behavioral state classification in epileptic brain using intracranial electrophysiology. *J. Neural Eng.* 14 (2).

[43] Karoly, P.J., Nurse, E.S., Freestone, D.R. et al. (2017). Bursts of seizures in long-term recordings of human focal epilepsy. *Epilepsia*.

[44] Lundstrom, B.N., Van Gompel, J., Britton, J. et al. (2016). Chronic subthreshold cortical stimulation to treat focal epilepsy.

JAMA Neurol. 73 (11).

[45] Lundstrom, B.N., Worrell, G.A., Stead, M., and Van Gompel, J.J. (2017). Chronic subthreshold cortical stimulation: a therapeutic and potentially restorative therapy for focal epilepsy. *Expert. Rev. Neurother.* 17 (7).

[46] Kirkby, L.A., Luongo, F.J., Lee, M.B. et al. (2018). An amygdala-hippocampus subnetwork that encodes variation in human mood. Cell 175 (6): 1688–1700.e14.

[47] Bower, M.R., Stead, M., Bower, R.S. et al. (2015). Evidence for consolidation of neuronal assemblies after seizures in humans. *J. Neurosci.* 35 (3).

[48] Bower, M.R., Kucewicz, M.T., St Louis, E.K. et al. (2017). Reactivation of seizure-related changes to interictal spike shape and synchrony during postseizure sleep in patients. *Epilepsia* 58 (1).

[49] Kucewicz, M.T., Berry, B.M., Kremen, V. et al. (2017). Dissecting gamma frequency activity during human memory processing. *Brain* 140 (5).

[50] Lee, S.A., Miller, J.F., Watrous, A.J. et al. (2018). Electrophysiological signatures of spatial boundaries in the human subiculum. *J. Neurosci.* 38 (13).

[51] Koubeissi, M.Z., Kahriman, E., Syed, T.U. et al. (2013). Low-frequency electrical stimulation of a fiber tract in temporal lobe epilepsy. *Ann. Neurol.* 74 (2): 223–231.

[52] Kundishora, A.J., Gummadavelli, A., Ma, C. et al. (2017). Restoring conscious arousal during focal limbic seizures with deep brain stimulation. *Cereb. Cortex* 27 (3): 1964–1975.

[53] Starnes, K., Brinkmann, B.H., Burkholder, D. et al. (2019). Two cases of beneficial side effects from chronic electrical stimulation for treatment of focal epilepsy. *Brain Stimul.*

[54] O'Neal, C.M., Baker, C.M., Glenn, C.A. et al. (2017). Dr. Robert G. heath: a controversial figure in the history of deep brain stimulation. *Neurosurg. Focus.* 43 (3): E12.

[55] Lipsman, N. and Glannon, W. (2013). Brain, mind and machine: what are the implications of deep brain stimulation for perceptions of personal identity, agency and free will? *Bioethics* 27 (9): 465–470.

第26章

癫痫发作预测：从计算到临床实践

Benjamin H. Brinkmann, Nicholas M. Gregg, Gregory A. Worrell

（译者：林元相　王丰　王艮波）

引言

关于日间模式和癫痫发作预测的描述可以追溯到两个多世纪前，1748年Richard Mead发表了一篇关于太阳和月亮对人体的影响以及由此引起的疾病的论文[1]。W.R.Gowers描述了癫痫睡眠-觉醒模式的发病率，女性患者与月经相关的癫痫发作周期，以及一些患者预测自身癫痫发作的能力[2]。1929年Landon-Down和Brain发表了一篇文章，给林菲尔德萨里郡的66例癫痫患者进行了细致记录和分析[3]。他们在6个月时间内共记录了2546次癫痫发作，展示了患者特有的日间发作模式。此66例患者的护理人员观察到，癫痫发作模式的可预测性因人而异[4]，一些患者在每天中的特定时间极有可能出现癫痫发作，而其他患者在该时间段内出现癫痫发作的可能性似乎很低。虽然这些患者没有按照现在的标准进行严格检测，并且不能排除这些事件的非癫痫原因或其周期性，但是有了一个较为可靠的模式建议，并在一定程度上具有可预测性。

大多数癫痫患者都很清楚准确预测癫痫发作的必要性。癫痫发作是相对罕见的事件，只占他们生命的一小部分。尽管癫痫患者一生中只有0.01%的时间有癫痫发作（通常每月只有几分钟），但是癫痫患者每天均需服用抗癫痫发作药物（ASM），同时承受抗癫痫药物相关的副作用[5-6]，并被限制驾驶、游泳或其他注意力高度集中的活动。癫痫发作的随机性和患者不确定性会导致出现明显的心理疾患[7]，并被患者认为是导致其病情加重的重要因素。尽管进行了正规的治疗剂量的ASM[8-9]，大约有1/3的癫痫患者仍会继续出现癫痫发作；即使行致痫灶切除手术，术后癫痫无发作率也只有一半左右[10-12]。此外，癫痫也可能在癫痫外科手术后多年无发作或再次出现发作[13]。如果能够向患者提供实时的癫痫发作预测，就可以更有效地治疗癫痫。出现发作概率高的时期可采用急性抗癫痫药物治疗，患者也可以改变活动状态避免受伤。低度和中度癫痫发作概率时，可以允许患者减少ASM的药物剂量，从而减少口服ASM的药量和相关的药物副作用。及时、可靠的癫痫发作预测可以使患者能够自主管理他们的药物和活动。此外，癫痫发作预测在闭环神经调控方法中可能是至关重要的，可以在癫痫发作之前抑制癫痫发作。

历史上，对预测癫痫发作的科学研究（可以理解）已经被试图去治愈、抑制或减少癫痫发作和进一步研究了解癫痫发作的基础神经生理学以改善患者的治疗方法所掩盖。

对癫痫发作模式的研究面临着时间周期长和临床数据的客观真实性挑战，比较难以区分癫痫样事件和非癫痫样事件，同时患者自己记录的癫痫日记准确性也较差[14-17]。

科学界也存在一些自然的怀疑态度，这可能是源自人类心理学上希望从随机事件中寻找相关模式和关系学之间的联系[18-19]。

计算和数据资源

20世纪90年代末，随着计算机的普及（价格下降）和广泛可用的计算资源，努力利用头皮或颅内记录的脑电图（EEG）数据去预测癫痫发作获得了快速增长。

通过在医院提供的术前脑电图资料，利用统计学分析和机器学习算法计算单变量、双变量和多变量癫痫发作概率，这些脑电图资料通常是在ASM水平下降超过7～14天后的[20]。这些脑电图的记录时间有限但内容非常丰富，包含许多癫痫发作，由于癫痫发作急性期环境的不同、药物血药浓度的改变（已知的会影响EEG模式[21]）和患者脑电图和癫痫发作模式的长期不稳定性，并不能充分体现患者的正常神经生理学改变[22]。结果，许多已发表的初步研究报告显示其可成功预测癫痫发作，但是大多数研究报告并不能在后期的大宗临床应用中得到证实和验证[20]。努力研发癫痫发作预测模型以及对计算方法的可重复性和客观性要求，导致大型脑电图记录和临床数据的在线储存数据的建立[23-25]，以及用于评估预测结果统计学显著性差异的稳健统计的框架构建[26-27]。这些框架强调了长时间行脑电图记录（包括发作间歇期）来测试预测模型的重要性，用于评估其真实的假阳性率。在临床上从既往储存的脑电图数据中，很难回顾性分析大量的发作间期脑电图，因为这些数据在临床工作中经临床脑电图监测后被删除，以降低数据存储成本。

大约在同一时间，对患者基于情绪或先兆症状特征自我预测癫痫发作的能力进行了严格的定量评估[28]。使用移动电子设备，要求患者回答一系列由受试者提出逻辑性问题，随机间隔一段时间评估癫痫发作与相关情绪和症状的关系[29]。除了整体情绪和情绪的整体变化外，3种情绪状态和10种先兆症状即头晕、视力模糊、口渴、注意力难以集中和光敏感性等与12h内癫痫发作概率的增加显著相关[29-30]。这些以及其他研究[31-32]证实了上述关于一些患者自我预测能力的早期观察[2]。

设备和动态监测

神经调控装置的发展为动态颅内脑电图监测治疗癫痫[33-35]和其他神经系统疾病[36-37]铺平了道路。NeuroVista Inc.是一家新型创业公司，致力于开发一种置入设备，通过16导颅内记录电极获取数据，并与具有强大计算能力的外部数据遥测装置模块相结合，可以根据特定受试者发作前EEG模式提供癫痫发作警报。这些脑电图模式仅在脑电记录的训练阶段由机器学习算法识别。置入装置与4个硬脑膜下条带相连，每个条带有4个电极。每根电极通过连接线穿过颅骨上的微小骨孔，并沿着受试者的颈部通过皮下隧道到达锁骨下装置的部位。癫痫咨询系统（SAS）最初在美国对自然发生癫痫的狗进行了测试[38-40]，随后在澳大利亚对15例癫痫患者进行测试[15]。在狗的记录实验中使用了标准的双排电极放置于脑皮质表面。在人体研究中，每个受试者的电极位置都是根据患者的病情个体化定制，以提供最佳的癫痫发作区域覆盖率。该设备记录了长达数月至数年的高质量长期脑电图。这些数据为预测癫痫发作提供了新颖而宝贵的资源。有了这些数据，就有可能在分析中去除丛集性癫痫发作[41]，并将重点放在"先导"癫痫发作上。纳入丛集性发作可能会夸大敏感性和特异性估计。对于初次发作后已经知道可能会再次发生多次癫痫发作的患者来说，预测丛集性癫痫发作的价值很小。此外，由于这些记录的长期性，可以在各种生理条件下研究EEG，包括高强度的体育活动或其他在医院环境中无法实现的状态。

最重要的是，这种长期记录的EEG有助于使用包含多次癫痫发作所标记的数据进行算法训练，并将来自同一受试者的非重复未标记的数据区分开，这些数据包含具有统计学意义的可以作为示范病例的癫痫发作次数，用于测试癫痫发作预测算法的准确性。利用这些NeuroVista SAS数据集，开展了两项癫痫发作预测的外包数据科学竞赛。第一场比赛的特色是利用4只患有癫痫的犬的SAS数据，以及两组在医院进行术前癫痫评估时获得的人类颅内脑电信号数据集[42]。EEG记录被分为连续的10min长的片段，包括示范病例发作前1h的数据，或在两次发作间期内随机选择相同序列的脑电图片段，其发作时间间隔最少相隔7天。在每个记录的中点附近选择一个时间点，在此之前的所有脑电图提供给参赛者，并附上发作前期或发作期标签，而在该时间点之后的数据构成测试集，并且没有标签。为期4个月的比赛在http://kaggle.com平台上举行，这是一个为工业界和学术界定期举办数据科学竞赛的既定平台。这项来自众包的工作造就开发了654种独特的癫痫预测算法，其中359种算法的表现明显优于偶然性。在线众包努力之后，十位最佳算法开发者被邀请在相同的6只狗和人类受试者之前未看到的数据段上进一步测试他们的算法，结果只是在敏感性和特异性上有微小的下降。

第二场比赛也在http://Kaggle.com上举办，使用了来自NeuroVista人类试验的3例受试者的数据，癫痫预测结果为最差[43]。数据的准备过程与第一次比赛相同，剪辑了10min的iEEG片段，以标记训练数据集和未标记测试数据提供给社区，并对性能进行基准测试。这场比赛最终开发了478种独特的预测算法。比赛结束后，表现最好的算法也对源自比赛主题的大量保留数据进行了基准测试。预测结果也与癫痫发作时的昼夜节律模式进行了比较，其结果明显优于随机结果。在第二次比赛之后，数据片段在一个在线平台（http://

epilepsyecosystem.org）上提供，为数据科学界提供一个持续的机会来开发、测试和比较癫痫发作预测算法。

有趣的是，NeuroVista的人体试验数据为早期观察到的许多患者癫痫发作时间的一致模式提供了支持证据[44]。在NeuroVista的15例受试者队列研究中，大多数受试者[45]可观察到明显的昼夜节律和多日节律（多日）模式，并且当运用这些模式与Bayesian框架中基于iEEG的预测模式相结合时，这些模式可以显著提高癫痫发作预测的准确性[46]。NeuroVista的人类研究数据还揭示了发作间期棘波的昼夜节律、长期模式、独立性与癫痫发作相关。另外，另一组通过分析反应性神经刺激（RNS）设备（Neuropace®，Mountain View，CA）的定时检测记录数据，在一组37例患者的队列研究中观察到类似的周期性活动：昼夜节律、5.5～30天不等的多节律周期[47]。

新设备和正在进行的工作

尽管在美国的犬类试验和澳大利亚的人体试验中取得了良好的结果，但Neuro Vista公司无法筹集到足够的资金，并在澳大利亚试验结果公布前后停止了运营。由于NeuroVista SAS设备无法使用，患者临床癫痫发作预测面临重大障碍。市场上存在多种用于癫痫、帕金森和肌张力障碍的置入式脑刺激设备，但是没有一种设备可以长时间记录高质量的神经生理学数据，然而这些数据是进行长期癫痫发作模式预测的统计分析所必需的。美国食品和药品监督管理局（FDA）批准的RNS装置和研究性Activa™PC+S设备（Medtronics，Minneapolis，MN）都能够捕获简短的iEEG数据片段。节省的时间段是基于设备上分析识别的iEEG数据特征，但这两种设备的存储容量都非常有限，不能为算法测试提供任何有意义的间期数据。作为美国政府资助机构的大脑研究（通过推进创新神经技术进行大脑研究）倡议的一部分，开发了一些公私合作伙伴关系，学术机构可以获得早期专有设备和技术，营利性商业利益机构可以利用学术机构的专业知识和资源。美敦力公司已经开始开发Summit™RC+S下一代神经调节系统，除了先进的刺激范式外，它还能够感知EEG和加速度测量术，采用更先进的车载分类器，并通过加密的蓝牙连接无线传输信息到手持平板电脑上[48-50]。该设备配备了一个可充电电池，以支持功率密集型数据流，并能够根据置入设备上的iEEG信号分析或相关平板电脑上运行的分析来调整刺激（图26.1）。Summit™RC+S首次应用于帕金森病患者，以自适应滴定刺激水平[51]，同时置入自然的患有癫痫的犬体内[52-53]，包括加利福尼亚州3只患有药物难治性癫痫的宠物犬，他们在家中使用该装置（图26.2）。

Summit™RC+S设备的配置通过一组相关的函数库和内置于自定义软件应用程序中的编程接口进行管理。癫痫个人助理设备（EPAD）应用程

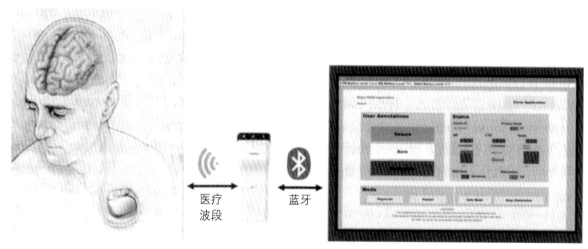

图26.1 美敦力Summit™RC+S和Mayo EPAD系统之间数据、注释和指令的交互和流动说明。置入式神经刺激器与外部遥测模块之间的双向通信是通过1～2m有效范围的医疗波段无线线路进行的，而遥测模块与移动平板电脑之间是通过有效范围为10～20m的蓝牙进行连接。云数据存储库和计算系统可通过传统的Wi-Fi互联网或蜂窝数据连接进行数据遥测

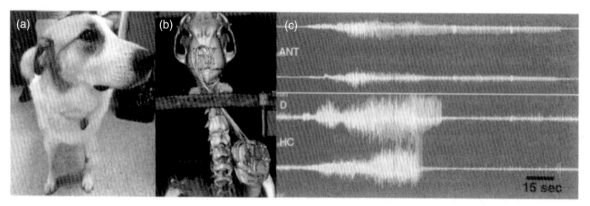

图26.2 将Summit™RC+S装置置入先天患有癫痫的宠物犬身上。a. 7岁的雄性St. Bernard-Labrador犬对多种抗癫痫药物治疗效果欠佳。b. 在术前MRI上设计手术路径：电极引线和延长线通过皮下隧道穿过颈部进入肩胛骨附近的真皮下囊袋。该装置用缝合线固定，术后通过CT检查以确定电极放置的准确性。通过CT三维重建显示设备、导线和骨骼解剖结构，以确定设备和电极的位置关系。c. 在置入后的几周内，Summit™RC+S和EPAD系统记录到了几次癫痫发作，在海马和丘脑前核（ANT）中均可看到癫痫发作活动

序的开发是为了方便和管理设置、数据以及与Summit™RC+S系统的交互。EPAD应用程序通过加密的蓝牙连接接收iEEG数据，在平板电脑上缓冲、压缩和存储数据[54-56]，并通过标准的无线或蜂窝数据连接将iEEG数据复制到基于云的分析和存储系统，供医生审查和计算-密集分析。该EPAD应用程序还包括用于生成自动癫痫发作日记的癫痫检测算法，以及用于调节发作前期刺激的癫痫预测算法。设备上在线线性判别分析闭环分类器可以根据检测到的癫痫活动来调节刺激参数，以提供尽可能最快的反应，具有足够的敏感性和特异性。EPAD应用程序允许患者自我注释自己的癫痫发作、先兆和药物剂量，当平板电脑或置入神经刺激器的电池电量降至规定水平以下时及时向患者提供警报。该集成神经刺激器和平台于2019年开始对人体试验进行神经调控、分析和数据管理，具备在闭环神经调节的临床环境中支持癫痫发作预测所需的所有能力（图26.3）。

虽然颅内脑电图在预测癫痫发作方面已经取得了很大的成功，但在围绕使用其他生理生物信号进行预测方面的探索相对较少。既往一些研究报告表明，部分患者的心率可能在癫痫发作前约90s内增加[57]。美国FDA最近批准了Embrace（拥抱）®手表（Empatica，Inc.，Cambridge，MA）、Brain Sentinel监测和警报系统®（Brain Sentinel，Inc.，San Antonio，TX）用于检测惊厥发作。

非侵入性生物传感器目前是商业上一个活跃的研究领域，随着新的传感器快速进入该领域，各种可穿戴生物传感器能够测量肌电图（EMG）、心电图（EKG）、光电容积脉搏波、皮肤电活动、加速度测量术和其他信号的设备在市场上都可以买得到，并正在快速进入该领域。

结论

预测癫痫发作是一项新兴技术，对癫痫患者的诊疗进展具有变革性的潜力。信号分析、机器学习算法和设备设计方面的进展代表了这项技术

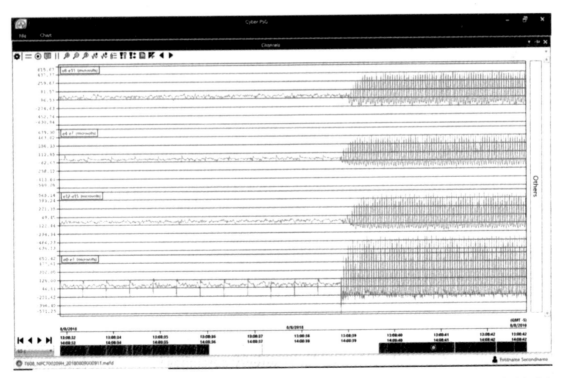

图26.3　在电脑平板上本示例显示自然发生癫痫的犬类，癫痫发作预测算法在癫痫发作警报开始时启动电刺激。EEG中可看到刺激的伪影，表明当刺激开始时系统施加一个逐渐增加的振幅

的发展，它正在接近临床实用性。通过可记录人类颅内脑电图的置入设备，使得既往观察到的癫痫发作概率中存在每日和多日模式得到证实，这些模式也延伸到发作间期癫痫样活动。严谨的研究也证实了一些患者的情绪和先兆症状具有预测癫痫发作的能力，其预测能力明显高于偶然性。新型研究性置入的神经调节装置在预测癫痫的临床应用中具有很好的前景；对生物信号的无创测量研究可能使没有侵入性植入物的患者也可进行癫痫发作预测。

参考文献

[1] Mead R. (1748). *A treatise concerning the influence of the sun and moon upon humane*. London: J. Brindley.

[2] Gowers, W.R. (1885). *Epilepsy and Other Chronic Convulsive Diseases*. W. Wood and Company.

[3] Langdon-Down, M. and Brain, W.R. (1929). Time of day in relation to convulsions in epilepsy. *Lancet* 213 (5516): 1029–1032.

[4] Griffiths, G. and Fox, J.T. (1938). Rhythm in epilepsy. *Lancet* 232 (5999): 409–416.

[5] Hermann, B., Meador, K.J., Gaillard, W.D., and Cramer, J.A. (2010). Cognition across the lifespan: antiepileptic drugs, epilepsy, or both? *Epilepsy Behav.* 17 (1): 1–5. Epub 2009/11/26.doi: https://doi.org/10.1016/j.yebeh.2009.10.019. PubMed PMID: 19931492.

[6] Alexandre, V. Jr., Capovilla, G., Fattore, C. et al. (2010). Characteristics of a large population of patients with refractory epilepsy attending tertiary referral centers in Italy. *Epilepsia* 51(5): 921–925. Epub 2010/02/06. doi: https://doi.org/10.1111/j.1528-1167.2009.02512.x.PubMed PMID: 20132292.

[7] Fisher, R.S. (2000). Epilepsy from the Patient's perspective: review of results of a community-based survey. *Epilepsy Behav.* 1 (4): S9–S14. https://doi.org/10.1006/ebeh.2000.0107. PubMed PMID: 12609456.

[8] Kwan, P. and Brodie, M.J. (2000). Early identification of refractory epilepsy. *N. Engl. J. Med.*342 (5): 314–319. https://doi.org/10.1056/NEJM200002033420503. PubMed PMID:10660394.

[9] Kwan, P., Yu, E., Leung, H. et al. (2009). Association of subjective anxiety, depression, and sleep disturbance with quality-of-life ratings in adults with epilepsy. *Epilepsia* 50 (5):1059–1066. Epub 2009/01/28. doi: https://doi.org/10.1111/j.1528-1167.2008.01938.x.PubMed PMID: 19170734.

[10] Tellez-Zenteno, J.F., Dhar, R., and Wiebe, S. (2005). Long-term seizure outcomes following epilepsy surgery: a systematic review and meta-analysis. *Brain* 128 (Pt 5): 1188–1198.https://doi.org/10.1093/brain/awh449. PubMed PMID: 15758038.

[11] Noe, K., Sulc, V., Wong-Kisiel, L. et al. (2013). Long-term outcomes after nonlesional extratemporal lobe epilepsy surgery. *JAMA Neurol.* 70 (8): 1003–1008. https://doi.org/10.1001/jamaneurol.2013.209. PubMed PMID: 23732844; PMCID: PMC3920594.

[12] Bell, M.L., Rao, S., So, E.L. et al. (2009). Epilepsy surgery outcomes in temporal lobe epilepsy with a normal MRI. *Epilepsia* 50 (9): 2053–2060. https://doi.org/10.1111/j.1528-1167.2009.02079.x. PubMed PMID: 19389144; PMCID: PMC2841514.

[13] Wingkun, E.C., Awad, I.A., Lüders, H., and Awad, C.A. (1991). Natural history of recurrent seizures after resective surgery for epilepsy. *Epilepsia* 32 (6): 851–856.

[14] Devinsky, O., Gazzola, D., and LaFrance, W.C. Jr. (2011). Differentiating between nonepileptic and epileptic seizures. *Nat. Rev. Neurol.* 7 (4): 210.

[15] Cook, M.J., O'Brien, T.J., Berkovic, S.F. et al. (2013). Prediction of seizure likelihood with a long-term, implanted seizure advisory system in patients with drug-resistant epilepsy: a first-in-man study. *Lancet Neurol.* 12 (6): 563–571.

[16] Hoppe, C., Poepel, A., and Elger, C.E. (2007). Epilepsy: accuracy of patient seizure counts.*Arch. Neurol.* 64 (11): 1595–1599.

[17] Fisher, R.S., Blum, D.E., DiVentura, B. et al. (2012). Seizure diaries for clinical research and practice: limitations and future prospects. *Epilepsy Behav.* 24 (3): 304–310.

[18] Clotfelter, C.T. and Cook, P.J. (1993). The "gambler's fallacy" in lottery play. *Manag. Sci.* 39 (12): 1521–1525.

[19] Gilovich, T., Vallone, R., and Tversky, A. (1985). The hot hand in basketball: on the misperception of random sequences. *Cogn. Psychol.* 17 (3): 295–314.

[20] Mormann, F., Andrzejak, R.G., Elger, C.E., and Lehnertz, K. (2007). Seizure prediction: the long and winding road. *Brain* 130 (Pt 2): 314–333. Epub 2006/09/30. doi: https://doi.org/10.1093/brain/awl241. PubMed PMID: 17008335.

[21] Marciani, M.G., Gotman, J., Andermann, F., and Olivier, A. (1985). Patterns of seizure activation after withdrawal of antiepileptic medication. *Neurology* 35 (11): 1537–1543.Epub 1985/11/01. PubMed PMID: 4058743.

[22] Spencer, D., Gwinn, R., Salinsky, M., and O'Malley, J.P. (2011). Laterality and temporal distribution of seizures in patients with bitemporal independent seizures during a trial of responsive neurostimulation. *Epilepsy Res.* 93 (2–3): 221–225.

[23] Klatt, J., Feldwisch-Drentrup, H., Ihle, M. et al. (2012). The EPILEPSIAE database: an extensive electroencephalography database of epilepsy patients. *Epilepsia* 53 (9): 1669–1676.

[24] Wagenaar J.B., Brinkmann B.H., Ives Z. et al. ed. (2013). A multimodal platform for cloud-based collaborative research. *6th International IEEE/EMBS Conference on Neural Engineering (NER)*, San Diego, USA (6–8 Nov. 2013). IEEE.

[25] Goldberger, A.L., Amaral, L.A., Glass, L. et al. (2000). PhysioToolkit, and PhysioNet:components of a new research resource for complex physiologic signals. *Circulation* 101 (23): e215–e220.

[26] Snyder, D.E., Echauz, J., Grimes, D.B., and Litt, B. (2008). The statistics of a practical seizure warning system. *J. Neural Eng.* 5 (4): 392–401. https://doi.org/10.1088/1741-2560/5/4/004. PubMed PMID: 18827312; PMCID: PMC2888045.

[27] Andrzejak, R.G., Chicharro, D., Elger, C.E., and Mormann, F. (2009). Seizure prediction: any better than chance? *Clin. Neurophysiol.*

[28] Haut, S.R., Hall, C.B., LeValley, A.J., and Lipton, R.B. (2007). Can patients with epilepsy predict their seizures? *Neurology* 68 (4): 262–266. Epub 2007/01/24. doi: https://doi.org/10.1212/01.wnl.0000252352.26421.13. PubMed PMID: 17242331.

[29] Haut, S.R., Hall, C.B., Borkowski, T. et al. (2013). Modeling

seizure self-prediction: an e-diary study. *Epilepsia* 54 (11): 1960–1967.

[30] Haut, S.R., Hall, C.B., Borkowski, T. et al. (2012). Clinical features of the pre-ictal state: mood changes and premonitory symptoms. *Epilepsy Behav.* 23 (4): 415–421.

[31] Haut, S.R., Hall, C.B., Masur, J., and Lipton, R.B. (2007). Seizure occurrence: precipitants and prediction. *Neurology* 69 (20): 1905–1910. Epub 2007/11/14. doi: https://doi.org/10.1212/01.wnl.0000278112.48285.84. PubMed PMID: 17998482.

[32] DuBois, J., Boylan, L., Shiyko, M. et al. (2010). Seizure prediction and recall. *Epilepsy Behav.* 18 (1–2): 106–109.

[33] Ben-Menachem, E., Hellstrom, K., Waldton, C., and Augustinsson, L.E. (1999). Evaluation of refractory epilepsy treated with vagus nerve stimulation for up to 5 years. *Neurology* 52(6): 1265–1267. PubMed PMID: 10214754.

[34] Worrell, G., Wharen, R., Goodman, R. et al. (2005). Safety and evidence for efficacy of an implantable responsive neurostimulator (RNS [R]) for the treatment of medically intractable partial onset epilepsy in adults. *Epilepsia* 46: 226. PubMed PMID: WOS: 000232540101047.

[35] Theodore, W.H. and Fisher, R.S. (2004). Brain stimulation for epilepsy. *Lancet Neurol.* 3 (2): 111–118. PubMed PMID: 14747003.

[36] Starr, P.A., Vitek, J.L., and Bakay, R.A. (1998). Ablative surgery and deep brain stimulation for Parkinson's disease. *Neurosurgery* 43 (5): 989–1013.

[37] Group D-BSfPsDS (2001). Deep-brain stimulation of the subthalamic nucleus or the pars interna of the globus pallidus in Parkinson's disease. *N. Engl. J. Med.* 345 (13): 956–963.

[38] Davis, K.A., Sturges, B.K., Vite, C.H. et al. (2011). A novel implanted device to wirelessly record and analyze continuous intracranial canine EEG. *Epilepsy Res.* 96 (1–2): 116–122. Epub 2011/06/17. doi: https://doi.org/10.1016/j.eplepsyres.2011.05.011. PubMed PMID: 21676591; PMCID: PMC3175300.

[39] Coles, L.D., Patterson, E.E., Sheffield, W.D. et al. (2013). Feasibility study of a caregiver seizure alert system in canine epilepsy. *Epilepsy Res.* 106 (3): 456–460. Epub 2013/08/22. doi: https://doi.org/10.1016/j.eplepsyres.2013.06.007. PubMed PMID: 23962794; PMCID: PMC3903427.

[40] Howbert, J.J., Patterson, E.E., Stead, S.M. et al. (2014). Forecasting seizures in dogs with naturally occurring epilepsy. *PLoS One* 9 (1): e81920. Epub 2014/01/15. doi: https://doi.org/10.1371/journal.pone.0081920. PubMed PMID: 24416133; PMCID: PMC3885383.

[41] Haut, S.R. (2006). Seizure clustering. *Epilepsy Behav.* 8 (1): 50–55. Epub 2005/10/26. doi:https://doi.org/10.1016/j.yebeh.2005.08.018. PubMed PMID: 16246629.

[42] Brinkmann, B.H., Wagenaar, J., Abbot, D. et al. (2016). Crowdsourcing reproducible seizure forecasting in human and canine epilepsy. *Brain* 139 (Pt 6): 1713–1722. https://doi.org/10.1093/brain/aww045. PubMed PMID: 27034258; PMCID: PMC5022671.

[43] Kuhlmann, L., Karoly, P., Freestone, D.R. et al. (2018). Epilepsyecosystem.org: crowdsourcing reproducible seizure prediction with long-term human intracranial EEG. *Brain* 141

(9): 2619–2630.

[44] Karoly, P.J., Goldenholz, D.M., Freestone, D.R. et al. (2018). Circadian and circaseptan rhythms in human epilepsy: a retrospective cohort study. *Lancet Neurol.* 17 (11): 977–985.

[45] Karoly, P.J., Freestone, D.R., Boston, R. et al. (2016). Interictal spikes and epileptic seizures:their relationship and underlying rhythmicity. *Brain* 139 (4): 1066–1078.

[46] Karoly, P.J., Ung, H., Grayden, D.B. et al. (2017). The circadian profile of epilepsy improves seizure forecasting. *Brain* 140 (8): 2169–2182.

[47] Baud, M.O., Kleen, J.K., Mirro, E.A. et al. (2018). Multi-day rhythms modulate seizure risk in epilepsy. *Nat. Commun.* 9 (1): 88.

[48] Rouse, A., Stanslaski, S., Cong, P. et al. (2011). A chronic generalized bi-directional brain–machine interface. *J. Neural Eng.* 8 (3): 036018e.

[49] Afshar, P., Khambhati, A., Stanslaski, S. et al. (2013). A translational platform for prototyping closed-loop neuromodulation systems. *Front. Neural Circuits* 6: 117.

[50] Stanslaski, S., Herron, J., Chouinard, T. et al. (2018). A chronically implantable neural coprocessor for investigating the treatment of neurological disorders. *IEEE Trans. Biomed. Circuits Syst.* 12 (6): 1230–1245.

[51] Gilron, R., et al. (2020). Chronic Wireless Streaming of Invasive Neural Recordings at Home for Circuit Discovery and Adaptive Stimulation. bioarxiv.

[52] Kremen, V., Brinkmann, B.H., Kim, I. et al. (2018). Integrating Brain implants with local and distributed computing devices: a next generation epilepsy management system. *IEEE J. Transl. Eng. Health Med.* 6: 2500112. Epub 2018/10/13. doi: https://doi.org/10.1109/ JTEHM.2018.2869398. PubMed PMID: 30310759; PMCID: PMC6170139.

[53] Kremen, V., Brinkmann, B.H., Kim, I. et al. (2018). Integrating brain implants with local and distributed computing devices: a next generation epilepsy management system. *IEEE J. Transl. Eng. Health Med.* 6: 1–12.

[54] Brinkmann, B.H., Bower, M.R., Stengel, K.A. et al. (2009). Large-scale electrophysiology: acquisition, compression, encryption, and storage of big data. *J. Neurosci. Methods* 180 (1): 185–192. https://doi.org/10.1016/j.jneumeth.2009.03.022. PubMed PMID: 19427545; PMCID: PMC2720128.

[55] Brinkmann B.H., Bower M.R., Stengel K.A. et al. ed. (2009). Multiscale electrophysiology format: an open-source electrophysiology format using data compression, encryption, and cyclic redundancy check. *Annual International Conference of the IEEE Engineering in Medicine and Biology Society IEEE Engineering in Medicine and Biology Society Conference*,Minnesota, USA (2–6 Sept. 2009). Piscataway, NJ, USA: IEEE.

[56] Stead, M. and Halford, J.J. (2016). A proposal for a standard format for neurophysiology data recording and exchange. *J. Clin. Neurophysiol.* 33 (5): 403.

[57] Bruno, E., Andrea, B., Richardson, M., and RADAR-CNS (2018). Pre-ictal heart rate changes: a systematic review and meta-analysis. *Seizure* 55: 48–56. https://doi.org/10.1016/j.seizure.2018.01.003.

癫痫之旅14：药物难治性癫痫：术前评估和手术方法

Anteneh M. Feyissa, David B. Burkholder

（译者：林元相　苏道庆）

一名健康的16岁右利手女孩在经历了几天流感症状后，突然在浴室里失去意识。她被送至最近的急诊科（ED）的途中，多次出现全面性强直-阵挛发作（GTC）。她被直升机送往当地一家医院，在那里因癫痫持续状态接受了气管插管和镇静剂治疗。脑脊液（CSF）分析显示蛋白升高，白细胞无升高，其他指标无相关感染迹象。脑磁共振成像（MRI）显示右侧颞叶内侧T2高信号影。脑电图（EEG）显示右侧后颞叶癫痫样放电。患者在入院后48h停用麻醉药，并继续口服左乙拉西坦。患者最初被怀疑病毒性脑炎，接受静脉注射（Ⅳ）阿昔洛韦治疗，但由于症状迅速得到控制并且脑脊液检查结果无感染迹象，所以停用抗菌素1周后出院，院外坚持每天两次服用750mg左乙拉西坦。在连续9个月无癫痫发作后，患者停用左乙拉西坦。但1年后她在旅行中再次出现GTC，恢复使用左乙拉西坦，但出现严重疲劳感，于是更换为奥卡西平。患者在1年后再次发生一过性严重的全面性强直-阵挛发作，于是给予拉考沙胺代替奥卡西平，从而阻止了GTC进展。

接下来的两年多患者没有发生GTC，但她开始反复出现"情绪惊恐"症状，其发作特征是恐惧感和持续长达30s的"厄运和沮丧"感觉，每天多次发生，这种症状在月经期间特别严重。有时，这些症状伴随着刻板的与潮红相关的蝴蝶状和"寒冷"的感觉。回顾过去，自她几年前首次住院以来，这些症状就一直存在，但频率和强度要比目前低得多。她发现这些情绪事件比GTC更令人痛苦，因为在这些事件中她保留了部分意识，迫使她忍受"过山车样"的恐惧和焦虑情绪的波动。上述情绪异常发作在患者工作时表现的尤其明显。她就诊于当地神经科医院，进行了96h动态视频EEG监测和脑部MRI检查。在动态EEG期间，患者记录了18次"情绪恐慌"事件，但同期EEG无相关性，且患者脑部MRI正常。因此，怀疑这些发作代表非癫痫发作事件。

随后，该患者被转诊到梅奥诊所，对其"情绪恐慌"症状进行第二次评估。脑部3T MRI显示右侧杏仁核和海马头部的结构萎缩伴高信号，提示右侧颞叶内侧硬化（MTS）（图J14.1）。她在家中服用抗癫痫发作药物（ASM）后，在癫痫监测单元（EMU）中接受了长时间的视频脑电图记录，但并未出现惯常发作。发作间期脑电图正常，但仍存在与脑电图无相关性的局灶性感知情绪发作的问题[1]。她出院回家后，在现有剂量的拉考沙胺基础上加用了拉莫三嗪。

5个月后随访时，患者诉疑似局灶性感知情绪发作事件的频率没有改善。患者在接受拉莫三嗪治疗时出现闭经。鉴于她癫痫发作的难治性和经期相关性，在她的月经期进行了重复的EMU

评估。她一共记录了5个事件，其中有3种刻板的局灶性情绪发作，包括悲伤、刺痛、寒冷或恶寒和发作性心动过速，发作期脑电图起始于头部右侧中颞区域（图J14.2a）。记录了两次额外的局灶性情绪发作，但没有明确的EEG相关性。使用统计参数映射和MRI配准（STATISCOM）[2]对EEG阴性癫痫发作进行发作间期单光子发射计算机断层扫描（SPECT）分析，显示右侧近中颞叶过度灌注（图J14.2b）。脑正电子发射计算机断层扫描（PETCT）显示右侧颞叶内侧低代谢（图J14.3）。功能性MRI显示双侧语言表征伴左半球优势。神经心理学测试表明，她的大部分认知能力都在年龄的正常范围内，内侧颞叶系统有轻微的功能障碍，右侧重于左侧。

在一次癫痫外科多学科会议上讨论了她的临床病史、检查和诊断，小组一致认为她是耐药性右颞叶癫痫，将是激光间质热治疗（LITT）的良好候选者。她接受了LITT，术后MRI显示右侧杏仁核和海马体头部、体部充分消融（图J14.4）。在4个月的随访中，患者诉其局灶性情绪发作消失，并维持拉考沙胺250mg、每天2次治疗。

讨论

许多患者因其耐药癫痫接受手术干预，而不进行或"跳过"侵入性监测。理想的候选者具有一致的临床数据，包括症状学、脑电图和MRI上的典型致痫性解剖病变（表J14.1）。致痫区应远离

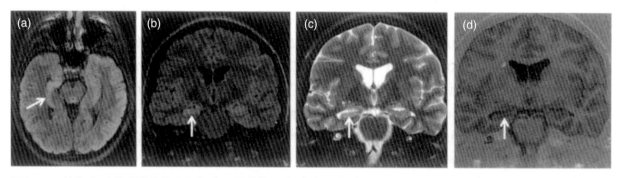

图J14.1 轴位（a）和冠状位FLAIR（b）、冠状位T2（c）和IR（d）3T MRI显示右侧海马体萎缩和高信号，提示MTS（箭头）

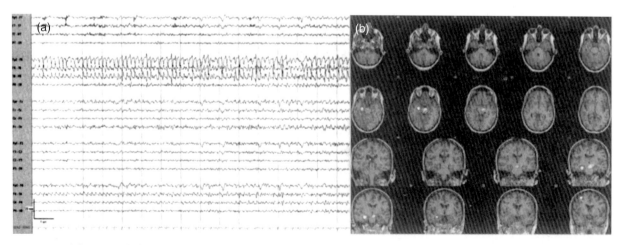

图J14.2 脑电图显示节律性右中颞θ放电（a）。轴位（前两行）和冠状位STATISCOM显示癫痫发作期间右侧颞叶内侧过度灌注（b）

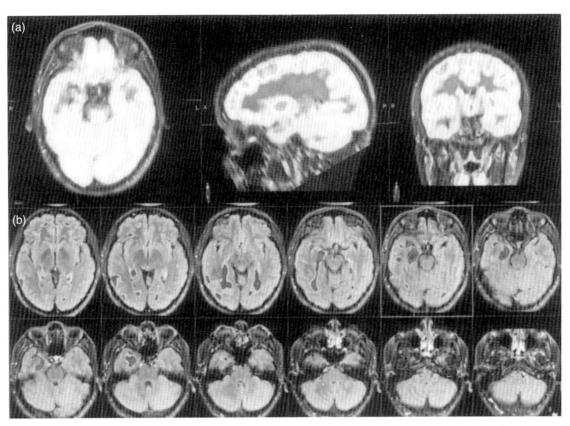

图J14.3 脑PET与脑MRI融合，显示明显的右侧近颞中叶代谢降低（第一行，a）。将患者的脑PET与正常数据进行比较，发现右侧颞中叶存在局部低代谢（b）

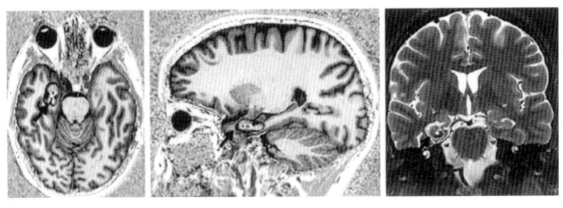

图J14.4 3T激光间质热治疗后3个月MRI显示右侧间质消融的程度（箭头）

可疑的功能区皮质。颞叶癫痫患者常考虑绕过颅内监测，但对于符合相同标准的颞叶外侧癫痫患者可考虑颅内监测[3-4]。

在本例中，尽管右颞叶发作脑电图变化和"情绪"症状不同，但是患者的症状学与颞叶内侧癫痫（MTLE）相一致，MRI与MTS变化一致。

STATISCOM和PET支持右侧颞叶定位的证据。综合数据支持右侧MTLE和MTS，患者通过手术获得无癫痫发作的可能性较高[5]，LITT[6]或前颞叶切除术（ATL）[7-8]的干预是合适的，无须颅内监测。

虽然"跳过"颅内监测并直接进行手术切除的方案大多基于磁共振成像上存在解剖病变，但

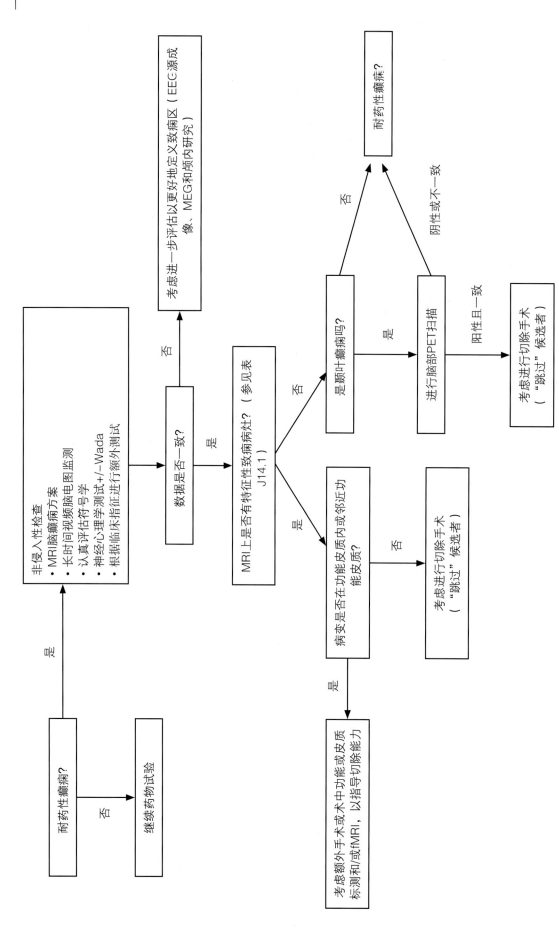

图J14.5 流程图显示了正在接受切除性癫痫手术评价的患者的算法

表J14.1　适合癫痫手术的癫痫相关解剖病变（"跳过"候选者）

颞叶内侧硬化

局灶性皮质发育不良[3]

皮质发育不良（如异位、皮质结节）

长期癫痫相关肿瘤[4]

常见的

- 神经节胶质瘤

- 胚胎发育不良性神经上皮肿瘤

- 少突胶质细胞瘤

- 弥漫性星形细胞瘤

- 毛细胞型星形细胞瘤

不常见的

- 血管中心性胶质瘤

- 神经节细胞瘤

- 带有神经纤维岛的胶质神经元肿瘤

- 乳头状胶质瘤

- 多形性黄色星形细胞瘤

血管病变

- 海绵状血管瘤

- 动静脉畸形

当术前评估与可切除脑区一致时，也有磁共振成像阴性的患者可以从无创监测直接进行手术。鉴于MRI阴性、PET阳性颞叶癫痫患者术后无癫痫发作率与海马硬化相似[9-12]，可考虑在无颅内监测的情况下直接进行ATL。除了神经心理学测试之外，还可以考虑在这些患者中进行功能语言和记忆测试，例如fMRI或颈动脉内注射戊巴比妥等方法，以在手术前对认知缺陷的可能性进行风险分层。图J14.5提供了一个流程图，显示了包括"跳过"候选者在内接受切除性癫痫手术评估的患者管理方法。

参考文献

[1] Fisher, R.S., Cross, J.H., D'Souza, C. et al. (2017). Instruction manual for the ILAE 2017 operational classification of seizure types. *Epilepsia* 58: 531–542.

[2] Sulc, V., Stykel, S., Hanson, D.P. et al. (2014). Statistical SPECT processing in MRI-negative epilepsy surgery. *Neurology* 82: 932–939.

[3] Harvey, A.S., Mandelstam, S.E., Maixner, W.J. et al. (2015). The surgically remediable syndrome of epilepsy associated with bottom-of-sulcus dysplasia. *Neurology* 84: 2021–2028.

[4] Thom, M., Blümke, I., and Aronica, E. (2012). Long-term epilepsy-associated tumors. *Brain Pathol.* 22: 350–379.

[5] Mathon, B., Bielle, F., Samson, S. et al. (2017). Predictive factors of long-term outcomes of surgery for mesial temporal lobe epilepsy associated with hippocampal sclerosis. *Epilepsia* 58: 1473–1485.

[6] Gross, R.E., Stern, M.A., Willie, J.T. et al. (2018). Stereotactic laser amygdalohippocampotomy for mesial temporal lobe epilepsy. *Ann. Neurol.* 83: 575–587.

[7] Wiebe, S., Blume, W.T., Girvin, J.P. et al. (2001). A randomized, controlled trial of surgery for temporal-lobe epilepsy. *N. Engl. J. Med.* 345: 311–318.

[8] Engel, J. Jr., McDermott, M.P., Wiebe, S. et al. Early surgical therapy for drug-resistant temporal lobe epilepsy: a randomized trial. *JAMA* 307: 922–930.

[9] Carne, R.P., O'Brien, T.J., Kilpatrick, C.J. et al. (2004). MRI-negative PET-positive temporal lobe epilepsy: a distinct surgically remediable syndrome. *Brain* 127: 2276–2285.

[10] LoPinto-Khoury, C., Sperling, M.R., Skidmore, C. et al. (2012). Surgical outcome in PET-positive, MRI-negative patients with temporal lobe epilepsy. *Epilepsia* 53: 342–348.

[11] Yang, P.F., Pei, J.S., Zhang, H.J. et al. (2014). Long-term epilepsy surgery outcomes in patients with PET-positive, MRI-negative temporal lobe epilepsy. *Epilepsy Behav.* 41: 91–97.

[12] Capraz, I.Y., Kurt, G., Akdemir, Ö. et al. (2015). Surgical outcome in patients with MRI-negative, PET-positive temporal lobe epilepsy. *Seizure* 29: 63–68.

癫痫之旅15：术前评估不一致的耐药癫痫患者

Lily C. Wong–Kisiel, Elson L. So, Richard S. Zimmerman
（译者：林元相　苏道庆）

病例1

患者是一名14岁的右利手男性，从9岁开始患有难治性癫痫。他将癫痫发作前的先兆描述为"危险的感觉"或"脑海里大喊大叫"。他的惯常发作形式是头部向右偏转、后仰，双手放在头上，伴随着口中发出咕噜声前后摇头，在癫痫发作期间无法说话并伴有意识不清。癫痫发作频率：每日均有发作，持续5s至1min不等，每天清醒期发作3~4次，睡眠期间3~4次。既往应用过的抗癫痫发作药物（ASM）包括丙戊酸钠、托吡酯、左乙拉西坦、非尔氨酯和正在使用的奥卡西平，但均无效。他曾做过的评估包括长程视频脑电图（EEG），记录白天和夜间左额叶、额中线或双额叶的癫痫发作。可完成癫痫序列采集的3T磁共振成像（MRI）未发现明确颅内病变，并且与MRI共同配准的发作期单光子发射计算机断层扫描（SPECT）无法准确定位。既往癫痫术前计划建议在左额叶、眶额回和额叶内侧区域置入网格和条状电极用于颅内监测。由于担心有创监测的并发症，家属推迟了该建议。

患者14岁时返回医院接受癫痫治疗。术前评估包括长程视频脑电图，提示左额叶、中线和左中央头部区频繁的发作间期癫痫样放电，偶呈弥漫性发放。监测到11次夜间的过度运动发作，均起源于左额中央区。平均发作间期放电的3D EEG定位分析显示左颞、左眶额回有放电高峰，EEG源定位显示癫痫发作起源于左侧前扣带回（图J15.1a）。氟脱氧葡萄糖正电子发射计算机断层扫描（FDG–PETCT）显示左侧额叶内侧低代谢（图J15.1b），重新检查MRI结构提示皮质发育不良。癫痫术前讨论推荐应用脑部7T MRI检查左额叶细微病变，通过有创性立体定向脑电图（SEEG）监测进行病灶定位，并建议使用脑磁图（MEG）来更好地定位癫痫样活动和功能MRI（fMRI）进行运动定位。

7T MRI显示左侧额上回内侧有一个疑似局灶性皮质发育不良的区域，皮层边缘异常信号延伸到相邻的左侧半卵圆中心（图J15.1c）。鉴于病变位于左侧初级前运动皮层数个脑回，因此未进行MEG和fMRI检查。患者进行了SEEG监测，提示在局灶性皮质发育不良区域周围出现癫痫样放电。随后该患者接受了病灶切除术，病理学符合局灶性皮质发育不良ⅡA型。术后继续应用术前的抗癫痫发作药物（ASM），患者在6个月的随访中无癫痫发作，其间因漏服ASM而出现过一次一过性癫痫发作。

Epilepsy, Second Edition. Edited by Gregory D. Cascino, Joseph I. Sirven and William O. Tatum.
© 2021 John Wiley & Sons Ltd. Published 2021 by John Wiley & Sons Ltd.

(a)

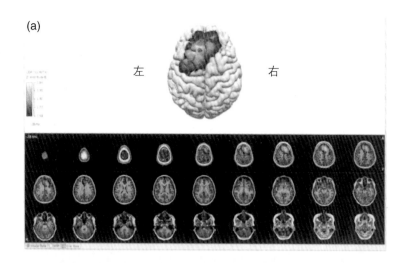

左　　　　　右

(b)

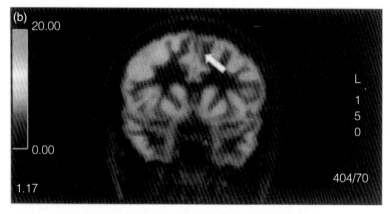

(c)

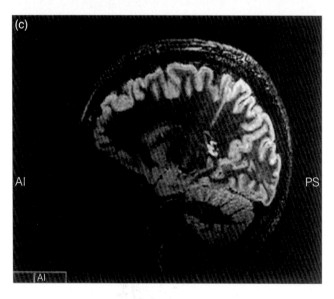

图J15.1　a. 发作开始时的3D EEG源定位显示在左前扣带回有峰值。b. 左侧内侧额叶FDG-PET低代谢（白色箭头）。c. 7T MRI显示左侧额上回内侧T2高信号，延伸至邻近的左额叶半卵圆中心，提示局灶性皮质发育不良

病例2

患者是一名44岁的左利手女性，25岁时出现癫痫发作，有两种发作形式：第一种癫痫类型是胸闷、主观呼吸短促、喉咙发紧、似曾相识感，语言功能简短，每天发生2~3次；第二种癫痫发作的特点是意识障碍、无法说话和咂嘴，这种发作并不常见。最后一次全面性强直-阵挛发作发生

在癫痫评估前4年。既往应用的抗癫痫药物包括苯妥英钠、拉莫三嗪、左乙拉西坦，目前使用艾司利卡西平和拉考沙胺。之前的评估情况如下：脑部MRI未见异常；长时程视频脑电图监测显示独立的左、右颞叶癫痫样放电，并记录到4次右颞叶癫痫发作；FDG-PET显示右颞叶低代谢。患者再次提出了外科手术治疗的意见。再次行颅脑MRI检查发现双侧海马体积增大超过95%，左侧脑室周围结节性异位，左扣带回区T2高信号，怀疑局灶性皮质发育不良。复查视频脑电图显示右侧颞叶癫痫样放电，并监测到一次右侧颞叶起源的癫痫发作，其临床特征是喉咙发紧、胸痛或胸闷、呼吸困难的感觉；在记录的癫痫发作期间，语言功能完好无损。患者接受双侧SEEG置入，电极轨迹针对双侧边缘系统网络，附加目标包括假定的左侧扣带回局灶性皮质发育不良和左侧脑室周围结节性异位。在抗癫痫药物完全停用的情况下，SEEG监测记录到5次左侧近中颞叶癫痫发作和6次右侧

近中颞叶癫痫发作。左侧颞叶癫痫发作表现为口颊部、双手自动症和言语障碍。右侧颞叶癫痫发作症状开始于喉咙发声，但保留了语言功能。鉴于与颞叶癫痫相关的双侧独立癫痫发作，特别推荐神经调控治疗。

讨论

耐药性局灶性癫痫患者术前评估目的是确定与功能区皮层相关的局灶性致痫区，无论是否需行侵入性颅内监测，最终都以实现进行根治性切除手术为目标。患者应被转诊到综合性癫痫中心治疗，并由神经内科、神经外科、神经放射科和神经心理学家组成的团队提供多学科建议。术前评估的方式的方式取决于每个中心的可用资源、患者特征、提供者的意见和经验（表J15.1）。病例1说明了多种模式（包括神经生理学、解剖学和功能成像）的运用，发现了局灶性皮质发育不

表J15.1　术前辅助检查的效用[1]

方式	高效	低效
3D源定位	• 局灶性发作间期或发作期尖峰	• 半球体或全身放电
FDG-PET	• 非病变MRI • 不同的无创数据 • 病变范围不确定	• vEEG和MRI数据一致 • 结节性硬化症 • 术前切除 • 大病灶
SPECT/SISCOM	• 结节性硬化症 • 术前切除 • 大病灶 • FDG-PET/MRI/vEEG不一致	• 多灶性发作vEEG结果 • 癫痫发作持续时间短或癫痫发作不频繁
MEG	• 局灶切向发作间期尖峰（即来自基底或半球间区域） • 再切除病例	• 三维源定位足够

良，改善了侵入性监测的范围；根据MRI有病灶的患者比无病灶患者预后较差的情况，改变了关于额叶癫痫切除手术后无癫痫复发的结论[2-3]。

采用可完成癫痫序列的高质量3T或7T MRI检查至关重要，因为对致痫区相对应的影像学病灶的识别是癫痫手术取得良好预后的最重要的独立

预测因素。将同组患者在7T MRI与较低场强下获得的MRI进行比较研究发现，7T MRI可在67%的低场强MRI阴性患者中检测到潜在致痫灶[4]。当解剖MRI无法诊断时，MRI（SISCOM）和FDG-PET扫描相结合的减影发作期SPECT可能有助于定位致痫区。发作间期FDG-PET影像上的局灶性低代谢，

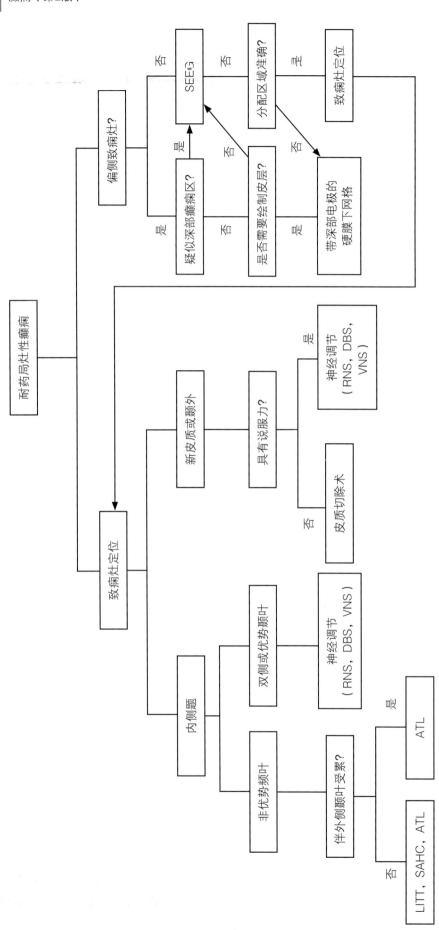

图J15.2 癫痫手术算法[5]。LITT：激光间质热疗；SAHC：选择性杏仁核–海马切除术；ATL：前颞叶切除术；SEEG：立体定向脑电图

有助于确认颞叶癫痫的偏侧化，且有助于定位包括局灶性皮质发育不良在内的功能异常。神经心理学评估有助于定位存在缺陷的症状区域，并确定可能面临手术风险的基线功能[1]。

当解剖学病变与头皮EEG监测的致痫区一致时，且癫痫诊断资料与症状学一致时，建议行一期手术。当无创检查数据不一致或病灶靠近功能区时，需要更精确地描绘致痫区。患者的特征决定了选择SEEG还是硬膜下条形或网格电极带或不带深部电极（图J15.2）。如果需要对双侧半球进行监测，或者靶向区域位于脑深部，例如岛叶或脑室周围，则SEEG将会是提供深部结构的更好选择。如果需要使用直接皮质刺激进行定位，相对于皮质覆盖范围有限的SEEG，开颅进行网格电极置入则可作为首选[6]。

案例2说明了通过详细询问病史来揭示不同癫痫发作临床特征的重要性。独特的癫痫发作症状、发作间期EEG结果（显示独立的左右颞叶放电）和不一致的MRI结果，决定了选择有创性的颅内EEG监测。最终，SEEG证实了双侧颞叶内侧独立起源的不同癫痫发作。起源于双侧海马的癫痫发作通常不适合进行切除或消融手术，因为手术可能会造成毁灭性的记忆或语言障碍。当发现双侧独立病灶而无法切除致痫区时，可考虑非切除

性神经调控疗法，如反应式神经刺激（RNS）、脑深部刺激和迷走神经刺激。RNS是一个闭环系统，其中通过早期检测为每个患者定制的恒定颅内EEG记录来触发刺激。RNS的导线可以长期放置在双侧海马中，以检测触发神经刺激的癫痫发作，用于门诊长期癫痫发作管理。如果双颞叶癫痫患者的大部分癫痫发作起源于一侧，则可以考虑姑息性切除或一侧颞叶消融。RNS可以考虑用于治疗双侧颞叶癫痫患者或不适合切除或消融手术的单侧颞叶癫痫患者。

参考文献

[1] Jayakar, P., Gaillard, W.D., Tripathi, M. et al. (2014). Diagnostic test utilization in evaluation for resective epilepsy surgery in children. *Epilepsia* 55 (4): 507–518.

[2] Mosewich, R.K., So, E.L., O'Brien, T.J. et al. (2000). Factors predictive of the outcome of frontal lobe epilepsy surgery. *Epilepsia* 41 (7): 843–849.

[3] Simasathien, T., Vadera, S., Najm, I. et al. (2013). Improved outcomes with earlier surgery for intractable frontal lobe epilepsy. *Ann. Neurol.* 73 (5): 646–654.

[4] Feldman, R.E., Delman, B.N., Pawha, P.S. et al. (2019). 7T MRI in epilepsy patients with previously normal clinical MRI exams compared against healthy controls. *PLoS One* 14 (3): e0213642.

[5] Englot, D.J. (2018). A modern epilepsy surgery treatment algorithm: incorporating traditional and emerging technologies. *Epilepsy Behav.* 80: 68–74.

[6] Jayakar, P., Gotman, J., Harvey, A.S. et al. (2016). Diagnostic utility of invasive EEG for epilepsy surgery: indications, modalities, and techniques. *Epilepsia* 57 (11): 1735–1747.

癫痫之旅16：一名不适合切除手术的药物难治性癫痫患者：一种神经调控方法

Anthony L. Ritaccio, William O. Tatum

（译者：姚培森　赖学邈）

引言

在耐药性癫痫患者中，当切除或消融手术不可能、不适用、不能作为首选或已经失败时，神经调控方法是一种重要且有效的三线疗法。

迷走神经刺激（VNS）［由美国食品和药品监督管理局（FDA）1997年批准］、反应性神经刺激（RNS）（由FDA 2013年批准）和脑深部刺激（DBS）（由FDA 2018年批准）都在药物难治性癫痫的辅助治疗中发挥着重要作用。

与个体机制无关，可能通过这些神经调节方法受益的特定癫痫综合征/癫痫发作类型有相当大的重叠。任何为它们的使用推导出实用算法的尝试都必须结合它们在特定综合征中的相对有效性的当代认识，包括局灶性（颞叶内侧和新皮质）和全面性（遗传性和结构性、代谢性）以及所有年龄段的独特癫痫发作类型.

下面概述了1例耐药局灶性癫痫的决策分析和治疗流程（图J16.1）。患者患有药物难治性创伤后癫痫，在脑部磁共振成像（MRI）上有弥漫性的、双侧的、非局限性的信号异常。

案例讨论

根据两项随机对照试验（RCT），VNS的神经调控是合理的，这两项试验促使FDA在1997年批准了这种设备在成人局灶性癫痫中的应用。结果显示，23%～31%的患者癫痫发作减少了50%[1-2]。一项对65例平均接受VNS治疗10.4年的成人和儿童患者的回顾性研究报告称，治疗后癫痫发作频率平均降低了76.3%[3]。

在我们的患者中，在VNS治疗失败后，患者接受了有创的硬膜下脑电图（EEG）监测（图J16.2），随后进行了双侧颞叶RNS电极置入（图J16.3）。这一方法得到了一项2011年进行的多中心、双盲、随机对照试验的支持，该研究证实了RNS对成人药物难治性癫痫患者的有效性和安全性[4]。191名受试者被置入了连接到硬膜下或更深部电极的RNS，这些电极被放置在一个或两个癫痫发作区域。结果表明，与基线相比，治疗组自我报告的癫痫发作减少了37.9%。在一项试验2年不设盲的随访中，所有受试者癫痫发作的中位数在1年内减少了44%，在2年内减少了53%[5]。完成2年不设盲的安全性研究（n=65）或2年随机盲法对照有效性和安全性的研究（n=191）后，受试者过渡到为期7年的安全性和有效性研究[6]。置入后3～6年，癫痫发作的中位数减少率为48%～66%，16%的患者癫痫无发作期持续至少1年（平均随访时间为5.4年）。对于一个或两个癫痫发作区的疗效，尤其双侧颞叶癫痫发作的患者，据报道是有

Epilepsy, Second Edition. Edited by Gregory D. Cascino, Joseph I. Sirven and William O. Tatum.
© 2021 John Wiley & Sons Ltd. Published 2021 by John Wiley & Sons Ltd.

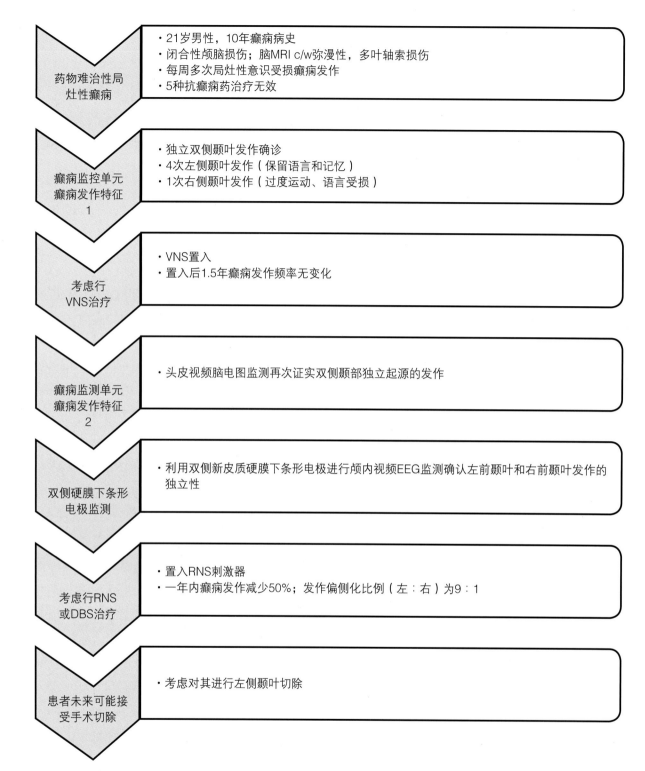

药物难治性局灶性癫痫
- 21岁男性，10年癫痫病史
- 闭合性颅脑损伤；脑MRI c/w弥漫性，多叶轴索损伤
- 每周多次局灶性意识受损癫痫发作
- 5种抗癫痫药治疗无效

癫痫监控单元癫痫发作特征1
- 独立双侧颞叶发作确诊
- 4次左侧颞叶发作（保留语言和记忆）
- 1次右侧颞叶发作（过度运动、语言受损）

考虑行VNS治疗
- VNS置入
- 置入后1.5年癫痫发作频率无变化

癫痫监测单元癫痫发作特征2
- 头皮视频脑电图监测再次证实双侧颞部独立起源的发作

双侧硬膜下条形电极监测
- 利用双侧新皮质硬膜下条形电极进行颅内视频EEG监测确认左前颞叶和右前颞叶发作的独立性

考虑行RNS或DBS治疗
- 置入RNS刺激器
- 一年内癫痫发作减少50%；发作偏侧化比例（左：右）为9：1

患者未来可能接受手术切除
- 考虑对其进行左侧颞叶切除

图J16.1　一例药物难治性局灶性癫痫的诊疗流程和决策分析

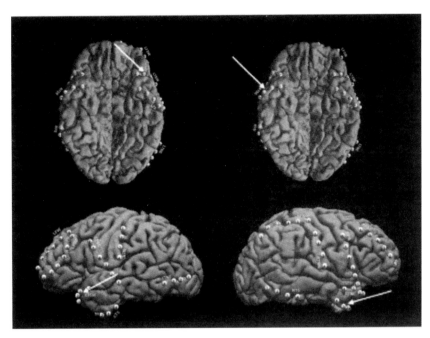

图J16.2 双侧硬膜下条形电极监测。红色箭头指示在独立的左、右癫痫发作中在脑电图上最早出现癫痫发作的位置

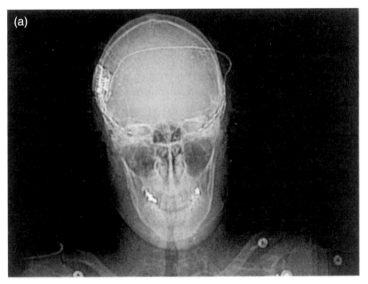

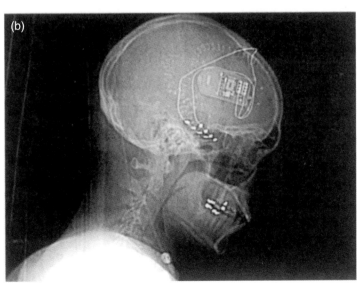

图J16.3 置入RNS装置和双侧颞叶电极后拍摄的头颅前后位（a）和侧位（b）X线片

效的[7]。

之所以考虑DBS，是因为具有里程碑意义的丘脑前核刺激癫痫（SANTE）研究的长期随访数据证明，5年内癫痫发作的中位数减少了69%[8]。

最后，在RNS系统的帮助下描记的几个月到几年的慢性皮质脑电图（图J16.4）可能揭示出一些疑似双侧MTL发作的患者可能是单侧或以单侧为主的电信号发作，所以有可能重新考虑接受切除手术[9]。在我们的患者中，发现1年内90%的癫痫发作都是左侧发作，这促使我们重新考虑切除左侧颞叶。

结论

尽管机制不同，但目前可用的神经刺激装置可能受益的癫痫类型和癫痫综合征存在相当大的重叠。开环刺激（如VNS、DBS）装置可能对全面性癫痫和局灶性癫痫都适用，而由于闭环刺激（RNS）装置使用旨在中断癫痫发作的电刺激来监测发作和提供治疗，所以仅适用于局灶性癫痫发作。对特定癫痫综合征和癫痫发作类型的独特疗效的研究还在进行。由此产生的流程（图J16.5）有利于对耐药性癫痫患者采用多学科分阶段方法，包括使用开环和闭环神经调控。

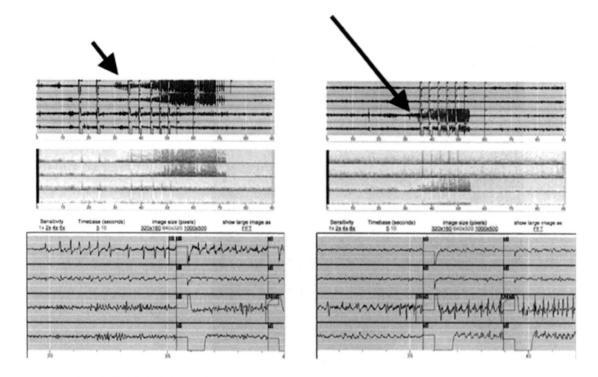

图J16.4 在两次单独发生的癫痫发作中独立的左颞（短箭头）和右颞（长箭头）起源的癫痫发作

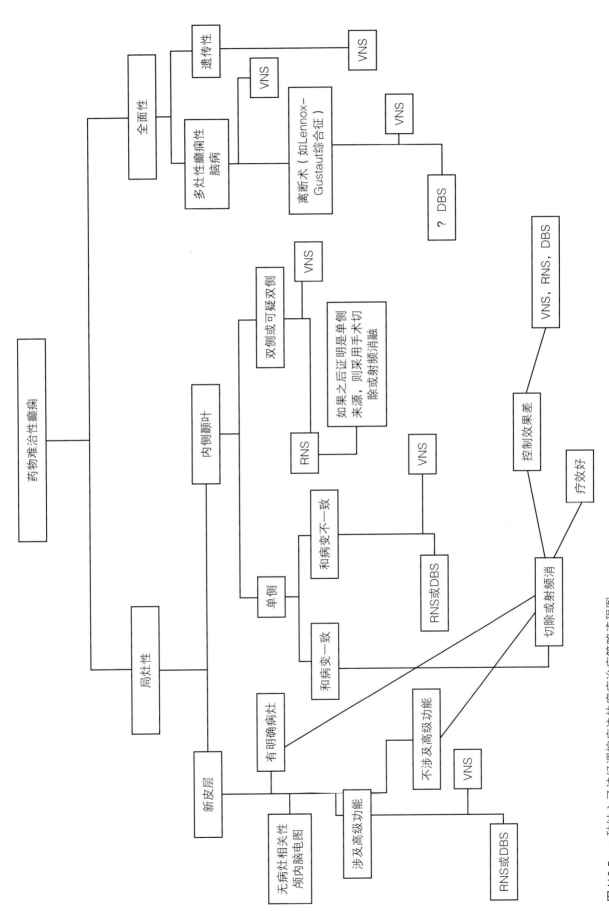

图J16.5 一种纳入了神经调控疗法的癫痫治疗策略流程图

参考文献

[1] Ben-Menachem, E., Mañon-Espaillat, R., Ristanovic, R. et al. (1994). Vagus nerve stimulation for treatment of partial seizures: 1. A controlled study of effect on seizures. First International Vagus Nerve Stimulation Study Group. *Epilepsia* 35 (3): 616–626.

[2] Handforth, A., DeGiorgio, C.M., Schachter, S.C. et al. (1998). Vagus nerve stimulation therapy for partial-onset seizures: a randomized active-control trial. *Neurology* 51 (1): 48–55.

[3] Elliott, R.E., Morsi, A., Tanweer, O. et al. (2011). Efficacy of vagus nerve stimulation over time: review of 65 consecutive patients with treatment-resistant epilepsy treated with VNS >10 years. *Epilepsy Behav.* 20 (3): 478–483. https://doi.org/10.1016/j.yebeh.2010.12.042.

[4] Morrell, M.J. and RNS System in Epilepsy Study Group (2011). Responsive cortical stimulation for the treatment of medically intractable partial epilepsy. *Neurology* 77: 1295–1304.

[5] Heck, C.N., King-Stephens, D., Massey, A.D. et al. (2014). Two-year seizure reduction in adults with medically intractable partial onset epilepsy treated with responsive neurostimulation: final results of the RNS system pivotal trial. *Epilepsia* 55 (3): 432–441.

[6] Bergey, G.K., Morrell, M.J., Mizrahi, E.M. et al. (2015). Long-term treatment with responsive brain stimulation in adults with refractory partial seizures. *Neurology* 84 (8): 810–817.

[7] Geller, E.B., Skarpaas, T.L., Gross, R.E. et al. (2017). Brain-responsive neurostimulation in patients with medically intractable mesial temporal lobe epilepsy. *Epilepsia* 58 (6): 994–1004. https://doi.org/10.1111/epi.13740.

[8] Fisher, R., Salanova, V., Witt, T. et al. (2010). Electrical stimulation of the anterior nucleus of thalamus for treatment of refractory epilepsy. *Epilepsia* 51 (5): 899–908. https://doi.org/10.1111/j.1528-1167.2010.02536.x.

[9] King-Stephens, D., Mirro, E., Weber, P.B. et al. (2015). Lateralization of mesial temporal lobe epilepsy with chronic ambulatory electrocorticography. *Epilepsia* 56 (6): 959–967. https:// doi.org/10.1111/epi.13010.

癫痫之旅17：小儿癫痫手术

Raj D. Sheth, Kai J. Miller, Elaine C. Wirrell

（译者：林元相　王丰　张元隆）

一名3岁女童出现局灶性癫痫。她在6个月大时开始癫痫发作，并接受奥卡西平治疗。在对抗癫痫药物（AED）有初步反应后，癫痫又复发，且不能用拉考沙胺或拉莫三嗪控制。在服用托吡酯期间，癫痫持续发作。症状学上表现为局灶性意识障碍发作，包括眼向右偏。癫痫发作每周3次。患儿的生长发育情况在癫痫发作前是正常的，但随后没有进一步发育。

患者接受2种以上抗癫痫药物治疗失败，药物是正确选择的并以适当剂量使用，无不良反应，因此患儿符合耐药性癫痫的诊断标准。

术前评估:抗癫痫药物（AED）

在首次适当选择AED后，50%的患者癫痫发作可以得到控制，66%的患者最终癫痫症状缓解。因此，1/3的患者将患有药物难治性癫痫[1]。儿童癫痫的不良心理影响对生活质量的负面效应将长达几十年。与癫痫持续发生相关的因素包括特定病因、某些癫痫综合征、认知和运动缺陷、脑电图异常和神经成像（MRI和PET）可检测到的病变。在患者两种或两种以上抗癫痫药物治疗失败后，尽管未达到最大耐受剂量，仍应考虑耐药性[2]。在随访10年以上的非综合征性癫痫患儿中，约有50%已经达到缓解[3]。出现耐药性的患者应考虑的常见

错误包括将全面性癫痫误诊为局灶性癫痫和未能识别非癫痫样事件。在评估早期应该考虑和排除许多类似的"耐药性"，包括非癫痫样事件和不遵医嘱的抗癫痫药物治疗。

癫痫症状学

需要仔细分析癫痫症状学和脑电图特征。例如，全面性癫痫患者可能有偏侧化的临床症状，但仍有遗传性全面性癫痫。这类患者可能会被错误地用钠通道阻断型AED治疗，这类AED会加剧包括失神发作在内的遗传性全面性发作。相反，根据脑电图确定为全面性癫痫的患者中，高达17%的患者有侧化甚至局灶性症状的视频证据，包括头部或眼球运动的多样性或不对称强直-阵挛活动，且可能是局灶切除的潜在人群[4]。其他常见的错误包括原发AED剂量不足，使用多种AED（但所有这些AED均处于治疗量血清浓度水平以下），以及患者对药物治疗的依从性差。在术前评估的这一阶段，应考虑药代动力学相互作用，特别是传统的AED，这类药物经常涉及P450肝酶系统代谢。在两种药物都是酶诱导剂的情况下，这一点尤其重要。例如，接受拉莫三嗪单药治疗的患者如果加用奥卡西平联合控制癫痫发作，患者癫痫发作可能加重或频率增加。这是药

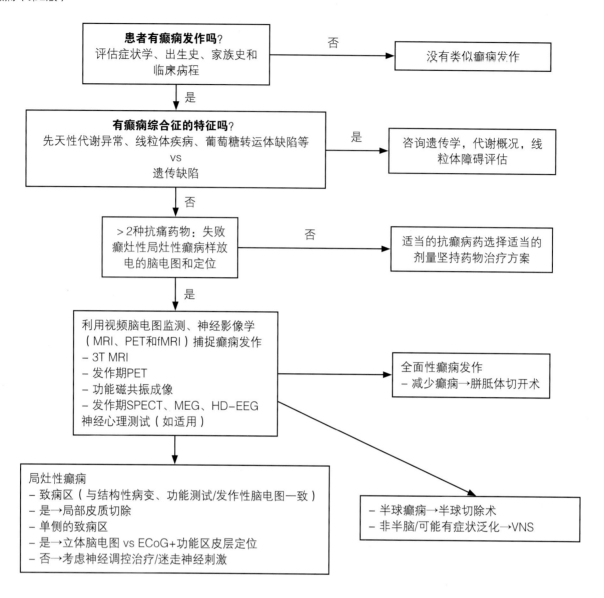

代动力学相互作用的结果，由于肝酶诱导，卡马西平和拉莫三嗪的血清浓度显著降低。血清浓度的测量对这些患者是至关重要的，可能会发现问题。进一步考虑的是不坚持服用抗癫痫发作药物（ASM），这可能是一个特别难以确认的问题。这种情况需要在癫痫发作时测定血清ASM浓度[5]。有时，青少年会不接受用药的副反应，这是不能坚持用药的一个重要的考虑因素。药物缺失的原因应具体询问，并关注不良反应。认知不良反应是药物治疗依从性不佳的常见原因。在怀疑患者没有坚持服药的情况下，应该询问患者一周未服ASM的次数，而不是询问他们是否漏服药物治疗。将剂量方案简化为每天两次或每天一次可以

有效增加依从性。使用有早、晚间隔的药盒可以极大地帮助坚持服药。后一种方法可以使父母检查依从性，而不必反复询问他们的青少年是否错过了用药。

耐药性癫痫的鉴别

在假性ASD耐药被排除后，就可以进行耐药鉴定了。对精心挑选的患者行癫痫手术中可对癫痫患者的长期社会心理发展、生活质量和避免癫痫猝死（SUDEP）有良好的影响[6]。总的来说，癫痫手术仍未得到充分开展，尤其是儿童癫痫手术[7-8]。

脑电图（ECG）和癫痫监测单元（EMU）的计划

在评估癫痫症状学和识别发作间期脑电图中癫痫样放电后，接下来最重要的步骤是描述视频脑电图监测中捕获的癫痫的电临床特征。视频脑电图能有效地通过确定发作期脑电图发作起源的区域和相关的症状学来正确评估癫痫发作。在症状学分析方面，应通过视频脑电图捕捉患者的癫痫发作，经家属确认为典型的发作形式。有时，由于多灶性癫痫，患者可能有多种癫痫发作类型，需要在视频脑电图监测过程中记录所有癫痫发作类型，否则可能会使评估进一步复杂化。

当发作间期脑电图已被记录并确定为局灶性癫痫样放电后，需要监测患者的发作期脑电图。这可能需要有序地减少AED，出于安全原因，常在进入监护病房（EMU）后进行，但也可以通过在进入EMU之前减少AED的剂量来完成。EMU的停留时间、与癫痫发作有关的预防措施和药物剂量减少模式应个体化，以适应与视频脑电图监测相关的患者的实际情况。通常情况下，如果患者正在服用多种药物，停止AED后如果因药物戒断引起过度发作，可以静脉用药，因为快速负荷量可以迅速提高AED浓度。一般情况下，ASM应在出院前一天再次使用。在选定的儿科患者中，具有较长的半衰期的ASM可在入院前一两天逐渐减少。唑尼沙胺等具有较长血清半衰期的药物尤其需要注意，因为在视频脑电图监测期间才停用可能不会引起癫痫，而且在出院后几天内才再次使用它可能对癫痫控制无效。我们机构的方案包括对患者进行脑部3TMRI容量扫描。对于一些磁共振成像阴性的局灶性癫痫患者，需要行正电子发射断层扫描（FDG-PET）和/或脑功能MRI（fMRI），有助于识别潜在的致痫区。如果患者需要镇静来进行神经成像，我们会在患者转出EMU时或单独来访时进行影像学分析。小儿癫痫手术可能与减少患儿对AED的需求有关。与青少年的癫痫手术结果相比，患有难治性癫痫3年的婴儿无癫痫发作的可能性高3倍[9-10]。一旦有典型的癫痫发作被记录下来，并且发作了足够的次数，患者就会重新服用AED。需要记录的癫痫发作次数在很大程度上取决于记录到的初始发作是否是典型，以及所描述的目标癫痫发作类型的影响。随后，对癫痫的定位和传导进行初步假设。

癫痫术前讨论

一些患儿适合直接进行切除手术，不需要颅内监测，特别是非优势半球MRI上有边界清楚的病变，而且脑电图监测结果与该位置一致时。相反，如果推测的致痫区涉及或接近功能区域皮层，则可能需要颅内脑电图监测来进一步定位致痫区。术前评估的主要目标是确定患者的手术适应证。对癫痫亚型和局灶性发作进一步定位，以确定预期的癫痫致痫区，该致痫区被认为是癫痫发作的起源[11]。所有手术前的数据都是通过询问病史和体格检查为基础得出的，并与癫痫症状学、癫痫发作频率有关，特别是与神经影像学发现有关。在数据处理完成后，需要对患者手术前的资料进行讨论。癫痫神经外科医生、神经放射科医生、神经心理学家和癫痫神经科医生通常会共同参加讨论，回顾脑电图和神经影像学以确定癫痫发作起始区[12-13]。当需要额外的信息时，例如发作期单光子发射计算机断层扫描（SPECT）[14]，尽管它在儿童中的应用受到限制，因为颞叶外癫痫发作的频率更高，且癫痫发作持续时间较短。对于非常短暂且没有稳定的癫痫发作症状学区域的癫痫发作，很难定位，尤其是在幼儿中。可以考虑的另一个辅助检查是脑磁图（MEG），尽管它在儿童癫痫中的应用价值仍有待确定。

颅内脑电图监测

在癫痫网络的假说产生后，可以进一步行头

皮区域化癫痫定位的颅内监测。先天性的畸形和邻近功能区的结构性病变提示进一步的评估是必要的[15]。只有在考虑到患者很可能有切除性癫痫手术的适应证时，才需要进行开颅硬脑膜下颅内脑电图监测（iEEG）。最近对定位较差的癫痫患者可以考虑放置多根立体定向深部电极的立体定向脑电图。立体定向脑电图的优点是它只需要钻孔，不需要开颅，但由于皮质电极覆盖有限，所以存在局限性。虽然立体定向脑电图是一种微创的方法，并且能够评估更深层次的结构，但它应该仅在癫痫发作和传播有明确假设的患者中使用。立体定向脑电图可以在双侧进行，与开颅放置皮层电极的患者相比，其耐受性较好。然而，立体定向脑电图的局限性包括稀疏的采样范围和癫痫发作传播监测的不连续性。这种方法对于监测岛叶皮质和深部解剖结构特别有用，否则需要显微外科解剖才能进入皮质下结构。当描记功能区皮层时，立体脑电图也是一种策略[16]。虽然这在技术上是可能的，但连续功能测定还是有限制的。对由脑沟深处病变引起癫痫的患者，如局灶性皮层发育不良，深部电极非常有用[17]。在成人中，深部电极在确定患者是否患有双颞叶癫痫时也非常有用，然而，颞叶内侧癫痫在儿童中较少见。

新皮质局灶性癫痫的外科治疗

目前，还没有关于新皮质癫痫手术的随机对照试验。如果神经影像学检查发现新皮层病变，且病变与癫痫发作区一致，则60%的患者可进行局灶性皮质切除手术。特定的病变，如Taylor II型皮质发育不良和脑沟深部病变可能获得更高的癫痫无发作率。在手术治疗设备上，最近增加了MRI引导的激光消融。这是一个特别有用的方法，因为它避免了开颅及缩短了术后住院时间。这项技术已被用于致痫海绵状血管畸形、小的下丘脑错构瘤和局灶性皮层发育不良的消融。随着技术的进一步发展，可以在激光消融之前通过同一个钻孔对病变进行活检。这项技术最适用于没有必要对功能区皮层进行定位的小病灶。术后癫痫发作率改善的主要影响因素是对癫痫发作起始区的切除/消融，特别是当它涉及致痫区时，切除常常受到邻近的功能区皮层的限制。如果癫痫发作可以区块化，特别是如果脑电图与影像监测结果一致，那么就可以制定皮层脑电图计划。这意味着癫痫手术将分为两个阶段，包括第一阶段的开颅和放置硬膜下条形电极或网格电极。继而捕捉到癫痫发作并描记皮层功能区。功能区皮层可以通过网格电极电刺激绘制出来。在处理这些数据时要考虑神经解剖学基础。在做手术计划时，考虑对视野和视辐射的影响是很重要的，特别是在颞叶和顶枕区。这些患者应进行术前眼科评估，确定视野，以了解手术前是否存在缺陷并与术后做比较。内侧颞叶癫痫，虽然在儿童癫痫中不常见，但在前颞叶切除术或激光消融后，癫痫无发作率很高。在儿童中，虽然海马硬化可能在神经影像学上不明显，但组织病理学可显示细胞凋亡和海马神经细胞丢失。这些是在影像学改变前的病变，MRI扫描可能无法检测到，但PET扫描可表现为低代谢区域。海马畸形和旋转不良是独立于海马硬化症的致痫性疾病。

大脑半球癫痫

小儿所特有的癫痫综合征包括半侧巨脑畸形和Rasmussen综合征[18-19]，这些综合征是进行性发展的，且对AED耐药。这些患儿可能一天发作几十次，并表现出难治性的癫痫性脑病。对于这些患者，半球切除术可能改变他们的生活，对癫痫的控制和神经系统发育都有好处。最近研究发现，当患儿在子宫内发生大面积脑梗死时，大脑半球切除术被证明是非常有效的。对于这些患儿，尽管脑电图显示双侧或大量泛化的癫痫样放电，但癫痫外科手术十分有效[4]。脑电图上癫痫样放电的弥漫性空间分布可能是影响癫痫发展和整个大脑发育的早期损害的表现[20]。72%的患者在神经影像学检查出病变的一侧进行半脑切除术后癫痫无发作。

耐药性全面性癫痫和非局限性局灶性癫痫

对于耐药癫痫性脑病患者，手术选择还包括胼胝体切开术或神经调节。在儿科中，神经调控通常局限于迷走神经刺激（VNS）；而在成人中，反应性神经刺激和脑深部刺激可能都是选择。在儿童这些研究还有待证实其安全性和有效性。如果确定传播途径起源于功能区皮层或功能区皮层是次要的致痫灶，则应考虑非切除性手术策略。只有对患者癫痫无发作的最佳策略进行全面评估和讨论之后，才能作出这些决定。VNS有一个完善的程序，在其他地方有详细的描述，在此将不涉及。迷走神经刺激系统的反应率通常用于辅助ASD对癫痫发作无疗效的患者。迷走神经刺激对30%的患儿有效，可显著降低癫痫发作频率[21]。另有30%的患儿出现与临床相关的发作频率降低。此外，有证据表明，刺激持续时间越长，如1～2年，癫痫发作频率可能会进一步降低。对于无法进行手术切除的顽固性癫痫患者，迷走神经刺激是一个额外的选择，应予以考虑。

结局：这名3岁的患者在左侧额部置入硬脑膜下网格电极，并在眶额和半球间额叶皮质处放置数条带状电极。监测到几次癫痫发作起源于左侧额中回。手术切除后，组织学检查发现MRI阴性的皮质发育不良。术后2年，患者服用两种抗癫痫药物无癫痫发作，心理认知也有所发育，但落后于同龄的5岁儿童。

参考文献

[1] Dudley, R.W., Penney, S.J., and Buckley, D.J. (2009). Firs-drug treatment failures in children newly diagnosed epilepsy. *Pediatr. Neurol.* 40: 71.

[2] Kwan, P., Arzimanoglou, A., Berg, A.T. et al. (2010). Definition of drug resistant epilepsy: consensus proposal by the ad hoc Task Force of the ILAE Commission on Therapeutic Strategies. *Epilepsia* 51: 1069.

[3] Berg, A.T., Testa, F.M., and Levy, S.R. (2011). Complete remission in nonsyndromic childhood-onset epilepsy. *Ann. Neurol.* 70: 566.

[4] Wyllie, E., Lachhwani, D.K., Gupta, A. et al. (2007). Successful surgery for epilepsy due to early brain lesions despite generalized EEG findings. *Neurology* 69: 389–397.

[5] Sheth, R.D. (2002). Adolescent issues in epilepsy. *J. Child Neurol.* 17 (Suppl 2): 2S23–2S27.

[6] Freitag, H. and Tuxhorn, I. (2005). Cognitive function in preschool children after epilepsy surgery: rationale for early intervention. *Epilepsia* 46: 561–567.

[7] Mikati, M.A., Ataya, N., Ferzli, J. et al. (2010). Quality of life after surgery for intractable partial epilepsy in children: a cohort study with controls. *Epilepsy Res.* 90 (3): 207–213.

[8] Shen, A., Quaid, K.T., and Porter, B.E. (2018). Delay in pediatric epilepsy surgery: a caregiver's perspective. *Epilepsy Behav.* 78: 175–178.

[9] Jenny, B., Smoll, N., El Hassani, Y. et al. (2016). Pediatric epilepsy surgery: could age be a predictor of outcomes? *J. Neurosurg. Pediatr.* 18 (2): 235–241.

[10] Baca, C.B., Vickrey, B.G., Vassar, S. et al. (2013). Time to pediatric epilepsy surgery is related to disease severity and nonclinical factors. *Neurology* 26 (80): 1231–1239.

[11] Roulet-Perez, E., Davidoff, V., Mayor-Dubois, C. et al. (2010). Impact of severe epilepsy on development: recovery potential after successful early epilepsy surgery. *Epilepsia* 51: 1266.

[12] Dwivedi, R., Ramanujam, B., Chandra, P.S. et al. (2017). Surgery for Drug-Resistant Epilepsy in Children. *N. Engl. J. Med.* 377: 1639.

[13] Dwivedi, R., Ramanujam, B., Sarat Chandra, P. et al. (2017). Surgery for drug-resistant epilepsy in children. *N. Engl. J. Med.* 377: 1639–1647.

[14] O'Brien, T.J., So, E.L., Cascino, G.D. et al. (2004). Subtraction SPECT coregistered to MRI in focal malformations of cortical development: localization of the epileptogenic zone in epilepsy surgery candidates. *Epilepsia* 45: 367–376.

[15] Sisodiya, S.M. (2000). Surgery for malformations of cortical development causing epilepsy. *Brain* 123: 1075–1091.

[16] Maillard, L.G., Tassi, L., Bartolomei, F. et al. (2017). Stereoelectroencephalography and surgical outcome in polymicrogyria-related epilepsy: A multicentric study. *Ann. Neurol.* 82: 781.

[17] Eltze, C.M., Chong, W.K., Bhate, S. et al. (2005). Taylor-type focal cortical dysplasia in infants: some MRI lesions almost disappear with maturation of myelination. *Epilepsia* 46 (12): 1988–1992.

[18] Kossoff, E.H., Vining, E.P., Pillas, D.J. et al. (2003). Hemispherectomy for intractable unihemispheric epilepsy etiology vs outcome. *Neurology* 61: 887.

[19] Wong-Kisiel, L.C., McKeon, A., and Wirrell, E.C. (2012). Autoimmune encephalopathies and epilepsies in children and teenagers. *Can. J. Neurol. Sci.* 39: 134.

[20] Moosa, A.N., Gupta, A., Jehi, L. et al. (2013). Longitudinal seizure outcome and prognostic predictors after hemispherectomy in 170 children. *Neurology* 80: 253.

[21] Rossignol, E., Lortie, A., Thomas, T. et al. (2009). Vagus nerve stimulation in pediatric epileptic syndromes. *Seizure* 18: 34–37.

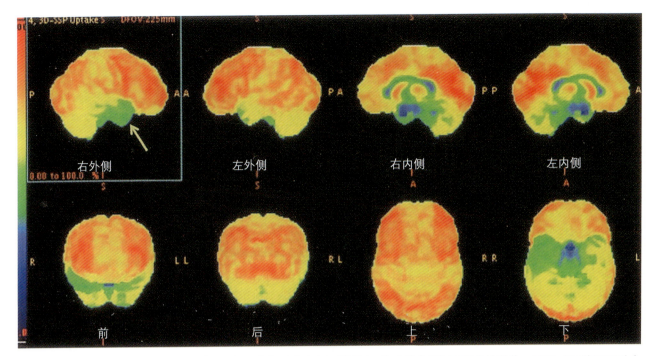

图7.4 一位22岁难治性癫痫患者，病史3年，发作形式为全面性强直–阵挛发作和复杂部分性发作，FDG–PET与MRI融合成像显示右颞叶摄取减少，3T MRI（癫痫成像方案）没有发现潜在的致痫性病灶。视频脑电图记录提示右颞叶起源的异常发作。在进行了右颞叶–杏仁核–海马切除术后，该患者已经6年没有再发作，已停用抗癫痫药物

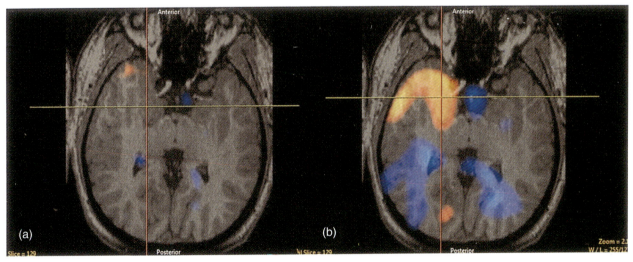

图7.5 a. SISCOM对发作和发作间期SPECT数据的分析，未发现患者右颞叶癫痫病灶的灌注变化。b. STATISCOM对同一SPECT数据的分析显示右颞叶有明显的高灌注病灶[78]

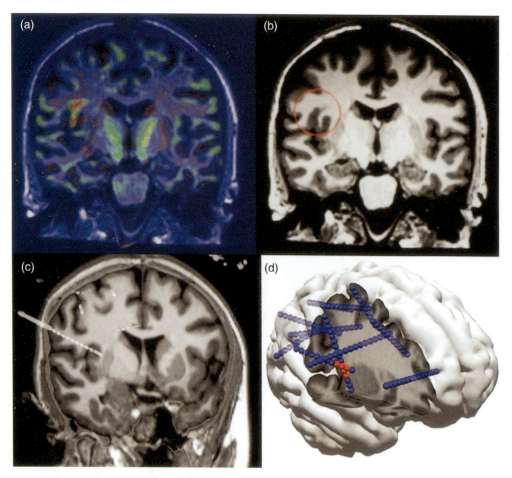

图7.6 一位29岁的女性，慢性药物难治性癫痫患者，发作时头皮脑电图显示右侧中央区周围放电。高分辨率T1加权MRI（a）的形态处理（Junction，Panela）显示额叶岛盖部（b）可疑异常。通过立体定向脑电图对该区域进行监测（c、d），发现患者的癫痫发作起源于上述可疑的异常区域附近

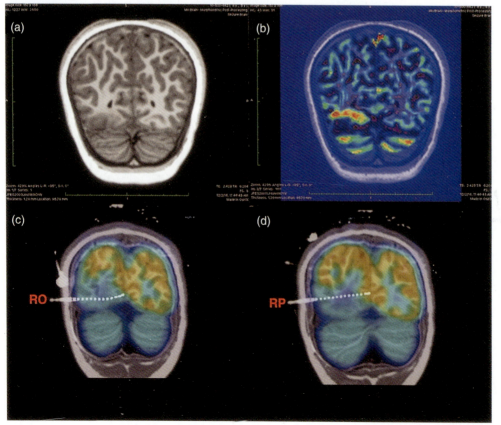

图7.7 多模态图像配准和融合实现了结构和生理的对应。一名8岁男童癫痫合并视野缺损。高分辨率T1加权MRI（a）和MAP结合（b）显示枕叶右下部灰白质边界模糊（顶部）。F-18FDG-PET检查显示上述位置代谢减低。通过立体定向脑电图监测，该区域被确认为癫痫发作的起源部位，MRI、PET和置入电极的CT图像融合（c、d）证实电生理、代谢和结构特征之间的一致性